Ingeborg Stadelmann

AF546249

# Bewährte Aromamischungen

*Ich rieche, daß Du riechst,*
*das riech ich.*
*Du riechst, daß ich rieche,*
*ganz sicherlich.*
*So riechen wir beide, daß wir riechen.*
*Riechen wir beide auch, daß wir uns riechen?*
*Können wir uns denn überhaupt riechen?*
*Ich rieche Dich*
*und Du riechst mich.*

*»Liebeserklärung« von Markus Czygan, Würzburg*

Ingeborg Stadelmann

# Bewährte Aromamischungen

Mit ätherischen Ölen
leben 💧 gebären 💧 sterben

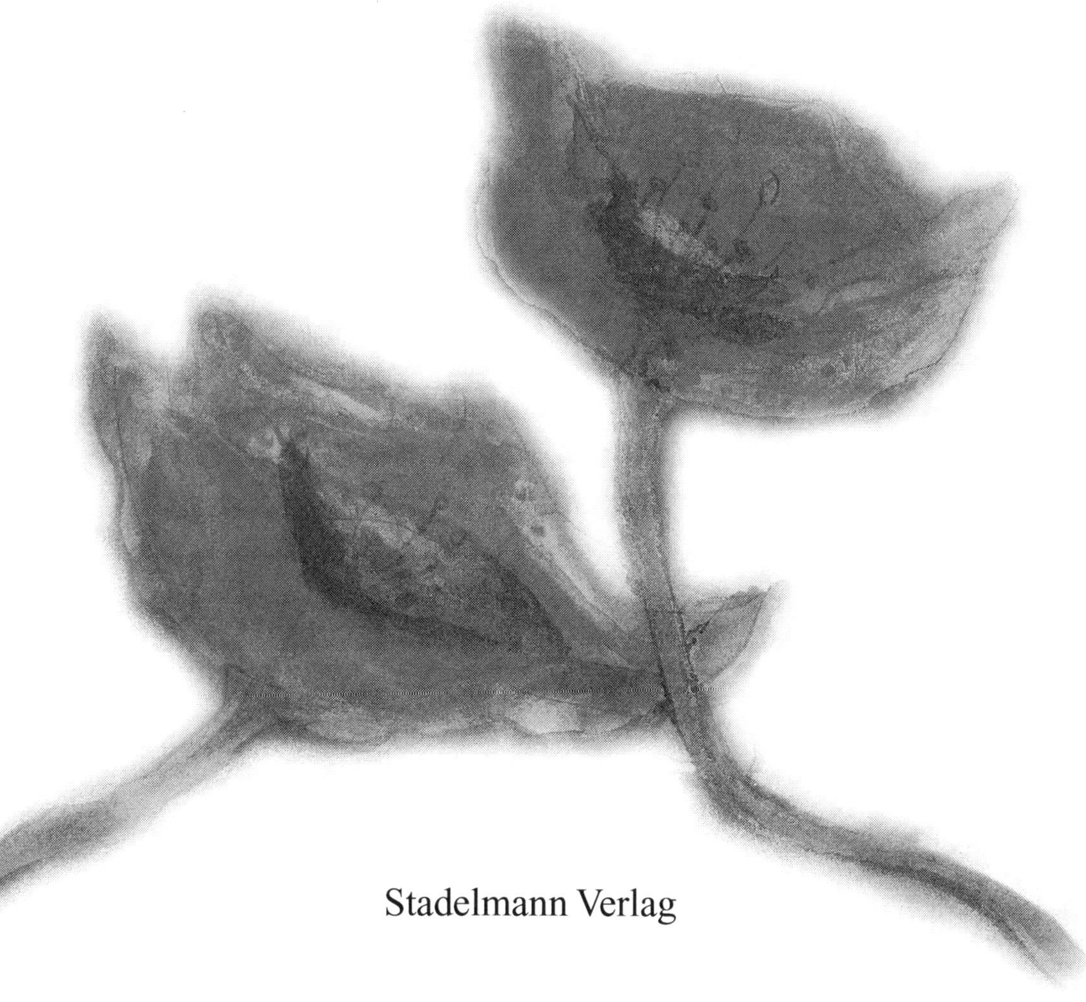

Stadelmann Verlag

Wichtiger Hinweis

Dieses Buch dient der Aufklärung, Information und Selbsthilfe. Jede Leserin und jeder Leser ist aufgefordert in eigener Verantwortung zu entscheiden, ob und inwieweit ätherische Öle und Mischungen daraus eingesetzt werden können. Das Buch soll jedoch medizinischen Rat nicht ersetzen. Im Zweifelsfall oder bei bereits bestehender Erkrankung muss für eine korrekte Diagnose und entsprechende Behandlung stets ein Arzt, eine Hebamme oder eine andere qualifizierte Fachperson zugezogen werden. Ätherische Öle sind hochwirksame Substanzen, die falsch eingesetzt oder zu hoch dosiert zu Nebenwirkungen führen können. Beachten Sie bitte unbedingt die Hinweise und lesen Sie das Buch aufmerksam. Für therapeutische Anwendungen sowie das Herstellen von Kosmetik- oder Arzneimittelprodukten sind die gesetzlichen Vorgaben einzuhalten.

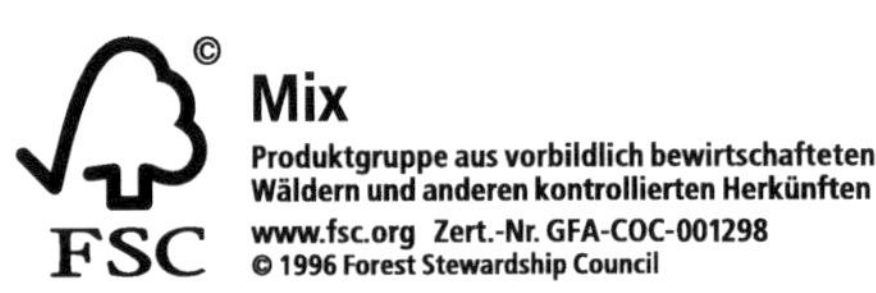


Mit dem FSC-Warenzeichen werden Holzprodukte ausgezeichnet,
die aus verantwortungsvoll bewirtschafteten Wäldern stammen,
unabhängig zertifiziert nach den strengen Richtlinien des Forest Stewardship Council.

ISBN 978-3-9803760-1-3
© 2001 Stadelmann Verlag
6. Auflage 2009
Das Werk und seine Teile sind urheberrechtlich geschützt.
Jede Verwertung in anderen als den gesetzlich zugelassenen Fällen
bedarf deshalb der vorherigen schriftlichen Einwilligung der Autorin.

Gesamt-Illustration und Umschlag: Torill Glimsdal-Eberspacher, Betzigau
Lektorat: Marina Burwitz, München
Umschlaggestaltung: Kösel, Krugzell
Typographie, Druck und Bindearbeiten: Kösel, Krugzell
Satz: Maria Haberstock, Oy-Mittelberg; Kösel, Krugzell

Bestellungen: in Ihrer Buchhandlung oder bei
Stadelmann Verlag, Nesso 8, 87487 Wiggensbach
Fax 08370-8896
www.stadelmann-verlag.de
E-Mail: bestellung@stadelmann-verlag.de

# Inhaltsverzeichnis

**Anhang**

# Grußwort

In der Literatur zur Aromatherapie reicht der Bogen der herrschenden Meinungen von: »Alles ist harmlos, da pflanzlich« (als würden nicht einige der stärksten Gifte von Blausäure bis Strychnin aus Pflanzen hergestellt) bis hin zur übertriebenen Warnung – vor allem bei Schwangeren – am besten gar nichts davon zu verwenden. Die Wahrheit liegt wie meist in der Mitte.

In der letzten Zeit gibt es einen Trend, nicht nur in der Aromatherapie, sondern auch in der Phytotherapie ganz allgemein, die Pflanzen, ihre Inhaltsstoffe und ihre Wirkung einer eingehenden wissenschaftlichen Analyse zu unterziehen. Diese Untersuchungen helfen, der Aromatherapie einen Platz als seriöse, wirksame Behandlungsmethode zu sichern. Erstaunlicherweise sind aber die Rufe nach wissenschaftlichen Beweisen für die Wirksamkeit pflanzlicher Arzneimittel oft viel stärker, als für etliche ältere schulmedizinische Präparate, bei denen das Fehlen großangelegter Studien von Kollegen eher nachgesehen wird, da diese Präparate »aus Erfahrung« gut wirken.

Doch so nötig wir wissenschaftliche Erkenntnisse brauchen, um eine vermutete oder traditionell beschriebene Toxizität (Giftigkeit) bestimmter Substanzen einschätzen zu können, so schnell kann der Blick auf einzelne biochemische Inhaltsstoffe zum Tunnelblick werden, der von der Ganzheit der Pflanze wegführt. Die Datenmengen aus wissenschaftlichen Studien, die momentan kursieren, dürfen nicht darüber hinwegtäuschen, dass selbst die Fülle an Information, die daraus gewonnen wurde, nur eine winzige Spitze des Eisbergs ist, der das Geheimnis der Pflanzen ausmacht. Ob wir je alle Facetten dieses Geheimnisses ergründen werden, steht in den Sternen. Und da die Gesamtheit gerade bei den Pflanzen größer ist als die Summe der Teile, lassen sich bestimmte Dinge nicht nur mit dem Forscherblick erkunden.

Daher begrüße ich Ingeborg Stadelmann's Buch als eine wunderbare Zusammenfassung der Aromatherapie als Erfahrungsheilkunde in der Geburtshilfe – Erfahrung, die in 25 Jahren des Begleitens und Beobachtens von Frauen vor, unter und nach der Geburt gewachsen ist. Ein sehr persönliches Buch von einer Hebamme, im Englischen »mid-wife«: die Frau in der Mitte (der Menschen), im Französischen »sage-femme«: die weise Frau. Weisheit, die nicht das

Wissen, das aus Büchern kommt, meint, sondern die Weisheit, die durch das Lauschen nach innen, die Gotteserfahrung entsteht. Ein Großteil dessen, was in diesem Buch vermittelt wird, entstand in langen Stunden am Kreißbett oder der Gebärwanne, in denen frau sich fragt, was noch möglich wäre, um der Gebärenden ihren Weg leichter zu machen. Ausprobieren, nachspüren, »tut ihr das gut?«. Bewährte Mischungen individuell abwandeln, auch ungewöhnliche Öle mischen. Dazu bedarf es nicht unbedingt eines Studiums der Biochemie, sondern der Intuition und Geduld, den Pflanzen und den Menschenkörpern zuzuhören, sowie Mut, Neues auszuprobieren und manchmal Unbequemes zu sagen.

Dieses Buch zeigt, dass Aromatherapie nichts ist, was schnell in einem Wochenendseminar gelernt werden kann, und dass patente Rezepte keine Garantie für die Zufriedenheit der Behandelten sind. Es ist eine Aufforderung zum authentischen Umgang mit uns selbst und anderen. Unseren Mitmenschen, Familienmitgliedern, Freunden und uns selbst etwas Gutes zu tun: Zeitgeschenke, liebevolle Berührungen und Aufmerksamkeit.

Durch das Wahrnehmen finden wir mit den Ölen einen Weg zum duftenden Glück.

Dr. Dorothee Struck,
Ärztin für Frauenheilkunde und Naturheilverfahren

# Einleitung

Mit diesem Buch möchte ich die zahlreichen Erfahrungen und Erfolge weitergeben, die ich in den vergangenen Jahren mit meinen »Bewährten Aromamischungen« gesammelt habe. Da es nicht meiner Natur und meinem ganzheitlichen Denken entspricht, nur die Wirkungsweisen der ätherischen Öle aufzuzählen und Ihnen das aus einem reichen Erfahrungsschatz entstandene Wissen vorzuenthalten, ist während des Schreibens aus der ursprünglich geplanten handlichen Broschüre ein umfassendes Werk geworden. Nur gut, dass ich meine eigene Verlegerin bin und den Umfang und das verspätete Erscheinungsdatum des Buches lediglich vor mir selbst rechtfertigen musste!

Ich weiß, dass ich damit das Berufsbild der Hebamme ein ganzes Stück verlassen habe, und doch meine ich, genau den Lebensbereich erreicht zu haben, den Hebammen immer schon inne hatten, nämlich den der weisen Frau – der Frau, die immer dann um Rat gefragt wird und bemüht ist zu helfen, wenn andere nicht erreichbar sind. Die Frauen und ihre Familien bringen mir als Hebamme oftmals uneingeschränktes Vertrauen entgegen, was mich einerseits stolz macht und mir andererseits Einblick gibt in alle nur erdenklichen Lebenssituationen. Denn in den Häusern werden nicht nur gesunde Kinder geboren, sondern es gibt es auch unglückliche oder kranke Erwachsene, sterben Säuglinge am plötzlichen Kindstod, verunglücken mitten im Leben stehende Menschen und werden alte Leute über Monate hinweg bis zum Sterben gepflegt. Als Hebamme erlebe ich die Frauen, Kinder und Omas in ihrem Entwicklungsprozess, sie wenden sich in ihrer Not – aber ebenso in ihrem Glück – an mich als eine Frau, die sie als Freundin in einer besonderen Lebenslage kennengelernt haben, als Frau, die es gelernt hat, die Geheimnisse dieser Familien zu teilen und zu verstehen.

Als eine solche Geheimnisträgerin musste ich aber auch lernen mich selbst zu schützen und mein eigenes Ich zu stärken. In meinen 25 Berufsjahren sowie als Ehefrau und Mutter von drei mittlerweile fast erwachsenen Kindern habe ich ein umfangreiches Wissen in der Naturheilkunde erworben, diese Berufs- und Lebenserfahrungen führten mich unter anderem zu den hilfreichen ätherischen Ölen. Dank meiner Mutter kenne ich schon seit meiner Kindheit die Heilkraft von Kräuteraufgüssen, im Berufs- und Alltagsleben habe ich zudem die klassische Homöopathie schätzen gelernt. Die ätherischen Öle sind mir zunächst als schöne Düfte begegnet, im Laufe der Jahre und durch die Zusammenarbeit mit Apotheker Dietmar Wolz von der Bahnhof-Apotheke in Kempten wurden sie jedoch zu großen Helfern und Begleitern in sämtlichen Lebenslagen. Gerne will ich Sie teilhaben lassen an der faszinierenden Welt der Gerüche und Ihnen die Vielfalt der Natur und die eindrucksvollen Wirkungsweisen der ätherischen Öle näher bringen. Sei es, dass Sie sich damit Ihren Alltag angenehmer gestalten oder mit einem schönen Massageöl die Liebe neu entdecken, aber auch die Geburt Ihres Kindes nicht nur als leistbar, sondern überdies unverletzt erleben. Ich möchte Ihnen meine Erkenntnisse über die Heilkraft ätherischer Öle bei allen möglichen kleinen und großen Wunden nicht vorenthalten, Ihre seelische Trauer erleichtern und Ihnen Mut machen für die Sterbebegleitung. Die Anwendung von Düften beschönigt keinen körperlichen Vorgang und betäubt keinen seelischen Schmerz, sondern hilft, diese Vorgänge mit freiem Geist zu erfahren. Ätherische Öle lenken nicht vom Geschehen ab, vielmehr helfen sie es wahrzunehmen und hüllen so manches schmerzliche oder betrübende Lebensthema in duftende Farben und Wolken.

Das Buch gibt Ihnen nicht nur Einblick, wie die Welt der Gerüche und das für manche noch geheimnisvolle menschliche Riechsystem funktionieren, sondern auch in aktuelle wissenschaftliche Forschungsergebnisse und die Methoden zur Nachweisbarkeit und Qualitätsprüfung ätherischer Öle. Ebenso kommen die Probleme der Bauern in den Anbauländern zur Sprache, die unsere hohen Qualitätsanforderungen erfüllen sollen, deren Pflanzen jedoch Sonne, Wind und Wetter ausgesetzt sind, so dass wir immer wieder darauf hingewiesen werden, dass es sich bei den Ölen um lebende Naturprodukte handelt, deren Wirkstoffe nicht von Menschenhand gesteuert werden können.

Ich habe nur die ätherischen Öle beschrieben, mit denen ich selbst Erfahrung habe. Die Seiten der »Bewährten Aromamischungen« – das Herzstück dieses Buches und der eigentliche Anlass es zu schreiben – sollen Ihnen einen kurzen und schnellen Überblick geben, was Sie mit diesen Mischungen behandeln oder wie Sie sie anwenden bzw. noch ergänzen können. Die Informationen zum Wesen der Öle, den geeigneten Trägersubstanzen sowie den Herstellungs-

und Prüfverfahren vervollständigen das Buch. Ohne die »bewusste und unterbewusste Auswahl« sowie das »Mischen von ätherischen Ölen« würde ein sehr wichtiger Teil fehlen, geben diese Abschnitte doch Einsicht in die Welt der Intuition und des Unterbewusstseins, sowie der vielleicht enttäuschenden Wahrheit, dass es eben nicht »das« Rezept für jeden Menschen geben kann und statt dessen alle immer wieder neu gefordert sind in eigener Verantwortung zu entscheiden und zu mischen.

Um den ganzheitlichen Ansatz zu komplettieren war es mir außerdem ein Bedürfnis, über Körpersignale zu schreiben, denn ohne das Gespür für diese Sprache wäre es mir als Hebamme oft verwehrt gewesen, das Verhalten einer Frau oder von Kindern zu verstehen. Mit dem Kapitel zu den verschiedenen Anwendungsmethoden möchte ich die vielfältigen Möglichkeiten vorstellen, ätherische Öle und Mischungen daraus an und im Menschen wirken zu lassen. Ich möchte aber auch zeigen, wie einfach und liebevoll wir unsere Gesundheit unterstützen können und krankhafte Prozesse mit neu entdeckten »alten« Zuwendungen erträglich werden. Das Register der Anwendungsbereiche soll Ihnen in akuten Situationen zum schnellen Nachschlagen dienen, was aber nur richtig hilfreich sein wird, wenn Sie das gesamte Buch zuvor schon gelesen haben.

Nachdem ich irgendwo einen Anfang und ein Ende finden musste, habe ich darauf verzichtet, ausführlicher auf die Kulturgeschichte der Düfte einzugehen. Wichtig ist mir aber darauf hinzuweisen, dass die Anwendung von ätherischen Ölen keineswegs eine Erfindung der Neuzeit ist, sondern bis in die Zeit um 3000 v. Chr. zurückgeht, denn vermutlich wurden schon damals Blüten und Kräuter destilliert um Hydrolate zu gewinnen. Rund 4000 Jahre später wurde die Destillation von den Arabern neu entdeckt und im Mittelalter dann weiterentwickelt. Bekannt ist heute, dass der berühmte »Duft« am französischen Königshof nicht nur unangenehme Gerüche überdecken sollte, sondern die Parfüms haben vermutlich vor mancher Epidemie geschützt. Die persönliche Erfahrung des französischen Arztes Jean Valnet, dass Lavendelöl bei einer großflächigen Verbrennung rasche Heilung bringt, ließ die Verwendung von ätherischen Ölen nicht nur im Zweiten Weltkrieg mangels Medikamenten wieder aufleben, sondern auch im medizinischen Alltag. Seit Ende der 1980er Jahre wird die Aromatherapie – dieser Begriff wurde ebenfalls von Jean Valnet geprägt – europaweit wiederbelebt. In den USA sowie in Japan und Australien gilt es als »neue« Methode, Krankheiten und andere Beschwerden mit ätherischen Ölen zu heilen. Durch das wachsende Bedürfnis, in unserer technisierten und leistungsorientierten Welt einen angenehmen Ausgleich zu schaffen, ist die Aromatherapie ebenso zu uns nach Deutschland gekommen.

Da Wohlbefinden für Entspannung sorgt und somit eine größere Schmerzerträglichkeit entsteht, bzw. das vegetative Nervensystem positiv beeinflusst wird, lag es nahe, die wohltuenden Öle auch in der Geburtshilfe anzuwenden. Es ist mir wichtig, sowenig Medikamente wie möglich bei einem Geburtsverlauf einzusetzen um das Kind nicht unnötig zu belasten und vor allem der Frau zu vermitteln, dass sie selbst fähig ist zu gebären. Genau das konnte ich mit der Aromatherapie bei der Gebärenden erreichen.

Wie es mit Duftwolken so ist, hat sich die dufte Botschaft in Windeseile verbreitet und die hilfreiche Methode hat binnen weniger Jahre Einzug gehalten in zahllose Hebammenkoffer, Geburtshäuser und Kliniken – ganz ohne Werbeaufwand. Gut Ding verbreitet sich eben von allein.

Inzwischen wird international der Einsatz von ätherischen Ölen in der Schulmedizin diskutiert, wie der Bericht der Aromatherapie-Konferenz vom November 2000 in San Francisco zeigt. Dort wurde sogar die Wirkung von ätherischen Ölen bei Tumorerkrankungen und als Antibiotikaersatz erörtert. Es wird sich also zeigen, was die Zukunft uns an wertvollen Erfahrungen bringen wird. Vermutlich wird auch diskutiert werden, inwieweit die Öle nicht doch Arzneien sind, was einerseits so sein mag, aber ein Kamillenwickel und ein Fencheltee sind es genau genommen ebenfalls und werden dennoch traditionell in allen Haushalten eigenverantwortlich verwendet.

Als Hebamme und Mutter stelle ich mich gerne dem Thema der Heilerinnen, denn sind es nicht schon seit Menschengedenken die Frauen und insbesondere Hebammen, die in menschlicher Not helfen und trösten mussten und dabei auf ihre eigenen Fähigkeiten angewiesen waren, da es damals wie heute nicht vor jeder Stube einen Arzt gibt? Zwar können wir heute dank moderner Kommunikationstechnik einen Helikopter mit Notarzt anfordern, aber bis dieser eintrifft, sind die Mütter trotzdem auf sich selbst angewiesen. Wenn Fachleute wegen schlechten Wetters oder anderer Unzulänglichkeiten auf sich warten lassen, hilft eben Beten nur begrenzt, dafür aber z. B. die *Rose-Teebaum-Essenz*: Sie desinfiziert, betäubt und vermeidet Folgeinfektionen bis Hilfe eintrifft. Den Prozess des Gebärens und des Sterbens aber müssen alle Menschen trotz Beistand wie anno domini selbst bewältigen, da heißt es heute wie früher, »na ja, so ist das Leben – da müssen Sie durch.« Ich bin mir sicher, dass es meist Frauen und Mütter waren – und immer noch sind –, die in solchen Situationen getröstet und geholfen haben.

Dieses Buch richtet sich an Frauen und Männer gleichermaßen, ob jung oder alt, Eltern oder Singles, Fachleute oder Laien, wenn auch meine Sprache sich vorwiegend an Frauen wendet, denn sie sind es, die mich mit ihrem Vertrauen und dem Teilhaben-lassen an ihren Geheimnissen bereichert haben. Was nicht bedeutet, dass es nicht zugleich unzählige Männer gibt, die mich schätzen und mir als Frau und Hebamme ihr Vertrauen entgegenbringen, in der Regel jedoch sind die Frauen die Betreuungspersonen in den Familien und deshalb spreche ich diese im Allgemeinen auch an. Haben Sie also Verständnis, wenn ich nicht immer Mann und Frau gleichermaßen nenne, obwohl ich weiß, dass Väter die besten Mütter sein können und Frauen ebenso Ernährerinnen einer Familie sind.

Seien Sie bitte auch einsichtig mit uns, der Lektorin und mir, was die neue Rechtschreibung anbelangt, denn mit so mancher neuen Wort- oder Kommaregel konnten wir uns einfach nicht anfreunden.

Nun wünsche ich Ihnen Zeit und Freude beim Lesen und beim Betrachten der schönen Fototafeln und hoffe, dass Sie in diesem Buch den Rat und die Auskunft finden, die Sie suchen.

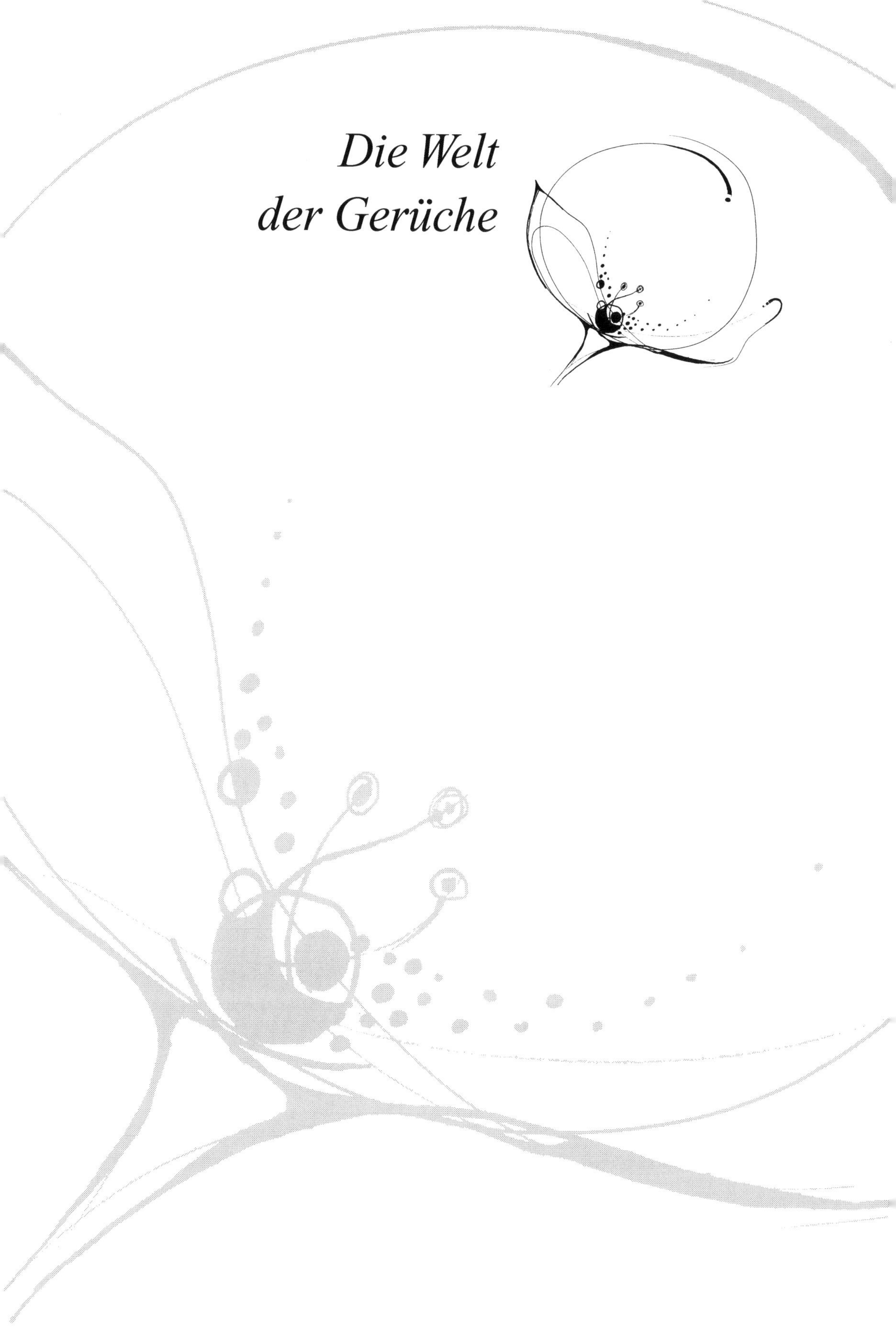

# *Die Welt der Gerüche*

# Was sind ätherische Öle?

Ätherische Öle, die auch als Duftstoffe der Pflanzen bezeichnet werden, sind Kohlenwasserstoffverbindungen, die die Pflanze aus Licht, Wasser, Erde und Luft, also den vier Elementen unserer Welt erzeugt. Die Pflanze benötigt ihre Duftstoffe unter anderem auch als Lockmittel, um die Insekten zur Bestäubung anzulocken oder um Tiere davon abzuhalten sie zu fressen, ehe ihre Blüten zur Fortpflanzung reif sind. Haben Sie schon einmal auf der Weide beobachtet, wie z. B. eine Kuh oder eine Ziege bestimmte Pflanzen unberührt lässt, weil sie ihr vermutlich nicht schmecken? Pflanzen senden nicht nur angenehme Düfte aus, sondern produzieren auch Bitterstoffe, die sie ungenießbar machen. Allerdings klagte eine Pferdezüchterin mir gegenüber einmal: »Es ist nicht mehr weit her mit dem Urinstinkt von Pferden. Die Tiere sind so überzüchtet, dass sie nicht mehr erkennen, wie giftig Thujazweige für sie sind, und außerdem duften neue Zuchtsorten dieser Juniperusarten nicht mehr so intensiv. Früher ist es nicht passiert, dass ein Tier von dieser giftigen Pflanze gefressen hat, die Pferde können sie eigentlich an ihrem intensiven Geruch erkennen. Aber leider ist nun eine meiner Zuchtstuten an einem einzigen Zweig gestorben.« Dies bestätigte mir vor allem zweierlei: Zum einen, dass die Natur wirklich funktioniert und Tiere durch Duftstoffe Gefahr und Genuss unterscheiden können, zum anderen aber, dass bei den Pflanzen durch Hybridzüchtungen gravierende Schutzfunktionen für die Tierwelt, vermutlich auch für uns Menschen, verloren gehen. Entsprechend minderwertig ist demnach die Qualität ätherischer Öle, die – wie beispielsweise das Lavandinöl – aus Pflanzenhybriden hergestellt werden.

*ätherische Öle sind die Duftstoffe der Pflanzen*

*Pflanzenzüchtungen beeinträchtigen die Qualität ätherischer Öle*

Pflanzen können sich durch ihre Duftmoleküle aber nicht nur vor Tieren, sondern überdies vor extremer Hitze oder Kälte schützen. Eine intensive Schutzschicht von ätherischen Ölen filtert die Sonnenstrahlen und bewahrt die Blätter vor Austrocknung. In einigen Fällen produzieren die Pflanzen sogar ätherische Öle mit antibiotischer Wirkung. Ebenso kommunizieren Pflanzen über Duftstoffe miteinander. So harmonieren manche Pflanzen sehr gut, andere lassen wiederum nicht zu, dicht gedrängt neben anderen zu wachsen.

Ein und dieselbe Pflanze bzw. Blüte kann zu verschiedenen Tages- oder Jahreszeiten unterschiedlichste Duftstoffe produzieren, ebenso wie die Duftmoleküle in unterschiedlicher Menge und Zusammensetzung in verschiedenen Pflanzenteilen eingelagert sind: In der Blüte, in den Blättern, in den Früchten, in den Nadeln, in der Rinde oder in der Wurzel. Bei der Ernte vieler Blüten, wie z. B. Rose und Jasmin, ist es überaus wichtig, nicht nur auf den Blütenstand, sondern auch auf die Tageszeit zu achten, damit möglichst reichlich Duftstoffe gewonnen werden, ehe sie von der Pflanze durch die aufsteigende Sonnenwärme an die Umgebung abgegeben werden.

*ätherische Öle sind flüchtige Substanzen*

Bei den ätherischen Ölen ist nahezu das gesamte Farbspektrum vertreten – von blassgelb über grün und blau bis dunkelbraun – und die Konsistenz reicht von dünnflüssig bis harzartig. Die wohlriechenden Substanzen sind leicht flüchtig und schnell entflammbar. Die Flüchtigkeit erkennen Sie, wenn Sie einen Tropfen Öl auf ein Fließpapier geben: Es darf im Gegensatz zu den fetten Ölen kein Fettfleck sichtbar sein. Die Flüchtigkeit der ätherischen Öle nimmt bei steigender Temperatur zu, weshalb sie gut in der Duftlampe verdunsten. Die meisten Öle, insbesondere die leichtflüchtigen, entwickeln zwischen 40° C und 50° C einen angenehmen Duft, schwerere oder harzartige Öle entfalten sich erst bei über 60° C. Die leichte Entflammbarkeit der Öle haben Sie sicherlich, wenn auch unbewusst, ebenfalls schon getestet – mit einem Tannenzweig an einer Kerze. Durch das Austreten des ätherischen Öls entsteht schnell eine Flamme (seien Sie achtsam!) und es duftet herrlich.

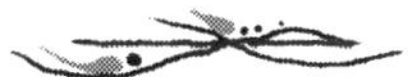

# Die Wirkung der Pheromone

*Menschen produzieren ebenfalls Duftstoffe*

Nicht nur Pflanzen, sondern auch Tiere produzieren Duftstoffe, die hier als Pheromone bezeichnet werden. Diese Stoffe benötigen die Tiere zur Kommunikation miteinander. Am bekanntesten sind uns sicherlich die Duftspuren und -marken von Hunden und Katzen, die diese hinterlassen um zu signalisieren: Ich war schon hier. Auch Tiere in freier Wildbahn stecken so ihr Territorium ab und teilen anderen Weibchen und Männchen ihre Anwesenheit oder ihre Bereitschaft zur Paarung mit. Duftstoffe warnen sie aber auch vor Gefahr und sie ergreifen die Flucht. Der Geruchssinn ist für die Tierwelt demnach elementar. Wir Menschen dagegen benutzen für Mitteilungen aller Art unsere Sprache. Und doch kennen vielleicht auch Sie Situationen, in denen unsere Nase uns z. B. meldet, dass eine andere Person bereits vor uns das Haus betreten hat oder noch nicht heimgekommen ist, oder dass sich womöglich unbekannter Besuch im Haus befindet. Ertappen Sie sich nicht auch dabei, ihre Vermutungen oder Ahnungen über die Anwesenheit anderer Menschen als Intuition zu bezeichnen? Dies ist sicher eine gute Erklärung, aber richtiger wäre zu sagen: »Ich habe es gerochen. Hier ist die Duftnote eines anderen Menschen vorhanden.« Doch wer würde sich wohl so ausdrücken? Viele Menschen lehnen den Vergleich mit der Tierwelt ab, weil sie meinen, als intelligente Wesen hätten wir es nicht nötig, uns wie Tiere am Geruch zu identifizieren. Dabei entspricht es schlicht den Tatsachen, dass unsere vermeintliche Intuition über das Riechhirn informiert wurde, wenn der Duft eines fremden Menschen, eben eines unbekannten Besuchers, im Haus ist.

*was wir für Intuition halten, ist oft unser Geruchssinn*

Die Wissenschaft interessiert sich seit etwa hundert Jahren für die Physiologie des Riechens, aber erst zu Beginn der 1990er Jahre gelang es den Amerikanern Linda Buck und Richard Axel, Rezeptoren für Duftstoffe zu isolieren und zu identifizieren. In den vergangenen Jahren hat sich die Forschung verstärkt mit unseren körpereigenen Duftstoffen, den weiblichen und männlichen Pheromonen, beschäftigt sowie mit der Funktionsweise des menschlichen Riechsystems und unserem Riechvermögen. Erwähnen möchte ich vor allem die interessante wissenschaftliche Arbeit des Biologen, Chemikers und Mediziners Professor Hanns Hatt und seiner Assistenten am Lehrstuhl für Zellphysiologie der Ruhr-Universität Bochum, die meine Ahnungen und Beobachtungen in Bezug auf unser Riechvermögen bestätigt. Professor Hatts Untersuchungen zu den menschlichen Pheromonen stehen zwar erst am Anfang, aber schon jetzt ist ersichtlich, dass auch unsere Körperduftstoffe, die im Übrigen eine hormonartige Struktur aufweisen, ähnliche Informationen übermitteln wie die in der Tierwelt. Als Frau und Hebamme habe ich mich in den vergangenen Jahren meiner Aromabegeisterung intensiv mit dem Thema Intuition und menschliche Duftbotschaften auseinandergesetzt und war von den Ergebnissen des Wissenschaftlers nicht überrascht, kennt doch auch der Volksmund Sprüche wie: »Bei den beiden stimmt einfach die Chemie, sie ist schon wieder schwanger.« Oder Mütter erzählen: »Ich weiß nicht, ich hab das Gefühl, mein

*unser Riechsystem beschäftigt die Wissenschaftler*

Kind brütet eine Krankheit aus.« Auch Hebammen ahnen schon im Voraus: »Es liegt so was in der Luft, ich glaube diese Geburt wird ein Kaiserschnitt«, oder: »Irgendwie gefällt mir das nicht, es ist zwar alles in Ordnung, aber ich hab da so ein komisches Gefühl.« Menschen nehmen Freunde spontan in den Arm und sprechen Trost oder Mut zu, ohne dass die betroffene Person darum gebeten hat, sich aber über die Zuwendung freut. Ist es nicht so, dass wir oftmals Situationen erleben, die von den einen als Zufall oder Glück, von den anderen als Intuition, von manchen als Fügung oder gar als ein Hexenwerk bezeichnet werden? Ich meine, dass es oft einfach unser Körpergeruch ist, der wichtige Botschaften aussendet, und dass wir alle, wenn wir es einfach nur zulassen würden, dafür empfänglich sein könnten. Die Mutter kann am Körpergeruch erkennen, dass der Stoffwechsel ihres Kindes verändert ist, die Hebamme riecht den Angstschweiß der Gebärenden und die Frau den Adrenalinschub der Kollegin oder der Ärztin. Die Freundin riecht den Ärger und die Unzufriedenheit oder die innere Trauer und spendet Trost.

*»ich rieche, wie es dir wirklich geht«*

Inzwischen ist es auch wissenschaftlich nachgewiesen, dass unsere Gemütszustände sich im Körperduft ausdrücken. Wir wissen, dass diese Zustände hormonell gesteuert werden, somit prägt unsere momentane Hormonsituation ebenso unseren Körpergeruch. Als Frau können wir das auch sehr gut selbst immer wieder feststellen. Es gibt Tage vor den Tagen, an denen wir uns selber nicht riechen können, dann aber sind da Tage, an denen wir ein Kompliment nach dem anderen erhalten, obwohl wir eigentlich gar nichts Besonderes am Aussehen verändert haben. Ich meine, dass auch Männergeruch sich an manchen Tagen verändert und deshalb schon auf Distanz zu erkennen ist, ob »man« sich besser aus dem Weg geht oder »frau« doch lieber Abstand hält. Lernen Sie doch an Ihrem eigenen Körpergeruch bzw. dem Ihres Partners zu überprüfen, ob und wie der Tag gelaufen ist. Versuchen Sie Ihren Körpergeruch ganz bewusst morgens und abends, bei Eustress, also gesunden Alltagsanforderungen, und bei Distress, unangenehmen und krankmachendem Stress, sowie in freudigen Situationen wahrzunehmen. Natürlich, ehe Sie Seife, Shampoo, Deodorants oder Parfüms benutzt haben, und fragen Sie sich, warum Sie sich an manchen Tagen häufiger waschen wollen oder warum Sie mal mehr und mal weniger Duft auf Ihren Körper bringen wollen.

*Hormone bestimmen unseren Körpergeruch*

*körpereigene Duftstoffe sind wie Fingerabdrücke*

Jeder von uns produziert ganz individuelle Duftstoffe, die vergleichbar sind mit Fingerabdrücken, und unsere Mitmenschen können diese wahrnehmen und identifizieren. Je besser wir uns kennen, desto weniger lassen sich unsere gegenwärtigen Zustände verbergen. Je fremder wir uns sind, desto schwieriger wird es oft sein, andere Menschen über ihren Körperduft zu identifizieren. Es ist mittlerweile nicht nur bekannt, dass bei Organtransplantationen das Gewebe genau übereinstimmen muss, damit es nicht zu Abstoßungsreaktionen kommt, sondern dass sich sogar der Körperduft eines Menschen durch solche Operationen verändert. Das legt nahe, dass unsere Pheromone ganz eng mit unserem Immunsystem in Verbindung stehen. Bekannt ist ebenfalls, so Professor Hatt, dass lediglich bei eineiigen Zwillingen mit keinerlei Abstoßungsreaktionen zu rechnen ist, da deren Gewebe exakt übereinstimmt. Diese haben übrigens auch den gleichen Körpergeruch und wenn Sie eineiige Zwillinge kennen, dann haben Sie sicherlich auch schon erlebt, wie eng diese Menschen miteinander in Verbindung stehen, egal wie viele tausend Kilometer sie trennen. Womöglich haben Sie überdies schon an Ihrem eigenen Leib erfahren, wie instabil unser Immunsystem wird, wenn wir auf Reisen gehen oder wieder nach Hause kommen: Der geringste Anlass lässt uns krank werden und wir sind völlig überrascht, da wir uns doch eigentlich so gefreut haben auf die Ferne oder die ersehnte Heimkehr. Vermutlich ist das Immunsystem so eng an das Riechsystem gekoppelt, dass es von den unbekannten Menschengerüchen unterwegs einfach irritiert wurde. Deshalb gilt ja auch die Devise: Erst mal ankommen, sich orientieren und der Seele sowie dem Immunsystem Zeit lassen nachzukommen. Wieder zu Hause zurück, kann dies ebenfalls passieren, denn das Haus riecht nun menschenleer, oder wenn Freunde die Wohnung belebt haben, hat das Mobiliar deren Duft angenommen. Unser eigenes Immunsystem muß sich wieder neu orientieren und der Körper kann durch zu schnelles Anpassen bzw. Wiedereingliedern in den Arbeitsprozess durcheinander kommen und erkrankt kurzfristig.

*das Riechsystem steht in direkter Verbindung mit unserem Immunsystem*

Interessanterweise können wir die von uns produzierten Pheromone nicht einmal selbst bewusst riechen. Trotzdem verfügen wir über ein speziell darauf ausgerichtetes, so genanntes Vomeronasalorgan (kurz: VNO), ein etwa 1 cm langer und 1 – 2 mm dicker Schlauch, der sich am Nasengrund befindet und die menschlichen Duftstoffe identifiziert. Seien Sie also vorsichtig, wenn Sie sich einer Nasenoperation unterziehen müssen, dass dieses Organ nicht verletzt wird, denn immer noch wird seine Existenz von manchen HNO-Ärzten ignoriert und es wird unvorsichtigerweise entfernt. Das VNO teilt uns allerdings nicht mit, was wir riechen, da es vermutlich keinen direkten Zugang zu den Gehirnarealen hat, sondern nur elektrische Impulse weitergibt. Wir erkennen nur an unseren Befindlichkeitsreaktionen, dass wir uns unter bestimmten Menschen wohl fühlen oder aber eine Runde lieber verlassen möchten, weil wir uns unbehaglich fühlen. So lässt uns das VNO in alten Häusern wissen, dass hier schon lange kein Mensch mehr war, denn es riecht verlassen und muffig. Das bedeutet, das Organ ist für unsere Gefühlswelt zuständig und prägt unser Leben ganz entscheidend. Es ist sicherlich spannend, diese Forschungen weiterhin zu verfolgen.

*das Vomeronasalorgan lässt uns Menschengeruch identifizieren*

Für mich bestätigen die Erkenntnisse über unser Riechvermögen und die körpereigenen Dufthormone, wie wichtig es ist, Mutter und Kind nach der Geburt so wenig wie möglich voneinander zu trennen, damit sich der Geruch des Kindes bzw. der Mutter ohne Fremdeinflüsse einprägen kann. Väter sollten darauf bedacht sein, nicht erst nach dem Arzt, der Kinderschwester und der Oma endlich auch mal Kontakt aufnehmen zu dürfen, sondern so bald wie möglich das Neugeborene bei sich haben zu können und alsbald als Schutzwand aufzutreten, damit das Kind nicht irritiert wird von unnötigen Geruchseindrücken fremder Menschen. Wir Hausgeburtshebammen stellen immer wieder fest, wie viel ruhiger und zufriedener die zu Hause geborenen Kinder in den ersten Lebensmonaten sind. Es ist auf jeden Fall zu unterstützen, dass in den Krankenhäusern alle Neugeborenen ohne Unterbrechung bei der Mutter bzw. den Eltern bleiben und das Personal immer mehr eine beratende anstatt pflegende Funktion übernimmt.

*Geruchseindrücke prägen Neugeborene, beeinflussen Kranke und begleiten Sterbende*

Im Bereich der Krankenpflege bedarf es eines großen Fingerspitzengefühls herauszufinden, wann intensiver Kontakt zu Eltern oder Angehörigen dem Kranken Ruhe und Kraft spendet und wann deren eigene Ängste nur Unsicherheit und Unruhe vermitteln. Selbst vom Sterbeprozess ist bekannt, dass scheinbar bereits bewusstlose Menschen noch einmal deutlich wahrnehmen, wenn ihre Liebsten anwesend sind und sie nun ganz in Ruhe den »Heimweg« antreten können. Diese Anwesenheit kann aber auch hinderlich sein, solange die

Nächsten das Sterben nicht akzeptieren können. Der Sterbende wartet dann oft auf eine Stunde des Alleinseins um diese Welt zu verlassen. Unsere Gesellschaft muss wieder lernen, dass der Mensch auch ohne ein gesprochenes Wort Botschaften aufnehmen und senden kann. So stimmt es mich traurig, wenn Rettungsmannschaften berichten: »Es ist so schwierig, bei hoffnungslosen Einsätzen Mut zu machen und zu trösten.« Wäre es hier anstelle von Trost und falscher Hoffnung nicht besser, die Wahrheit auszusprechen und humane, gute Sterbebegleitung zu leisten, als sinnlose Hektik zu verbreiten und nutzlose Medikamente zu geben? Einfach da sein und den Menschen Ruhe, Zeit und Geborgenheit vermitteln, wenigstens in diesen letzen Wochen oder Minuten ihres Lebens, egal ob es nun erst einige Tage kurz oder schon fast ein Jahrhundert lang ist. Ein »nur« oder »immerhin« gibt es nicht in der Sterbe- und Trauerbegleitung.

Sterben kann ebenso schmerzhaft und so befreiend sein wie geboren zu werden, beides kann eine lange, nicht vorhersehbare Zeit in Anspruch nehmen oder viel zu früh und überraschend geschehen. So wie es eben Frühgeburten und Übertragungen in einer Schwangerschaft gibt, so warten viele lange Wochen oder Monate auf das ersehnte Ende und andere versterben plötzlich und unangekündigt viel zu früh. Beides, Sterben und Gebären, ist für die Betroffenen und die begleitenden Personen ein nicht wiederholbarer, einmaliger und unvorhersehbarer Prozess.

*Eizelle und Spermium finden sich über Duftstoffe*

Das wohl Interessanteste im Bereich der Geruchswahrnehmung und der zwischenmenschlichen Beziehungen ist jedoch die Feststellung, dass selbst das Spermium und die Eizelle die Fähigkeit von Geruchsaussendung und -wahrnehmung besitzen. So ist es laut Professor Hatt wissenschaftlich erwiesen, dass Spermien Strukturen aufweisen, die mit unseren Riechzellen fast identisch sind. Die weibliche Eizelle sendet Duftsignale aus, denen die männliche Samenzelle »entgegenschwänzelt«, wenn auch noch unbekannt ist, welchen Duft die Eizelle denn nun wohl ausstrahlt. Es ist schon erstaunlich, was die Natur sich einfallen lässt, wenn es darum geht, die Spezies Mensch zu erhalten. Spermien erhalten demnach schon in der Gebärmutter den Hinweis, wo es lang geht, denn sie machen sich automatisch auf den Weg zum richtigen Eileiter. Sie wissen genau, ob das reife Ei im rechten oder im linken Eileiter sitzt, und dieser Weg ist in der Relation zur Größe des Spermiums eine recht beachtliche Strecke, die

Professor Hatt mit einem 30 Kilometer langen vierspurigen Autobahntunnel vergleicht.

Aufschlussreich ist auch die Untersuchung des Schweizer Wissenschaftlers Professor Wedekind, nach der in Scheidungsehen zu 90 % ähnliche Körpergerüche vorhanden sind, während in »Glücksehen« sehr unterschiedliche Gerüche herrschen. Andere Studien belegen, dass Frauen, die Ovulationshemmer nehmen, eine andere Partnerwahl treffen, als wenn sie keine Pille einnehmen. Ein bekanntes Experiment hat gezeigt, dass Frauen in einem Wartezimmer Stühle bevorzugen, die mit männlichem Androsteron besprüht waren, auch wenn dieser Duft nicht bewusst, sondern nur vom Vomeronasalorgan wahrgenommen wird. Der so genannte »Sexappeal«, den Frauen auf Männer ausstrahlen, wird unter anderem vom Eisprung gesteuert, denn der hormonell bedingte Körperduft verrät die Fruchtbarkeit. Ebenso ist bekannt, dass Frauen den Duft von Männerschweiß während des Eisprungs gerne mögen, aber während der Menstruation ablehnen. Unter diesen Aspekten entstehen ganz neue Denkansätze zu dem Problem, Frauen vor Missbrauch zu schützen – aber auch zu der Frage, welches Verhalten und welche Verhütungsmaßnahmen jungen Paaren zu empfehlen sind. Kinderlosigkeit wird auf dasselbe Phänomen zurückgeführt: Mann und Frau haben sich unter falschen Duftvoraussetzungen kennen gelernt, also nicht mit dem wahren Eigengeruch, sondern behaftet mit »künstlichen« Gerüchen, die von den Hormonen der Antibabypille beeinflusst werden. Ich gehe sogar so weit, zu sagen, dass viele Ehekrisen nach dem ersten Kind auftauchen, weil der Partner den Geruch seiner Frau dann als »unbekannt« identifiziert. Schließlich kannten sie sich überhaupt nicht unter normalen zyklischen Bedingungen, zumal noch immer viele Frauen unmittelbar nach dem Absetzen der Pille schwanger werden. Vielleicht hat das alte Sprichwort doch Gültigkeit: »Drum prüfe, wer sich ewig bindet«. Ich würde heute ergänzen, »mit Enthaltsamkeit und ohne Pille«. Als Hebamme bin ich natürlich froh, dass viele Menschen sich trotzdem so gut riechen können und wir uns an dieser Zweisamkeit dann mitfreuen dürfen.

*Körpergeruch bestimmt die Partnerwahl*

*Hebammen freuen sich, wenn zwei sich riechen konnten*

Nachdenklich stimmt mich allerdings, dass neben den natürlichen menschlichen Pheromonen, von denen der amerikanische Forscher und Biotechnologe Dr. David L. Berliner mittlerweile mehr als fünfzig identifiziert hat, weitere 200 künstliche in Labors hergestellt werden können. Es fragt sich, welche neuen, unriechbaren Duftmanipulationen in den nächsten Jahren durch die Parfümerie und Kosmetik auf uns zukommen – falls wir ihnen nicht schon ausgesetzt sind. Ich finde es bedenklich, wenn teure künstliche Pheromonkonzentrate angeboten werden um neue biologische Lockmittel zu testen, zumal bislang noch nicht geklärt ist, ob und welche unangenehmen Nebenwirkungen diese künstlichen Substanzen haben.

*manche Parfümproduzenten setzen künstlich hergestellte Pheromone ein*

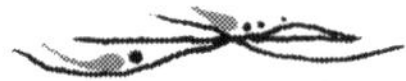

# Das menschliche Riechsystem

Unser Riechsystem ist wohl das älteste Sinnesorgan, denn bevor die Lebewesen sehen oder hören konnten, konnten sie riechen. Leider aber scheint dieser Sinn im Lauf der Menschheitsgeschichte vergessen worden zu sein. Erst seit kurzem wird er in der Wissenschaft und insbesondere durch den vermehrten Einsatz von Düften wieder neu diskutiert. Obwohl wir im Volksmund oft von Schnüfflern oder naseweisen Kindern sprechen, wissen wir im Grunde viel zu wenig über diesen ersten und ursprünglichen Sinn. Stellen Sie sich vor, Sie könnten Essen, Pflanzendüfte, Ihre Liebsten, die Jahreszeiten oder Gefahr nicht riechen? Das Leben wäre eintönig und arm. In der Tat bezeichnen Menschen, deren Geruchssinn nicht mehr oder vorübergehend nicht funktioniert, ihr Leben oft als leer und nicht mehr besonders lebenswert.

*Riechen – der älteste und erste Sinn des Menschen*

Es ist bekannt, dass der Riechsinn im Mutterleib als Erstes entwickelt ist und der Embryo bereits einige Wochen nach der Zeugung im Mutterleib Geruch wahrnehmen kann. Der Riechsinn ist nach der Geburt bis etwa zur zwölften Lebenswoche sehr ausgeprägt, lässt bis zum dritten Lebensjahr nach, wird wieder stark aufgebaut, erlebt ein Hoch bis Mitte Dreißig und verringert sich dann bis an unser Lebensende um etwa 30 % – was verdeutlicht, weshalb wir Kinder als naseweis bezeichnen, und erklärt, warum manche Großmutter etwas zu viel von ihrem Eau de Cologne verwendet. Wichtig ist, in diesem Zusammenhang immer daran zu denken, dass sämtlich Düfte in der Umgebung von Säuglingen zart und vorsichtig dosiert werden müssen, da diese vermutlich sogar Duftnuancen noch wahrnehmen. Übrigens erkennen Kinder tatsächlich, dass etwas in der Luft liegt, wie z. B. ein nahendes Gewitter, oder wenn das Parfüm der Mutter dem Kind signalisiert, dass es heute schnell einschlafen soll und abends in der Obhut des Babysitters sein wird. Die Spürnase wird ihre Erkenntnisse dann mit lautem Protestgeschrei den Eltern kund tun, die wiederum ihr Kind womöglich gar nicht verstehen, weil sie nicht wissen, dass diese kleinen Riechnasen auch ohne Worte begreifen, was um sie herum vorgeht.

*Kinder riechen, wenn etwas in der Luft liegt*

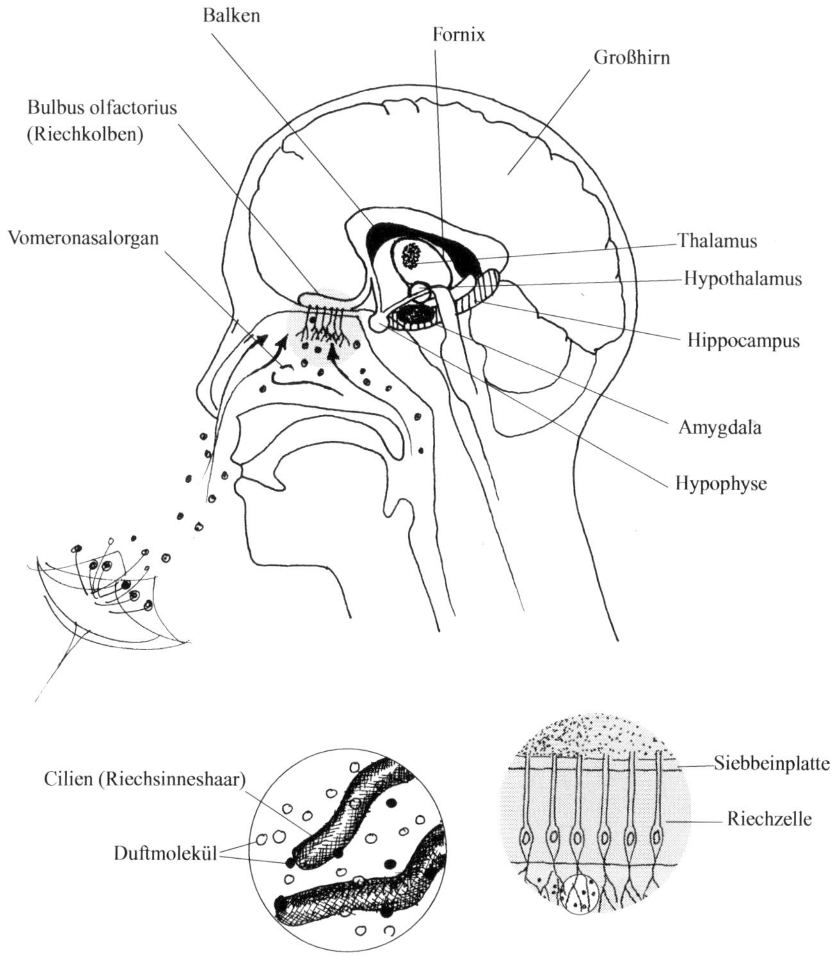


*Das menschliche Riechsystem*

Unser Riechsystem ist fähig binnen hundertstel Sekunden ein Duftmolekül zu identifizieren, noch ehe wir wahrnehmen, dass uns ein Duft umgibt. Der Geruchssinn kann etwa 400 000 verschiedene Gerüche in milliardenfacher Verdünnung identifizieren. Viele davon kann unser Bewusstsein registrieren, unzählige werden dagegen unbewusst wahrgenommen und weiterverarbeitet. Doch ob wir einen Geruch bewusst oder unbewusst wahrnehmen, es geschieht immer ohne unser Wollen, denn die etwa 30 Millionen Riechsinneszellen, die beidseitig in die jeweils etwa 2,5 $cm^2$ große Riechschleimhaut in unserer Nase eingebettet sind, leiten die Duftinformation unmittelbar an unser limbisches System weiter, das direkt neben dem Stammhirn sitzt und nicht vom Großhirn, unserem Verstand, zensiert wird. In der Riechschleimhaut sitzen zahllose Riechsinneshaare, die so genannten Cilien. Von hier wird das Duftmolekül zur Riechsinneszelle transportiert. An den Cilien befinden sich die Riechrezeptoren, an die das passende Duftmolekül andocken kann und im Sinne des Schlüssel-Schloss-Prinzips erkannt wird.

*Riechen wird nicht vom Großhirn zensiert*

Von diesen etwa tausend verschiedenen Riechrezeptor-Proteinen wird durch die Aktivierung von Botenstoffen nun ein Signal in den unterschiedlichsten Hirnzentren ausgelöst. Der Geruchseindruck wird in einen Nervenimpuls verwandelt, wandert durch die Siebbeinplatte ins Schädelinnere, wird durch den Riechkolben (Bulbus olfactorius) verstärkt und tritt ins limbische System ein. Das komplexe Netzwerk aus Nervenbahnen hat direkten Zugang zu unseren Gedächtniszentren, dem Amygdala und dem Hippocampus, die für unsere Emotionen und Erinnerungen zuständig sind. Von dort wird der Impuls an den Hypothalamus weitergeleitet, dem Regler des zentralen und endokrinen Nervensystems. Der Hypothalamus reagiert auf die Dufteinwirkung mit der Ausschüttung von Hormonen. So regt ihn der Duft von Grapefruitöl an vermehrt schmerzstillende Enzephaline zu produzieren, die uns auch Wohlgefühle und Euphorie vermitteln. Die am Hypothalamus hängende Hirnanhangdrüse, die Hypophyse, wird durch das Ylang-Ylang- oder Jasminöl veranlasst Endorphine abzusondern, die uns dann ebenfalls euphorisch machen und schmerzstillend wirken, aber auch aphrodisisch, also erotisch stimmen. Die Hypophyse ist der Regulator für Geschlechtsdrüsen, Schilddrüse und Nebennierendrüsen. Letztere werden beispielsweise durch den aufmunternden Duft von Rosmarin von der

*Riechen beeinflusst unsere Körperfunktionen*

Hypophyse dazu angeregt, mehr Noradrenalin auszuschütten, das uns aktiv und munter werden lässt. Auf den Geruch von Lavendel-extra-Öl oder Kamillenöl antwortet der Körper mit einer verstärkten Produktion des beruhigenden Serotonins, einem Neurotransmitter, der für unser Wohlbefinden sorgt. Darüber hinaus sorgt ein erhöhter Serotoninspiegel auch für die Freisetzung weiterer Botenstoffe wie Dopamine und Opiate, die Schmerzen lindern. Gebildet wird das »Glückshormon« nicht nur im Zentralnervensystem, sondern vor allem im Magen-Darm-Bereich. Dies zeigt, wie wichtig es ist, ätherische Öle nicht nur über die Nase, sondern auch über die Haut (z. B. durch eine Massage) wirken zu lassen.

*ätherische Öle wirken über die Nase und über die Haut*

Bemerkenswert finde ich vor allem, dass jene Hirnbereiche, die für unsere Sinnesorgane zuständig sind, nicht von unserem Großhirn, dem Verstand, kontrolliert werden können – zumindest was erste, unbewusste Sinneseindrücke angeht – und unser zentrales Nervensystem sowie unsere Hormondrüsen tatsächlich unabhängig vom Verstand funktionieren, aber durch Duftbotschaften reguliert und beeinflusst werden können.

Es freut mich auch, dass die Aromatherapie eine Verbindung schafft von unserer Frühgeschichte bis zur modernen Neuzeit. Das Heilen und Leben mit Düften ist vermutlich schon seit Tausenden von Jahren auf dieser Erde verbreitet; und nun wird durch dieses alte Wissen und unser entwicklungsgeschichtlich ursprünglichstes Sinnesorgan das Leben, Gebären und auch Sterben mit schönen Düften und Aromen wieder zu einem erfahrenswerten Prozess, auch wenn er von manchen unangenehmen Erlebnissen wie Schmerz, Krankheit und Sorge begleitet sein mag.

*Heilen mit Düften ist eine uralte Tradition*

Wie wichtig für uns Menschen das Riechsystem ist, zeigt auch die Tatsache, dass die Riechsinneszellen in kurzen Abständen von ungefähr dreißig Tagen ständig erneuert werden. Beeinträchtigt wird die Funktion der Riechschleimhaut durch Krankheit und Störungen im Calciumhaushalt. Wenn die Nasenschleimhäute angeschwollen sind, lässt das Riechvermögen um ein Vielfaches nach oder verschwindet vorübergehend gänzlich – was nicht von Nachteil sein muss, denn dann werden wir uns der Krankheit besser widmen und unsere Aktivitäten auf ein Mindestmaß reduzieren. Die Wirkung der eingesetzten ätherischen Öle zur Unterstützung des Genesungsprozesses ist trotzdem nicht gestört, weil Düfte auch auf uns wirken, wenn wir sie nicht bewusst riechen können! Seien Sie also achtsam im Umgang mit kranken Personen und dosieren Sie vorsichtig.

*Gerüche lösen Erinnerungen aus*

Bei einem zu hohen Calciumanteil in der Nasenschleimhaut wird der Ionenkanal zur Riechsinneszelle blockiert und das Riechvermögen beeinflusst, wir können weniger gut riechen. Umgekehrt fließen bei niedriger Calciumkonzentration mehr Duftbotschaften durch den Ionenkanal und wir können gut riechen. Diesem Mechanismus und der Fähigkeit, dass Calcium diesen Kanal blockieren kann, ist auch das Phänomen der Adaptation zuzuschreiben. Wir nehmen einen Geruch in einem Raum, egal ob angenehm oder übel, nur für kurze Zeit, ca. sieben bis zehn Minuten, wahr und riechen ihn danach nicht mehr. Erst beim Verlassen und erneuten Eintreten erkennen wir den vorhanden Geruch im Raum wieder.

*das Riechhirn funktioniert wie eine Computerfestplatte*

Des Weiteren konnten Wissenschaftler feststellen, dass die Riechzellen die größte Genfamilie in unserem Genom überhaupt darstellen. Es braucht mehr als 1000 Gene um die Riechrezeptor-Proteine des vermeintlich »niederen« Riechsinns herstellen zu können. Ebenso interessant finde ich, dass der Mensch die Fähigkeit besitzt sich durch Geruch an Erlebtes zu erinnern. Der dafür zuständige Hirnanteil, die Amygdala, der die Verwaltungszentrale aller Erinnerungen ist, funktioniert wie eine unendlich große, nicht begrenzte Computerfestplatte, die sämtliche Eindrücke speichert und bei Bedarf abrufen kann. Es kommt allerdings vor, dass manche Daten nicht richtig zugeordnet werden können, weil wir – um in der Computersprache zu bleiben – nicht alle Dateien ordentlich in den zugehörigen Ordner abgelegt haben, und uns ein Duft zwar bekannt vorkommt, wir aber nicht mehr wissen, an was er uns erinnert. Denken Sie daran: Der Mensch vergisst wirklich nichts – zumindest, was Erlebtes in Verbindung mit Duftbotschaften anbelangt.

Ätherische Öle können sonach mit Hilfe des oben dargestellten komplizierten Regelwerks über unser limbisches System und einen Reiz-Reaktions-Mechanismus unseren Körper beeinflussen, Wohlbefinden auslösen und damit Heilungsprozesse unterstützen. Geruch löst die Produktion neurochemischer Stoffe (Neurotransmitter oder Botenstoffe) aus, die Einfluss nehmen auf unsere Hormonproduktion, unsere Stimmung und unsere Emotionen. Die Duftmoleküle werden über den Blutweg innerhalb von Minuten ins Blut transportiert, verstoffwechselt und binnen einiger Stunden wieder ausgeschieden. Aus diesem Grund ist es ratsam, in der Aromatherapie nur mit naturreinen Substanzen zu arbeiten. Ob ätherische Öle über die Inhalation, die Haut oder gar die Einnahme in den menschlichen Körper gelangen, der Mechanismus der Identifikation erfolgt immer über den Geruchssinn. Dies sollte bei jeder Therapie bedacht werden. Die Nase des Menschen ist demzufolge auch maßgeblich daran beteiligt, ob eine Behandlung mit Erfolg durchgeführt werden kann, denn wenn es jemandem »stinkt«, wird er sich unter einem Adrenalinschub der Behandlung nicht so gut widmen können und eine notwendige Schmerzbehandlung wird nicht so erfolgreich sein wie bei einer Person, die sich wohl fühlt und sich ganz entspannt der anstehenden Therapie hingeben kann. Diese Beobachtungen können sicherlich viele Physiotherapeuten bzw. deren Patienten bestätigen, aber auch in der Geburtshilfe finden diese interessanten Erkenntnisse mittlerweile Beachtung.

*angenehme Düfte fördern den Erfolg einer Aromatherapie*

Während meiner Hebammentätigkeit hat es sich immer wieder erwiesen, wie sehr Gerüche selbst über die Wahl des Geburtsorts entscheiden können. Eigentlich sollten dabei Aspekte im Vordergrund stehen wie eine geborgene Atmosphäre, die freie Entscheidung über die Gebärhaltung, natürliche Begleitmaßnahmen oder auch bei manchen Eltern die Sicherheit technischer Überwachungsmöglichkeiten für Mutter und Kind. Trotzdem wurde ich des Öfteren eines Besseren belehrt, wenn nämlich Eltern, insbesondere Männer, darauf bestanden auf keinen Fall mehr die Geburt ihres Kindes in einem Haus erleben zu müssen, in dem es nach Desinfektionsmittel und Krankheit stinkt. Mit dem Einsatz einer Duftlampe könnte hier demnach auch in Entbindungsabteilungen schnell Abhilfe geschaffen werden, denn negative Gerüche sollten die Entscheidung über einen Geburtsort tatsächlich nicht beeinflussen.

Es lohnt sich also wirklich, mit geeigneten Düften eine harmonische Behandlungs- und Arbeitswelt zu schaffen!

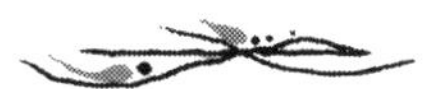

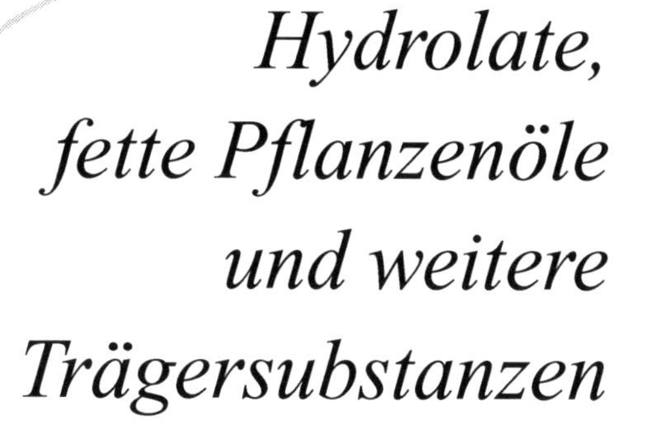

# *Hydrolate, fette Pflanzenöle und weitere Trägersubstanzen*

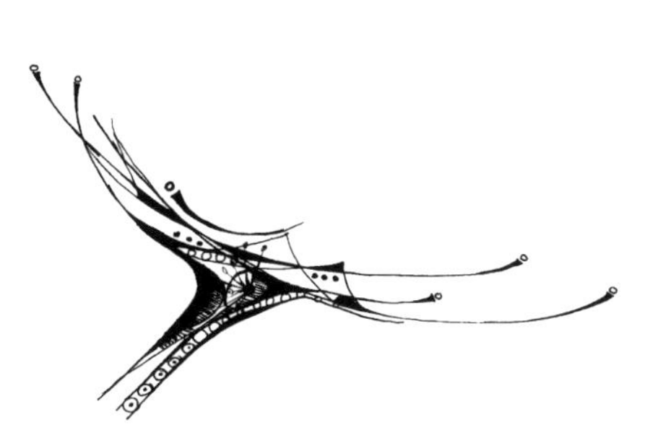

Das folgende Kapitel gibt Ihnen einen Überblick über verschiedene Trägersubstanzen, mit denen ätherische Öle vermischt werden, damit die Haut sie aufnehmen kann. Ob nun als Körper- oder Massageöl, Kosmetik oder Heilwasser, Bad oder Wickel – den Duftölen muss immer ein Emulgator beigemengt werden, ehe sie durch die Haut wirken können. Auf den nächsten Seiten erhalten Sie deshalb die wichtigsten Informationen über die Anwendungsmöglichkeiten, Wirkungsbereiche und Qualität von Hydrolaten, fetten Pflanzenölen, Mazeraten sowie anderen Trägersubstanzen, die auch für die Herstellung von Balsamen und Salben nötig sind.

*ätherische Öle benötigen einen Emulgator, wenn sie über die Haut wirken sollen*

Die Abschnitte über die raffinierten Pflanzen- und Mineralöle habe ich nur angefügt, weil diese minderwertigen Substanzen in vielen Kosmetik-, Pflege- und Heilprodukten als haltbare und billige Grundlage dienen und ich es für wichtig halte, dass wir wissen, welche Erzeugnisse wir unserem Körper im Laufe des Lebens zumuten.

# Hydrolate und ihre Anwendungsmöglichkeiten

Die Hydrolate werden häufig auch als Pflanzen- oder Blütenwässer bezeichnet. Sie werden ebenso aus der Destillation von Hölzern, Harzen und Wurzeln gewonnen. Wie bei der Herstellung ätherischer Öle beschrieben (Seite 314), besteht das Destillat aus Wasser und ätherischem Öl, das in der so genannten Florentinerflasche – einer großen Glasflasche mit engem Hals – aufgefangen wird. Nach Entnahme des ätherischen Öls bleibt das Hydrolat zurück.

Dieses Nebenprodukt der Destillation enthält heilende Substanzen und stellt eine hervorragende Ergänzung zu den Aromamischungen dar. Das Hydrolat enthält die wasserdampflöslichen und wasserlöslichen Wirkstoffe der jeweils destillierten Pflanze. Dabei handelt es sich meist um sanfte Wirkstoffe, die gut hautverträglich sind, einen entzündungshemmenden Effekt besitzen, sowie meist als adstringierend und angenehm kühlend auf der Haut empfunden werden. Es ist sinnvoll bei einer aromatherapeuthischen Behandlung so viel Wirkstoffe wie möglich von ein und derselben bzw. verschiedenen Pflanzen zu verwenden, also die ätherischen Öle, die Hydrolate und

*das Hydrolat ist ein duftendes, hautpflegendes Nebenprodukt mit heilenden Substanzen* die fetten Pflanzenöle, somit stehen wasserdampfflüchtige, wasserlösliche und fettlösliche Wirkstoffe in Kombination zur Verfügung. Auf diese Art werden Inhaltsstoffe zur Heilung verwendet, die der Pflanze sanft entzogen wurden und damit auch eine reizfreie Behandlung für den Menschen ermöglichen. Im Gegensatz dazu sind Alkoholextraktionen oft mit Hautreizungen verbunden, so wie eben die Verwendung von Alkohol auf der Haut zu einer problematischen Veränderung führen kann, zumindest austrocknend wirken wird.

*Hydrolate erfrischen und erhalten die Feuchtigkeit der Haut*

In der Therapie sind Hydrolate ebenso wichtig wie in der Hautpflege oder Kosmetik. Eingesetzt werden können Hydrolate in der Babypflege, zur Wundbehandlung, zur Feuchtigkeitsregulierung der Haut, als Gesichtswasser oder Rasierwasser. Der sanfte Duft einiger Blütenwässer eignet sich auch gut für die Duftlampe.

Mir ist aufgefallen, dass ich zur heißen Jahreszeit häufiger ätherische Öle in Hydrolaten anwende, während ich im Winter fettes Pflanzenöl als Trägersubstanz benutze. Hydrolate ziehen schnell in die Haut ein, erfrischen und führen Feuchtigkeit zu, sie können schnell und häufig angewendet werden. Zur heißen Jahreszeit wird fettes Öl nicht so angenehm auf der Haut empfunden bzw. es eignet sich oft besser erst für die abendliche Anwendung.

### *Qualität und Haltbarkeit*

Bei Hydrolaten ist es ebenso wichtig, auf gute Qualität zu achten. Insbesondere, wenn die wohlriechenden Heilwässer in der Kranken- und Wundpflege benutzt werden, sollte nur beste Qualität verwendet werden, d. h. kbA-Hydrolate sind zu bevorzugen. Ein Problem stellt bei Hydrolaten die Gefahr der Verunreinigung dar. Den Bauern muß in den einzelnen Ländern der Erde oft erst noch bewusst gemacht werden, dass die Hydrolate nur in absolut saubere Gefäße gefüllt werden dürfen. Ein weiteres Kriterium guter Qualität ist der richtige Transport. Wässer, auch Blütenwässer, sind leicht verderbliche Ware und reagieren deshalb extrem empfindlich auf Hitzeeinwirkung. Die Gefahr der Verkeimung der Hydrolate ist größer als angenommen wird. Deshalb bin ich – wie bei den einzelnen Ölen meiner »Bewährten Aromamischungen« – dankbar, dass Apotheker Wolz aus der Bahnhof-Apotheke in Kempten das Thema Qualitätsprüfung sehr ernst nimmt. Er spricht nicht nur davon, wie so viele Firmen, sondern handelt auch und kontrolliert alle Substanzen tatsächlich.

*gute Qualität beginnt beim Produzenten*

Hydrolate sollten Sie im klinischen Alltag wie auch zu Hause unter optimalen Bedingungen lagern. Sollten Großmengen bevorratet werden, so müssen diese immer in kleine Glasflaschen randvoll umgefüllt werden. Beim Entnehmen einer Teilmenge sollten Sie immer peinlichst darauf achten, dass der Flaschenhals nicht berührt wird um eine Keimübertragung zu vermeiden. Am besten wäre es, das Hydrolat mit einer Pipette zu entnehmen oder einen Sprühaufsatz oder einen Spender zu verwenden. Nach Gebrauch muss die Flasche sofort verschlossen und an einem dunklen und kühlen Ort aufbewahrt werden. Restmengen eines Hydrolats sollten Sie bald aufbrauchen oder in kleinere Flaschen umfüllen. Im medizinischen Einsatz sollten geöffnete Hydrolate binnen weniger Wochen verwendet werden. Als Kosmetikwasser kann es dagegen über einige Monate benutzt werden.

*Hydrolate sind empfindliche Heilwässer und müssen sorgsam behandelt werden*

In vielen Firmenkatalogen wird bei Hydrolaten eine Haltbarkeit von einem Jahr angegeben. Bedenken Sie jedoch, dass das Hydrolat bereits bei der Firma gelagert worden ist und deshalb zu Hause nur noch für wenige Monate in bester Qualität zur Verfügung steht. Die meisten Hydrolate werden im Sommer und Frühherbst geliefert, also sollten sie binnen eines Jahres verwendet werden, denn dann gibt es neue Ware. Es macht also keinen Sinn, eine große Vorratswirtschaft zu betreiben. Vielmehr ist es bei allen Produkten aus der Aromatherapie wichtig, zu bedenken, dass es sich dabei um lebende Naturprodukte handelt, die vergänglich sind. Qualität und Haltbarkeit der Destillate sind abhängig von Standort, Ernte, Klima und Lagerung. Wie ein Tafelwein, der bis zur nächsten Weinlese getrunken sein sollte, darf auch ein Hydrolat nicht allzu lange im Regal stehen.

Da das Problem der Verkeimung von Hydrolaten erst seit kurzem bekannt ist, setzen nun manche Firmen den Wässern einen geringen Anteil reinen Alkohols zu. Dies ist sicherlich richtig, jedoch muss die Wirkung der einzelnen Duftwässer unter diesem Zusatz noch beobachtet werden. Ich meine, dass insbesondere bei der empfindlichen Babyhaut sowie bei Schleimhautbehandlungen auf alkoholisierte Hydrolate verzichtet werden sollte. Ideal wäre, wenn Sie sich Hydrolate frei von Alkoholzusatz nur in kleinen Mengen besorgen, denn damit wird eine erhöhte Keimzahl am einfachsten vermieden.

*Hydrolaten wird oft Alkohol beigefügt um eine Verkeimung zu verhindern*

Natürlich kann den Hydrolaten ein ätherisches Öl zugegeben werden, um die Stabilität des Wassers zu erhöhen. Dafür eignet sich am besten immer die Essenz bzw. das ätherische Öl der Pflanze, aus der auch das Hydrolat gewonnen wurde. Also Rosenöl ins Rosenhydrolat, Melissenöl ins Melissenhydrolat usw. Die Wässer müssen dann aber vor Gebrauch geschüttelt werden.

*Rosenwasser ist nicht Rosenhydrolat*

Achtsam müssen Sie sein, wenn Sie beim Kauf eines Blütenwassers um kurze Wartezeit gebeten werden, da es zuerst gemischt werden müsse! Wie Sie gelernt haben, sind die Hydrolate ein Nebenprodukt der Destillation. Bei einer solchen Mischung jedoch würde Ihnen nun Aqua dest. mit synthetischem Rosenöl als Rosenwasser verkauft werden, was laut dem DAB 6 (Deutsches Arzneibuch) eine zulässige Methode ist. Aufmerksamkeit und Wissen sind also notwendig um wirklich naturreine Produkte zu erhalten.

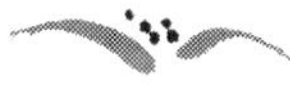

## Hamamelishydrolat

Qualitätsmerkmale

*Geruch:* neutral

Das Hydrolat der Hamamelis riecht relativ neutral und wird immer schon mit Alkohol versetzt, um es zu stabilisieren. Es hat eine gute adstringierende Wirkung und wird seit langer Zeit als Rasierwasser empfohlen. Bei der Herstellung von Salben zur Hämorrhoidenbehandlung hat es sich ebenfalls längst bewährt. Sie können dieses Hydrolat im Wechsel mit Pfefferminz-, Salbei- oder Zypressenwasser als Feuchtigkeitsspender zur Behandlung Ihrer gestauten Beinvenen bzw. Krampfadern benutzen.

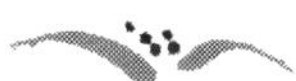

## Kamillenhydrolat

Qualitätsmerkmale

*Geruch:* krautig

Ein dumpfer, krautiger Geruch entweicht der Flasche des Kamillenhydrolats. Wie das ätherische Öl, so kann auch das Hydrolat bei Entzündungen, Hautreizungen und Unreinheiten benutzt werden. Ähnlich dem Lavendelhydrolat ist der Duft des Kamillendestillats sehr gewöhnungsbedürftig. Es sollte am besten mit Rosen-, Salbei- oder Zypressenwasser und einigen Tropfen eines der anderen wohlriechenden ätherischen Öle gemischt werden. Bedauerlicherweise haben wir in Deutschland noch relativ wenig Erfahrungen im Umgang mit Hydrolaten. Aber in der Zukunft werden diese Heil- und Kosmetikwässer sicherlich mehr Verwendung finden.

## Lavendelhydrolat

So bekannt das ätherische Öl des Lavendels ist, so unbekannt scheint mir das Lavendelwasser zu sein, das einen herben dumpfen Geruch verbreitet. Vermutlich sind sogar viele Nasen vom Duft des Lavendelhydrolats enttäuscht. Prinzipiell können Sie das Hydrolat immer dann verwenden, wenn Sie auch Lavendel als ätherisches Öl benutzen. Sicherlich würde es sich zur Behandlung von großflächigen Verbrennungen eignen, wenn eine feuchte Anwendung erforderlich ist, vor allem bei einem Sonnenbrand zur Hautbefeuchtung (und dann mit Aloe-Vera-Öl oder dem *Sonnenpflegeöl intensiv* einölen). Leider kann ich selbst nicht viel über das Lavendelhydrolat berichten, da meine Nase sich nicht mit ihm anfreunden will.

Qualitätsmerkmale

*Geruch:* herb

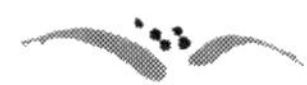

## Melissenhydrolat

Den feinen, leicht grasigen Geruch des Melissenhydrolats mögen die meisten Nasen. Das Hydrolat wirkt beruhigend und heilend wie das ätherische Öl der Melisse bei empfindlicher, gereizter oder gar entzündeter Haut. Menschen mit schwerwiegenden Erkrankungen sollten die Wirkung der Melissenauszüge erfahren. Wie beim Rosenhydrolat nachzulesen, eignet es sich zur Wund- und Ganzkörperpflege. Diese beiden Hydrolate können auch gut gemischt werden. Eine hilfreiche Hautpflege, die Schmerzlinderung bringt, ist der Einsatz von Melissenhydrolat unter der zusätzlichen Verwendung des *Melisse-Teebaum-Öls* (Seite 279) bei Viruserkrankungen wie der Gürtelrose. Auch bei Lippenherpes hat sich die Benutzung von Melissenhydrolat in Kombination mit dem *Lippenbalsam* bewährt.

Qualitätsmerkmale

*Geruch:* grasig

Zur Behandlung von Scheideninfektionen sowie wunden Kinderpopos ist Melissenhydrolat ebenfalls empfehlenswert. Leider sind die meisten Hydrolate neuerdings mit Alkohol versetzt, deshalb sollten Sie sie nur maximal zwei Mal täglich für diese empfindlichen Hautregionen anwenden, um ein Austrocknen der Haut oder Schleimhaut zu vermeiden. Ideal wäre, sobald als möglich, die begleitende Anwendung eines entsprechenden fetten Pflanzenöls oder einer geeigneten »Bewährten Aromamischung«.

Männer lieben Melissenhydrolat als Rasierwasser mit Zusatz von einem Tropfen Eichenmoos und einigen Tropfen Zeder.

## Myrtenhydrolat

Qualitätsmerkmale

*Geruch:*
frisch-herb

Das Myrtenhydrolat riecht herrlich frisch, leicht herb und doch etwas holzig. Es hat sich als Gesichtswasser bewährt, belebt und strafft das Gewebe und reguliert die Talgproduktion.

Ich empfehle Myrtenwasser gerne in Kombination mit dem bekannten *Lavendel-Zypressen-Öl.* Da das Hydrolat einen guten adstringierenden Effekt hat, ist es bestens geeignet zur Behandlung von Krampfadern. Insbesondere am Morgen hat es überdies noch eine angenehm erfrischende und aufmunternde Wirkung.

Bei niederem Blutdruck ist es sinnvoll, Myrtenhydrolat zu gleichen Teilen mit Rosmarinhydrolat zu mischen und es als belebendes Körperwasser zu verwenden, z. B. Nacken, Unterarme und Unterschenkel damit einreiben. Ihre gestauten Venen werden es Ihnen danken und die Beine sind dann abends vielleicht nicht ganz so schmerzhaft. Besonders an heißen Sommertagen ist diese Mischung eine willkommene Erfrischung und weckt müde Geister.

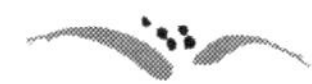

## Orangenblütenhydrolat

Qualitätsmerkmale

*Geruch:*
blumig-frisch

Der frische Duft von Nerolihydrolat, das aus Orangenblüten gewonnen wird, wirkt im Sommer herrlich erquickend. Auf Reisen bietet es bei hohen Temperaturen eine angenehme Erfrischung für die Haut und die strapazierten Sinne.

Bei regelmäßigem Gebrauch von Hydrolaten zur Körperpflege macht es Sinn, zur Abwechslung auch Orangenblütenhydrolat zu benutzen. Insbesondere immer dann, wenn Frühlingsdüfte erwünscht sind, empfiehlt sich Neroliwasser.

Wenn Frauen bei der Geburt Rosenduft als unangenehm empfinden, wird stattdessen gerne dieses Hydrolat verwendet. Menschen, die Kölnischwasser schätzen, lieben den Duft von Orangenblütenhydrolat. Im Bereich der Kranken- und Altenpflege eignet es sich gut in Kombination mit einer täglichen Körperölanwendung wie dem *Körperpflegeöl Harmonia.* Gut ist es auch als Duftwasser in der Duftlampe. Während ein Tropfen ätherisches Neroliöl bereits zu intensiv duften kann, wird es als Hydrolat angenehm empfunden. Männer und auch Frauen lieben den Duft von Neroli-Rasierwasser mit zwei bis drei Tropfen Eisenkrautöl und sieben Tropfen Zeder.

## Pfefferminzhydrolat

Qualitätsmerkmale

*Geruch:* frisch

Der frische, belebende, aufmunternde Geruch der Minze findet sich auch im Hydrolat wieder. Es wirkt tonisierend auf Muskulatur und Blutgefäße. Wann immer Sie den Duft und die Wirkung der frischen Pfefferminze benötigen, aber kein fettes Körperöl mit ätherischem Öl einsetzen möchten, eignet sich das Hydrolat.

Zum Abstillen kann das Hydrolat in Quark eingearbeitet werden und als Auflage benutzt werden; Sie können auch die Brüste mit einem mit Pfefferminzhydrolat getränkten Tuch häufig kühlen. Aber nur, wenn gänzlich abgestillt wird, zumindest muss eine Stillpause von mindestens vier Stunden nach der letzten Anwendung eingehalten werden. Das Neugeborene wie das Kleinkind dürfen auf keinen Fall in Kontakt mit dem Pfefferminzgeruch kommen, sie sollten also auch nicht von der Mutter getragen werden, während die Brust mit einer Pfefferminzauflage gekühlt wird.

Unter dem Zusatz von einigen Tropfen des reinen ätherischen Öls der Pfefferminze verstärkt sich die Wirkung des Pfefferminzhydrolats. In dieser Kombination bringt es kühlende Erfrischung und hat einen blutstillenden Effekt bei Nasenbluten sowie bei starken Menstruationsblutungen. Es ließe sich bestimmt auch bei anderen akuten Blutungen einsetzen. Das Pfefferminzhydrolat sollte dann im Nacken bzw. auf der betroffenen Körperstelle aufgelegt werden. Es ist wirklich ein gutes Erste-Hilfe-Mittel, bis weitere medizinische Maßnahmen von Fachpersonen eingeleitet werden.

Einen wunderbar kühlenden Effekt hat das Pfefferminzhydrolat, mit und ohne Pfefferminzöl, bei gestauten Venen und Krampfadern. Befeuchten Sie zunächst Ihre Beine mit Pfefferminzhydrolat und pflegen Sie sich im Anschluß mit dem *Lavendel-Zypressen-Öl*. Insbesondere an heißen Tagen werden Sie von der angenehm kühlenden Wirkung begeistert sein.

*mit frischem Schwung voran*

An heißen Sommertagen empfiehlt es sich zur Erfrischung, zur Kreislaufstabilisation und zur Konzentrationsförderung. Schüler lieben es ebenso wie Erwachsene. Bitten Sie Kolleginnen oder Freundinnen eine Handvoll Hydrolat in Ihren Nacken zu träufeln und mit schnellen Handbewegungen in Richtung Haaransatz zu streichen, während sie dabei kräftig blasen. So entsteht ein angenehm frischer Wind, der Ihnen für längere Zeit Kühle vermittelt. Natürlich ist es auch herrlich erfrischend, das Pfefferminzhydrolat auf Armbeugen und Kniekehlen zu verteilen. Intensiviert wird die Wirkung, wenn Sie eines der *Konzentrationsöle* von meinen »Bewährten Aromamischungen« oder das reine ätherische Öl einer Minzesorte hinzugeben, aber bitte vor Gebrauch immer kräftig schütteln.

Würden solche frischen Brisen geplagten Schülern um die Ohren wehen, könnte vielleicht so manche Schulaufgabe an heißen Tagen doch noch mit einer besseren Konzentration beendet werden.

Bei der Verwendung von Pfefferminze als Hydrolat sollten Sie die genannten Kontraindikationen ab Seite 414 berücksichtigen.

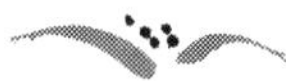

## Rosenhydrolat

Qualitätsmerkmale

*Geruch:* blumig-rosig

Das bekannteste und beliebteste Hydrolat ist das Rosenhydrolat, das überwiegend aus der Destillation der Damascener Rose stammt. Zunächst habe ich mit dem wundervollen türkischen Rosenhydrolat am meisten Erfahrungen gesammelt. Als ich in der Türkei hörte, dass das Hydrolat zur Pflege von fiebernden Kindern benutzt wird und bei kranken Menschen Waschungen mit Rosenhydrolat durchgeführt werden, haben auch meine positiven Erfahrungen kein Ende mehr genommen. Seit ich nun den herrlichen Duft des Rosa-Alba-Hydrolats aus Bulgarien kenne, freue ich mich, dass es – wenn es ausreichend zur Verfügung steht – in meinen Mischungen enthalten ist.

Der zarte Duft des Rosenhydrolats passt gut zur Geburtshilfe und Frauenheilkunde. Werdenden Vätern rate ich, die Frau während der Wehen mit dem Hydrolat zu erfrischen, dies ist eine sehr liebevolle Hilfe für die Gebärende und stimmt auch den werdenden Vater gut auf das Geschehen ein.

Bewährt hat sich der Gebrauch von Rosenhydrolat bei wunden Babypopos, bei wunden Brustwarzen der stillenden Mutter, bei Scheiden- und Penisinfektionen, bei ekzematischer Haut, bei Pubertätsakne und als Rasier- oder Gesichtswasser. Bei überanstrengten Augen ist ein Wattepad, mit Rosenhydrolat getränkt, eine wahre Wohltat, selbst Augenbindehautentzündungen klingen ab. Um trockener, strapazierter Haut Feuchtigkeit zuzuführen oder juckende Körperteile zu besänftigen, lohnt es sich, die Haut vor dem Gebrauch eines Körperöls mit Rosenhydrolat zu befeuchten. Bei offenen Wunden legen Sie mehrmals täglich eine sterile Kompresse auf, die mit Hydrolat und geeigneten ätherischen Ölen (Seite 285) getränkt ist. Im Genitalbereich haben sich Spülungen mit Rosenhydrolat bewährt. Frauen, die häufig unter Pilzinfektionen leiden, sollten Rosenhydrolat am besten täglich zur Intimpflege benutzen.

*nicht nur Frauen lieben Rosenhydrolat*

Auch Männer schätzen und lieben den angenehm heilenden Duft des Rosenwassers. Sie verwenden es ebenfalls gerne als Gesichtswasser und als Wundheilwasser. Für ein Rasierwasser geben Sie am besten noch einige Tropfen Zedernöl hinzu.

Soll ein Hauch Rosenduft einem Raum Atmosphäre verleihen, so geben Sie Rosenhydrolat in die Duftlampe.

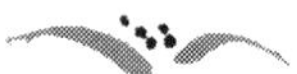

## Rosmarinhydrolat

Qualitätsmerkmale

*Geruch:* krautig

Der krautige und erfrischende Duft des Rosmarinhydrolats hat eine wunderbar anregende Wirkung. Rosmarinwasser macht nicht nur müde Beine wieder munter, sondern weckt auch eingeschlafene Geister. Es besitzt eine kreislaufstimulierende Wirkung und stabilisiert den Blutdruck. Bei Morgenübelkeit und Kreislaufschwäche hat sich eine Einreibung mit Rosmarinwasser schon oft bewährt. Bei extremer Schwäche kann noch ätherisches Rosmarinöl zugegeben werden. Ich verwende es gerne bei Frauen mit Kreislaufschwäche nach der Geburt und unterweise den Vater die Frau vor dem nächsten Aufstehen ebenfalls an den Beinen und am Rücken damit einzureiben. Zur Mobilisation nach einer Operation oder einer Vollnarkose wenden auch Krankenschwestern das Rosmarinhydrolat mit gutem Erfolg an. Vielleicht aber müssen Sie es ihren Lieben oder der Freundin als Geschenk in die Klinik mitbringen, da noch wenige Verwaltungen dem Personal und den Patienten so gute Naturheilprodukte zur Verfügung stellen.

Rosmarinhydrolat an einem heißen Sommertag auf einer langen Autofahrt als Erfrischungswasser im Nacken- oder Wadenbereich aufzutragen wirkt beinahe wahre Wunder und Sie können mit Aufmerksamkeit und Konzentration die Reise fortsetzen.

Eine regelmäßige Anwendung zur Massage der Kopfhaut belebt nicht nur, sondern stärkt das Haar und wirkt einer Schuppenbildung entgegen. Ob dadurch wirklich wieder ein verstärktes Haarwachstum ensteht, möchte ich lieber nicht behaupten. Einen duftenden Versuch mit dem Zusatz von einigen Tropfen Zeder ist es aber wert. Unangenehmer Fußschweiß verschwindet aber bestimmt bei regelmäßiger morgendlicher und abendlicher Einreibung der Fußsohlen.

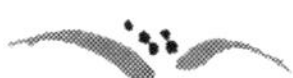

## Salbeihydrolat

Qualitätsmerkmale

*Geruch:*
krautig

Der krautige, etwas herbe Geruch des Salbeihydrolats ist für manche Nasen gewöhnungsbedürftig. Es kann immer dann verwendet werden, wenn eine reinigende Wirkung für die Haut erwünscht ist.

Da es ebenfalls eine adstringierende Wirkung besitzt, kann es wie Pfefferminzhydrolat benutzt werden, hat dabei jedoch den Vorteil, dass es nicht so intensiv riecht und insbesondere in Anwesenheit von Säuglingen eher benutzt werden kann. Bitte achten Sie aber als Mutter wie als Hebamme stets darauf, ob das Kind wirklich keine Auffälligkeiten in seinem gewohnten Atemrhythmus zeigt.

Für Männer kann ein herrlich duftendes Rasierwasser hergestellt werden, das kleine Schnittwunden schnell abheilen läßt.

Wie Pfefferminzhydrolat, so kann auch Salbeiwasser für Mundspülungen verwendet werden. Unter Ergänzung der »Bewährten Aromamischungen« *Erkältungsöl befreiend* oder *Rose-Teebaum-Essenz* kann eine beginnende Rachenentzündung im Keim erstickt werden, da beide Hydrolate eine entzündungshemmende Wirkung besitzen. Bei erhöhtem Blutdruck eignet sich das Salbeihydrolat besser als Pfefferminzhydrolat zur Behandlung von Fußschweiß.

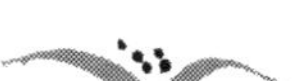

## Sandelholzhydrolat

Qualitätsmerkmale

*Geruch:*
samtig

Das Hydrolat des Sandelholzes besitzt einen weichen, samtigen und zarten Duft. Dieses Wasser eignet sich wirklich hervorragend für eine Anwendung am Abend. Es besänftigt nicht nur gestresste Sinne, sondern auch vom Alltag strapazierte Haut.

Bei der Behandlung von kranken Menschen kann anstatt dem beliebten Rosenhydrolat auch einmal Sandelholzhydrolat verwendet werden um die Haut zu befeuchten bzw. ein Körperöl damit zu vermischen. Fetten Körperölen gibt es eine erdige Note.

Für Männer läßt sich ein wunderbares Rasierwasser herstellen, das sich zur Anwendung am Abend eignet, wenn Sie noch einige Tropfen Tonkabohne und vielleicht einen Tropfen Rose zufügen.

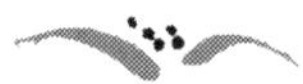

## Teebaumhydrolat

Qualitätsmerkmale

*Geruch:* herb

Unmengen ätherischen Teebaumöls werden jährlich destilliert. Somit ergeben sich große Mengen an Teebaumhydrolat, das herb und krautig riecht, manche empfinden es als gewöhnungsbedürftig. Es ist bekannt, dass das »Melaleuca alternifolia«, so der lateinische Name des Teebaumöls, für unzählige Situationen eingesetzt werden kann. Bei häufig empfohlener Anwendung von Teebaumöl würde ich raten das Teebaumhydrolat zu verwenden bzw. eine Kombination von beiden, besonders bei großflächigen Haut- oder Wundbehandlungen, da Teebaumöl im Übermaß verwendet zu Hautirritationen führen kann und somit genau das Gegenteil erreicht würde.

Zur Behandlung von jugendlicher Akne hat sich das Teebaumhydrolat bereits bewährt. Ich persönlich empfehle gerne es mit dem duftenden Rosenhydrolat zu mischen.

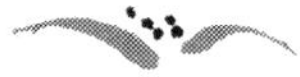

## Zypressenhydrolat

Qualitätsmerkmale

*Geruch:* holzig

Das Destillat der Zypresse ist eines der unbekanntesten, wobei sein etwas holziger Geruch für viele Nasen bestimmt angenehm ist. Zypressenhydrolat eignet sich ebenfalls als Gesichts- und Rasierwasser. Bei der täglichen Anwendung des *Lavendel-Zypressen-Öls* ist es ratsam, die Hautpartien mit Zypressenhydrolat zu befeuchten, wenn Ihnen das Myrten- oder Salbeihydrolat nicht zusagt oder Sie einfach eine Abwechslung möchten.

Wie Rosmarinhydrolat kann auch Zypressenwasser zur Haarpflege und Stärkung feiner Haare benutzt werden. Massieren Sie Ihre Kopfhaut regelmäßig mit einem dieser Hydrolate ein und geben Sie pro Anwendung zwei Tropfen Zedernöl hinzu oder 30 Tropfen in die 100 ml-Flasche. Bei der Entscheidung wird wieder einmal Ihre Nase gefragt sein, denn Sie wissen ja: Diese hat immer Recht und ist Ihnen immer um eine Nasenlänge voraus.

# Kaltgepresste fette Pflanzenöle

Die fetten Öle werden als Trägersubstanz für die ätherischen Öle benötigt, wenn diese als Körper- oder Massageöl verwendet werden sollen. Solche Trägeröle werden von manchen auch als Basisöle bezeichnet, was jedoch nicht mit dem Begriff Basisöl bei den ätherischen Ölen verwechselt werden darf, der aus der Einteilung in verschiedene Duftebenen (Seite 359) stammt.

Kaltgepresste Öle aus den Samen und Früchten von Olive, Mandel, Hasel- oder Walnuss, der Jojoba- oder Macadamianuss, der Hagebutte, des Schwarzkümmels sowie aus Weizenkeimen oder Nachtkerzensamen sind hautverträglich, pflegend und heilend. Dasselbe gilt für die Mazerate wie Aloe-Vera-Öl, Arnika-, Calendula- und Johanniskrautöl. Diese Öle sind in guter Qualität erhältlich.

*die Wirkstoffe der fetten und ätherischen Öle gelangen über die Haut in die Blutbahn*

Für die Therapie und zur Körperpflege sollten nur Öle aus erster Kaltpressung Verwendung finden, da diese reich an ungesättigten Fettsäuren sind. Die fettlöslichen ätherischen Öle können in der Vermischung mit fetten Ölen gut aufgenommen werden und in tiefere Hautschichten dringen. Dort gelangen sie, von feinsten Blutkapillaren aufgenommen, in den Blutstrom. Dieser Prozess variiert je nach Hautpartie und ist zudem von der Körperwärme abhängig. Je zarter und wärmer die Haut, je entspannter die Muskulatur und schneller der Blutfluss, desto schneller gelangen die Wirkstoffe der fetten und ätherischen Öle in den Blutkreislauf und das Stoffwechselsystem des Menschen. Bitte beachten Sie dies im geburtshilflichen Bereich und bei Babys, denn hierbei handelt es sich um besonders sensible Lebensphasen, in denen mit einer recht schnellen Wirkung zu rechnen ist. Ich möchte darauf hinweisen, dass es sehr wichtig ist, kein Massageöl zu verwenden, das der zu behandelnden Nase missfällt. Selbst Neugeborene reagieren bereits deutlich mit Wohlwollen oder Abneigung auf Geruch. Auf diese einfache Weise beugen Sie unvorhersehbaren Reaktionen vor.

Trägeröle, die besonders reich an einfach und mehrfach ungesättigten Fettsäuren sind, wirken sehr hautpflegend, teilweise auch epithelisierend wie auch regenerierend, und eignen sich besonders gut zur Wundbehandlung. Durch die Anwendung kaltgepresster Pflanzenöle bleibt die Haut durchlässig, sie wird ernährt und Hautprobleme erfahren Besserung.

Bei vielen Hauterkrankungen, Störungen des Immunsystems sowie bei hormonellen Funktionsstörungen werden fette Öle mit dreifach ungesättigten Fettsäuren bevorzugt, so z. B. das Nachtkerzenöl. Diese Öle üben einen positiven Einfluss auf die Bildung der Prostaglandine und der Östrogene aus. Viele Funktionen der ungesättigten Fettsäuren sind noch unerforscht, bekannt ist jedoch, dass sie für unser Immunsystem lebensnotwendig sind und die Fähigkeit besitzen, Körperzellen vor schädigenden Substanzen wie den freien Radikalen zu schützen. Der Körper kann die mehrfach ungesättigten Fettsäuren, wie Linol- und Linolensäure, nicht selber herstellen, deshalb ist es unerlässlich, diese Fette zuzuführen, weshalb sie auch essenziell, also lebensnotwendig genannt werden.

*Qualitätshinweis*

Wie erwähnt sollten für die Aromatherapie und Körperpflege nur Öle aus erster Kaltpressung benutzt werden, da nur hier die ungesättigten Fettsäuren erhalten bleiben. Für die erste Pressung wird auch der Begriff »virgines Öl« verwendet. Die Naturkost bezeichnet ihre kostbaren Produkte als »nativ«, also naturbelassen und ursprünglich. Für mich ist es deshalb wichtig, dass die Trägeröle möglichst aus kontrolliert biologischem Anbau (kbA) stammen. Nur so ist ein möglichst rückstandsfreies Öl zur Massage und Körperpflege gewährleistet, denn hochgiftige Stoffe wie Pestizide, Insektizide oder Schwermetalle binden sich gut an fette Substanzen und können durch die Haut in den menschlichen Organismus transportiert werden. Wenn kein Öl mit kbA-Qualität zur Verfügung steht, genügt mir der Begriff »rückstandskontrolliert« nicht, denn dies sagt nichts über den tatsächlichen Inhalt bzw. dessen Qualität aus. Das Öl muss genau geprüft sein und ein Zertifikat muss die Inhaltsstoffe detailliert belegen. Ich lege bei meinen Mischungen großen Wert darauf, dass die Qualität der Trägeröle auf das Genaueste geprüft wird, meist im hauseigenen Labor der Bahnhof-Apotheke oder vom Lieferanten, der die Prüfung mit einem Zertifikat nachweist. Beim Einkauf der Öle achten wir nicht auf wirtschaftliche Gesichtspunkte, sondern auf gemeinsam erarbeitete Qualitätskriterien. Hier zeigte sich für mich von Anbeginn meiner aromatherapeutischen Arbeit, wie wichtig die Zusammenarbeit mit dem Apotheker ist; ich konnte mich gänzlich auf sein umfangreiches Wissen verlassen. Heute noch

*virgine oder native fette Öle besitzen Heilkräfte*

*gute Pflanzenöle haben ihren Preis*

bin ich stolz darauf, dass bei der Herstellung naturbelassener Produkte deren Heilwirkung auf die Frau und das Kind unser Ziel war, und nicht die Wirtschaftlichkeit im Vordergrund stand.

### *Haltbarkeit kaltgepresster Pflanzenöle*

*verdorbene fette Öle riechen ranzig*

Aufgrund der reichlich vorhandenen ungesättigten Fettsäuren sind die Trägeröle nur begrenzt haltbar. Essenzielle Fettsäuren, wie diese auch genannt werden, reagieren auf Sauerstoff, dadurch wird das Öl ranzig. Je wertvoller bzw. reichhaltiger an ungesättigten Fettsäuren das Öl ist, desto kürzer ist seine Haltbarkeit. Generell sollten Sie jedes fette Pflanzenöl auf Ranzigkeit prüfen, auch wenn es noch ein halbes Jahr haltbar ist. Der Hinweis auf die Dauer der Haltbarkeit der einzelnen Pflanzenöle bezieht sich immer auf die Vorratshaltung der Öle. Im angebrochenen Zustand hängt die Gebrauchsfähigkeit eines Pflanzenöls von der Lagerung ab. Sobald die Flasche regelmäßig in Gebrauch ist, sollten Sie vor jeder Verwendung riechen, ob das fette Öl unangenehm verdorben und ranzig riecht.

Ranzige fette Pflanzenöle dürfen am und im menschlichen Körper nicht mehr zur Verwendung kommen. Denn durch diese Veränderung, die insbesondere durch Sauerstoffzufuhr entsteht, bilden sich so genannte freie Radikale, die gesundheitsschädlich sind. Solche Öle können beispielsweise unter Zusatz eines ätherischen Öls, wie etwa Zeder, zur Möbelpflege verwendet werden.

### *Aufbewahrung*

Um eine frühzeitige Veränderung der Pflanzenöle zu vermeiden, sollten diese in dunklen Flaschen an einem kühlen und trockenen Ort aufbewahrt werden. Lichteinstrahlung muss vermieden werden, da dadurch der Oxidationsprozess begünstigt wird. Entnehmen Sie immer nur Teilmengen aus großen Flaschen oder kaufen Sie nur in kleinen Mengen ein. »Bewährte Aromamischungen« oder selbst hergestellte Körperöle, deren Behältnisse nur noch halb voll sind, füllen Sie am besten in kleinere Flaschen um. Bei der Benutzung des Öls ist ein hygienischer Umgang erforderlich, also sauber arbeiten und Hautkontakt mit der Flaschenöffnung meiden, so können Sie eine Verkeimung am ehesten verhindern. Zudem sollten Sie die Flasche nicht geöffnet stehen lassen. Bei therapeutischer Anwen-

*hygienisches Arbeiten erhöht die Haltbarkeit*

dung, wenn die Aromamischung oder ein fettes Öl über längere Zeit im Einsatz sind, wie z. B. während den Stunden der Eröffnungswehen oder zur Dammmassage in der Austreibungsperiode unter der Geburt, geben Sie die erforderliche Ölmenge in ein eigens dafür bereitgestelltes, sauberes Gefäß. Ich empfehle Schalen aus Achat oder Alabaster. Letztere erhalten Sie wie andere aromatherapeuthische Gebrauchsgegenstände in »meiner« Apotheke in Kempten.

Ein Tipp der Autorin Eliane Zimmermann: Füllen Sie halb leere Flaschen von Aromamischungen oder fetten Ölen mit Glasperlen auf, umso den Sauerstoffanteil in der Flasche so gering wie möglich zu halten und sich die Arbeit des mühsamen Umfüllens zu ersparen.

### *Hinweis*

Jojobawachs wird bei kühlen Temperaturen fest, dies hat aber nichts mit einem Qualitätsverlust zu tun. Das wertvolle Wachs, wie es korrekterweise bezeichnet wird, verflüssigt sich bei Wärme wieder. Die Nüsse der Jojobapflanze enthalten kein Öl, sondern Wachse, deshalb ist das »Öl« mehrere Jahre haltbar und in seiner Konsistenz temperaturabhängig, es wechselt von fest über weich zu flüssig.

*ätherische Öle dienen zur Konservierung fetter Öle*

Die Haltbarkeit fetter Pflanzenöle wird erhöht, sobald ätherische Öle zugegeben werden. Allerdings richtet sich diese dann auch nach der Art und Menge der einzelnen ätherischen Öle. Deshalb sind auf den »Bewährten Aromamischungen« aus der Bahnhof-Apotheke immer auch die Haltbarkeitsdaten aufgedruckt. Nach dem Öffnen hängt die Haltbarkeit von der Lagerung und der Füllmenge der Flasche ab. Bei unsachgemäßer Lagerung, z. B. in Sonne und Hitze, kann sich die Haltbarkeit natürlich verkürzen.

*Öle machen Latex porös*

Unbedingt wissen sollten Sie, dass so manche Schwangerschaft entstehen kann, da fette und ätherische Öle Latex angreifen und porös machen. Also Vorsicht bei der Anwendung von Kondom und Diaphragma und den Kontakt mit Ölen tunlichst meiden!

### *Pflegehinweis*

Bei regelmäßiger Anwendung von fetten Pflanzenölen erhält die Haut Pflege und Nahrung. Das Immunsystem, der Hormonhaushalt und der Stoffwechsel werden unterstützt. Trotzdem sollte unbedingt auf die Hautfeuchtigkeit geachtet werden. Bei ungenügender Flüssigkeitszufuhr zieht das fette Öl Feuchtigkeit aus der Haut mit in die Blutbahn und die zur Trockenheit neigende Haut wird noch trockener. Deshalb empfehle ich, das Körperöl immer auf die nasse Haut aufzutragen. Insbesondere in der Alten- und Krankenpflege sollte dies Routine werden, denn reifere Haut ist besonders pflegebedürftig und die Menschen leiden oft unter Flüssigkeitsmangel. Auch bei Neugeborenen hat sich die Nassanwendung bewährt. Übertragene Babys öle ich in den ersten Lebenstagen regelmäßig nass ein. Vor allem dann, wenn dem Kind noch nicht ausreichend Muttermilch zur Verfügung steht, erhält es dadurch eine zusätzliche Flüssigkeitszufuhr. Auf die Empfehlung, dem Kind Tee oder sogar Fremdnahrung zusätzlich anzubieten, musste ich in den letzten Jahren nicht zurückgreifen. Auf einen routinemäßigen Einsatz von Zusatznahrung sollte nach neuesten Erkenntnissen ohnehin verzichtet werden. Die nasse Einölung des Neugeborenen muss natürlich unter einer Wärmelampe geschehen. Ich habe sie nur in Ausnahmefällen von zuverlässigen Eltern selbst durchführen lassen. Das Wasser muss über der Körpertemperatur des Kindes liegen, also ca. 45 – 50° C, damit das Kind bei der Behandlung nicht auskühlt.

*Hydrolate erhalten die Haut-feuchtigkeit*

Bei fiebernden Menschen, egal ob Kinder oder Erwachsene, kann dem Körper die notwendige Flüssigkeit durch reichlich Wasseranwendung zugeführt werden. Wird anstelle von Wasser ein entsprechendes Hydrolat (siehe S. 34) verwendet, ist der Therapieeffekt noch größer. Natürlich muss auch hier eine entsprechende Wassertemperatur gewählt werden, um den Kreislauf nicht zu belasten, sondern im Heilungsprozess zu unterstützen.

*bei Wasser-anwendungen auf geeignete Temperatur achten*

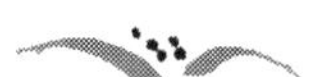

# Raffinierte fette Pflanzenöle

Wie der Name sagt, handelt es sich um ein »raffiniertes« Produkt. Diese Öle werden zwar als Pflanzenöle deklariert, aber bei der Gewinnung einem ausgeklügelten mechanischen Prozess unterzogen. Mit Lösungsmitteln, Bleichen, Desodorieren und eventuell Färben und Vitaminisieren wird dann ein »verbraucherfreundliches«, geschmacksneutrales und geruchsverfälschtes, haltbares Öl auf den Markt gebracht. Raffinierte fette Öle sind frei von den doch so

*raffinierte Öle sind geruchlos und weniger wirksam*

wichtigen ungesättigten Fettsäuren, da diese durch die Raffination zerstört werden. Diese Behandlung der Pflanzenöle wird unglücklicherweise auch noch Veredelung genannt. Dabei werden nicht nur wertvolle Fettbegleitstoffe entfernt, sondern gesunde Substanzen in ungesunde verändert. Die ungesättigten cis-Fettsäuren werden zu ungesättigten trans-Fettsäuren verwandelt, die für den menschlichen Körper problematisch und gesundheitsschädlich sind. Sabine Pohl vergleicht in ihrem »Ölbuch« die Raffination mit der Pressung eines Pflanzensafts, bei der am Ende destilliertes Wasser herauskommt.

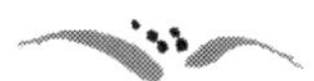

# Kurzbeschreibung einzelner Pflanzenöle

Im Folgenden beschreibe ich nur die Wirkung und den Einsatzbereich jener fetten Öle, mit denen ich in den vergangenen Jahren selbst gearbeitet habe – was nicht bedeutet, dass nicht erwähnte Pflanzenöle eine schlechtere oder ungenügende Wirkung besitzen. Auf dem Weltmarkt wird das Angebot fetter Pflanzenöle immer größer, was die Auswahl eines Trägeröls für aromatherapeutische Mischungen nicht unbedingt erleichtert. Mir liegt viel daran, nur solche Pflanzenöle zu empfehlen, die ich über einen gewissen Zeitraum selbst testen oder in der Anwendung bei Frauen und Kindern beobachten konnte.

*die Natur bietet eine Vielzahl von fetten Pflanzenölen*

Sollten Sie reichlich Wissen und Erfahrungen mit hier nicht genannten Pflanzenölen gesammelt haben, so freue ich mich natürlich über Ihre Zuschrift. Wenn Sie Informationen zu anderen fetten Ölen benötigen, empfehle ich die Bücher von Ruth von Braunschweig, »Pflanzenöle«, sowie Eliane Zimmermann, »Aromatherapie für Pflege- und Heilberufe« und Sabine Pohl, »Das Ölbuch«.

### *Auswahl eines Trägeröls*

Bei der Auswahl der fetten Öle hat die Nase ebenso mitzuentscheiden wie bei den ätherischen Ölen. Der Geruch sollte von der Patientin wie auch der Behandelnden als angenehm empfunden werden. Die Haut sollte mit einem Hauttest befragt werden, ob die Konsistenz und die Gleitfähigkeit des Trägeröls als angenehm empfunden wird. Geben Sie dazu einen Tropfen des Öls auf die Innenseite des

*kaltgepresste Pflanzenöle können am Geruch erkannt werden*

Unterarms und reiben das Trägeröl ein, denn nur so kann es der Körper wohlwollend aufnehmen. In Gedanken werden dabei bestimmt häufig Worte wie diese formuliert: »Riecht fein, ich werde diesen Menschen gerne mit diesem Seelenbalsam verwöhnen; ich kann die Massage gut annehmen; wir nehmen uns Zeit füreinander; wir haben Verständnis für das, was geschieht«. Schön wäre es wenn diese Gedanken wirklich ausgesprochen würden, das erleichtert die Arbeit sowie den Umgang miteinander und zudem auch die richtige Auswahl einer Aromamischung. Dabei scheint hier vielen Menschen eine wahrheitsgemäße Aussage schwer zu fallen. Die meisten wollen keine Kritik üben, weil sie befürchten sich Sympathien zu verscherzen, und so bleibt wieder einmal eine Behandlung ohne Erfolg, nur weil zuwenig Kritik oder Lob ausgesprochen wurde. Dabei wissen wir alle, dass wir auch von der Anerkennung unserer Arbeit leben. Wie in Ihrer Partnerschaft ist ein »Danke« oder »bitte etwas sanfter« oder »mmh, riecht das fein« sehr willkommen, wir sollten Zuwendung nicht als etwas Selbstverständliches hinnehmen. Das kleine Wörtchen »Danke«, so bringen wir es unseren Kindern bei, sei ein Zauberwort. Ich meine, dass es selbst bei uns Erwachsenen eine wunderbare Wirkung tut. Berührung muss nicht unbedingt erlernt werden, sollte aber auf jeden Fall mit Liebe und Anerkennung geschehen. Jede Therapeutin, jede Anwenderin von Körperölen sollte sich bewusst sein, dass bei der Berührung von Menschen Antipathie und Sympathie eine entscheidende Rolle spielen und das Ergebnis der Behandlung beeinflussen. Wenn beide Personen die Wahl des fetten Öls oder einer Aromamischung akzeptieren können, dann ist die erste Hemmschwelle überwunden bzw. die erste Sympathiewelle wird rollen. Auf diese Weise können die Hebamme oder der Partner eine Gebärende liebevoll begleiten und die Frau wird ein Nachlassen ihrer Angst spüren. Eine Mutter wird ihr schreiendes Baby akzeptieren und das Kind die aufgeregte Mutter ertragen. Eine kranke Person erfährt die ersehnte Zuwendung und die Pflegerin hat mehr Verständnis für so manches Wehwechen, obwohl doch so viel andere Arbeit auf der Station wartet.

*die drei wichtigen Z's: Zuwendung Zuneigung Zeit*

Bei Babies und auch bei Kranken ist zu sehen und zu spüren, wie sie die Entspannung, den Genuss und die Freude über die Behandlung wahrnehmen. Mit einer Massage oder liebevollen Einreibung schenken Sie Zeit, die wir heute doch so wenig zu haben glauben.

*Massage mit fettem Öl ist ein Geschenk*

## Haselnussöl

Qualitätsmerkmale

*Farbe:*
gelblich

*Geruch:*
angenehm nussig

*Haltbarkeit:*
6 Monate

Das gepresste Öl der europäischen Haselnuss ist ebenso gut hautverträglich wie das Mandelöl. Es riecht etwas nussiger und ist etwas fetter als Mandelöl, hat zudem eine leicht tonisierende Wirkung. Haselnussöl eignet sich gut für trockene, strapazierte, alternde wie auch junge Haut, für die von übertragenen Neugeborenen sowie von Babys nach Phototherapie, denn die Haut dieser Kinder erscheint mir immer besonders pflegebedürftig. Denkbar wäre hier, das Baby bereits unter der Photolampe mit dem Öl zu pflegen, um die Haut zu nähren. Zudem regt jede Massage die Hautfunktion und Durchblutung und somit den Stoffwechsel an, was den Abbau des Bilirubinspiegels bei Neugeborenengelbsucht unterstützt. Allerdings muss der Einsatz des Haselnussöls abgewogen werden: Einerseits fördert es eine gesunde Hautfunktion und ist eine optimale Pflege zur Verhinderung von Trockenheit und Hautekzem, andererseits setzt es die Lichtdurchlässigkeit der Haut herab, denn fette Öle, insbesondere Haselnussöl, besitzen einen Lichtschutzfaktor (3 – 4). Also gilt es zu entscheiden, ob eine Verlängerung der Phototherapie um einige Stunden und somit ein langsamerer Abbau des Bilirubins zu vertreten ist angesichts der positiven Aspekte des fetten Öls, das Zuwendung, Stoffwechselanregung und gesunde Haut trotz Phototherapie für das Neugeborene bedeutet.

Ebenso gut eignet sich Haselnussöl, wie auch Mandelöl, für Frühgeborene, deren Haut sehr empfindlich ist und meist auch etwas tonisiert werden darf. Besprechen Sie als Mutter mit dem Pflegepersonal, ob neutrales Mandelöl oder doch das etwas fettere Haselnussöl angebracht ist. Auch hier darf die Appetit- und Stoffwechselanregung nicht unterschätzt werden, was sehr wichtig sein kann, damit das Frühgeborene Nahrung zu sich nimmt und gedeiht.

*riechen wie Nutella – das macht Appetit*

Wöchnerinnen, die beim Hausbesuch darüber klagen, dass eines ihrer großen Kinder ein »schlechter Esser« sei, empfehle ich gerne Haselnussöl zur Körperpflege oder regelmäßigen Massage. Eine Haut, die nach Nutella riecht und von der Mama liebevoll massiert wird, steigert vielleicht doch den Appetit.

In der Alten- und Krankenpflege kann Haselnussöl ebenso eingesetzt werden. Es müssen ja nicht immer die Schwestern und Pfleger die Aufgabe der Hautpflege übernehmen, ein Krankenbesuch kann gut mit einer liebevollen Hautpflege verbunden sein. Niemand kann einem kranken Kind oder Erwachsenen so viel Liebe und Zuwendung geben wie ein Familienmitglied. Haben Sie Mut und streicheln Sie kranke und pflegebedürftige Menschen mit einem Öl, es ist wirklich Balsam für ihren Körper, Seele und Geist. In der häuslichen Pflege haben mir Angehörige bestätigt, wie sich die alte Oma oder der Opa mit einem Strahlen in den Augen bedankt haben.

*Pflanzenöle bieten natürlichen Lichtschutz*

Aufgrund des Lichtschutzfaktors 3 – 4 kann das Haselnussöl in Kombination mit Walnussöl gut als Sonnenschutzöl benutzt werden. Meine Erfahrung ist, wenn rechtzeitig mit diesem Sonnenschutz im Frühsommer begonnen wird und anfangs lange Sonnenbäder vermieden werden, wird längere Sonneneinstrahlung im Sommer gut vertragen. Ein Sonnenbrand bleibt meist aus, auch wenn Sie kein Sonnenpflegemittel mit hohem Lichtschutzfaktor benutzt haben. Diese sind nach neuesten wissenschaftlichen Erkenntnissen wohl doch nicht so hautverträglich, wie häufig propagiert wird. Mittlerweile gibt es Empfehlungen, dass im ersten Lebensjahr besser keine Sonnenschutzmittel mit Lichtschutzfaktoren benützt werden sollen. Wichtig bei allen Sonnenbädern ist jedoch: Weniger ist mehr! Auf alle Fälle aber freut sich sonnenstrapazierte Haut auf eine Pflege mit dem fetten Öl der Haselnuss und der Walnuss.

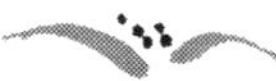

## Jojobawachs

Qualitätsmerkmale

*Farbe:* goldgelb

*Geruch:* neutral

*Haltbarkeit:* einige Jahre

Das hervorragende Öl wird aus den Nüssen des Jojobastrauchs gewonnen und sollte korrekterweise als Wachs bezeichnet werden. Es erstarrt bei Kälte und lässt sich bis zu 300° C erhitzen. Jojobawachs hat aufgrund seiner exzellenten Eigenschaften den Weltmarkt vor einigen Jahren schnell erobert und ist aus der Aromatherapie und der Naturkosmetik nicht mehr wegzudenken. Es besitzt eine hervorragende Hautverträglichkeit, ist nicht so fett, zieht gut und schnell in die Haut ein, beugt Faltenbildung vor, enthält reichlich Vitamin E und verfügt über eine gute Heilwirkung. Es schützt die Haut vor Feuchtigkeitsverlust und wird nicht ranzig. Die tatsächliche Haltbarkeit konnte ich allerdings selbst noch nie testen, denn meine Flasche Jojobawachs wird immer schnell leer.

Jojobawachs wird als das flüssige Gold der Indianer bezeichnet, da es aus Südamerika zu uns kam. Es eignet sich ausgezeichnet für die Massage von Gebärenden, denn mit Jojobawachs kann keine tiefe Muskelmassage durchgeführt werden. Das ist in diesem Fall eher ein Schutz für die Frau, denn die massierende Hand geht eine gute, aber nicht zu tiefe Verbindung mit ihr ein. Die Partner haben zuweilen Sorge, ihre Frau zu derb oder zu fest oder zu oberflächlich anzufassen oder gar dem Baby weh zu tun. All diese Bedenken sind mit der Verwendung von Jojobawachs aus der Welt geschafft, denn es verhält sich wirklich wie flüssiges Wachs. Es nimmt eine Verbindung auf, die hält, nicht zu oberflächlich und nicht zu tief ist. Selbst Hebammen hatten Bedenken, die Frauen mit Öl zu massieren: »Wie sollen wir bei der Verwendung von Massageölen mit fettigen Händen nebenbei dokumentieren, ans Telefon gehen und irgendwelche Gegenstände anfassen? Es wird ja alles speckig und ölig!« Diese berechtigten Einwände waren bei den ersten Versuchen mit Jojobawachs sofort vergessen, denn es schmiert und fettet nicht.

*flüssiges Gold für wertvolle Lebenssituationen*

Jojobawachs können Sie für alle Mischungen und Hauttypen verwenden, es hat eine hervorragende regulierende Funktion für den Feuchtigkeitshaushalt und bewahrt den Säureschutzmantel unserer Haut. Für Menschen mit Hautkrankheiten ist es zwar teuer, aber hilfreich, Nachtkerzenöl und Jojobawachs gemischt zur Pflege zu benutzen. Wechseln Sie aber bitte trotzdem zwischendurch einmal die fetten Öle, denn die Haut benötigt ebenso einen Pflegewechsel, wie die Natur ihr Kleid ändert. Und unsere Haut ist unser Kleid. Außerdem wäre es langweilig, ständig das gleiche Öl zu benutzen, und die Erfahrungen anderer Öle würde uns vorenthalten bleiben.

*Jojobawachs für Haut und Haar*

Jojobawachs eignet sich gut zur Haarpflege: Einige Tropfen davon in ein Shampoo gemischt und in die Kopfhaut einmassiert, machen gesundes Haar. Bei trockenem und lockigem Haar einige Tropfen Jojobawachs ins Haar geknetet lässt die Haarpracht herrlich glänzen. An die Verwendung von Jojobawachs sollten Frauen während der Abstillperiode denken, denn in dieser Phase haben viele Mütter sprichwörtlich das Gefühl, das Kind habe ihnen das letzte Haar vom Kopf gefressen. Es ist ein ganz natürlicher Prozess, dass Frauen unter extremer Hormonumstellung, wie es am Ende der Stillzeit der Fall ist, reichlich Haare verlieren. Aber die Pflege und Kopfhautmassage mit Jojobawachs und dem regelmäßigen Zusatz von jeweils einem Tropfen Rosmarin- (nur morgens) und Zedernöl kann hilfreich sein und fördert die Durchblutung der Kopfhaut.

Der Preis von Jojobawachs kann je nach Ertrag und Ernte auf dem Weltmarkt stark schwanken. Deshalb war ich in der Vergangenheit immer wieder genötigt in manchen meiner »Bewährten Aromamischungen« den Anteil von Jojobawachs zu reduzieren und durch andere fette Pflanzenöle zu ergänzen. Manchmal bestimmt eben nicht nur die Qualität, sondern auch die vorhandene Quantität eines Produkts eine Rezeptur. Wie bei allen Ölen, so muß auch bei Jojobawachs eine sorgfältige Prüfung der Qualität stattfinden, denn alles, was selten und teuer ist, wird gerne gepanscht.

*kostbare ätherische Öle können mit Jojobawachs verdünnt werden*

Jojobawachs ist am besten geeignet um kostbare ätherische Öle zu verdünnen, z. B. Iris, Rose, Neroli, Jasmin u. a. Somit steht der Duft in zarter Form zur Verfügung und kann gering dosiert auch in kleinen Räumen in der Duftlampe benutzt werden oder wird von unachtsamen Personen nicht verschwendet. Die Duftnote der ätherischen Öle entfaltet sich in Jojobawachs zum Teil noch schöner. Bewährt hat sich eine 1–10%ige Verdünnung. Die Erfahrung von vielen Hebammen, Krankenschwestern und Pflegern haben gezeigt, dass es im klinischen Alltag Mitarbeiterinnen gibt, die zwar nichts von Naturheilkunde halten, aber Düfte im Übermaß und in zu hoher Konzentration in der Duftlampe verwenden. Durch Unwissenheit und Unachtsamkeit werden dann kostbare reine Essenzen zu schnell aufgebraucht, der intensive Duft verursacht oftmals unangenehme Kopfschmerzen und Missstimmung statt eine angenehme und beruhigende Atmosphäre. Da diese Öle nun in Jojobawachs verdünnt erhältlich sind, ist eine einfachere Handhabung und ein geringerer Verbrauch gewährleistet. Nicht zu unterschätzen ist auch die bessere Haltbarkeit empfindlicher Öle, da das in Jojobawachs eingebundene ätherische Öl keinen direkten Sauerstoffkontakt mehr hat.

Ob in geburtshilflichen Abteilungen oder auf anderen medizinischen Stationen, überall im Gesundheitswesen ist trotz der Sparsamkeit immer beste Qualität erforderlich. Mit Jojobawachs kann die Wirkung von einem Hauch kostbaren Rosenöl oder Irisöl allen im Klinikalltag erhalten bleiben und die Wirkung kommt dem Personal und den Kranken zugute.

In der Verdünnung mit Jojobawachs können ätherische Öle als Naturparfüm benützt werden. In der Therapie kann ein Tropfen der Jojobawachsverdünnung auf den Pulsbereich und/oder hinter das Ohr gegeben werden.

## Macadamianussöl

Die Macadamianuss wird als die Königin der Nüsse bezeichnet und überwiegend in Neuseeland kultiviert. Bei uns ist sie noch relativ unbekannt. Dies war sicher auch der Grund, weshalb ich dieses wohlriechende Nussöl erst spät für meine Mischungen entdeckt habe. Zudem hatte ich anfangs das Bedürfnis, mich auf eine gewisse Anzahl fetter wie ätherischer Pflanzenöle zu beschränken. Mittlerweile habe ich erkannt, dass dies nicht möglich ist, denn der Markt bietet wirklich gute neue Produkte und unsere bewährten Öle stehen nur begrenzt zur Verfügung.

Macadamianussöl können Sie immer dann benutzen, wenn auf Mandelöl verwiesen wird. Es läßt sich gut einmassieren, riecht angenehm, ist gut hautverträglich und wirkt regenerierend. Es ist also für Babyhaut ebenso geeignet wie für strapazierte ältere oder kranke Haut. Durch den Lichtschutzfaktor 3 – 4 kann es auch als milder, aber natürlicher Sonnenschutz benutzt werden. Macadamianussöl zu je einem Drittel gemischt mit Jojobawachs und Mandelöl ergibt ein gut verträgliches Körperöl.

Bei meinen »Bewährten Aromamischungen« möchte ich in naher Zukunft in einigen Rezepturen Macadamianussöl ergänzen.

Qualitätsmerkmale

*Farbe:*
gelblich

*Geruch:*
mild-nussig

*Haltbarkeit:*
1 Jahr

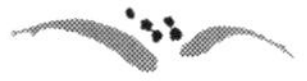

## Süßes Mandelöl

Das süße Mandelöl gehört sicherlich zu den bekanntesten kaltgepressten Ölen und wird wohl in der Aromatherapie am meisten verwendet. Ich nehme es selbst noch immer gerne als Massageöl. Das aus Mandelkernen kaltgepresste Öl eignet sich für jeden Hauttyp und für jedes Lebensalter. Immer dann, wenn keine besonderen Indikationen bei der Herstellung einer Ölmischung vorliegen, ist es sinnvoll, auf das bewährte Mandelöl zurückzugreifen.

Aufgrund der guten Verträglichkeit eignet sich Mandelöl für die Pflege von Neugeborenen. Es ist wichtig, darauf zu achten, dass es sich um kaltgepresstes Öl handelt und dieses möglichst aus kontrolliert biologischem Anbau stammt. Da die Schadstoffbelastung unserer Erde ständig ansteigt, ist es immer schwieriger, rückstandsfreie Ware zur Verfügung zu haben. Es sollte tunlichst vermieden werden, dass bereits Babyhaut mit Pestizidrückständen konfrontiert wird.

Qualitätsmerkmale

*Farbe:*
blass bis gelb

*Geruch:*
leicht nussig

*Haltbarkeit:*
1 Jahr

## Nachtkerzenöl

Nachtkerzenöl ist sicher eines der wertvollsten Öle für die Aromatherapie. In den letzten Jahren hat sein Bekanntheitsgrad ständig zugenommen. Das gepresste Öl wird aus den Samen der Nachtkerze gewonnen. Vielleicht sind Ihnen die bezaubernd duftenden gelben Blüten bekannt, die nachts aufblühen und ihren Duft verströmen. So wie die Blüte von geringer Dauer ist, so ist auch das Öl der Samen von kurzer Haltbarkeit, es oxidiert sehr schnell und sollte daher am besten im Kühlschrank aufbewahrt werden.

Qualitätsmerkmale

*Farbe:*
gelb-grünlich

*Geruch:*
neutral

*Haltbarkeit:*
3 Monate gekühlt

Als Anfang der 1980er Jahre entdeckt wurde, dass Nachtkerzenöl reich an Gamma-Linolensäure (GAL) ist, erklärte sich auch die Heilwirkung des Öls. Diese mehrfach ungesättigte Fettsäure ist für den menschlichen Organismus wichtig und kommt ganz selten in Pflanzen vor. Menschen, die einen Mangel an GAL haben, neigen zu Hautekzemen, hormonellen Störungen, Übergewicht und Stress. Die GAL wird als ein antibiotikaähnlicher Wirkstoff beschrieben, was durch den guten Heileffekt bestätigt werden kann. Interessant ist zu wissen, dass GAL reichlich in der Muttermilch vorhanden ist. Sollten die vielen Erkrankungen der Neuzeit auf die Flaschengeneration zurückzuführen sein? Mittlerweile ist übrigens bekannt, dass der Gläschenkost zu wenig Pflanzenfette zugesetzt sind. Auf alle Fälle ist dies sicher wieder ein Grund mehr, alles zu tun, dass unsere Kinder voll gestillt werden können. Es gibt übrigens wirklich kaum einen Grund, das Stillen zu unterlassen, aber unzählige Möglichkeiten, es zu fördern und Mütter darin zu unterstützen. Wenden Sie sich an Hebammen und Stillberaterinnen, wenn Sie Hilfe benötigen. Am besten ist es jedoch, sich bereits in der Schwangerschaft ausreichend zum Thema »erfolgreiches Stillen« zu informieren. Lesen Sie weitere Informationen dazu in meinem Buch »Die Hebammen-Sprechstunde« und im »Stillbuch« von Hannah Lothrop.

*ein Öl für alle hormonellen Wechselphasen*

Die mehrfach ungesättigten Fettsäuren haben einen hervorragenden Einfluss auf unseren gesamten Hormonhaushalt, sie wirken stärkend auf das Immunsystem und können Allergikern bestens empfohlen werden. Nachtkerzenöl beeinflusst unsere Sexualhormone, hat eine östrogenähnliche Wirkung und kann immer eingesetzt werden, wenn es darum geht, den weiblichen Hormonhaushalt zu unterstützen, ob bei Akne der Pubertierenden, Prämenstruellem Syndrom, bestehender Unfruchtbarkeit, ungenügender Geburtsreife des Muttermundes, einer postnatalen Depression oder klimakterischen Beschwerden. Es kann innerlich eingenommen, örtlich einmassiert oder als Körperöl verwendet werden. Natürlich bedarf es bei länger bestehenden Beschwerden immer einer gewissen Zeit, bis naturheilkundliche Methoden wirken. Bei hormonellen Störungen empfiehlt es sich, das Öl drei Monate lang anzuwenden.

Wie viele Autorinnen und Autoren schreibe auch ich meist über Frauenprobleme, dabei bin ich mir sicher, dass Nachtkerzenöl auch männliche Stimmungsschwankungen und bloßliegende Nerven aller Altersgruppen beruhigen kann.

Bei innerer Einnahme sollte eine Therapeutin gefragt werden. Üblicherweise wird drei Mal täglich ein Teelöffel eingenommen, bei Kindern nur zwei Mal. Meist wird empfohlen auf Kapseln zurückzugreifen, da das Öl pur genommen »wie Öl runterläuft« und von manchen Menschen deshalb als unangenehm empfunden wird. Das Nachtkerzenöl kann aber auch mit Honig oder Joghurt vermischt eingenommen werden, das ist eine preiswertere Lösung als eine Kapselkur und sehr geschmackvoll.

*Nachtkerzenöl erhöht die Qualität anderer Pflanzenöle*

Durch Zugabe von 10 % Nachtkerzenöl in andere Körperölmischungen wird die Wirksamkeit und Hautverträglichkeit der jeweiligen Aromamischung erhöht. Das Nachtkerzenöl ist eines der teuren Pflanzenöle, jedoch sollte sich die eigene Gesundheit nicht am Preis orientieren. Müttern, denen Naturprodukte zu teuer sind, bzw. Menschen, die um Rat fragen und dann das Thema Kostenerstattung ansprechen, erzähle ich immer: »Sollten Sie an Ihrem Auto einen Kotflügel kaputt gefahren haben, wird der auch prompt durch einen neuen ersetzt, ohne auf den Preis zu achten. Was uns unser Auto wert ist, eine Musik-CD oder andere Luxusgüter, sollte uns unsere Gesundheit schon längst wert sein, denn gut leben lässt es sich auch ohne Auto und Musik, nicht aber ohne Gesundheit.«

Borretschsamenöl hat einen noch höheren Anteil der mehrfach ungesättigten Gamma-Linolensäure, jedoch kann das Öl je nach Gewinnungsart Pyrrolicidinalkaloide enthalten, die beim Menschen gesundheitsschädigend wirken können. Deshalb muss ein Nachweis auf die Abwesenheit der Alkaloide vorhanden sein.

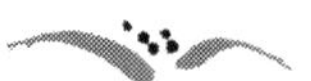

## Olivenöl

Das Olivenöl ist eines der bekanntesten fetten Pflanzenöle, es wird aus dem Fruchtfleisch der reifen Oliven gepresst. Es gibt bekanntlich viele Qualitätsunterschiede. Das beste Öl ist das »extra virgine« oder »native Olivenöl extra«. Auch hier bestimmt wieder die Qualität den Preis. Olivenöl wird von vielen Menschen gerne in der Küche verwendet, da es gesund ist und den Stoffwechsel gut unterstützt, leicht blutdrucksenkend, gallenflussfördernd und auf den Blutfettspiegel senkend wirkt. Es gibt Menschen, die behaupten, Olivenöl verleihe ein langes Leben. Als Körperöl auf der Haut ist es gewöhnungsbedürftig, insbesondere Kinder rümpfen die Nasen.

Bei Entzündungen, Muskelverspannungen, Knochenschmerzen hat es sich wiederum längst bewährt, denn Olivenöl erwärmt und fördert die Durchblutung.

Qualitätsmerkmale

*Farbe:*
grünlich

*Geruch:*
fruchtig-intensiv

*Haltbarkeit:*
9 Monate

In der Babypflege habe ich vor vielen Jahren versucht die Mütter davon zu überzeugen anstelle von Babypflegeprodukten einer bestimmten Firma Olivenöl zu benutzen. Damit bin ich allerdings nicht gerade auf Anerkennung gestoßen, denn die Mütter meinten: »Auf die Haut meines süßen Kindes so ein stinkendes Öl? Das kann ich doch nicht glauben, das verwende ich nicht.« Erst als ich selbst wieder geboren hatte, konnte ich verstehen, wie empfindlich unsere Mutternase ist, die den herrlichen Eigengeruch eines Neugeborenen ungern mit Olivenöl verfälschen wollen. Da war das Mandelöl mit Rose schon ein weitaus willkommeneres Babypflegeöl. Dies war dann auch der Anlass für mich, mich mit anderen fetten Ölen und bald auch den ätherischen Ölen anzufreunden. Ich bin froh auf diesem Weg zur Aromatherapie gekommen zu sein.

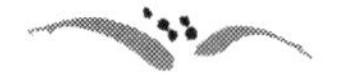

## Schwarzkümmelöl

Das Schwarzkümmelöl möchte ich nur deshalb erwähnen, weil ich sehr oft gefragt werde, weshalb dieses Öl in keiner meiner Mischungen zu finden ist. Schwarzkümmelöl geht derzeit durch alle Medien und es werden unzählige Bücher darüber angeboten. Ich bin solchen Marktstrategien gegenüber jedoch immer etwas skeptisch. Wundermittel gibt es eben doch recht wenige – wenn überhaupt.

Qualitätsmerkmale

*Farbe:*
braun

*Geruch:*
intensiv-würzig

Qualitätsmerkmale

*Haltbarkeit:*
6 Monate

Schwarzkümmelöl enthält etwas mehr als 1 % ätherisches Öl, was dem fetten Öl den intensiven Geruch und eine entzündungshemmende Wirkung verleiht. Ich habe das Öl bislang nicht getestet, da ich zuviel auf Seminaren unterwegs bin, und deshalb fehlt es meiner praktischen Seite an neuen Erfahrungen. Ich habe viele Kolleginnen gebeten mir ihre Erfahrungen mitzuteilen, doch bisher leider keine Rückmeldungen erhalten.

Da Schwarzkümmelöl verdauungsfördernd und sekretlösend wirkt, mochte ich es Schwangeren bislang nicht empfehlen, denn alles, was die Bronchial- und Darmschleimhaut anregt, wirkt auch auf die Uterusschleimhaut. Verwenden Sie bitte in der Schwangerschaft Schwarzkümmelöl mit Vorsicht und beobachten Sie Ihren Körper, insbesondere die Gebärmutteraktivität, gut. Es ist ratsam, sich mit der betreuenden Hebamme oder einer naturheilkundlich tätigen Ärztin über die Anwendung von Schwarzkümmelöl abzusprechen, auch bei äußerlicher Anwendung.

Ich kann mir gut vorstellen, dass Schwarzkümmelöl in der Stillzeit milchfördernd wirkt. Mischen Sie hierzu einfach das *Stillöl* (S. 290) mit einem Drittel oder zur Hälfte mit Schwarzkümmelöl. Ich würde mich freuen, wenn Sie mir schreiben, welche Erfahrungen Sie mit der Wirkungsweise dieser Mischung gemacht haben.

*Schwarzkümmelöl hilft gegen Blähungen*

Bei Säuglingen hatte ich aufgrund des starken Eigengeruchs bislang Hemmungen, das Öl zu empfehlen, dass es aber bei Blähungen hilfreich ist, ist vielleicht bekannt. Sollten Sie mit meinem beliebten *Fenchel-Kümmel-Öl* zuwenig Wirkung erleben, dann verwenden Sie vielleicht bei der nächsten Bauchmassage Ihres Säuglings zur Hälfte Schwarzkümmelöl. Bedenken Sie aber bitte: Wunder dauern immer etwas länger! Unsere Kinder sind nicht geboren um zu schlafen und uns zu gefallen, sondern um ihre Stimmen zu gebrauchen und von uns geliebt zu werden, auch wenn sie am Abend schreien.

Größere Kinder und Erwachsene schätzen dann eine Massage mit Schwarzkümmelöl, wenn sie den Geruch von Kümmel gerne mögen. Im Zeitalter von Döner und Kebap dürfte das wohl häufig der Fall sein. Hilfreich für die Verdauung ist das beliebte Öl aus dem Vorderen Orient allemal.

## Walnussöl

Das Walnussöl ist dem Haselnussöl ähnlich, nur riecht es eben viel intensiver, eine Nuance bitterer und ist wesentlich teurer. Walnussöl ist hervorragend geeignet zur Sonnenpflege. Schon beim Auftragen verleiht es der Haut einen schönen braunen Teint. Bei trockener, sonnengeschädigter Haut ist dieses Öl ebenfalls zu empfehlen. Das Walnussöl enthält die Vitamine A, B und E und hat einen hohen Fettgehalt, deshalb ist es auch für kranke, rissige, trockene und auch alternde Haut zu empfehlen.

In der Literatur findet sich der Hinweis, dass Walnussöl eine milchfördernde Wirkung besitzt. Ich konnte dies als Hebamme bislang noch nicht ausreichend erproben, freue mich aber über Ihre Zuschriften, wenn Sie damit Erfahrungen sammeln konnten. Wir werden ab sofort das teure Walnussöl im *Stillöl* verwenden, denn ich denke der Preis sollte kein Grund sein, den Wöchnerinnen das wunderbar milchfördernde Öl vorzuenthalten. In unserer Sonnenpflegeserie setze ich ebenfalls auf die gute Wirkung des Walnussöls. Seine Haltbarkeit, die ab Anbruch nur wenige Wochen beträgt, kann in der Mischung mit Jojobawachs deutlich verlängert werden – wir haben es über viele Monate in der Bahnhof-Apotheke überprüft.

Qualitätsmerkmale

*Farbe:*
gelbbraun

*Geruch:*
intensiv-nussig

*Haltbarkeit:*
nach Anbruch
3 Wochen;
mit Jojobawachs
6 Monate

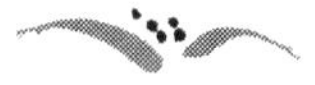

## Weizenkeimöl

Weizenkeimöl wir aus Weizenkeimlingen gewonnen. Der doch starke Eigengeruch des Öls ist oft der Grund, dass es nur in geringem Anteil mit anderen Ölen gemischt wird. Weizenkeimöl enthält reichlich Vitamin E, das auch als Antioxidans bezeichnet wird und wiederum Schäden an der Zellmembran vorbeugt. Zudem unterstützt Vitamin E die Elastizität der Haut. Weizenkeimöl eignet sich in der Schwangerschaft somit am besten zur Pflege der Haut um Schwangerschaftsstreifen vorzubeugen bzw. den Damm elastisch und dehnfähig zu machen. Durch den Zusatz von Mandelöl und geeigneten ätherischen Ölen wird der Geruch etwas angenehmer. Ich weiß, dass viele werdende Mütter wegen des Weizenkeimöls mit der Duftnote des *Schwangerschaftsstreifenöls* nicht recht einverstanden sind. Aber das Öl hat sich in der Wirkung bewährt und es hat keinen Sinn, die Menge der ätherischen Öle zu erhöhen, nur um den Ge-

Qualitätsmerkmale

*Farbe:*
orange bis rötlich

*Geruch:*
stark, brotähnlich

*Haltbarkeit:*
6 Monate

ruch zu überdecken. Dies ist zum einen nicht wirtschaftlich und zum anderen wäre der ätherische Ölgehalt für die schwangere Haut zu konzentriert. Übrigens muss eine Schwangere keine Bedenken haben, ein Zuviel an Pflanzenölanwendungen könnte ihrem noch ungeborenen Kind schaden, denn wenn schon die gelben Flecken in der Wäsche vom übermäßigen Gebrauch nicht abhalten, so ist doch eine natürliche Schranke eingebaut, denn die Plazenta transportiert nur geringe Mengen Vitamin E zum Kind. In der Stillzeit benötigt die Frau wieder vermehrt Vitamin E, dem dann der Einsatz des *Wochenbettbauchmassageöls* entgegenkommt.

*stark riechende Pflanzenöle überdecken den Duft der ätherischen Öle*

Weizenkeimöl sowie jede Ölmischung daraus muss gut in die Haut einmassiert werden, da es sonst – wie bereits erwähnt – gelbe Flecken auf der Wäsche hinterlässt.

Aufgrund seiner Fähigkeit, den Zellerneuerungsprozess zu beschleunigen, ist das Weizenkeimöl ein hervorragendes Öl zur Unterstützung des Heilvorgangs. In einem Narbenöl, wozu sich auch das *Dammmmassageöl* aus Erfahrung bestens eignet, darf dieses wertvolle Öl nicht fehlen, ebensowenig bei der Pflege von kranker und alternder Haut. Da es zudem einen recht positiven Einfluß auf das Drüsengewebe ausübt, ist es sinnvoll, Mischungen wenigstens einen geringen Anteil Weizenkeimöl zuzugeben.

Vitamin E ist wichtig für die Produktion der Steroidhormone. Deshalb wird Weizenkeimöl auch zur Steigerung der Fruchtbarkeit eingesetzt. Allerdings sollten nicht nur die Frau, sondern auch der Mann täglich einen Esslöffel Weizenkeimöl einnehmen. Häufig wird beobachtet, dass bei unfruchtbaren Männern neben einem Zink- und Selendefizit ein Mangel an Vitamin E vorliegt. Dies sollte aber bitte mit einem Arzt oder Therapeuten besprochen werden, denn ein Zuviel an Vitamin E ist auch nicht unbedenklich. Insbesondere Menschen, die zu Krampfadern und Bluthochdruck neigen, sollten vorsichtig sein.

*Weizenkeimöl steigert die Fruchtbarkeit bei Mann und Frau*

Um die Hypophyse zu stimulieren bzw. den gesamten Hormonhaushalt günstig zu beeinflussen und damit die Fruchtbarkeit zu steigern ist es ratsam, eine geeignete ätherische Ölmischung als Partner-Massageöl zu benutzen, dem noch Weizenkeimöl zugesetzt werden kann (siehe Seite 277 f).

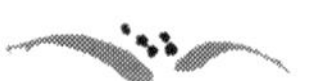

## Wildrosenöl (Rosa-Mosqueta-Öl)

Dieses wunderbare Öl der Wildrosen wird in Chile aus Hagebuttenkernen gepresst. Es riecht angenehm, ist sehr gut hautverträglich, verleiht Babyhaut-Charakter und enthält reichlich Fettsäuren, die beim Aufbau der Prostaglandine im menschlichen Körper beteiligt sind. Es wirkt außergewöhnlich heilend, fördert eine rasche Narbenbildung und selbst ältere Narben werden geschmeidig.

Qualitätsmerkmale

*Farbe:* goldgelb

*Geruch:* nach Hagebutte

*Haltbarkeit:* 2 Monate

Leider gibt es einen großen Wermutstropfen: Wildrosenöl ist sehr kostbar, doppelt so teuer wie Jojobawachs, nur wenige Wochen haltbar und steht in der Kaltpressung noch in viel zu geringer Menge zur Verfügung. Wegen der kurzen Haltbarkeit wird es in Gelatinekapseln auf den Markt gebracht. Derzeit ist es jedoch fast nur als schonend raffiniertes Öl zu bekommen, aber ebenso teuer.

Ich gebe jedoch die Hoffnung nicht auf, eines Tages kaltgepresstes Rosa-Mosqueta-Öl in meinen Mischungen verwenden zu können, zumindest in Ölmischungen für an Neurodermitis und an Schuppenflechte erkrankte Menschen. Gerne würde ich es auch für besonders empfindliche Neugeborene verwenden, die schon in den ersten Lebenswochen an einem Hautekzem leiden.

Der Preis und die begrenzte Haltbarkeit soll Sie, liebe Leserin, trotzdem nicht davon abhalten, sich ein Fläschchen dieses wertvollen Hagebuttenkernöls für besonders geliebte Menschen oder hartnäckige Hauterkrankungen oder einfach nur zur Pflege ihrer Augenfältchen zu besorgen.

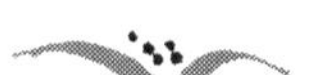

# Mazerate

Zu den Mazeraten gehören beispielsweise das Aloe-Vera-, Arnika-Calendula- und das Johanniskrautöl.

*Mazerate sind fette Öle mit Pflanzenauszügen*

Zahlreiche heilkräftige, fettlösliche Pflanzenwirkstoffe können gewonnen werden, indem Pflanzenteile, meist Blüten, in Olivenöl eingelegt werden. Diesen Prozess nennt man Mazeration. Meist werden ca. 300 g frische Kräuter in 1 Liter Olivenöl gegeben und ungefähr drei bis vier Wochen in der Sonne oder dem Tageslicht einem Reifungsprozess ausgesetzt. Je höher der Anteil der Kräuter, umso wirksamer wird das Mazerat werden. Auch hier lohnt es sich, genauere Informationen beim Hersteller einzuholen. Nach dem Abseihen der Pflanzenteile stehen dann fette Öle zur Verfügung, die den wundheilenden und den entzündungshemmenden Effekt des Olivenöls und die heilenden Wirkstoffe der eingelegten Pflanze vereinen. Die Haltbarkeit dieser Öle beträgt meist ein Jahr.

Derzeit finden auch Versuche statt, bei denen bereits bei der Pressung der Öle einzelne Kräuter zugegeben werden. Ich nehme an, dass bald neue Erkenntnisse und angenehm nach Kräutern duftende fette Öle zur Verfügung stehen, deren Heilwirkung zwar noch beobachtet werden muss, jetzt aber schon vielversprechend klingt.

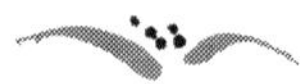

## Aloe-Vera-Öl

Das Gel der dickfleischigen Aloe-Vera-Wüstenpflanze wird nicht in Olivenöl, sondern in Canola- (Raps-) oder Sojaöl eingelegt. Aloe-Vera-Öl ist stark durchblutungsfördernd, entzündungshemmend und zellregenerierend. Allerdings hat es auch eine relativ starke abführende Wirkung, weshalb ich beruflich und therapeutisch Abstand von diesem Öl halte. Sollte jedoch eine verstärkte Darmtätigkeit erwünscht sein, ist es bestimmt empfehlenswert. Die meisten Erfahrungen konnte ich bei Sonnenbrandbehandlungen sammeln, denn es kühlt und beruhigt die Haut. Achten Sie bitte auf ausreichende Flüssigkeitszufuhr bzw. tragen Sie das Öl immer nur auf die nasse Haut auf, so können Sie dem Körper Flüssigkeit zuführen. Meist ist in der Folge von Sonnenbädern ohnehin ein Flüssigkeitsdefizit vorhanden. Bei einem Sonnenstich indessen würde ich wegen der abführenden Wirkung kein Aloe-Vera-Öl verwenden. Machen Sie Ihre eigene Erfahrung und wechseln Sie lieber zu anderen fetten Ölen, wenn in südlichen Ländern Durchfall einen Sonnenbrand begleitet.

Qualitätsmerkmale

*Farbe:*
farblos

*Geruch:*
fast geruchlos

*Haltbarkeit:*
1 Jahr

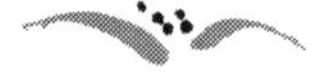

## Arnikaöl

Die heilenden Wirkstoffe der Arnikablüten werden meist in Olivenöl ausgezogen. So wie Arnika als homöopathisches Heilmittel bekannt ist oder Arnikasalbe zur Pflege bei Quetschungen, Prellungen und Verstauchungen eingesetzt wird, kann auch Arnikaöl benutzt werden. Vermieden werden sollte jedoch der Kontakt mit

Qualitätsmerkmale

*Farbe:*
gelb

offenen Wunden, weil das ein Brennen verursachen kann. Arnikaöl kann bei manchen Menschen auch bei intakter Haut zu Juckreiz und Rötung führen, da es durchblutungsfördernd und erwärmend ist.

Qualitätsmerkmale

*Geruch:*
kräftig-krautig

*Haltbarkeit:*
1 Jahr

Schwangeren empfehle ich generell kein Arnikaöl, denn sie haben meist ein Zuviel an Körperwärme. Arnikaöl bitte auch nicht auf die Dammschnittwunde geben, wie es gerne praktiziert wird. Ich weiß, es hilft und die Wunde heilt, aber, wie gesagt, es brennt gerne. Eine betroffene Frau erzählte mir, es wurde ihr gesagt, sie solle nicht so zimperlich sein, helfen würde es auf alle Fälle. Ich empfahl der Frau das Öl einfach nicht mehr zu verwenden und sich stattdessen täglich ein Sitzbad zu gönnen. Es muss doch nicht sein, dass Wöchnerinnen, die schon Wundschmerzen und Nachwehen haben und darunter leiden, dass sie in ihrem Intimbereich geschnitten wurden, nun zu Heilungszwecken noch zusätzliche Unannehmlichkeiten erfahren.

*Arnika hilft der überforderten Muskulatur*

Für Sportler mit häufigen Muskelverspannungen oder Prellungen ist Arnikaöl sicher unersetzlich. Ebenso empfinden viele Kinder Arnikaöleinreibungen als wohltuend, wenn sie, bedingt durch schnelles Wachstum, über Gelenkschmerzen klagen oder öfter mit Gelenkverstauchungen heimkommen.

Menschen, die nach anstrengender körperlicher Arbeit Muskel- und Knochenschmerzen haben, schätzen eine Massage mit Arnikaöl. Im Winter erwärmen sich kalte Extremitäten schnell wieder bei einer Einreibung mit Arnikaöl.

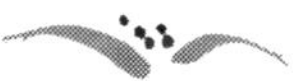

## Calendulaöl

Qualitätsmerkmale

*Farbe:*
gelb

*Geruch:*
krautig-würzig

*Haltbarkeit:*
1 Jahr

Die Blüten der beliebten Ringelblume lassen sich nicht nur in Salben einarbeiten, sondern in Olivenöl eingelegt entsteht ein wunderbares Heilöl. Es gibt auch Mazerate in Mandelöl, diese haben einen angenehmeren Geruch und eignen sich besonders für empfindliche Mütter- und Babynasen.

Calendulaöl, ob in Oliven- oder Mandelöl mazeriert, kann immer dann benutzt werden, wenn das Arnikaöl nicht hilft oder aufgrund empfindlicher oder offener Haut nicht verwendet werden darf. Die Ringelblume hilft bei geröteter, entzündeter Haut und schlecht heilenden Wunden. Zu Entzündung neigende Venen oder Krampfadern können mit einer täglichen Pflege damit und unter Beimischung entsprechender ätherischer Öle tatsächlich Besserung erfahren.

*Calendula, die Blüte für die gereizte Haut*

Calendula in Mandelöl hat sich in der Babypflege bestens bewährt. Mütter, die ihre Brustwarzen lieber mit Öl als mit Salbe pflegen, verwenden gerne dieses Öl. Bei der Brustwarzenpflege möchte ich ganz allgemein darauf hinweisen, dass nur wenige Wöchnerinnen ständig ihre Warzen einsalben und einölen, dies ist meist nur in den ersten Wochen nach der Geburt erforderlich. Eine generelle Empfehlung zur Pflege der Brustwarzen gibt es meines Erachtens jedoch nicht. Stillen ist ein natürlicher Prozess, aber nicht alle Frauen besitzen eine natürlich widerstandsfähige Haut, die dem Saugen des Neugeborenen in der Anfangszeit ohne besondere Pflege standhält. Jede Frau sollte ganz individuell für sich entscheiden.

In der Alten- und Krankenpflege werden mit dem Einsatz von Calendulaöl ebenfalls gute Erfolge erzielt, ob als Körperpflegeöl oder zu Heilzwecken angewendet. Hier sind bei der Behandlung wieder die Angehörigen gefragt, denn leider werden diese wertvollen Pflegesubstanzen aus der Aromatherapie und Naturheilkunde bislang nur von wenigen Ärzten verordnet. Mancherorts muss allerdings auch noch das Pflegepersonal aufgeklärt werden, dass diese Naturprodukte sparsam und sorgsam verwendet werden müssen. Die beste Überzeugungsarbeit leisten Sie am besten durch ein ganz persönliches Geschenk an die Betreuungsperson, denn eine hautnahe Erfahrung kann durch nichts ersetzt werden.

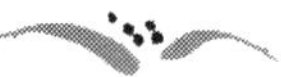

## Johanniskrautöl

Qualitätsmerkmale

*Farbe:* braunrot

*Geruch:* kräftig-würzig

*Haltbarkeit:* 1 Jahr

Die sicher bekannteste und traditionellste Mazeration ist die der Johanniskrautblüten. Von alters her werden die gelben zarten Blüten des Johanniskrauts in Olivenöl drei bis vier Wochen an sonnigen Plätzen dem Reifen ausgesetzt. Das Öl erhält dabei seine typische dunkelrote Farbe und den intensiven krautigen und würzigen Geruch. Je höher jedoch der Blütenanteil ist, desto intensiver verfärbt sich das Öl. Die Rotfärbung wird bereits schon beim Zerreiben einer Blüte zwischen den Fingern sichtbar.

Die hervorragende Heilwirkung hat das Johanniskrautöl zu einem unersetzlichen Heilmittel in der Pflanzenheilkunde werden lassen. Es wird eingesetzt zur Wundheilung, zur Pflege bei empfindlicher, gereizter und geröteter Haut, nach Verbrennungen und Sonnenbrand. Es fördert die Durchblutung, wirkt erwärmend und schmerzlindernd. Zur Behandlung von Hexenschuss, Ischialgien, Nervenentzündungen und rheumatischen Krankheiten hat es sich bewährt.

Wir Hebammen empfehlen es zur Vorbereitung des Damms auf die Geburt, deshalb ist es ein sehr wichtiger Bestandteil in meiner »Bewährten Aromamischung«, dem *Dammmassageöl.* Es durchblutet das Gewebe und wirkt nervenstärkend, was der Frau ermöglicht den Dehnungsschmerz besser zu ertragen, und eine dennoch eingetretene Verletzung heilt problemloser ab.

*Das Lichtbringeröl für empfindliche Seelen*

Johanniskrautöl wird im Volksmund auch als Lichtbringeröl für empfindliche Seelen bezeichnet. Es stärkt die Nerven und wird den Menschen empfohlen, die an trüben Herbst- und Wintertagen Wärme, Kraft und Sonne für Körper und Seele benötigen. Die antidepressive Wirkung erfährt durch den Zusatz von geeigneten ätherischen Ölen dann noch eine gute Ergänzung und Vertiefung.

Immer wieder wird mir berichtet, dass Gewebe in Folge von Johanniskrautöl spröde und rissig werden würde. Bei genauem Nachfragen mußte ich meist feststellen, dass diese Erscheinungen eine Folge minderwertiger Johanniskrautölqualität sind. Eine kitschig rote oder blassrote Farbe, zarter Geruch und eine fast schmierige Konsistenz des Öls, das dann noch mehrere Jahre haltbar ist, lässt darauf schließen, dass es sich nicht um eine Mazeration in fettem nativen Olivenöl handeln kann. Geruchsprobe und Wissen sind eben auch bei den fetten Ölen unerlässlich. Deshalb ist es mir wichtig, dass für meine »Bewährten Aromamischungen« wirklich Johanniskrautöl in bester kontrollierter Qualität zur Verfügung steht, das an der Sonne und nicht unter UV-Bestrahlung reifen durfte. Qualitätskontrolle ist auch bei den fetten Ölen unerlässlich.

Achtsamkeit ist aber auch bei bester Qualität erforderlich, denn Johanniskrautöl kann tatsächlich problematisch werden, da es die Lichtempfindlichkeit der Haut erhöht. Darum sollten mit Johanniskrautöl behandelte Körperstellen besser vier Stunden lang keiner Sonneneinstrahlung ausgesetzt werden, auch nicht im Solarium. Der stimmungsaufhellende Wirkstoff Hypericin kann auf der Haut in Kombination mit Sonneneinwirkung zu einer bleibenden Pigmentstörung führen; über lange Zeit angewendet könnte dies wirklich Hautschäden hervorrufen. Es ist also wichtig, Produkte aus der Naturheilkunde ernst zu nehmen und nicht oberflächlich und überschwänglich damit zu hantieren. Johanniskrautöl gehört nur auf

*Johanniskrautöl dient zum Heilen und nicht zur Kosmetik*

strapazierte oder verwundete Haut und nicht auf die gesunden Brustwarzen, rosige Kinderpopos oder als ständiges Haut- und Körperpflegeöl benutzt. Vorbeugende Maßnahmen lassen sich selten mit naturheilkundlichen Substanzen durchführen.

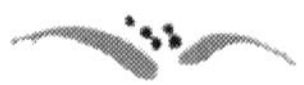

# Weitere Trägersubstanzen

## Bienenwachs

Das Bienenwachs (lateinische Bezeichnung: Cera flava), mit dem die Honigbienen ihre Waben bauen, ist ein bewährter natürlicher Grundstoff zur Salben- und Kosmetikherstellung. Produziert bzw. ausgeschieden wird es von Wachsdrüsen an der Körperunterseite der Arbeitsbienen. Die durch Ausschleudern entleerten und zunächst mit kaltem Wasser gereinigten Waben werden anschließend in heißem Wasser geschmolzen und von festen Bestandteilen und Verunreinigungen gesäubert. Das so gewonnene, nach Honig duftende Wachs wird in Pastillenform gegossen, es sieht dann aus wie richtig große Honigtropfen.

Qualitätsmerkmale

*Farbe:*
gelb bis dunkelgelb

*Geruch:*
nach Honig

*Haltbarkeit:*
2 Jahre

Bienenwachs gibt Salben, Cremes und Balsamen eine angenehme Konsistenz. Auf die Haut aufgetragen erzeugt es eine kühlende Wirkung, da es Wasser verdunsten lässt. Seine gute Hautverträglichkeit und die Fähigkeit, ätherische Öle zu binden, machen es zu einer wertvollen Grundsubstanz in der Herstellung von »Bewährten Aromamischungen«, wie z. B. dem *Lippenbalsam.*

## Sheabutter

Diese Butter hat nichts mit der gesunden Butter Allgäuer Kühe zu tun, sondern ist ein festes, butterartiges, geruchsneutrales kaltgepresstes fettes Öl, das aus dem Fruchtfleisch des Sheabutterbaumes in Zentralafrika gewonnen wird. Die Sheabutter hat eine recht gute feuchtigkeitsbindende Eigenschaft, bietet einen angenehmen Hautschutz und pflegt die Haut. Sie enthält reichlich Vitamin E und das Provitamin A. Aufgrund der festen Konsistenz gibt man Sheabutter

Qualitätsmerkmale

*Farbe:*
weiß

*Geruch:*
neutral

gerne zu fetten Ölen und erhält damit einen hervorragenden Pflegebalsam. Anfangs waren wir, Apotheker Wolz und ich, recht skeptisch gegenüber der Sheabutter, mittlerweile aber ist sie aus der Salben- und Balsamherstellung in der Bahnhof-Apotheke nicht mehr wegzudenken. Durch ihre lange Haltbarkeit hat sie sich ebenfalls gut bewährt. Sie können unsere Salben, die in Tuben abgefüllt sind, bedenkenlos zwei Jahre benutzen.

Qualitätsmerkmale

*Haltbarkeit:*
2 Jahre

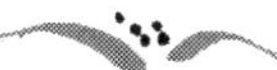

## Wollwachs

Wollwachs, dessen lateinischer Name Adeps lanae lautet, stellt eine ideale natürliche Grundlage zur Salbenherstellung dar. Die ungereinigte Vorstufe des Wollwachses wird aus Schafvliesen gewonnen und dann durch mehrere aufwendige Reinigungsverfahren zu Adeps Lanae SP verfeinert, einer Salbengrundlage also, die den höchsten Ansprüchen entspricht und sowohl auf Reinheit geprüft als auch frei von Rückständen und Pestiziden ist. Wollwachs kann reichlich Wasser speichern und gut mit fetten und ätherischen Ölen verarbeitet werden. Um eine wirklich gute, wasserfreie, geschmeidige Salbe herzustellen, die frei von Konservierungsmitteln und Paraffinölen ist, wird das Wollwachs für meine »Bewährten Aromamischungen« je nach Rezeptur mit Hydrolaten, Jojobawachs oder anderen fetten Pflanzenölen zu einer geschmeidigen Konsistenz verarbeitet. Deshalb sind die Salben, Balsame und Cremes sehr gut verträglich und ziehen schnell in die Haut ein. Ich bin mir sicher, dass der Erfolg bei einem Heilungsprozess unter anderem auch auf die optimale Qualität der Grundsubstanz zurückzuführen ist.

Qualitätsmerkmale

*Farbe:*
klar bis gelb

*Geruch:*
fast geruchlos

*Haltbarkeit:*
1 Jahr

Wichtig zu wissen ist, dass Lanolin zwar ebenfalls aus der Grundsubstanz Wollwachs besteht, aber mit billigen Paraffinölen verflüssigt wird. Wollwachs ist gut wasseraufnahmefähig und durch den Zusatz von Paraffin kann eine sehr lange haltbare Salbe hergestellt werden. Lanolin enthält meist 15 % dickflüssiges Paraffin und 20 % Wasser. Ich finde es enttäuschend, wenn dann vonseiten der Firmen trotzdem mit der Bezeichnung »Naturprodukt« geworben wird.

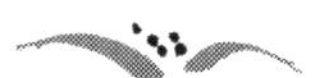

## Totes-Meer-Salz (TMS)

Das Salz aus dem Toten Meer ist eine der wichtigsten Grundsubstanzen in der Aromatherapie geworden. Ätherische Öle lassen sich hervorragend in Salz einarbeiten, sie haften gut an den Kristallen und ihre Duftnote entfaltet sich beim Auflösen des Salzes in Wasser. Salz aus dem Toten Meer zeichnet sich durch seinen hohen Gehalt an wertvollen Mineralien und Spurenelementen aus und ist gleichzeitig arm an Kochsalz (Natriumchlorid).

Die hautpflegende und heilende Wirkung von Totem-Meer-Salz ist bereits aus der Antike bekannt. Damals schon reisten die Herrscher und ihre Frauen an das Meer um sich zu stärken und verjüngen. Heute haben wir die Möglichkeit, uns das kostbare Salz nach Hause ins Badezimmer zu holen. Eingesetzt wird es hauptsächlich bei Hauterkrankungen wie Neurodermitis und Schuppenflechte. Aber auch bei rheumatischen Erkrankungen und Entspannungsbädern ist es sehr hilfreich. In der Geburtshilfe haben wir die Erfahrung gemacht, dass die Frauen mit der Schmerzverarbeitung der Wehen im Salzwasser viel besser zurecht kommen. Die tragende Eigenschaft des Salzes gibt der Frau Sicherheit und ermöglicht eine optimale Entspannung. In der Kranken- und Altenpflege, so hoffe ich, verbreitet sich die Anwendung von Salz bald noch mehr, denn es gibt nicht nur den Patienten Halt und Kreislaufstabilität, sondern erleichtert auch dem Personal die doch oft schweren Menschen im Wasser zu bewegen. Zu beachten ist allerdings, dass nach einem Therapiebad in TMS ein Abduschen notwendig ist, da auf der Haut zurückbleibende Salzkristalle ansonsten einen Juckreiz auslösen können. Zur genauen Dosierung lesen Sie bitte auf Seite 387 nach.

Inhaltsstoffe

Natrium
Kalium
Ammonium
Magnesium
Calcium
Strontium
Mangan
Eisen
Fluorid
Chlorid
Bromid
Jodid
Sulfat
Hydrogenphosphat
Hydrogencarbonat
Carbonat
Kieselsäure (meta)
Kristallwasser
nicht bestimmte Spurenelemente

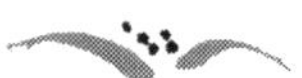

# Mineralöle

Leider befinden sich in unzähligen Kosmetikprodukten Mineralöle, die in der Erdölindustrie aus Petroleum gewonnen werden. Diese Öle sind im Laufe von Jahrmillionen aus abgestorbenem Pflanzenmaterial entstanden und werden oft als tote Produkte bezeichnet. Mineralöle sind nicht ein Ergebnis aufbauender – über der Erde wachsender – Lebensprozesse, sondern von Abbauprozessen unter der Erde. Die menschliche Haut kann die langkettigen Kohlenwasserstoffe nur schlecht abbauen und verstoffwechseln. Wird ein Mineralöl auf die Haut aufgetragen, ergibt das einen Film auf der Haut, der höchstens als Schutzschicht dienen kann um Kälte oder extreme Lösungsmittel fern zu halten. Die körpereigene Hautatmung und Feuchtigkeitsverdunstung wird dagegen behindert, der Stoffwechsel beeinträchtigt und somit auch die Ausscheidung von toxischen Substanzen gehemmt. Die von klassischen Homöopathen kritisierten Unterdrückungsmaßnahmen durch zink- und zinkoxidhaltige Salben und Öle treten somit auch bei Mineralölen voll und ganz ein. Besonders fatal finde ich die übertriebene Anwendung von Mineralölen in der Babypflege, denn die Kleinkinderhaut ist besonders empfindlich und neigt schnell zum Wundwerden. Eine Heilung kann bei der Verwendung von Mineralölen jedoch nicht erfolgen.

*Mineralöle behindern die normale Hautfunktion*

Fazit: »Erdöle gehören in den Tank, aber nicht auf die Haut.«

Mit gespaltenem Gefühl beobachte ich derzeit eine neue Erscheinung auf dem Markt der Babypflegeprodukte. Gut finde ich, dass bekannte Großkonzerne mit »Wohlfühlölen« aus der Aromatherapie für unsere empfindlichen Säuglinge ein Produkt anbieten, das frei von künstlichen ätherischen Ölen ist. Aber typisch marktwirtschaftlich und nicht gesundheitserhaltend orientiert sind dann leider die verwendeten Inhaltsstoffe, die oftmals nicht geeignet sind für unsere Kleinsten, wie z. B. Pfefferminzöl, das als billiges Konservierungsmittel benutzt wird um ein Naturprodukt haltbar zu machen. Ebenso sollten Sie als Anwenderin wissen, dass ein billiges »Aromaöl« wohl kaum von guter naturreiner Qualität ist, zumindest aber aus raffinierten Basisölen hergestellt wird. Es beinhaltet nur geringste Mengen ätherischer Öle, die trotzdem einen intensiven Duft entfalten, da das Basisöl selbst keinen Eigengeruch aufweist, wie z. B. ein kaltgepresstes Mandelöl. Es macht Sinn, sich den Geruch und die Konsistenz eines kaltgepressten Mandelöls auf der Haut einzuprägen, damit Sie ein billiges, fast zu Tode raffiniertes Mandelöl sofort erkennen können. Wissen sollten Sie auch, dass ein Pflegeöl, das zwar laut Deklaration aus rein pflanzlichen Substanzen und frei von synthetischen Duft-, Farb- und Konservierungsmitteln hergestellt ist, aber noch lange nicht den Anspruch erfüllt, ein wirklich gutes Produkt im Sinne der ganzheitlichen Aromatherapie zu sein. Noch immer beinhalten die meisten Salben, Lotionen und Cremes zuge-

*Aromaöle sollten genau unter die Lupe genommen werden*

lassene pflanzliche Konservierungsmittel wie Vitamin E und vor allem das für mich aus homöopathischer Sicht unterdrückende Zink und Paraffinöl. Alle Produkte, die Zink oder Paraffinöl enthalten, lassen keinen Ausscheidungsprozess über die Haut zu und behindern eine Tiefenheilwirkung. Die Wirkstoffe können dann nur teilweise oder gar nicht in die Blutbahn durchdringen, sie werden in den tieferen Hautschichten abgelagert und können bei einer entsprechenden Sättigung der betroffenen Hautbezirke als sogenannte Allergie wieder zum Vorschein kommen. Bei solchen Reaktionen aber will die Haut oftmals nur mitteilen: »Mir reicht's – ich kann nichts mehr aufnehmen, meine Speicherfunktion ist erschöpft!« Seien Sie also wachsam bei der Werbung für ein neues Produkt und lassen Sie sich vom Fachpersonal (Kosmetikerin, Apothekerin) beraten, was die klitzeklein gedruckten, oft englischen Begriffe für die Inhaltsstoffe wirklich aussagen. Betrachten Sie immer die gesamte Produktpalette einer Firma: Zwar befindet sich oft ein gutes neues »Werbeprodukt« darunter, aber die altbekannten Salben und Cremes sind nach wie vor mit billigen, oft hautproblematischen chemischen und zinkhaltigen Wirkstoffen versehen. Leider bleibt uns als Endverbrauchern eine kritische Haltung und die Suche nach detaillierter Fachinformation nicht gänzlich erspart.

*Mineralöle können der Haut mehr schaden als nutzen*

Auch Vaseline und Paraffinöle sind Erdölprodukte und ebenso ungeeignet für die Pflege der menschlichen Haut. Paraffinöl oder Vaseline wie auch Melkfett können allerhöchstens dann zum Einsatz kommen, wenn die Haut eine kurzfristige Schutzschicht benötigt. Dies kann der Fall sein bei Kälte, Lösungsmittelgebrauch oder eben auch bei saurem Stuhl von Wickelkindern, der krankheitsbedingt oder durch Ernährungsfehler verursacht wurde. Bei Letzterem sollte anderweitig Abhilfe und Behandlung erfolgen als nur durch die Verwendung von Vaseline. Eine ganzheitliche Behandlung erfordert eine Ursachenforschung und nicht nur die Bekämpfung der Symptome, indem Minerölprodukte auf die Haut gegeben werden.

Unsinn ist es, wenn heilende Kräuter wie Ringelblume oder Johanniskraut in Vaseline eingearbeitet werden. Diese Ratschläge sind mehr Schläge als guter Rat für die kranke Haut, denn wie beschrieben kann ein Erdölprodukt die Hautschranke nicht durchdringen und somit gelangen die Heilsubstanzen nicht in den Blutkreislauf. Im Gegenteil, häufig ist eine sogenannte Allergie zu beobachten, es entsteht eine Übersättigung von Wirkstoffen auf der Haut und diese reagiert auf die Billigprodukte mit einer gesunden Abwehrreaktion in Form von Juckreiz oder Ekzemen. Durch eine regelmäßige Anwendung von Mineralölen wird die Haut inaktiv und trocken.

Interessante Erfahrungen machte ich bei einer meiner Seminargruppen, deren Teilnehmerinnen von mir zum Teil Mineralöle anstatt fette Öle erhielten. In der Gruppe der fetten Öle war eine intensive Zusammenarbeit von Behandlerin und der zu massierenden Frau zu beobachten, während in der Gruppe der Mineralölmassagen das Gespräch und eine oberflächliche Einreibung im Vordergrund standen. Eine Teilnehmerin der »Mineralölgruppe« meinte: »Das war aber eine komische Schmiererei.«

*nur fette Öle dringen in die Haut ein – Mineralöle bleiben an der Oberfläche*

Eine sehr aufschlussreiche Gegenüberstellung von naturreinen Pflanzenölen und Mineralölen finden Sie übrigens in dem Buch von Ruth von Braunschweig: »Pflanzenöle. Qualität, Anwendung und Wirkung.« Oder Sie testen selbst einmal den Unterschied von fettem Öl und einem Mineralöl bei einer Massage.

Häufig werde ich von Kolleginnen und Eltern gefragt: »Können Sie mir schnell erklären, wo denn nun der Unterschied zwischen Ihren »Bewährten Aromamischungen« bzw. einem fetten Öl und einem gängigen Pflegeöl für Kleinkinder von der Firma XY liegt?« Leider ist bei solchen Fragen tatsächlich nicht immer die Zeit, um ausführliche und detaillierte Erklärungen abzugeben. Dann antworte ich meist spontan: »Ein gutes fettes Pflanzenöl, mit oder ohne dem Zusatz von reinen ätherischen Ölen, könnten Sie immer auf Ihren Salat geben. Möchten Sie das Babyöl der Firma XY ebenfalls dazu verwenden? – Ich nicht!«

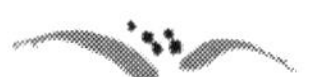

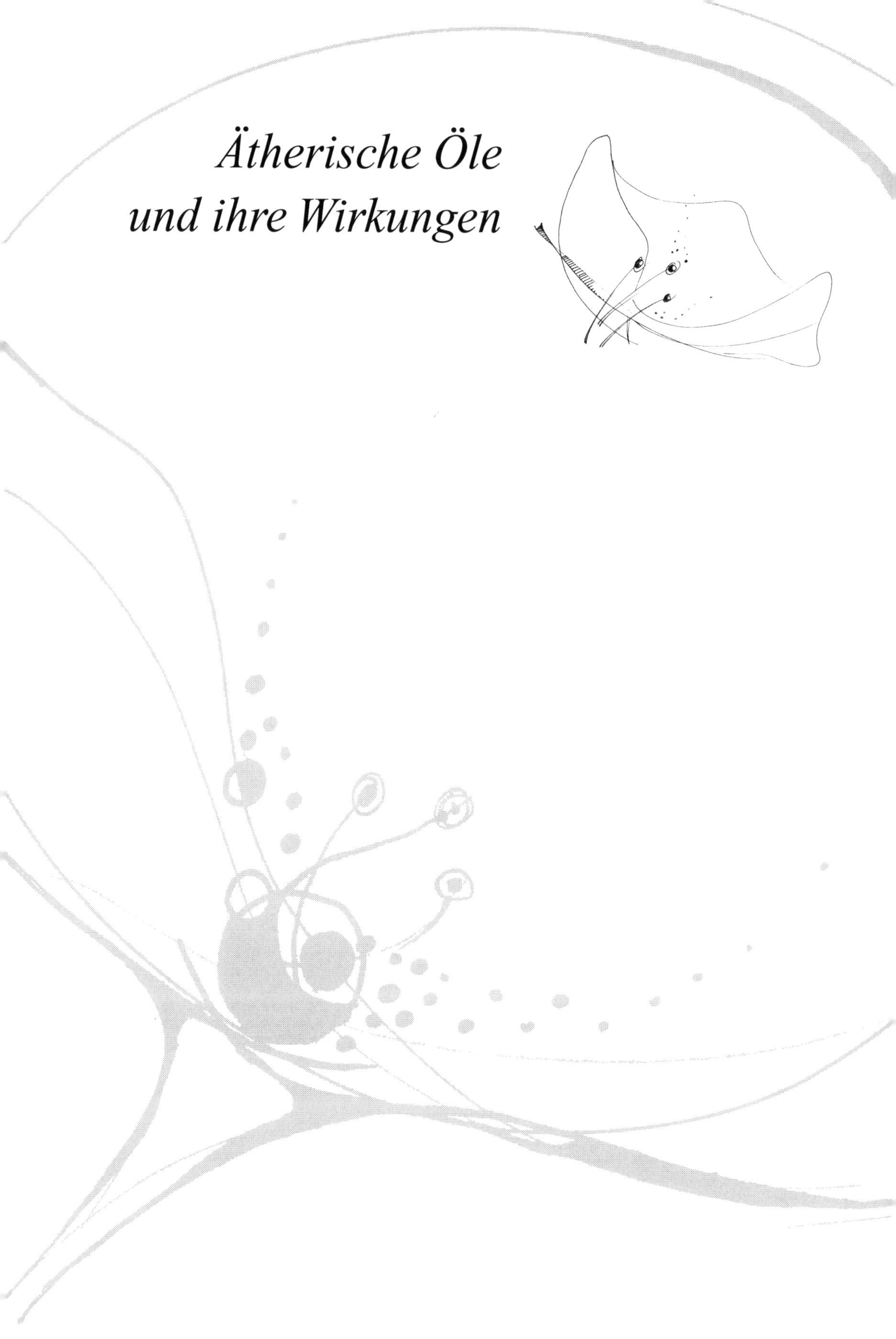

# *Ätherische Öle und ihre Wirkungen*

In diesem Kapitel erhalten Sie wichtige Informationen über die Herkunft der einzelnen Pflanzen, die verschiedenen Gewinnungsarten sowie eine Duftbeschreibung des jeweiligen Öls. Beschrieben sind lediglich diejenigen ätherischen Öle, die in den »Bewährten Aromamischungen« Verwendung finden. Um Ihnen einen schnellen Überblick über die Wirkungsbereiche zu ermöglichen, finden Sie in der Randspalte die Symbole der

Kopfnote 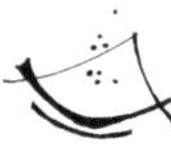 Herznote 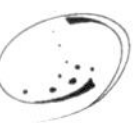 Basisnote 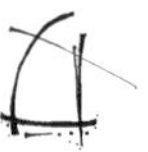

Eine ausführliche Darstellung dieser Einteilung finden Sie im Kapitel »Duftebenen« auf Seite 358.

*die lateinische Bezeichung hilft das richtige Öl zu finden*

Der lateinische Pflanzenname soll Ihnen in Zweifelsfällen helfen, das richtige Öl zu finden. So wird beispielsweise auf dem Markt häufig Melissenöl angeboten, obwohl es sich dabei um Citronellöl handelt. Sie erkennen das echte Melissenöl an seiner botanischen Bezeichnung »Melissae officinalis«, während Citronellagras lateinisch »Melissae indicum« heißen kann. Bei den verschiedenen Lavendel- und Thymiansorten ist es ebenfalls hilfreich, die richtige botanische Bezeichnung zu kennen.

Bei den Wirkungseigenschaften der einzelnen ätherischen Öle habe ich mich weitestgehend an anerkannte Fachliteratur gehalten. Besonders wichtig ist mir, von meinen eigenen Erfahrungen zu berichten, die ich in den vergangenen Jahren bei der Betreuung von Frauen und deren Familien gesammelt habe, aber auch in zahlreichen Seminaren, die neben der Weitergabe von Wissen zugleich dem Erfahrungsaustausch dienen. An dieser Stelle möchte ich meinen Kolleginnen Dank sagen für die zahlreichen Bestätigungen und Anregungen, die mich ermutigt haben das zusammengetragene Wissen in diesem Buch niederzuschreiben.

*Duftbotschaften helfen die Eigenschaften der Öle einzuprägen*

Damit Sie sich die einzelnen Duftprofile der ätherischen Öle gut einprägen können, habe ich zusammen mit Maria Haberstock für jedes Öl eine geeignete Duftbotschaft überlegt. Unser Erinnerungssystem ist in der Lage einen Duft in Kombination mit nur wenigen Worten abzuspeichern. Auf diese Weise werden Duft und Wirkung eines ätherischen Öls rasch erlernt und stets wiedererkannt, so wie bei der Rose, der »Königin der Düfte«, oder auch beim Lavendel, der »Klarheit im Leben« verschafft.

Die Duftprofile, wie Wirkungsbeschreibungen auch genannt werden, sollen Ihnen zeigen, weshalb ich ein bestimmtes ätherisches Öl in einer »Bewährten Aromamischung« verwendet habe bzw. welche Wirkung es darin erfüllen soll. Viele meiner Mischungen sind aus der Geburtshilfe, der Säuglingspflege und der Frauenheilkunde heraus entstanden. Im Alltag sollen die Profile Ihnen helfen »Bewährte Aromamischungen« im Duft etwas zu verstärken oder sie ganz nach Ihren persönlichen Bedürfnissen zu ergänzen. Manche Nase wird außerdem einer Verdünnung mit einem fetten Öl zustimmen. Sie können aber auch auf der Grundlage meiner Informationen eigene Mischungen herstellen, lesen Sie dazu in den anderen Kapiteln des Buches. Gerne werden Ihnen in der Bahnhof-Apotheke in Kempten Mischungen nach Ihrer persönlichen Rezeptur angefertigt; bei Unklarheiten werde ich mich nach Möglichkeit selbst darum kümmern, damit es dann wirklich eine harmonische Mischung wird. Ich weiß, dass manche Rezepturen sehr schwierig herzustellen sind und vor allem für den Hausgebrauch zu kostspielig werden, deshalb sind wir in der Apotheke bemüht auch Einzelmischungen anzufertigen, damit bei Ihnen die teuren angebrochenen Flaschen nicht alt werden. Denken Sie daran, dass ätherische Öle Naturprodukte sind, die vergänglich sind, und nur ein sehr geringer Teil schöner und besser wird, wie z. B. das ätherische Öl von Rose und Sandelholz. Ich rate Ihnen auch dringend die nachfolgenden Kapitel zum Umgang mit ätherischen Ölen zu lesen, denn sogar das Riechen an den Flaschen mit ätherischen Ölen will erlernt sein.

*meine Aromamischungen haben ihren Ursprung in der Hausgeburtshilfe*

Die Zahl der reinen ätherischen Öle, die auf dem Weltmarkt angeboten werden, wird mittlerweile auf ca. 300 geschätzt. Es drängen immer mehr Anbieter auf den Markt, die ständig neue Destillationen von immer mehr Pflanzensorten anbieten. Auf Kritikerseite taucht dann natürlich das Problem auf: »Muss das sein? Ist das nicht ein Raubbau an unserer Natur?« Diese Frage ist durchaus verständlich, zumal wir uns durch das sich vergrößernde Angebot mit einer wachsenden Zahl von ätherischen Ölen auseinandersetzen müssen.

*die Erde duftet unendlich – immer mehr Öle werden angeboten*

Auf der anderen Seite macht gerade das die Aromatherapie so lebendig und interessant. Und der Vorwurf von einer möglichen Ausbeutung der Natur ist letztlich unangebracht, denn Mutter Erde lässt die Kräuter bei sachgemäßer Behandlung und Bodenbearbeitung immer wieder nachwachsen.

*die Produktion von ätherischen Ölen ist eine wertvolle Entwicklungshilfe*

Arme Länder haben durch unseren steigenden Verbrauch an ätherischen Ölen überdies die Möglichkeit, mit ihren landeseigenen Produkten auf dem europäischen bzw. weltweiten ätherischen Ölmarkt Geld zu verdienen. Außerdem wird eine zunehmende Landflucht der jungen Bevölkerung verhindert, wie es in unseren europäischen Nachbarstaaten schon geschieht. Meine Anerkennung gilt hier vor allem den Ethnobotanikern, die bemüht sind, den Menschen in Südamerika oder im asiatischen Raum mit viel Mühe und persönlichem Einsatz zu vermitteln, wie wichtig es ist, auf ökologischen Landbau zu achten. Durch das wachsende Angebot wird immer mehr schlechte Ware produziert, jedoch sind wir Verbraucherinnen darauf angewiesen, uns auf die Lieferfirmen verlassen zu können. Aus meiner engen Zusammenarbeit mit den ätherischen Ölfirmen weiß ich, wie wichtig es ist, den Bauern deutlich zu machen, dass wirklich nur die beste Qualität, also optimale Kultivierung der Pflanzen, schonende Ernte und Destillation, Voraussetzungen für ein gutes ätherisches Öl sind. Oftmals müssen die Projekte vorfinanziert werden, damit die Bauern überhaupt eine Destille bauen können. Dies sind riskante Unternehmen, denn in Schlechtwetterzeiten oder bei unsachgemäßem Umgang stehen größere Summen auf dem Spiel. Alle, die wir mit ätherischen Ölen arbeiten, können dazu beitragen, dass in vielen Staaten sinnvolle Entwicklungshilfe betrieben wird, ohne diese Länder mit der Industrialisierung in eine neue Abhängigkeit zu führen. Vielmehr gehört es zu den Zielen der Ethnobotaniker, dass den Menschen vor Ort auch das Wissen über die Heilkraft der Aromen weitergegeben wird und sie letztendlich selbst von ihren Produkten profitieren.

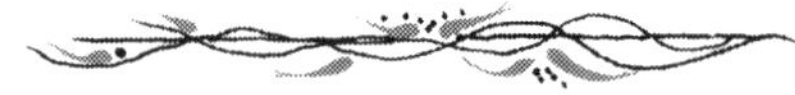

# Angelikawurzel – *Angelica archangelica*

*»Stärke für die inneren Kräfte«*

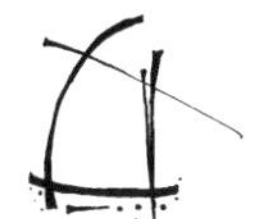

## *Duftprofil*

Das aus der Wurzel der Angelica archangelica destillierte Öl mit seinem kräftigen, aromatischen Geruch stammt meist aus Indien oder Ungarn. Selbst unbedarfte Nasen werden es als ein erdiges Öl bezeichnen und als Basisnote erkennen. Nach den ersten Dufterfahrungen wird Angelikawurzelöl zumeist gemieden, erst mit längerer Aromaerfahrung sind die Nasen für diesen wurzeligen und warmen, aber anstrengenden Duft zu gewinnen. Alle Schnuppernasen bestätigen die therapeutische Wirkung dieses Öls, vor allem auch bei kranken Menschen. Der strenge Geruch zwingt fast automatisch zu einer sparsamen Dosierung.
300 kg Wurzeln ergeben 1 kg ätherisches Öl.

Mischt sich gut mit

Rosmarin
Salbei
Zirbelkiefer
Zitrone
Melisse

## *Eigenschaften und Wirkungen*

Das ätherische Öl der Angelikawurzel wirkt immunstimulierend, entschlackend, entblähend und soll die Blutgerinnung hemmen. In der Literatur wird es sogar als abortiv bezeichnet. Bewährt hat sich das Öl der Angelikawurzel bei geistigen und körperlichen Erschöpfungszuständen, denn es stärkt das gesamte Herz-Kreislauf-System. Bereits im Altertum wurde die Wurzel der Angelika für Magenlikörzubereitungen benutzt. Der starke Duft verhindert eine übermäßige Anwendung auf der Haut, denn diese könnte tatsächlich zu unangenehmen Hautreizungen führen.

## *Meine Erfahrungen*

Sobald Sie den Duft von Angelikawurzelöl kennen, werden Sie verstehen, dass meist nur kranke Menschen an diesem Duft Gefallen finden. Es ist kein Duft, den Sie in der Umgebung von Schwangeren und Kleinkindern als Wohlfühlduft in der Duftlampe finden werden, vielmehr sollte Angelikawurzel bei Kleinkindern und Schwangeren nur zu Grippezeiten eingesetzt werden. Sie können sich dabei auf die Nasen der Betroffenen verlassen, die deutlich mitteilen, ob und

Bewährte Aromamischungen

- Brustmassageöl
- Engelwurzbalsam
- Hallo-Wach-Bad
- Hallo-Wach-Öl
- Raumduft Thymian-Zitrone

wann das Öl benutzt werden kann. Am sinnvollsten ist es, die Angelikawurzel ganz gering dosiert und in Kombination mit anderen Ölen zu verwenden.

Bewährte Aromamischungen

- Thymian-Angelika-Öl

Die besten Erfahrungen machen wir mit dem *Engelwurzbalsam,* in den Angelikawurzelöl eingearbeitet ist. Das Öl hilft beim Abschwellen der Nasenschleimhäute, beruhigt und pflegt bei Husten. Die entstauende Wirkung auf die Lymphe können Sie sich zunutze machen, indem Sie sich mit einem Tropfen Angelikawurzelöl vermischt mit einem Tropfen fettes Öl sanft die entsprechenden Lymphbahnen ausstreichen. Besser noch, Sie bitten eine Therapeutin um eine Lymphdrainage. Ich bin meinem Masseur heute noch dankbar für seinen Tipp, bei erkennbarer Immunschwäche einen Tropfen Angelikawurzel in der Handinnenfläche und am Ohrläppchen zu verteilen. Ich habe mir angewöhnt einen weiteren Tropfen am Wärmezentrum im Nacken aufzutragen. Es hat mich erstaunt, wie schnell dann innere Kräfte mobilisiert werden und eine sich ankündende Grippe im Keim erstickt wird. Auch im Saunaaufguss erfährt das Immunsystem eine angenehme Stärkung. Ergänzt durch Salbei, Wacholder und Rosmarin wirkt das Öl antiseptisch und antiviral.

Angelikawurzel stärkt die innere Stimme und die eigene Kraft, stabilisiert Kranke und Schwache und verleiht ihnen Energie und Mut. Gut verwenden lässt sich wenig Angelikaöl mit Zirbelkiefer und Zitrone in Krankenzimmern und in Altenpflegeheimen.

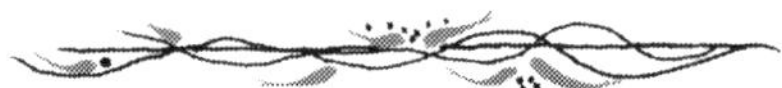

## Anis – *Pimpinella anisum*

*»ordnen und fließen«*

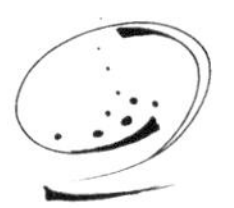

### *Duftprofil*

Den typisch süßlich-würzigen Duft von Anis möchte ich als eindeutige Herznote bezeichnen. Aus dem zerkleinerten Samen, der in der Regel aus Frankreich oder Italien stammt, wird das relativ günstige, wasserdampfdestillierte, meist klare Öl gewonnen. Ich sehe bei Anisgeruch immer noch meine Oma vor mir, wie sie mir eines ihrer

Mischt sich gut mit

Bergamotte
Fenchel
Koriander
Kümmel

gesunden Kräuter-Lutsch-Bonbons schenkt, mit der Bemerkung: »So ein Guddi kannst du haben, das ist gesund bei kaltem Wetter.« 40 kg Samen ergeben 1 kg ätherisches Öl.

Mischt sich gut mit

Muskatellersalbei
Nelke
Rosmarin

## *Eigenschaften und Wirkungen*

Die Eigenschaften des Anisöls sind seit alters her bekannt, vor allem seine milch- und verdauungsfördernde Wirkung. Das Öl beruhigt und entkrampft einen nervösen, vollen Magen, insbesondere wenn es darum geht, nach zu schweren Mahlzeiten den Gallenfluss anzuregen. Aber auch die Schleimhäute der oberen Luftwege erfahren bei trockenem Reizhusten Beruhigung und Entspannung. Die östrogenartige Wirkung des Öls machen sich viele Frauen nicht nur zur Stillzeit zunutze, sondern auch im Klimakterium, wenn Stimmungsschwankungen und wehmütige Erinnerungen an die vergangenen Jahre die Seele belasten. Allerdings sollte das Öl bei östrogenabhängigen Krankheitsbildern bzw. zu hohem Östrogenspiegel und bei PMS oder einer Brustkrebserkrankung besser gemieden werden. Seine beruhigende und beinahe einschläfernde Wirkung, die mit Wahrnehmungsstörungen einhergeht, sollte nicht unterschätzt werden. Deshalb werden Herznoten immer sparsam dosiert.

## *Meine Erfahrungen*

Natürlich war es mir als Hebamme wichtig, das Anissamenöl in das *Stillöl* einzuarbeiten, da ich die Wirkung des ätherischen Öls im Milchbildungstee bereits nur zu gut bestätigen konnte. Die oft beschriebene wehenanregende Wirkung auf den Uterus kann ich mir nur über die drüsenanregende Wirkung des Öls erklären, denn bekanntlich reagiert die Gebärmuttermuskulatur, sobald die Brustdrüsen aktiv werden. Allerdings habe ich während einer Geburt noch nie Anisöl eingesetzt, weder in der Duftlampe noch als Massageöl. Bislang weiß ich auch von keinerlei Erfahrungen meiner Kolleginnen. Der Duft, so meine ich, sollte, wenn er Verwendung findet, nur dezent im Raum zu riechen sein. Aber wie Sie wissen, wird die Nase der Gebärenden Sie leiten, ob die Essenz zum Einsatz kommen kann oder nicht. Irgendwann im Wochenbett wird die Nase der Mutter dem Duft von Anissamen nicht mehr widerstehen können, da sie

Bewährte Aromamischungen

- Fenchel-Kümmel-Öl
- Stillöl

instinktiv weiß, dass er im Massageöl dem Säugling zu unbeschwerten Nächten verhilft und das volle Bäuchlein bei Blähungen beruhigt. Vielleicht sorgt ein Hauch von Anisöl zusammen mit einem Tropfen Lavendelöl auf dem Kuschelkissen für einen ruhigen Schlaf des großen Geschwisterkinds. Bedenken Sie aber, dass der große Bruder oder die größere Schwester einfach Zeit benötigen, um sich an die veränderte Familiensituation zu gewöhnen. Es bedarf manchmal mehrere Monate, bis den Geschwistern deutlich wird, dass der »Eindringling« wirklich hier bleibt, und das kann verständlicherweise manche Unruhe und Schlafprobleme aufkommen lassen. Versuchen Sie sich einfach einmal in die Rolle der Kinder zu versetzen und stellen Sie sich vor Ihr Partner hat einen Freund mitgebracht, der jetzt einfach in der Familie lebt, ohne sich den Spielregeln anzupassen, was ja sicherlich in den Augen der Kinder so gesehen werden könnte – wenn das Baby abends länger aufbleiben darf, zu essen bekommt wann es will, von allen angelächelt wird, obwohl es schreit und schon wieder die Hosen voll hat. Ja, wer weiß, weshalb wir uns nicht an unsere ersten Lebensjahre zurückerinnern sollen. Versuchen Sie also nicht nur mit Hilfe eines ätherischen Öls die abendliche Ruhe in die Familie zu holen, sondern haben Sie auch Verständnis für die schwierige oder neue Situation Ihrer Kinder.

*Anis und Lavendel sorgen für ruhigen Schlaf, aber eine neue Situation benötigt trotzdem Zeit und Verständnis*

Wie beschrieben war mir der Duft von Omas »Guddi« zwar bekannt, jedoch lange nicht bewusst, dass der Duft auch beruhigt. Nicht vergessen werde ich die Reaktion meines Wellensittichs auf Anisgeruch. Er entwickelte nach Jahren plötzlich die Eigenart, unentwegt in meiner Armbeuge sitzen zu wollen und dort am liebsten auch zu schlafen. Mein Mann wusste das Phänomen zu erklären: »Du trinkst doch Milchbildungstee und benutzt ein Massageöl mit Anis! Darauf reagieren Vögel wie Katzen auf Baldrian.«

Bei Magenschmerzen oder Blähungsgefühl am Abend rate ich Ihnen einfach einen Tropfen des Öls mit einer geringen Menge fettem Öl zu vermischen und sich damit einzureiben. Innerhalb kürzester Zeit werden Sie Linderung erfahren und sich süßen Träumen hingeben können. Nach dem Mittagessen werden Sie das Bedürfnis nach einem Nickerchen verspüren, was sicherlich hilfreich ist.

Frauen, die unter Östrogenmangel leiden, sollten eventuell regelmäßig, zumindest für einige Wochen lang kurmäßig, ein Körperöl mit Anis benutzen, am besten, indem sie in eine Lieblingsmischung noch einige Tropfen Anissamenöl hinzugeben. Ideal ist es – auch für junge Frauen zur Hormonregulierung –, das *Klimakterium Körperöl* unter Zusatz von zwei Tropfen Anissamenöl pro Anwendung täglich im Unterbauchbereich einzumassieren.

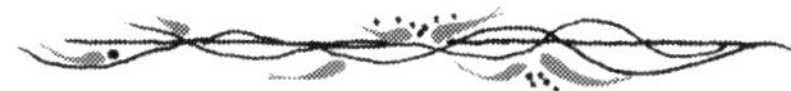

## Benzoe Siam – *Styrax tonkinensis*

*»Haut und Seele in Samt hüllen«*

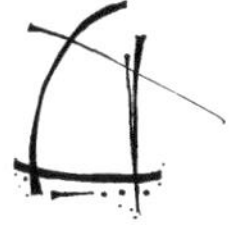

### *Duftprofil*

Die aus dem Harz des Styraxbaums gewonnene Essenz weist einen weichen, balsamischen Charakter auf. Das mit Alkohol extrahierte Öl verströmt mit seiner vanilleähnlichen Note einen schmeichelnden, fast samtigen Duft. Das gelbbraune Extrakt aus dem Harz von Benzoe Siam wird in Thailand hergestellt. Benzoe ist für jede Nase unschwer als Fußnote zu identifizieren, dies ist auch an seiner langsamen Fließgeschwindigkeit erkennbar. Sie verhindert sicherlich auch eine Überdosierung, denn wer hat schon Zeit, auf viele langsame Tropfen zu warten. Der Duft von Benzoe erinnert mich immer an einen gemütlichen Abend mit Vanillekipferl und Glühwein, während im Ofen harziges Holz verbrennt.
1,5 kg Harz ergeben 1 kg Extrakt.

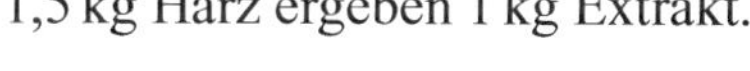

Mischt sich gut mit

Bergamotte
Jasmin
Mandarine
Orange
Sandelholz
Ylang-Ylang

### *Eigenschaften und Wirkungen*

Das Öl wird als hautregenerierend, zellerneuernd und sehr beruhigend beschrieben. Ätherischen Ölmischungen wird es gerne als Fixativ hinzugefügt und verleiht zu frischen Duftkombinationen eine samtige Note. Bei Harnwegsbeschwerden kann es als Zusatz zum *Sitzbad* verwendet werden. Die schleimlösende Wirkung des Öls sollte ebenfalls nicht außer Acht gelassen werden. Eingesetzt wird Benzoe Siam zur Behandlung von Hautkrankheiten, bei Erfrierungen, Verbrennungen und zur Narbenpflege. Bei Anwendungen in Salben oder Körperölen sollte allerdings zuerst ein Allergietest in der Armbeuge gemacht werden.

*Meine Erfahrungen*

Benzoe hat sich bei Erkältungskrankheiten in unseren »Bewährten Aromamischungen« als die Schleimhaut besänftigendes Öl bewährt. Es beruhigt und hilft erkälteten Menschen, die ein Verlangen nach Wärme verspüren. Immer, wenn Kinder, aber auch Erwachsene, das Bedürfnis haben umsorgt zu werden, kann eine Mischung mit Benzoe in der Duftlampe oder als Badezusatz angeboten werden. Gönnen Sie sich oder »leidenden Seelen« in Ihrer Familie ein Bad mit Benzoe Siam in Honig vermischt. Kranke Menschen freuen sich, wenn sich jemand die Zeit nimmt und ihnen ein Bad zubereitet. Die Haut dieser Menschen ist häufig recht trocken, deshalb kann dem Bad noch ein Esslöffel fettes Öl hinzugefügt werden. Somit erfahren die Seele und die Haut eine wohlige Pflege. Jungen und alten Menschen mit Schlafstörungen wird ein Bad oder eine Einreibung Ruhe, Wärme und Geborgenheit vermitteln. Bitte bedenken Sie bei allen Anwendungen, dass ätherische Öle der untersten Duftebene mit einer erdenden Wirkung nur gering dosiert werden dürfen. Lassen Sie sich von Benzoe aus Ihrem hektischen Alltag entführen.

Bewährte Aromamischungen

- Entbindungsduft
- Erkältungsöl wärmend
- Geborgenheit
- Trennungsschmerz

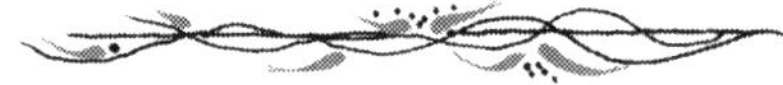

## Bergamotte – *Citrus bergamia*

*»komm aus der Dunkelheit und tanz ins Licht«*

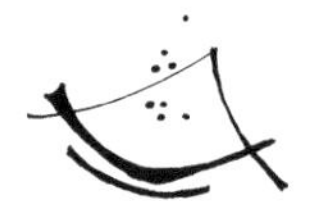

*Duftprofil*

Die südländische Frucht mit ihrem frisch-herben Duft gleicht in ihrer Form der Orange, hat aber die gelbe Farbe einer Zitrone. Ich bezeichne sie gerne als die »stimmungsschwankende Frau« unter den Zitrusfrüchten. Die aus den grünen Schalen gepresste Essenz wird zwar bei den Kopfnoten eingereiht, weist aber eindeutig eine tiefer gehende Wirkung auf. Das ätherische Öl wird meist in Kalabrien gewonnen, da dort Bergamottebäume ausschließlich für die Essenzgewinnung kultiviert werden. Der Duft des Bergamottöls ist vielen bekannt vom Earl-Grey-Tee, aber auch vom Kölnischwasser.
200 kg Fruchtschalen ergeben 1 kg ätherisches Öl.

Mischt sich gut mit

Grapefruit
Jasmin
Limette
Nelke
Orange
Rose
Sandelholz
Vetiver
Ylang-Ylang
Zimt

## *Eigenschaften und Wirkungen*

Die Bergamotte-Essenz ist im Verhältnis zu den anderen Zitruspressungen teurer, da das Fruchtfleisch der Bergamotten nicht verwertet werden kann. Die Früchte werden ausschließlich zur Ölpressung angebaut. Bei Zitronen- und Orangenpressungen hingegen steht die Saftgewinnung im Vordergrund und das ätherische Öl ist ein Nebenprodukt. Die Bergamotte hat sich als stimmungsaufhellendes, antidepressives und hormonregulierendes Öl bewährt. Es kann bei Angstzuständen, Stresssituationen, Prämenstruellem Syndrom, aber auch bei Appetitlosigkeit sowie zur Behandlung von Fieber und Blasenbeschwerden angewendet werden. Das Bergamottöl sollte allerdings mit größter Vorsicht zur Behandlung über die Haut eingesetzt werden, da es die Lichtempfindlichkeit der Haut erhöht und deshalb als phototoxisch bezeichnet wird; auf der Haut kann es zu allergischen Reaktionen kommen.

## *Meine Erfahrungen*

Bewährte Aromamischungen

- Kamille-Fenchel-Öl
- Massageöl blumig
- PMS-Zyklus-Massageöl
- Sommerfrische

Bei allen hormonellen Wechselstimmungen kann ich die Essenz der Bergamotte bestens empfehlen. Sie eignet sich demnach in der Schwangerschaft, im Wochenbett, bei prämenstruellen Beschwerden, in der Pubertät, wie auch im Klimakterium. Bewährt hat sich die Fruchtnote der Bergamotte in den Geburtsvorbereitungskursen, denn die Frauen bringen geballte Gefühle von zu Hause oder ihrem Arbeitsplatz mit und freuen sich über einen frischen Duft. An düsteren, nebligen Tagen ist die Bergamotte nicht nur Wöchnerinnen zu empfehlen, sondern allen Menschen, ob jung oder alt, denn die ausgleichende Wirkung wird nicht auf sich warten lassen. Ideal ist der Duft in Kranken- oder Wartezimmern, damit die Menschen wieder etwas zuversichtlicher in den Tag gehen können.

Das ätherische Öl der Bergamotte eignet sich gut für die Therapie über die Duftlampe. Sollten Sie wirklich keiner starken Sonneneinwirkung auf der Haut ausgesetzt sein, so können Sie es natürlich auch in ein Körperöl mischen, oder zusätzlich in eine »Bewährte Aromamischung« geben. An Tagen, an denen Sie sich einer Depression näher fühlen als der Sonnenseite des Lebens, kann ich Ihnen Folgendes empfehlen: Zwei Tropfen Bergamotte, mit einem Tropfen Muskatellersalbei in einige Tropfen Mandelöl gemischt auf den

Nacken und den Pulsbereich am Handgelenk aufgetragen, bringen Ihnen bald wieder die Sonne ins Herz. Für fiebersenkende Maßnahmen kann die Bergamotte in entsprechende Wickel oder auch in Kompressen zugegeben werden.

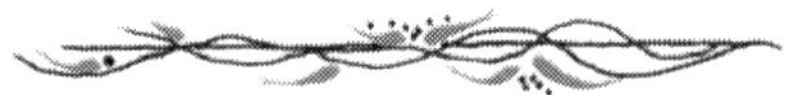

## Cajeput – *Melaleuca cajuputi Powell*

*»lässt sanft durchatmen«*

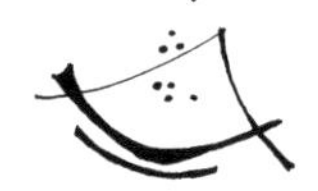

### *Duftprofil*

Ein aromatischer, krautiger, aber doch milder, eukalyptusartiger Duft erweckt unsere müden Geister beim Öffnen der Flasche. Die Melaleuca-Pflanze, deren genaue Übersetzung »weißes Holz« bedeutet, ist in Indien, Südostasien und Australien beheimatet. Fast immer werden die Zweige von wild wachsenden Bäumen destilliert. Das leicht gelbgrünliche Öl dient als frische, intensive Kopfnote, die gerne als »milder Eukalyptus« bezeichnet wird.
100 kg Pflanzenmaterial ergeben 1 kg ätherisches Öl.

Mischt sich gut mit

Douglasie
Eukalyptus
Ingwer
Kiefernadel
Lavendel
Pfefferminze
Salbei
Wacholder
Zirbelkiefer

### *Eigenschaften und Wirkungen*

Das antibakterielle, antivirale und fungizide ätherische Öl wird in Australien als Hausmittel eingesetzt und hat sich auch bei uns in der Aromatherapie bewährt. Es wirkt sowohl bei Infektionen der oberen Atemwege als auch bei Ohrenschmerzen entzündungshemmend und heilend. Selbst zur Behandlung von Harnwegs- und Herpesinfektionen wird es von Therapeuten eingesetzt. In der Duftlampe hat Cajeput eine angenehme konzentrationsfördernde Wirkung, der Raum riecht frisch und die geistige Arbeit geht besser voran.

### *Meine Erfahrungen*

Das Cajeputöl kann von schwangeren Frauen und Kleinkindern in Erkältungszeiten in geringer Dosierung benutzt werden. Das ätherische Öl wirkt angenehm beruhigend auf gereizte Bronchien, sollte aber aufgrund des hohen Cineolgehaltes nur gering dosiert werden. Dieser Inhaltsstoff gibt dem Cajeputöl die Frische und Ähnlichkeit zum Eukalyptus. Deshalb vergessen Sie nicht die Nase mitentscheiden zu lassen und auf Ihre Körpersprache zu achten.

Bewährte Aromamischungen

• Thymian-Angelika-Öl

Bei Husten und Schnupfen kann das Öl in der Duftlampe, im Kuschelkissen oder statt einem Hustenbalsam mit fettem Öl vermischt auf die Brust aufgetragen werden. In der Schule oder am Arbeitsplatz kann ein Tropfen auf ein Blatt Papier geträufelt und auf den Schreibtisch gelegt für freieren Atem sorgen. Natürlich kann es auch auf Reisen für eine willkommene Raumluftverbesserung sorgen oder eine »dicke Nase« fließen lassen. Einige Tropfen Cajeputöl mit Salz vermischt und in ein Glas Wasser eingerührt sind ein hilfreiches Gurgelmittel bei Halsschmerzen und strapazierten Stimmbändern. Es beruhigt, löst festsitzenden Schleim, erfrischt den Atem und desinfiziert den Rachenraum.

Gute Erfahrungen habe ich mit dem bekannten »Taschentuch-Trick« gesammelt, der ab dem Schulalter empfohlen werden kann: Geben Sie einen Tropfen Cajeput auf ein Stückchen Papiertaschentuch, formen dieses dann zu einem Knöllchen und stecken es in eine Nasenöffnung. Sie werden in kürzester Zeit besser durchatmen können. Die verstopfte Nase beginnt zu fließen und die geschwollenen Schleimhäute heilen ab.

*der »Taschentuch-Trick« befreit die Nase*

Als eine hilfreiche erste Maßnahme bei schmerzhaften Venen kann das Cajeputöl in Verbindung mit einem passenden Hydrolat oder einer Quarkauflage benutzt werden, vor allem, wenn eine kühlende Wirkung erzielt werden soll. Insbesondere bei alten und kranken Menschen wird das frische Öl gern angewendet, am besten in Kombination mit Lavendel- und Salbeiöl sowie einem ätherischen Öl aus den Zweigen von Nadelbäumen wie Douglasfichte oder Zirbelkiefer. Wenn ein solcher Duft durch die Stationen eines Krankenhauses weht, profitieren alle davon, Patienten, Besucher und das Personal. Mit einem so angenehm frischen Duft werden nicht nur die Räume desinfiziert, sondern auch das Wohlbefinden der Anwesenden steigert sich.

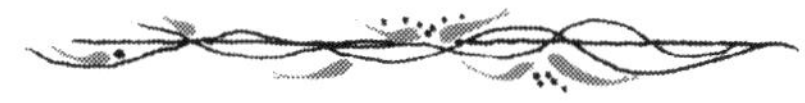

# Cistrose – *Cistus ladaniferus*

*»ein zerknittertes Röslein glätten«*

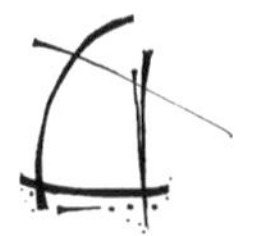

## *Duftprofil*

Mischt sich gut mit

Bergamotte
Immortelle
Jasmin
Sandelholz
Zeder
Zypresse

Das gewöhnungsbedürftige, warm-würzig, leicht lederartig riechende ätherische Öl der Cistrose gefällt oft erst beim zweiten Kennenlernen. Die Cistrose wächst im gesamten Mittelmeerraum und blüht weiß, gelb oder zart bis kräftig rot. Oft wird sie mit der Heckenrose verwechselt. Ein Kind bezeichnete die Pflanze einmal als »ein zerknittertes Röslein«. Das Harz aus Blättern und Zweigen ist auch unter dem Namen Labdanum bekannt und wird zu einigen hundert Tonnen jährlich gewonnen. Das wasserdampfdestillierte Öl wiederum ist ein Produkt aus den blühenden Zweigen. Sein trockener, balsamisch-aromatischer Duft erinnert an einen Spaziergang unter der heißen Sommersonne einer Mittelmeerlandschaft, wenn die Hitze uns zum Schwitzen bringt und unsere Haut und die Erde austrocknet. Vielleicht können Sie sich nun den ambraartigen Geruch vorstellen, der gerne als menschenähnlich bezeichnet und als Basisnote eingesetzt wird. Die Cistrose duftet interessant und verführt immer wieder zum Riechen um doch noch ein passenderes Wort für ihren Duft zu finden.
17 kg Pflanzenmaterial ergeben 1 kg ätherisches Öl.

## *Eigenschaften und Wirkungen*

Die Eigenschaften des Cistrosenöls werden als antibakteriell, stark antiviral, gewebestraffend und regenerierend beschrieben. Es fördert die Wundheilung und wirkt blutstillend. In der Therapie wird es zur Regulierung des vegetativen Nervensystems eingesetzt. Zur Behandlung von Hautkrankheiten und zur Pflege empfindlicher Haut wird es ebenso verwendet wie bei Candida-Erkrankungen.

## *Meine Erfahrungen*

Im Umgang mit schwangeren Frauen und Kleinkindern sollte auch bei diesem therapeutischen Öl mit Vorsicht hantiert werden. Die obige Beschreibung lässt vielleicht schon erkennen, dass Cistrosenöl kein Duftöl für die Anwendung in der Duftlampe ist. Angenehme Erfahrungen konnte ich vor allem mit Duftmischungen sammeln, bei denen die Cistrose nur einen geringen Anteil ausmacht. In der Schwangerschaft sollte es lediglich von Frauen verwendet werden, die unter Hautekzemen oder unangenehmem Juckreiz leiden. Ansonsten ist das ätherische Öl der Cistrose für schwangere Frauen nicht besonders geeignet.

Bewährte Aromamischungen

- Cistrosenbad
- Cistrosencreme
- Cistrosenöl
- Körperpflegeöl Harmonia

In der Geburtshilfe sollte das Öl nur von erfahrenen Kolleginnen benutzt werden. Vorstellbar wäre der Einsatz von Cistrose, wenn eine kranke Frau zur Geburt kommt oder bereits vor der Geburt eine Krankheit des Kindes bekannt ist. Ein Bad mit einer geringen Tropfenzahl Cistrose und einem Tropfen Rose oder einigen Tropfen der Aromamischung *Sprachlos* werden der Gebärenden helfen innere Wärme zu entwickeln und Geheimes ans Tageslicht kommen zu lassen. Auch zerknitterte Röslein sind willkommen auf dieser Erde, und sei deren Aufenthalt nur für kurze Zeit. Wenden Sie das Öl nicht an, wenn die betroffene Person es ablehnt. Säuglinge und Kinder reagieren übrigens sehr stark mit ihrer Körpersprache auf Geruch, entweder mit wohligem Gesichtsausdruck, einem zufriedenen »Schnurren« oder eben mit Schreien, Sichabwenden und Naserümpfen. Bislang konnte ich mit Cistrosenölmischungen gute Erfahrungen sammeln bei Säuglingen mit beginnender problematischer Haut. Bitte benutzen Sie solche therapeutisch wirksamen Öle immer sparsam und betrachten Sie diese Kostbarkeiten der Natur auch als solche. Insbesondere die Haut von Kindern reagiert sensibel und sollte behutsam behandelt werden. Ideal ist die Verwendung unserer »Bewährten Aromamischung« zur Nachbehandlung von Hautkrankheiten. Immer wieder erhalte ich Berichte über erfolgreiche Behandlungen bei Personen, die mit schulmedizinischen Präparaten keine Besserung erlebten, aber mit Hilfe der Aromatherapie Linderung oder gar Heilung erfahren haben.

*ätherische Öle bewirken manchmal kleine Wunder*

Denken Sie bei trockener Haut und regelmäßiger Anwendung, egal ob bei Kindern oder Erwachsenen, an den Einsatz von Hydrolaten. Bei der Pflege von Kranken und alten Menschen berichten Krankenschwestern von guten Wirkungen. Vielleicht geben Sie einfach einmal einen Tropfen Cistrose zu Ihrem üblichen Körperpflegeprodukt. Natürlich sollte dieses auf pflanzlicher Basis sein und kein Paraffinöl enthalten.

Einen reizvollen Duft entfaltet ein Tropfen Cistrose in einem Hydrolat als Rasierwasser für einen Mann, so z. B. in 100 ml Salbeihydrolat, das zusätzlich mit einem Tropfen Eichenmoos, fünf Tropfen Zypresse, fünf Tropfen *Eisenkraut 10 % in Jojobawachs* und sieben Tropfen Grapefruit gut vermischt wird.

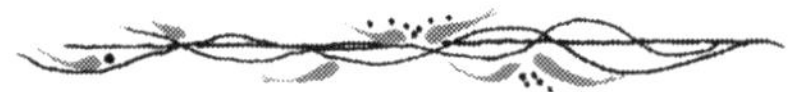

## Citronella – *Cymbopogon nardus*

*»prüf mich in Ruhe«*

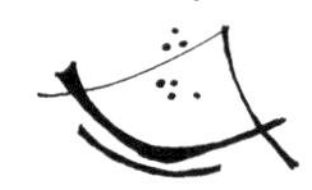

### *Duftprofil*

Mischt sich gut mit

Douglasie
Limette
Rosengeranie
Zirbelkiefer

Der frische, zitronige Geruch des aus Nepal, Indonesien oder Mittelamerika stammenden Grases ist vielen bekannt, da der Duft des leicht grünlichen Öls an Melissenöl erinnert. Aufgrund dieser Ähnlichkeit hat es auch den Namen Oleum Melissae indicum erhalten und wurde so auch leider im DAB 6 (Deutsches Arzneibuch) deklariert, was immer wieder zu Täuschungen führt. Citronellöl wird auf dem freien Markt wie auch in Apotheken oft unter dem falschen Namen Melissenöl verkauft, dem dann nur noch in Klammern das Wort indicum zugefügt wird. Der Endverbraucher hat außer über den Preis keine Möglichkeit zu erkennen, ob es sich um das teure Melissenöl oder das ähnlich duftende einfache Citronellöl handelt. Es lohnt also, sich den Geruch beider Öle einzuprägen, damit Sie beim Kauf Citronellgras von Melissenkraut unterscheiden können. 100 kg Citronellagras ergeben 1 kg ätherisches Öl.

### *Eigenschaften und Wirkungen*

Das Öl des Citronellgrases hat aufgrund seiner Inhaltsstoffe insektenabwehrende, leicht entzündungshemmende und krampflösende Eigenschaften. Bei Müdigkeit und Gedächtnisschwäche wirkt sein leicht zitroniger Duft anregend ohne dabei zu sehr zu beleben. Ebenso beschrieben wurde der erfolgreiche Einsatz bei rheumatischen Beschwerden. Mittlerweile findet es vor allem in der Seifen- und Desinfektionsmittelherstellung Verwendung.

*Meine Erfahrungen*

Der Duft des Citronellgrases eignet sich in Verbindung mit einer Fruchtnote wie Bergamotte, Grapefruit, Limette oder Litsea und einem Nadelholzöl gut zur Begrüßung in den Geburtsvorbereitungskursen wie natürlich auch in Arztpraxen, einem Wartezimmer oder in Büros. Für anstehende Gespräche oder Büroarbeit kombiniere ich Citronellgras gerne mit dem Duft der Rosengeranie.

Die angenehm grasige Duftnote des Citronellgrases eignet sich in der Duftlampe tatsächlich gut um Insekten fern zu halten. Selbst Kinder können sich mit dem Geruch anfreunden. So kann es in der Hausaufgabenlampe zusammen mit Limette bei Schulkindern Anklang finden und trotz der ungeliebten »Büffelei« fröhlich stimmen. Ein Gespräch mit Lehrern über den sinnvollen Einsatz einer Duftlampe im Klassenzimmer bringt oft Klarheit über die Ursache von Kopfschmerz, der von alten oder schlechten Ölen stammt, die in einer seit Monaten ungesäuberten Duftlampe verdunstet werden.

Bewährte Aromamischungen

- Duschgel
- Insektenabwehr eukalyptusfrei
- Insektenstichöl

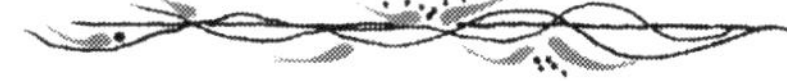

## Douglasfichte – *Pseudotsuga menziesii*

*»die Frische des Waldes«*

*Duftprofil*

Der frische, leicht zitrusartige Waldduft der Douglasfichte stammt meist aus Frankreich und ist vielen unbekannt. Die klare Essenz wird aus den Zweigen gewonnen und gilt als eine etwas schwere Kopfnote. Der klare und doch sanfte Geruch erinnert an einen erholsamen kühlen, aber sonnigen Morgenspaziergang im Wald.
200 kg Zweige ergeben 1 kg ätherisches Öl.

Mischt sich gut mit

Citronella
Lavendel
Lemongrass
Neroli
Rosmarin
mit allen Zweigdestillationen

*Eigenschaften und Wirkungen*

Das ätherische Öl der Douglasfichte wirkt leicht schleimlösend und krampflösend. Es wird bei Erkältungskrankheiten und Atemwegsbeschwerden zur Inhalation empfohlen.

*Meine Erfahrungen*

Viele Nasen kennen aus der Kindheit nur Fichtennadelduft und freuen sich über diesen neuen, frischen Waldgeruch. Douglasie kann während Erkältungskrankheiten in der Duftlampe gut im Kinderzimmer und Krankenzimmer eingesetzt werden. In Krankenhäusern freuen sich Patienten, wenn es nicht nach Putzmitteln und Desinfektion riecht, sondern nach frischen Kieferzweigen. Schwerkranke Menschen leiden oft an unangenehmen Körperausdünstungen und sind dankbar um angenehme Düfte. Außerdem hat dies den Vorteil, dass Angehörige und Besucher noch gerne verweilen. Eine herrliche Kombination stellt Grapefruit und Douglasie dar.

Bewährte Aromamischungen

- Raumduft Thymian-Zitrone
- Waldspaziergang

Verschüttelt in Rosmarinhydrolat kann die Douglasie statt dem üblichen Franzbranntwein zur Mobilisation von bettlägerigen oder frisch operierten Patienten benutzt werden. Ein Rücken-Abklatsch wirkt anregend aufs Atemzentrum, beruhigend und schleimlösend auf die Bronchien. Vermischt mit Lavendelöl und Zirbelkiefer wird die Douglasie am Abend ebenfalls willkommen sein. In der Duftlampe harmonieren andere Holzöle aus Zweigdestillationen und Kräuterölen immer mit der Douglasie.

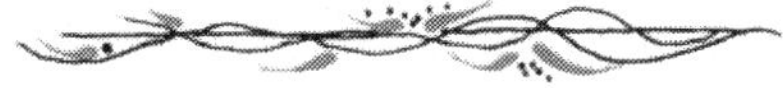

## Eichenmoos – *Evernia prunastri*

*»entspannt die Erde genießen«*

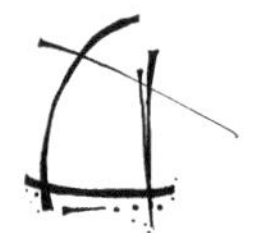

*Duftprofil*

Der waldige, erdige und moosartige Geruch von Eichenmoos gilt als männliche Duftnote. Die Alkohol-Extraktion wird aus den an Eichenbäumen wachsenden Flechten gewonnen und stammt überwiegend aus Kroatien. Die zähflüssige braune Essenz des Eichenmooses ist eine schwere Fußnote, die nicht nur in der Parfümerie als Fixativ benutzt wird, sondern auch in Aromamischungen. Der rauchige Duft von Eichenmoos lässt mich immer an einen frisch rasierten Mann denken, der Rasierwasser aufgetragen hat.
170 – 200 kg Moos ergeben 1 kg ätherisches Öl.

Mischt sich gut mit

Bergamotte
Douglasie
Eisenkraut
Zeder
Zirbelkiefer

## *Eigenschaften und Wirkungen*

Eichenmoos besitzt angenehm ausgleichende, entspannende und leicht erotisierende Eigenschaften. Meist wird es für männliche Duftkreationen und Rasierwasser verwendet.

## *Meine Erfahrungen*

Bewährte Aromamischungen

- Sommerfrische
- Waldspaziergang
- Wintertag

In der Geburtshilfe wie in der Frauenheilkunde taucht Eichenmoos als Therapeutikum so gut wie nicht auf. Trotzdem bin ich der Meinung, dass es für eine nach außen männlich und streng wirkende Frau bestimmt ein angenehmer Duft sein kann. Nicht alle Frauen lieben blumig-süße Duftöle, weder in der Schwangerschaft noch während der Geburt. Für diese Frauen ist es denkbar, eine Mischung auszuwählen, die aus Kräuterdestillationen stammt und mit einem Hauch Eichenmoos die aphrodisische Note bekommt, die der Frau in ihrer Persönlichkeit vermittelt, sich zu entspannen und den Geburtsverlauf zuzulassen. Auf welchem »Duftweg« die Gebärende zum Ziel kommt, spielt keine Rolle, die Hauptsache ist, dass es der Frau gut geht, sie die Aromaduftnote akzeptiert und sich geborgen und wohl fühlt. Ganz wichtig aber ist, Eichenmoos immer sehr gering zu dosieren. Am besten lassen Sie das Öl mit einem entsprechenden Emulgator in der Badewanne wirken und geben wirklich nur einen Tropfen dazu. Bei Frauen, die im Wochenbett zu überaktiv und nervös sind, empfiehlt sich eine »Bewährte Aromamischung«, der das Öl der Eichenmoosflechte zugesetzt ist – vorausgesetzt allerdings, dass die Frau mit den bekannten entspannend wirkenden weiblichen Duftnoten nicht zurechtkommt. In solchen Situationen ist es ratsam, die »Bewährte Aromamischung« *Waldspaziergang* auszuwählen, oder der *Sommerfrische* zusätzlich einen Tropfen Eichenmoos zuzufügen. Nicht nur für Wöchnerinnen, sondern immer dann, wenn ein herber Duft erwünscht ist und die Frau unter hormonell bedingten Stimmungsschwankungen leidet, bietet es sich an, Bergamottöl mit einer Nuance Eichenmoos, einem Hauch Vetiver und wenig Muskatellersalbei zu mischen. Bestimmt eignet sich die Mischung auch für stressgeplagte Managerfrauen und -männer. Auf Anfrage erhalten Sie diese in der Bahnhof-Apotheke in Kempten, vielleicht auch eine 10 %ige Verdünnung von Eichenmoos in Alkohol oder Jojobawachs, damit es sich in den Mischungen auch mit

*eine erdende Mischung für stressgeplagte Menschen*

den anderen Ölen gut verbinden kann. Denn es ist im wahrsten Sinne des Wortes ein zähes Öl.

*bei der Dosierung ist Vorsicht angebracht*

Eichenmoos mit seinem typischen waldigen Charakter sollte wirklich nur als Fixativ eingesetzt werden, da es ansonsten viel zu intensiv und dominant riecht. Mit einer Nuance Eichenmoos in einer Duftkreation erhält so manche »Bewährte Aromamischung« ihren besonderen Duftcharakter. Das Öl vermittelt als Einzelöl Ausgeglichenheit und Erdenschwere, in der Duftlampe aber wäre selbst ein einzelner Tropfen schon zuviel. Außerdem ist es ein so schweres Öl, dass es sich am Gefäßboden der Duftlampe absetzt und einen unangenehmen leichten Brandgeruch entwickelt.

Bewährt aber hat sich Eichenmoos, wenn davon ein Tropfen in eine Körperölmischung gegeben wird, um eine männlich-moosige Note zu ergänzen und einem Menschen Ruhe und Ausgeglichenheit zu vermitteln.

In Kombination mit Eisenkraut und Koniferendestillationen lässt sich ein herrliches Rasierwasser zaubern.

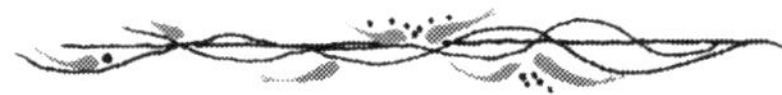

## Eisenkraut – *Lippia citriodora–Aloisia triphylla*

*»kraftvoll und zuversichtlich ins Leben«*

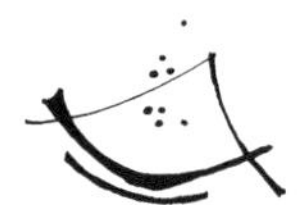

### *Duftprofil*

Ein feiner, zitronenartiger, krautiger Duft prägt die tiefgehende Kopfnote der Lippia citriodora. Eigentlich lautet die korrekte Bezeichnung Zitronenverbene, in Frankreich ist die Pflanze als Verveine bekannt, bei uns als Zitronengras. In der Aromatherapie hat sich das gelbliche Öl jedoch mit dem Namen Eisenkraut eingebürgert. Destilliert werden die Blätter der Lippia citriodora aus Frankreich und der stammverwandten Aloisia triphylla aus Peru. Diese Eisenkrautarten dürfen aber nicht verwechselt werden mit dem kleinen Kräutlein Verbena officinalis, dem »echten Eisenkraut«. Beide Pflanzen gehören zu der Gattung der Verbenaceae, deshalb kommt es immer wieder zu Verwechslungen.
100 kg Blätter ergeben 1 kg ätherisches Öl.

| Mischt sich gut mit |
|---|
| Bergamotte<br>Kamille römisch<br>Lemongrass<br>Myrte<br>Orange<br>Zeder<br>Zimt |

### *Eigenschaften und Wirkungen*

Die Eigenschaften von Eisenkraut werden als beruhigend, konzentrationsfördernd, entzündungshemmend und auch schmerzstillend beschrieben. Verwendet wird das Öl zur Stimulation des zentralen Nervensystems, bei Angst, bei krankhaftem Stress, zur Senkung von Bluthochdruck, bei Konzentrationsstörungen und bei Darmerkrankungen. Außerdem soll es zur Fieberbehandlung bei Malaria hilfreich sein. In Körperölen muss auf eine wirklich geringe Konzentration geachtet werden, da es sonst zu Hautreizungen und Lichtflecken führen kann. Der Preis des echten Eisenkrautöls wird aber ohnehin von hohen Dosierungen abhalten.

### *Meine Erfahrungen*

Die ätherischen Öle der Lippia citriodora aus Frankreich und das der Aloisia triphylla aus Peru sind ähnlich im Geruch und doch unterschiedlich. Ich konnte mich weder über meine Nase noch über meine Intuition für eines der beiden Öle entscheiden. In den ersten Jahren meiner aromatherapeutischen Erfahrung konnte mir auch niemand genaue Auskunft über die Inhaltsstoffe geben, deshalb hatte ich mich schließlich entschieden beide Öle gemischt zu geburtshilflichen Zwecken zu verwenden, was sich in der Vergangenheit gut bewährt hat. Manchmal müssen wir aber auf das vollere und rundere Eisenkraut aus den Anden verzichten, da es gar nicht oder nicht in ausreichender Menge lieferbar ist.

Bewährte Aromamischungen

- Körperöl festigend
- Konzentrationsöl
- Saunaöl
- Sommerfrische
- Ut-Öl
- Wintertag

Mit einem Hauch Eisenkraut läßt sich konzentriert und zielstrebig arbeiten, zuviel allerdings erzeugt Kopfschmerzen und ein Gefühl von Schwere über den Augen – eine Bestätigung seiner sedierenden Wirkung. Ich habe von Anbeginn meiner Duftbegeisterung Eisenkraut in der Hausgeburtshilfe eingesetzt, da ich davon ausging, dass es die Wehen ebenso fördert wie ein Teeaufguss des Krauts Verbena officinalis. Mittlerweile gibt es auf Seiten der Aromatherapeuten vermehrt kritische Stimmen über die Uteruswirksamkeit des Eisenkrautöls. Es wird diskutiert, ob bei den angewendeten Aromaölen nicht doch die Lippia citriodora mit der nahe verwandten Verbena officinalis verwechselt wurde. Letztere enthält den Wirkstoff Verbenalin, der im Tierversuch als wehenfördernd nachgewiesen wurde. Aufgrund der Verwandtschaft beider Pflanzen enthält vermutlich

*eine sparsame Dosierung vermeidet Kopfschmerzen*

auch die Lippia citriodora einen Verbenalin-ähnlichen Stoff, aber dies wurde bisher wissenschaftlich nicht untersucht. Doch auch wenn noch nicht geklärt ist, welche Inhaltsstoffe der Lippia citriodora tatsächlich uteruswirksam sind, so hat sich meine Anfangsvermutung bestätigt und wir Hebammen können von vielen Geburten berichten, bei denen wir eine gute wehenunterstützende Wirkung des Eisenkrautöls beobachtet haben. Ich erkläre mir diese muskelstärkende, konzentrationsfördernde Wirkung mit den durchblutungsfördernden und doch sedierenden Inhaltsstoffen. Eisenkraut vermittelt der Frau, dass das Kind nicht mit geistiger Konzentriertheit, sondern mit der körperlichen Kraft der Gebärmuttermuskulatur geboren werden muss. Was den Menschen in der Sportmassage Kraft und Ausdauer verleiht, kann während der Wehen einer Frau ebenso hilfreich sein, zumal die Geburtsarbeit durchaus mit Hochleistungssport vergleichbar ist.

*Hebammen lieben den Duft des Eisenkrauts*

In der Schwangerschaft sollte das Öl am besten ganz vermieden werden. Interessant ist für mich, dass Hebammen Eisenkrautöl eigentlich gerne riechen, schwangere Kolleginnen bei Duftprüfungen jedoch einen Duftstreifen mit Eisenkraut als unangenehm bis widerlich beschreiben. Dies bestätigt, dass eine schwangere Nase weiß, was dem Kind im Bauch gut tut bzw. wovor es geschützt werden sollte. Es dürfte verständlich sein, dass das ätherische Öl für die Therapie während der Geburt besser über die Haut angewendet wird, damit es wirklich vor Ort sofort Wirkung zeigen kann. In einer Ölschale geben die Hebammen zum *Geburtsöl* dann zusätzlich noch einen Tropfen reines Eisenkrautöl. Idealer ist, mit einer 10 %igen Verdünnung in Jojobawachs zu arbeiten um feiner dosieren zu können. Die Menge kann bei fünf Tropfen beginnen und bei unzureichender Wirkung gesteigert werden. Kolleginnen erzählen auch von einer guten Wirkung des Eisenkrauts in Jojobawachs bei der Reflexzonenbehandlung. Sollte die »Bewährte Aromamischung« *Ut-Öl* bereits verwendet werden, aber die Wirkung nicht ausreichen, so kann ebenfalls ein Tropfen des reinen Eisenkrautöls oder einige Tropfen der Verdünnung zusätzlich zu einer Uterusfundusmassage eingesetzt werden. Bei einer Geburtseinleitung können einige Tropfen der 10 %igen Verdünnung in Jojobawachs als Badezusatz benutzt werden oder für eine Behandlung über die Akupunkt- oder Fußreflexzonenmassage. Nicht erforderlich scheint mir die innere

Anwendung des ätherischen Öls, von der leider häufig berichtet wird. In vielen Büchern wird Eisenkraut als hautreizend beschrieben. Bisher konnte ich bei der Anwendung als uterustonisierendes Öl davon nichts beobachten und auch von Kolleginnen ist mir darüber nichts mitgeteilt worden. Diese positive Wirkung führe ich auf den nur kurzzeitigen Gebrauch des Massageöls zurück.

*Eisenkraut sollte nur von erfahrenen Frauen verwendet werden*

Den werdenden Müttern möchte ich ans Herz legen keine Eigentherapien mit diesen hochwirksamen ätherischen Ölen zu versuchen, sondern sich einer Hebamme anzuvertrauen, die eine der beschriebenen Methoden kennt und weiß, was für Sie geeignet ist. Seien Sie aber nicht enttäuscht, wenn die Kollegin nicht alle alternativen Methoden beherrscht, denn das würde sehr viel Ausbildungszeit in Anspruch nehmen, deshalb spezialisieren sich Hebammen meist auf ein Gebiet. Die Hebamme wird Sie im Zweifelsfall an eine andere Kollegin verweisen, die die von Ihnen gewünschte Therapie fachlich korrekt ausführen kann. Informieren Sie sich deshalb zu Beginn der Schwangerschaft, welche Hebammen und geburtshilflichen Einrichtungen welche Methoden anbieten. Bedenken Sie aber, dass die Natur trotzdem ihre Tücken hat und Kinder auf ihre ganz persönliche Weise zeigen, wie sie geboren werden wollen. Es kann auch eine Situation eintreten, in der kein Öl, keine homöopathischen Globuli, keine Akupunkturnadel und kein Zuspruch helfen und es stattdessen erforderlich wird, dass ein Mediziner die rettende Maßnahme eines operativen Eingriffs vornehmen muss.

In der Umgebung von Kleinkindern ist die Duftnote von Eisenkraut sicher zu streng und zu intensiv. Dagegen schätzen Jugendliche und Männer, aber auch Frauen, einen Hauch des Öls als Konzentrationsduft bei der Büroarbeit. Meine Freundin Maria hatte die schöne Idee das Eisenkrautöl in Salbeihydrolat zu einem herrlichen Rasierwasser zu verschütteln. In Orangenblütenhydrolat gemischt erfreuen sich Männer an einem Aftershave und Frauen lieben es als Erfrischungswasser an sommerlichen Tagen. Müde Geister werden am Morgen mit einem Tropfen in neutrales Duschgel gemischten Eisenkrautöl wach.

*oft wird verdünntes Eisenkraut angeboten*

Sie sollten achtsam sein beim Kauf von Eisenkrautöl, denn das Öl der Lippia citriodora wird gerne mit Lemongrass gemischt und als billiges Eisenkrautöl angeboten. Dadurch erhält es dann einen eher süßlichen Duft und dem Öl wird die Tiefenwirkung genommen. Für therapeutische Zwecke lohnt es sich immer, mit dem reinen Öl zu arbeiten. Es ist zwar teurer, muss aber ohnehin gering dosiert werden, oder Sie benutzen die Verdünnung in Jojobawachs. Diese Verdünnungen sind hauptsächlich entstanden, weil unwissende Kolleginnen das kostbare Eisenkraut in viel zu großen Mengen angewendet hatten. Um Missbrauch vorzubeugen und eine sparsame Dosierung zu ermöglichen habe ich die Bahnhof-Apotheke gebeten die 10%ige Jojobawachsverdünnung abzufüllen. So kann mit wenigen Tropfen Öl im Badezusatz eine gute Wirkung erzielt werden.

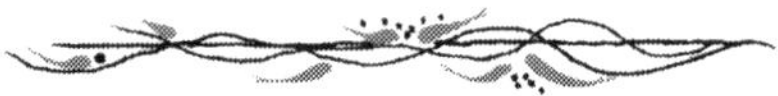

## Eukalyptus – *Eucalyptus globulus*

*»dem Atem Flügel verleihen«*

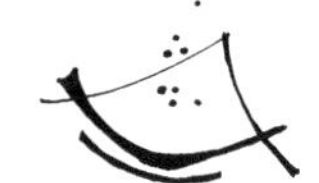

### *Duftprofil*

Das intensive, leicht stechende Öl der verschiedenen Eukalyptusarten, mit seiner unverkennbaren Kopfnote, stammt entweder aus Portugal, Madagaskar oder Australien. Der Eukalyptusbaum wächst sehr schnell und hält bekanntlich lästige Insekten fern.
50 kg Pflanzenmaterial ergeben 1 kg ätherisches Öl.

Mischt sich gut mit

Cajeput
Manuka
Minze
Niaouli
Rosmarin
Salbei
Teebaum

### *Eigenschaften und Wirkungen*

Die Pharmazie macht sich schon seit langer Zeit die schleimlösende, antibakterielle und antivirale Wirkung des Eukalyptusöls zu eigen. Jedoch sollte unbedingt darauf geachtet werden, dass der stark wirkende Eukalyptus globulus nicht in der Umgebung von Schwangeren und Kleinkindern verwendet wird. Er kann bei längerem Gebrauch und bei empfindlichen Kindern bereits in geringen Mengen zu Atemdepressionen und Beklemmungsgefühlen in der Brust führen. Ebenso wird auch Asthmatikern und Menschen mit chronischem Bronchialleiden von der Benutzung von Eukalyptus abgeraten. Erwachsene, die ansonsten gesund sind und nicht an chronischen Atemwegserkrankungen leiden, schwören aber zu Recht auf Eukalyptusöl.

*Meine Erfahrungen*

Das Öl der Eukalyptusarten sollte von schwangeren Frauen und auch Kleinkindern wenn irgend möglich vermieden werden, da es tonisierend und schleimlösend auf die glatte Muskulatur wirkt, denn die Gebärmutter besteht ebenfalls aus glatter Muskulatur. Allerdings kann der sanftere Eukalyptus citriodora oder radiata bei Kleinkindern vorsichtig angewendet werden. Bitte beachten Sie, dass alle Öle, die zu einer verstärkten Einatmung führen, bei Schwangeren kontraindiziert sind. Kleinkinder sollten bis zum vierten Lebensjahr möglichst nicht mit Eukalyptusöl behandelt werden.

Bewährte Aromamischungen

- Insektenabwehr
- Kemptener-Öl

Immer wieder konnte ich in meiner Praxis feststellen, dass der tatsächliche Auslöser für vorzeitige Wehen eine Anwendung von Eukalyptusöl oder einem anderen campherähnlichen Öl war. Natürlich liegt die Benutzung nicht immer klar auf der Hand, sondern oft erkenne ich erst durch Erfragen, dass die Frau, meist beruflich bedingt, regelmäßig mit Eukalyptus hantiert. Es lohnt sich also immer, genau hinzuhören und sich die Substanzen zeigen zu lassen bzw. die Frau an Eukalyptus riechen zu lassen und zu fragen, ob sie mit solchen oder ähnlichen Geruchsstoffen konfrontiert wird. In bekannter Fachliteratur finden sich Hinweise bezüglich der Gegenanzeigen bei Kleinkindern, dies muss unbedingt auch für schwangere Frauen gelten und beachtet werden.

Aber auch bei Nichtschwangeren konnte ich oft mit dem Hinweis helfen, dass Eukalyptus bei spastischen Atemproblemen nicht verwendet werden soll. Deshalb habe ich vor Jahren das *Erkältungsöl wärmend* ohne Eukalyptus gemischt, um eben diesen empfindlichen Menschen Hilfe geben zu können.

*der sanftere Eukalyptus citriodora reicht meist aus*

Für Saunagänge empfiehlt es sich ebenfalls auf die sanften Sorten zurückzugreifen. Am besten ist, den Eukalyptus nur in geringen Mengen zu verwenden und tatsächlich erst die Nase zu befragen. In der Sauna sollte an die Mitschwitzenden gedacht und nur wenig Öl in die Wasserkelle geträufelt werden. Zu beginnenden Grippezeiten ist es dagegen wirklich empfehlenswert die anregende und viruswirksame Eigenschaft von Eukalyptus in der Sauna zu genießen. Aufgrund der kühlenden Wirkung des Öls können Sie es länger in der gesunden Hitze aushalten und somit einen guten Entgiftungsprozess in Gang setzen. Erwachsene können sich bei fieberhaften Krankheitsprozessen ein kühlendes Bad gönnen, sofern bislang keine asthmatischen oder sonstigen spastischen Bronchialleiden bekannt sind. Bitte achten Sie aber darauf, dass ein Bad mit Eukalyptus die Körpertemperatur senken kann bzw. die wirkliche Wassertemperatur als kühler empfunden wird.

*Raumdesinfektion mit ätherischen Ölen*

Für nicht vorbelastete Erwachsene sind die schleimlösenden und heilenden Wirkungen des Eukalyptusöls bei Virusinfektionen nicht wegzudenken. In Krankenzimmern in der Duftlampe angewendet, kann eine erhebliche Keimzahlverminderung erreicht werden. Bei geschwollenen Nasen- und Bronchienschleimhäuten kann die kranke Person eine Schleimlösung und bessere Atmung erleben.

Die klassische Homöopathie betrachtet Eukalyptusöl als eine Kontraindikation, dies bedeutet, Sie sollten es nicht während einer homöopathischen Therapie verwenden.

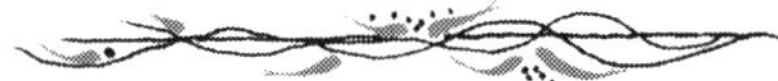

## Fenchel süß – *Foeniculum vulgare dulce*

*»Entspannung und Beruhigung finden«*

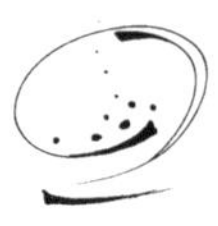

### *Duftprofil*

Das süße und fast warm riechende Öl des süßen Fenchels ist vielen Menschen sehr vertraut und lässt sie mehr oder weniger gerne an die Kindheit denken. Meist wird das aus dem zerkleinerten Samen wasserdampfdestillierte Öl in den Mittelmeerländern wie Italien, Frankreich und Griechenland hergestellt. Das Öl ist fast farblos oder zart blassgelb und wird als eine eindeutige Herznote bezeichnet.
50 kg Samen ergeben 1 kg ätherisches Öl.

Mischt sich gut mit

Anis
Bergamotte
Kamille römisch
Karottensamen
Koriander
Kümmel

### *Eigenschaften und Wirkungen*

Fenchelöl ist seit langem für seine blähungswidrige, krampflösende und schleimlösende Wirkung bekannt. Es wird zur Milchbildung, aber auch bei Hustenreiz und Stauungen von Leber und Galle eingesetzt. Die östrogenähnliche Wirkung kommt vielen Frauen unterschiedlichen Alters zugute. Das Öl kann sogar bei Rheumatismus, Ödembildung und Nierenentzündungen eingesetzt werden.

## *Meine Erfahrungen*

Die Anwendung von Fenchelsamen bei der Wöchnerin und dem Neugeborenen sind vermutlich so alt wie mein Beruf selbst. In der Literatur findet sich oftmals der Hinweis, dass Fenchel geburtserleichternd sein soll. Was immer sich die Autorinnen darunter auch vorstellen, ich kenne keine routinemäßigen oder bewussten Anwendungen von Fenchel während der Geburt. Trotzdem ist sein Einsatz denkbar, da Fenchel nachgewiesenermaßen östrogenwirksam ist und nur unter Wirkung dieses Hormons auch eine Wehenhormonwirkung stattfinden kann. Vielleicht ist es ja eine Anregung für Sie, liebe Leserin oder Kollegin, süßes Fenchelöl in das Geburtsöl oder in ein Geburtsbad zu mischen. Auf alle Fälle wird es ein entspannendes Bad werden, und das allein ist schon hilfreich. Die Nase der Gebärenden wird wie immer die richtige Entscheidung treffen. Gerne bin ich bereit Ihre guten Erfahrungen weiterzugeben.

Bewährte Aromamischungen

- Fenchel-Kümmel-Öl
- Kamille-Fenchel-Öl
- Klimakterium Körperöl
- Sandmännchen
- Stillöl

Die milchflussfördernde Wirkung des ätherischen Öls der Fenchelsamen ist dagegen sicherlich keine Neuigkeit mehr für Sie, denn selbst in Kliniken wird Müttern Fenchelsamen im Stilltee angeboten. Im Teeaufguss wirkt das ätherische Öl von Fenchel ebenso. Hierbei wird allerdings immer der Samen des bitteren Fenchel in angestossener Form aufgegossen, beim ätherischen Öl dagegen wird nur der süße Fenchel verwendet, da dieser im Gegensatz zum bitteren Fenchel nur einen geringen Fenchongehalt aufweist. Bei der Wasserdampfdestillation des bitteren Fenchels wäre der Fenchongehalt für Schwangere und Kleinkinder zu hoch. Beim wässrigen Teeauszug (¼ Teelöffel auf 150 ml für ein Kleinkind genügt) entsteht also eine enorme Verdünnung und zudem scheint nur wenig des unerwünschten Ketonwirkstoffes in den Aufguss überzugehen. Das ätherische Öl aber stellt immer eine extreme Konzentration dar und sollte sparsam dosiert werden (zwei bis drei Tropfen auf 50 ml), auch wenn es sich um süßes Fenchelöl handelt; das nämlich kann aufgrund des Anetholgehaltes schnell zu Hautreizungen führen. Wir in der Bahnhof-Apotheke sind immer bemüht ein qualitativ hochwertiges und inhaltsstofflich geeignetes Öl für die »Bewährten Aromamischungen« zu finden. Es ist also fachliche Unkenntnis, wenn Sie in Zeitungsartikeln oder Büchern lesen, dass Fenchelöl nicht bei Säuglingen und Kleinkindern angewendet werden darf. Es stimmt mich traurig, wenn Warnungen ausgesprochen werden, die

*bitteren Fenchel für den Tee – süßen Fenchel für das ätherische Öl*

nicht nötig sind und Eltern weinender Säuglinge, sowie Hebammen dadurch lediglich verunsichert werden.

Ob das ätherische Öl nun als Massageöl oder als Bad verwendet wird, die entspannende und beruhigende Wirkung des süßen Fenchelöls lässt nicht lange auf sich warten. Vielleicht sollten Sie sich oder Ihrem Kind auch einmal ein Fenchelbad gönnen. Ein Familienbad mit fünf Tropfen Fenchelöl vermischt mit fünf Tropfen *Kamille römisch 10 % in Jojobawachs* wird so manchen hektischen Abend in einen ruhigen verwandeln.

Die blähungswidrige Wirkung des süssen Fenchelöls hilft den Frischentbundenen ebenso wie den Kindern, die zu Luftschlucken und Blähungskoliken neigen. Diese gute Wirkung wird mir vom *Fenchel-Kümmel-Öl* seit vielen Jahren bestätigt und ich konnte sie am eigenen Körper unzählige Male erfahren.

*Gerüche können auch schlechte Erinnerungen hinterlassen*

Leider aber gibt es viele Menschen, die eine schlechte Erinnerung an Fenchelgeruch haben. Bitte achten Sie darauf, dass Fencheltee und Fenchelöl wirklich nicht zum Dauereinsatz kommt, sondern eben nur, wenn es angezeigt ist. Denn ein Zuviel von Geruch hinterlässt in der Tat negative Erinnerungen, die später nur mit viel Mühe überwunden werden können.

Frauen mit hormonellen Störungen, insbesondere Östrogenmangel, sollten Fenchel in jeder Form zu sich nehmen, als Rohkost, Tee und auch ätherisches Öl, ob in der Duftlampe, im Bad oder noch besser mit einer täglichen Massage. In Kombination mit Jasmin, Sandelholz und Bergamotte oder römischer Kamille werden Sie sicherlich positive Erfahrungen damit machen. Nicht erst zu Beginn ihrer Wechselzeit wenden Frauen gerne die »Bewährte Aromamischung« *Klimakterium Körperöl* an, sondern auch bei hormonellen Unregelmäßigkeiten jeden Frauenalters. Müttern pubertärer Töchter möchte ich raten Fenchel, egal ob als Öl, Gemüse oder im Familientee, wieder öfter anzubieten um die Hormone auf Vordermann zu bringen. »Harten« Männern bringt Fenchelöl vielleicht etwas Weichheit und Nachgiebigkeit.

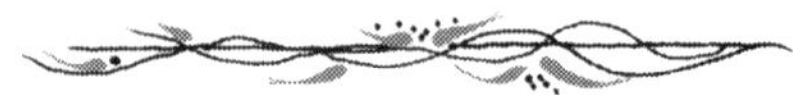

# Grapefruit – *Citrus paradisi*

*»Lust auf neue Abenteuer«*

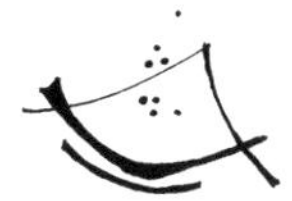

## *Duftprofil*

Ein fruchtiger, leicht herber, grüner und voller Duft prägt die wunderschöne Essenz der Grapefruit. Ich reihe sie in der Familienordnung der Agrumenöle, wie Zitrusöle auch genannt werden, bei den pubertären Jugendlichen ein. Die aus den Schalen der Grapefruit gepresste Kopfnote weist einen fröhlich-frischen Duft auf.
200 kg Fruchtschalen ergeben 1 kg ätherisches Öl.

Mischt sich gut mit

Jasmin
Melisse
Rose
Rosengeranie
Zeder
Zimt
allen Zitrusfrüchten

## *Eigenschaften und Wirkungen*

Die Grapefruit wirkt euphorisierend, erfrischend, erheiternd und anregend. Grapefruitöl wird eingesetzt bei morgendlicher Müdigkeit, bei Depressionen und Ängsten. Sogar bei Magenverstimmungen und Völlegefühl kann das Öl Erleichterung bringen. Bei der Behandlung von Cellulite und bei Krampfadern wird die Grapefruit als Kopfnote in eine Mischung gegeben. Zur Raumluftverbesserung in stickigen Räumen und auf Reisen ist das ätherische Öl der Grapefruit eine wahre Wohltat.

Sie sollten die Grapefruit nicht nur aufgrund des Preises sparsam nutzen, sondern auch wegen ihrer intensiven Wirkung. Auch im Hinblick auf mögliche Hautreizungen sollte es, wie alle Zitrusöle in Körperölmischungen, gering dosiert werden, insbesondere bei Verwendung der »komplett«-Destillation. Bei hautempfindlichen Personen bitte deshalb zuerst den Armbeugetest durchführen.

## *Meine Erfahrungen*

Bei Übelkeit und Stimmungsschwankungen in der Frühschwangerschaft haben schon viele Frauen mit Grapefruitöl in einem Riechfläschchen oder in der Duftlampe gute Erfahrungen gesammelt. Selbst rund um die Geburt ist die Grapefruit in der Duftlampe ein beliebtes Öl, es schafft in Kliniken eine fröhliche, aber nicht übermütige Begrüßungsstimmung. Im Wochenbett habe ich es unzähligen Müttern schon empfohlen, da es nach einer anstrengenden

Bewährte Aromamischungen

- Brustmassageöl
- Entbindungsduft
- Körperöl kräftigend
- Massageöl frisch
- PMS-Zyklus-Massageöl

Nacht trotzdem noch neugierig macht auf die neuen »Taten« des zweijährigen Geschwisterkinds, denn das hat ja ausgeschlafen, nur Mama und das Baby waren wach.

Vor allem auf der Kinderstation, aber auch auf anderen Krankenstationen, ist Grapefruitöl ein geeigneter Duft für Flur oder Schwesternzimmer. Er entlockt den Besuchern und Patienten trotz Krankheit ein Lächeln. Das Personal kann auch bei viel Arbeit noch lachen und eine gute Stimmung verbreiten.

Kindern, die traurig sind, weil die Eltern ein Verbot ausgesprochen haben, wird mit Grapefruit in der Duftlampe doch bald wieder ein verschmitztes Lachen über das Gesicht huschen. Eine Kollegin erzählte, wie ihr von Liebeskummer geplagter Bruder sich abends auf neue Abenteuer aufmachte, nachdem sie ihm einfach eine Duftlampe mit Grapefruit ins Zimmer gestellt hatte.

Ich kann Ihnen deshalb nur raten: Schenken Sie sich an traurigen Tagen den Genuss von Grapefruit. Jeweils zwei oder drei Tropfen, mit einem Tropfen Zeder in einige Tropfen Jojobawachs gemischt hinters Ohr getupft, werden bei aller schlechten Laune auch aus Ihnen einen fröhlichen Menschen machen.

Ich habe die Grapefruit zudem als Getränk lieben gelernt: Geben Sie einen Tropfen in einen Liter Wasser, schütteln Sie das Ganze und Sie haben einen prickelnden Durststiller gezaubert.

Bewährte Aromamischungen

- Rumpelstilzchen
- Saunaöl
- Sommerfrische
- Trennungsschmerz
- Wochenbettbauchmassageöl

## Honigwabe

*»Balsam für die Seele«*

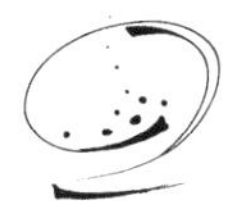

*Duftprofil*

Der bekannte süße, balsamische Duft von Honig ist nicht schwierig zu identifizieren, da wohl alle Menschen Honigduft kennen. Die Essenz wird aus den Bienenwaben durch Extraktion mit Trinkbranntwein gewonnen und kann überall auf der ganzen Welt hergestellt werden. Das langsam fließende, honigfarbene Öl ist unzweifelhaft eine Herznote.
800 kg Bienenwaben ergeben 1 kg ätherisches Öl.

Mischt sich gut mit

Bergamotte
Benzoe Siam
Orange
Sandelholz
Tonkabohne
Vanilleextrakt

## *Eigenschaften und Wirkungen*

Die beruhigende, harmonisierende Eigenschaft von Honigöl ist seit alters her bekannt. Honigwabe hilft auch bei Schlafstörungen und Nervosität. Der wärmende Charakter der Essenz eignet sich bei Unterkühlungen als Badezusatz in Mischungen mit verwandten Ölen. Die hautpflegende Wirkung von Honig wird bei der Herstellung von Cremes und Kosmetikas genutzt.

## *Meine Erfahrungen*

Bewährte Aromamischungen

- Babyöl pflegend
- Luftikus

Die weiche, balsamische Essenz von Honig passt hervorragend für die Wochen und Monate nach der Geburt. Honigduft beruhigt und entspannt die strapazierten Nerven der Eltern. Kinder kuscheln sich bei einer Massage mit Honigöl gerne an die Eltern, beruhigen sich und finden den erlösenden Schlaf. Immer wenn Eltern sich gerne an die erste Zeit mit ihrem süßen Baby erinnern und sich wieder so ein kuschelndes, mit der Welt zufriedenes Wesen wünschen, lohnt sich der Einsatz von Honigöl. In Kombination mit Vanille und eventuell dem Zusatz von *Kamille römisch 10 % in Jojobawachs* beruhigen sich Säuglinge und Kleinkinder bei einer Massage oder einem Bad und werden wieder zu kleinen Kuschelbären.

Wenn in der Erwachsenenwelt der fordernde Alltag uns erdrückt und Anspannung und Ernsthaftigkeit unser Leben bestimmen, genießen auch wir ein Bad oder eine Massage mit einem Babyöl. Menschen, die Wärme und Zuneigung benötigen, ob alt oder jung, sollten sich damit pflegen. Sollten Sie an einem kalten, regnerischen Tag trotz gut beheizter Räume frieren oder durchnässt von draußen kommen, so gönnen Sie sich doch ein Bad mit Honigessenz, einem Tropfen Zimt und einigen Tropfen Benzoe Siam oder mit einigen Tropfen unserer »Bewährten Aromamischung« *Luftikus*. Bei Honigkerzenduft und dem Blick auf ein Bild mit einer Sonnenblume wird Ihre innere Sonne Sie wieder erwärmen und der Tag doch noch einen strahlenden Ausklang finden.

*Honigduft nur verdünnt in die Duftlampe geben*

Sie haben sicher erkannt, dass Honigduft am besten in einem Körperöl oder als Badezusatz benutzt wird. In der Duftlampe entfaltet es sich als Einzelöl aufgrund seiner Konsistenz relativ schlecht. Wenn Sie Honigduft in die Lampe geben wollen, sollten Sie dies nur in einer Duftmischung tun oder die Essenz zuerst mit einigen Tropfen Alkohol vermischen. Ideal ist auch einige Tropfen Bergamotte oder Orange mit einem Tropfen Honig in der Duftlampe zu mischen, das wärmt an düsteren Tagen die Herzen einsamer Frauen, vielleicht auch die von Männern, versuchen Sie es einfach. Vor allem bei älteren, etwas mürrischen Herren könnte ich mir vorstellen, dass sie damit eine entspannende Wirkung erleben. Ist es nicht so, dass der soeben noch mürrische, streng blickende Mann weiche Gesichtszüge erhält und liebe Worte findet, sobald das Enkelkind auftaucht und »Opilein« ruft? Erhellen Sie die tristen Tage älterer Menschen mit Kinderdüften, wenn die Kinder längst ihre eigenen Wege gehen und Einsamkeit und Verdruss zurückbleiben. Wir sollten uns daran erinnern, dass viele Menschen im Alter eigentlich gern wieder Kind sein würden, wenn es denn möglich wäre.

*Honig mit einer Fruchtessenz vermischt lieben Männer und Frauen*

Machen Sie Ihre eigenen Versuche und denken Sie immer daran, dass die Nase und das Verhalten der anwesenden Personen mitteilen, ob Sie richtig gewählt haben oder nicht.

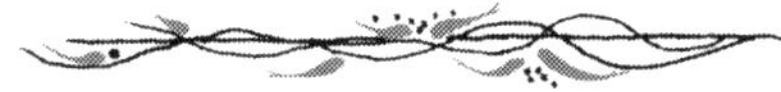

## Immortelle – *Helichrysum italicum*

*»innere Schau und äußere Wandlung«*

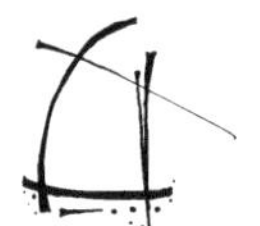

### *Duftprofil*

Die süß-herbe Duftnote der Immortelle wird von Aromaneulingen als schrecklich gewöhnungsbedürftig bezeichnet. Aromaerfahrene Nasen nennen es dagegen angenehm, leicht holzig und rosig. Es bedarf in der Aromatherapie wirklich einiger Erfahrung und mehrerer Kontakte mit manchen anfangs exotisch wirkenden Ölen, bis wir uns damit anfreunden können. Das blassgelbe, zart rötliche Öl wird im gesamten Mittelmeerraum durch Wasserdampfdestillation der frischen Blüten der Strohblume gewonnen. Beim Schnuppern an Immortellenöl muss ich immer an Tabakgeruch denken. Als ich erfuhr, dass dieser tatsächlich mit Helichrysum aromatisiert wird, war mir alles klar – unser Erinnerungssystem vergisst eben nichts. Das Immortellenöl wird zu den leichten Basisnoten gezählt.
75 kg blühendes Kraut ergeben 1 kg ätherisches Öl.

Mischt sich gut mit

Cistrose
Honigwabe
Lavendel
Rosengeranie

## *Eigenschaften und Wirkungen*

Die Wirkungen von Immortellenöl sind sehr vielseitig. Es wird beschrieben als zusammenziehend, blutstillend, antiallergisch, antiseptisch, fungizid, galle- und harnwegstreibend. Immortelle fördert die Narbenbildung und wirkt zellerneuernd, deshalb kann es bei den unterschiedlichsten Wundbehandlungen eingesetzt werden. Gute Hilfe soll es bei Blutergüssen, Rheumatismus, Gelenkschmerzen und Verstauchungen leisten. Aber auch bei Schwächezuständen und nervösen Erschöpfungserscheinungen vermittelt das Immortellenöl die notwendige Erdenschwere.

Vermutlich ist der Einsatzbereich der Immortelle noch lange nicht ausreichend bekannt, vielmehr könnte sie sich in der Dermatologie, bei Allergien, Ekzemen und der Hautpflege alter und auch kranker Menschen noch besser etablieren.

## *Meine Erfahrungen*

Bewährte Aromamischungen

- Cistrosenbad
- Cistrosencreme
- Cistrosenöl
- Sonnenpflegeöl

Es ist für mich nicht vorstellbar, Immortelle in der Geburtshilfe als Einzelöl anzuwenden, vielmehr reihe ich dieses ätherische Öl eindeutig in die therapeutischen Öle ein. Dank des intensiven Dufts werden die Nasen von schwangeren Frauen und Kindern sicherlich vor unachtsamem Gebrauch gewarnt. In Fachbüchern wird bestätigt, dass das Öl Ketone enthält (siehe Seite 325) – Wirkstoffe, die bei Schwangeren nicht benutzt werden sollen.

In Kombination mit anderen Ölen dagegen wie z. B. in unserem bewährten *Cistrosen-Immortellen-Öl* habe ich die Immortelle als ein hervorragendes Heilöl bei Säuglingen und Kleinkindern mit Hautekzemen schätzen gelernt. Hautkranke Menschen teilen mir oft mit, dass sie das Öl ebenfalls erfolgreich angewendet haben.

Immortellenöl wurde mir am Anfang meiner Aromaerfahrungen als ein Öl vorgestellt, das für Menschen geeignet ist, die den Bezug zur Realität bzw. zu ihren Wurzeln verloren haben. Diese Botschaft erschreckt bestimmt viele kranke Menschen. Aber ist es nicht so, dass bei vielen Krankheiten unsere innere Stimme spricht: »Hör auf, deine Lebensgewohnheiten äußeren Anforderungen gerecht werden zu lassen, und achte endlich darauf, was dir dein Körper wirklich mitteilt.« Leider brauchen wir Menschen erst einen intensiven Krankheitsprozess, oder eben ein Hautekzem, um zu erkennen, dass eigentlich unsere Seele wund ist. Die Haut teilt mit, dass uns etwas juckt, wir vielleicht viel lieber aus der Haut fahren würden und sollten, als manches brav zu erdulden.

*Naturheilkunde benötigt etwas mehr Zeit*

Leider helfen pflanzliche Substanzen oft nicht allen Menschen so gut und so schnell, wie es erwünscht ist bzw. wie es mit kortisonhaltigen Salben geschieht. Mit naturheilkundlichen Maßnahmen dauert es etwas länger, der Heilungsprozess gelingt nicht so schnell, dafür aber ohne Unterdrückungsmaßnahmen und doch dauerhaft, zumindest anhaltend. Deshalb vergessen Sie zum einen nicht Ihr Riechsystem zu befragen, denn es teilt meist von Anfang an schon mit, ob der Geruch der eingesetzten Aromasubstanzen für den Körper gut ist oder nicht. Zum anderen aber haben Sie Geduld und geben Sie Ihrem Körper bzw. dem Ihres Kindes die erforderliche Zeit mit den ersehnten Zuwendungsmaßnahmen wie Einölen und Bädern. Denken Sie daran, auch wenn die äußere Schicht Ihrer Haut nicht der üblichen Norm entspricht, so hat jede Person, ob alt oder jung, doch ein Recht auf Liebe. Streicheln Sie die wunden Körperstellen und teilen Sie ihnen mit, dass Sie diese Körperpartien mögen, so wie sie sind, mit ihren Falten, Pickeln oder Ekzemen. Das gibt dem Kind, der alten Frau oder Ihnen selbst wieder Achtung und Bewusstsein für das Wesentliche auf dieser Erde, nämlich hier sein zu dürfen so wie wir eben sind, mit allen Makeln und Sonnenseiten.

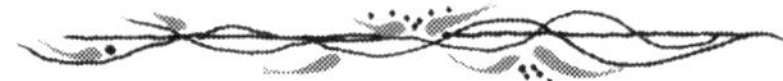

## Ingwer – *Zingiber officinale*

*»mit feurigem Temperament in die Welt«*

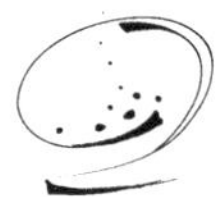

### *Duftprofil*

Ein typischer scharfer, feuriger Geruch strömt aus der Flasche mit dem ätherischen Öl der Ingwerwurzel. Das zart braungelbe Öl wird aus den getrockneten Wurzeln gewonnen. Ingwer ist in Asien ein traditionelles Gewürz und wird dort als Allheilmittel eingesetzt. In der Aromatherapie benutzen wir es als frische Herznote. Viele Europäer erinnern sich beim Geruch von Ingwer an asiatische Speisen. 25 kg getrocknete Wurzeln ergeben 1 kg ätherisches Öl.

| Mischt sich gut mit |
|---|
| Eisenkraut<br>Grapefruit<br>Jasmin<br>Muskatellersalbei<br>Pfeffer |

### *Eigenschaften und Wirkungen*

Das ätherische Öl der Ingwerwurzel wirkt blähungswidrig, fördert die Verdauung, hat antiseptische Eigenschaften, wirkt schmerzstillend und soll fiebersenkend sein. Bekannt ist Ingwer schon seit langem als Potenzmittel für Männer, aber auch allgemein als Aphrodisiakum. Die erwärmende und durchblutungssteigernde Wirkung schätzen alle Menschen, die unter Rheuma oder kalten Gliedmaßen leiden, insbesondere in der kalten Jahreszeit.

### *Meine Erfahrungen*

Bewährte Aromamischungen

- Massageöl frisch
- Ut-Öl

Die Wirkung des ätherischen Öls der Ingwerwurzel auf die gesamte Muskulatur der Becken- und Geschlechtsorgane ist erstaunlich. In der Geburtshilfe sollte das Öl nur unter Aufsicht von Fachpersonen eingesetzt werden und immer in geringer Dosierung. Bei Frauen mit einer verstärkten Blutungsneigung würde ich es niemals als Einzelöl anwenden, da es wahrscheinlich einen negativen Einfluss auf die Blutgerinnung ausübt. Die wehenstimulierende Wirkung von Ingweröl hat sich als Zusatz in dem bewährten *Geburtsöl* schon häufig bewiesen. Vermutlich fördert Ingweröl die weibliche Prostaglandinproduktion. Einige Tropfen in einem Entspannungsbad können die angeordnete anschließende Weheninfusion möglicherweise überflüssig machen. Ebenso können bei ungenügender Wirkung des *Ut-Öls* noch einige Tropfen Ingwer zusätzlich in die Massageölschale gegeben werden. Hebammen bezeichnen diese Mischung übrigens als aromatherapeutischen Prostaglandinetropfen und erzählen von erfolgreicher Anwendung.

Betonen möchte ich an dieser Stelle nochmals, dass Ingweröl nicht pur verwendet oder aufgetragen werden darf, da es zu Hautreizungen führt. Prinzipiell sollen diese konzentrierten Substanzen niemals pur im Schleimhautbereich zur Anwendung kommen. Ich hoffe, die äußerst gefährliche Anwendung von ätherischen Ölen wie Ingwer und Nelke im Vaginalbereich, wovon mir leider immer wieder erzählt wird, nimmt bald ein Ende. Meiner Auffassung nach ist dies körperlicher Missbrauch. Durch die erfolgreichen Anwendungen ätherischer Öle stellt sich immer häufiger das Problem ein, dass Menschen unachtsam und ohne Wissen mit diesen Naturprodukten hantieren. Dies birgt unbekannte und unterschätzte Gefahren, denn

*ätherische Öle dürfen im Schleimhautbereich nicht unverdünnt verwendet werden*

auch pflanzliche Produkte zeigen ihre Wirkung und manchmal auch eine unerwünschte oder sogar gefährliche Reaktion. Bitte seien Sie also sorgsam im Umgang mit diesen kostbaren Substanzen.

In der Duftlampe erscheint mir das Öl als Einzelduft zu streng, ich verwende Ingweröl lieber in Duftmischungen, in Körperölen oder als Badezusatz. Für Männer mit Potenzproblemen oder Paaren, die wieder einmal Neues erleben möchten, können zu jedem Massageöl einige Tropfen Ingweröl zugegeben werden, oder Sie verwenden das *Massageöl frisch* aus den »Bewährten Aromamischungen«. Eine Freundin berichtete mir danach: »Warum hast Du mir nicht längst diesen heißen Tipp gegeben, nun weiß ich endlich, was es heißt, die Liebe mit einem schönen Höhepunkt zu erleben.«

*Gewürze bringen Würze ins Leben*

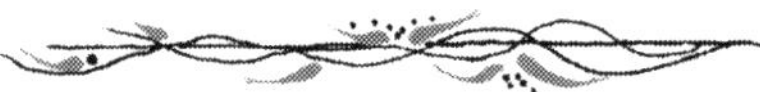

## Iris – *Iris germanica*

*»der Seele Frieden schenken«*

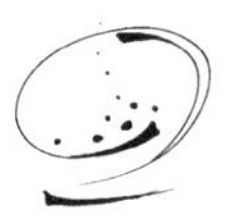

### *Duftprofil*

Der kostbare Duft des Irisöls kann nicht mit Worten beschrieben werden. Die Note schwingt von fein-blumig bis zart-wurzelig, aber auch elegant-pudrig. Irisöl ist das im wahrsten Sinne wertvollste Öl der Aromatherapie. Iriswurzeln werden geschält, getrocknet und ungefähr drei Jahre gelagert und dann in Wasserdampf destilliert. Durch einen weiteren aufwändigen Verarbeitungsgang erst wird das ätherische Öl in seiner reinsten Form gewonnen. Die Herstellung kann als echte Kunst bezeichnet werden, was den teuren Preis auch verständlich macht. Der Preis von einem Milliliter des echten Irisöls liegt bei knapp 300 DM (150 €)

Mischt sich gut mit

Bergamotte
Grapefruit
Honigwabe
Melisse
Rose
Zeder

Bei Iris handelt es sich um eine Herznote, die ich lieber als eine Ganzkörpernote bezeichne. Als reines ätherisches Öl ist Iris nicht nur zu teuer, sondern auch im Duft zu schwer und zu anstrengend, während sie sich in der Verdünnung erst richtig entfaltet und an Tiefe und Feinheit gewinnt. *Irisöl 1 % in Jojobawachs* verdünnt ist ein zartes blumiges, pudrig duftendes Aromaparfüm. Ich bin stolz darauf, dass wir die Jojobawachsverdünnung mit reinem Irisöl mi-

schen. Diese Rarität wird nur noch von wenigen Produzenten hergestellt, oft wird das Irisöl mit Alkohol verdünnt oder in Mischungen mit Holz- oder Blütendestillationen angeboten.
100 kg getrocknete Wurzeln ergeben 1 kg ätherisches Öl.

### *Eigenschaften und Wirkungen*

Irisöl ist ein stark schleimlösendes sowie psychisch stärkendes Öl, und auch für die Hautpflege eignet es sich hervorragend. Ebenso wird Iris bei chronischer Bronchitis und bei Asthma angewendet. Zur Behandlung von psychisch Kranken sollte Irisöl noch häufiger eingesetzt werden. In der Parfüm- und Kosmetikindustrie wird das Öl als edler Grundstoff geschätzt.

### *Meine Erfahrungen*

Bewährte Aromamischungen

- Geborgenheit
- Sprachlos
- Trennungsschmerz

Die Wirkungen und Erfahrungen mit dem kostbaren Irisöl habe ich auch auf Seite 263 beschrieben. An dieser Stelle möchte ich Ihnen noch einmal Mut machen, dieses herrliche Öl öfter einzusetzen. Ich habe immer wieder den Eindruck, dass viele Menschen es sich zunächst nicht wert sind, dieses Öl zu kaufen. Viele warten wohl darauf, es als Geschenk zu erhalten. Bringen Sie doch beim nächsten Besuch eines lieben kranken Menschen oder einer Frau, die mit viel Aufopferung einen Angehörigen pflegt, solch ein duftendes Präsent mit. Oft nämlich werden die Pflegenden leider vergessen, obwohl sie es meist sind, die den gesamten Kummer, die Sorgen und den Verdruss der alten Menschen ertragen müssen und selbst dabei krank werden. Mit Irisöl, als Duftparfüm oder in der Duftlampe, erhalten diese Menschen eine feine schützende Hülle und sind nicht mehr so anfällig für Störungen und die oft verletzende Haltung der pflegebedürftigen Menschen. Aber auch Kinder, die unter der Ehescheidung ihrer Eltern leiden, nehmen den Irisduft in Kombination mit einem ihrer Lieblingsfruchtöle gerne an, entweder in der Duftlampe oder als Kuschelkissenduft. Am Abend zum Einschlafen mit Honig vermischt in ein Bad gegeben, eine Fußmassage damit anstelle einer Gute-Nacht-Geschichte oder einfach Irisöl in der Duftlampe lässt vielleicht wieder neue, schöne Träume und Phantasien entstehen. Susanne Fischer-Rizzi hat die schönste Beschreibung für

*Iris für jedes Alter – mal mit einer Fruchtessenz, mal als Parfüm*

das Öl gefunden: »Irisöl wirkt auf uns, als wenn ein Engel seine Flügel über uns ausbreitet und uns Frieden schenkt.«

Erwachsene, vielleicht auch Jugendliche, die durch einschneidende Lebensereignisse geschwächt, kraftlos und mutlos geworden sind, können sich ein stärkendes Duftparfüm herstellen. Geben Sie dazu in das Fläschchen *Irisöl 1 % in Jojobawachs* noch zehn Tropfen Zeder und ebensoviel Grapefruit. Benutzen Sie dieses Öl eine Zeit lang regelmäßig als Parfüm. Sie können einen Tropfen hinters Ohr oder im Nacken auftragen. Schnell und effektiv wirkt ein Duftparfüm am Pulsbereich am Handgelenk. Möchten Sie intensiven Duft im Oberkörperbereich vermeiden, so wirkt der Tropfen auch in der Kniekehle über den gesamten Organismus.

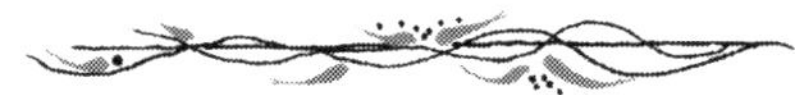

## Jasmin – *Jasminum grandiflorum*

*»betörender Genuss ohne Worte«*

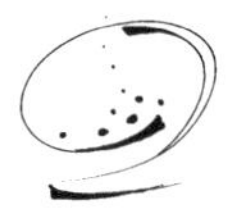

### *Duftprofil*

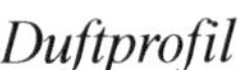

Der blumige, schwere, süße Duft von Jasminöl, das aus den kleinen, intensiv duftenden Blüten des Jasminstrauchs gewonnen wird, wirkt berauschend und betörend auf Mann und Frau. Meist ist es nur als Absolue auf dem Markt. Vor einigen Jahren war für kurze Zeit ein Öl aus Solventextraktion, früher als »Enfleurage« bezeichnet, zu erhalten. Dieses Öl ist eine fast unbezahlbare Rarität, aber ich hoffe, dass sich die Firmen mehr dafür einsetzen, damit wir wieder von dieser Kostbarkeit profitieren können. Besonders für den geburtshilflichen Bereich ist es mir äußerst wichtig, Mischungen frei von Absolues anzubieten. Auch wenn das Öl der herrlichen Jasminblüten nur in geringen Mengen verwendet wird, so ist es trotzdem unangenehm zu wissen, dass es sich um eine Hexanextraktion handelt, gleichzeitig jedoch beruhigend, dass nur rückstandskontrollierte Ware angeboten wird. Das Absolue hat eine tief gelbbraune Farbe, ist zähflüssig und riecht sehr intensiv, während das Enfleurageöl zartgelb ist und herrlich blumig duftet.

8 Millionen Blüten ergeben 1 kg ätherisches Öl.

Mischt sich gut mit

Benzoe Siam
Bergamotte
Honigwabe
Muskatellersalbei
Neroli
Orange
Rose
Sandelholz
Vetiver
Ylang-Ylang

## *Eigenschaften und Wirkungen*

Der süß-erotische Duft des Jasminöls hat eine sehr entspannende, erotisierende und schmerzstillende Wirkung. Eingesetzt wird Jasmin bei krampfartigen Schmerzen im Urogenitalbereich. Der Wirkungsbereich ist geschlechtsunabhängig, das Öl kann von Frau und Mann bei Harnwegsproblemen, Frigidität und Impotenz benutzt werden, sofern dieser süße Duft gefällt.

## *Meine Erfahrungen*

Jasminöl ist einer der kostbarsten Düfte und gut geeignet zur Anwendung rund um das Mutterwerden. Wie auch Rosenöl, so ist der Duft von Jasmin aus der Geburtshilfe nicht wegzudenken. Um meinen Kolleginnen den sparsamen Einsatz dieses wertvollen Dufts zu vermitteln erkläre ich ihnen immer, mit dem Öl so sparsam zu sein, wie Europäer mit den Kindern, also nie mehr als ein bis zwei Tropfen pro Schwangerschaft, Geburt und Wochenbett zu verwenden. Dies gestaltet sich natürlich schwierig, deshalb benutze und empfehle ich am liebsten das *Jasminöl 10 % in Jojobawachs*. Es duftet angenehm zart und viele Menschen kommen mit dieser Verdünnung gut zurecht, während das konzentrierte reine Jasminöl von vielen Frauen-, Männer- und Hebammennasen als abstoßend empfunden wird. Verdünnt genügt ein Tropfen im Geburtsvorbereitungskurs um bewusst zu machen, dass Geburt etwas mit Sinnlichkeit und völligem Sich-Hingeben während des Geburtsvorgangs zu tun hat. Während der Zeit der Eröffnungswehen genießen fast alle Frauen eine Massage mit unserem bewährten *Geburtsöl*. In der Badewanne können sich Gebärende mit einigen Tropfen *Jasmin 10 % in Jojobawachs* gut entspannen und der Wehenschmerz wird erträglich. Das Geburtszimmer erhält mit Jasminduft eine blumig-weibliche Atmosphäre, die die Technik in den Hintergrund rücken lässt und die Achtung vor der Frau wieder in den Vordergrund stellt. Mit Jasminduft kann es jeder Frau gelingen sich hinzugeben und wie auf süßen Wolken schwebend zu genießen, egal ob bei der Geburt, während der Stillzeit oder in der Sexualität. Voraussetzung ist natürlich wiederum, dass die Frau sich auf diesen erotischen, süßen Duft einlässt. Für die Hebammen und das geburtshilfliche Personal ist es nicht immer einfach, täglich mit diesen Duftnoten konfrontiert zu werden.

Bewährte Aromamischungen

- Entbindungsduft
- Geborgenheit
- Geburtsöl
- Körperöl festigend
- Kreuzbein-Massageöl
- Massageöl blumig
- Massageöl frisch

Deshalb ist es wichtig, alle Beteiligten zu befragen und die ätherischen Öle wirklich sparsam zu benutzen. Hebammen bestätigen, dass sich im Laufe der Zeit der Duft von Rosen und Jasmin so stark im Raum niederlegt, dass es gar nicht mehr erforderlich ist, täglich eine Duftlampe anzumachen. Haben Sie als Eltern also Verständnis, wenn die diensthabende Hebamme Ihr mitgebrachtes Öl nicht verwenden möchte.

*Jasmin – ein ätherisches Öl von der Geburt bis ins hohe Alter*

Jasminöl wirkt stark stimulierend auf die Hypophyse, die unsere Geschlechtshormone steuert, deshalb kann es bei Depressionen, Ängsten und Schlaflosigkeit, während allen weiblichen, hormonell bedingten Übergangssituationen verwendet werden, also nicht nur bei der Geburt, sondern sehr gut auch bei Prämenstruellem Syndrom und in den Jahren vor dem Klimakterium. Als Körper- oder Massageöl eignen sich alle »Bewährten Aromamischungen«, die Jasmin enthalten. Als klassisches Aphrodisiakum hat sich Jasminöl in Kombination mit Sandelholzöl erwiesen. Lassen Sie sich doch verführen in die Welt der süßen Wonnen und genießen Sie den verschwenderischen Duft des Jasmins bei Kerzenschein und schöner Musik. Nehmen Sie Ihr Glück selbst in die Hand und schenken Sie Ihrem Partner Zeit und Sinnlichkeit. Paaren mit Kinderwunsch empfehle ich sich wieder mit Duft und Genuss zu begegnen, um so das beharrliche Ziel der Fruchtbarkeit zu vergessen und statt dessen den Augenblick zu genießen. Kinderseelen nisten sich bestimmt lieber ein, wenn statt der Planung einer erfolgreichen Paarung Freude, Liebe und Genuss gelebt wird. Ich habe viele Eltern begleitet, die an den unmöglichsten Zyklustagen Kinder empfangen haben und eben dann schwanger wurden, als sie den Kinderwunsch beendet hatten und dabei waren, sich zu einer lustvollen Sexualität zu bekennen. Es wäre schön, wir würden Eltern, die nach vielen Jahren noch einmal schwanger werden, nicht als unverantwortlich abstempeln, sondern sie um ihre gelebte Liebe und den Entschluss für das Kind beneiden. Manche Frauen erzählen, dass sie gerade in den Momenten völlig unerwartet schwanger wurden, als sie auf einer Wolke vollkommenen Glücks dahinschwebten – dort sind wir eben den Seelen der Kinder, die auf diese Erde kommen wollen, am nächsten.

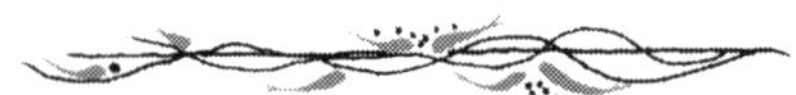

# Johanniskraut – *Hypericum perforatum*

*»kraftspendender Sonnenstrahl – ausgleichende Ruhe«*

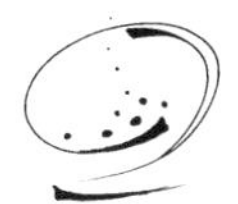

## *Duftprofil*

Johanniskraut mit seinem krautigen, leicht würzigen und warmen Duft ist als ätherisches Öl eher eine noch unbekannte Rarität. Den meisten Menschen ist es zwar als Mazerat, also als fettes Pflanzenöl bekannt, aber noch selten wird vom ätherischen Öl gesprochen. Es wird aus der Destillation von Blüten und Blättern gewonnen, wobei ein farbloses, schnell fließendes Öl entsteht. Johanniskrautöl zählt zu den wertvollen Ölen. Sein Geruch erinnert mich immer an die Heuernte bei uns im Allgäu.
600 – 800 kg Kraut ergeben 1 kg ätherisches Öl.

Mischt sich gut mit

Bergamotte
Fichtennadel
Lavendel
Melisse
Rosmarin
Zirbelkiefer

## *Eigenschaften und Wirkungen*

Das ätherische Öl hat intensivere Wirkungen als das gut bekannte Mazerat der Johanniskrautblüten in Olivenöl. Es wirkt entzündungshemmend, nervenstärkend und ist milzwirksam. Die Eigenschaften von Johanniskrautöl haben sich längst bewährt bei Behandlungen von Depressionen und Nervosität, aber auch bei Entzündungen des Darms und der Harnblase.

## *Meine Erfahrungen*

Das ätherische Öl und seine guten Eigenschaften waren mir leider lange Zeit nicht bewusst, doch in den kommenden Jahren möchte ich Johanniskraut häufiger einsetzen. Sie werden es bestimmt in den neuen Aromamischungen von mir finden. Menschen, die in der dunklen Jahreszeit unter Depressionen leiden, empfehle ich es gerne in der Kombination mit dem Mazerat. Dabei ergibt sich dann eine wunderbare Kombination von fetten und wasserdampflöslichen Inhaltsstoffen. Unter Zusatz von Bergamottöl wird die innere Sonne dann so manchen tristen Tag wieder schön werden lassen. Bei Nervenverletzungen und Verbrennungen kann die Kombination mit Lavendel eine besonders gute Heilung erzielen. Oder Sie geben in die »Bewährte Aromamischung« *Melisse-Teebaum-Öl* noch einige

Bewährte Aromamischungen

- Waldspaziergang

Tropfen Johanniskrautöl zur Narbenpflege. Bei Nervosität geben Sie zu der *Melisse 10 % in Jojobawachs* noch etwa zehn Tropfen Johanniskrautöl und verwenden die Mischung dann bei Bedarf oder kurmäßig über einige Wochen hinweg als therapeutisches Aromaparfüm entweder am Handgelenk, hinter dem Ohr oder im Wärmezentrum am Nacken. Bei Schulkindern mit Prüfungsangst hilft dieses »Nervenöl« abends beim ruhigen Einschlafen oder macht am Morgen Mut. Kranken Menschen können Sie dann von dieser Mischung einige Tropfen in ein Körperöl oder auch in die Duftlampe geben. Bei der oft aufkommenden inneren Unruhe von Sterbenden geben Sie zur »Bewährten Aromamischung« *Sprachlos* dann noch einige Tropfen Johanniskraut. Diese Nervenöl-Mischungen werden auf Wunsch in der Bahnhof-Apotheke in Kempten zubereitet.

*Johanniskrautöl – als Naturparfüm bei Nervosität und Angst*

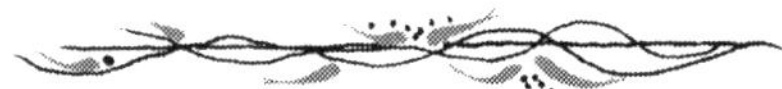

## Kamille blau – *Chamomilla recutita*

*»www.blaue-kamille.de – Wunderbares Wunden Wunder«*

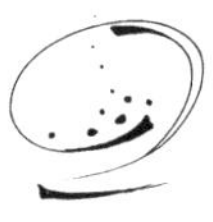

### *Duftprofil*

Der herbe, krautige und doch warme Geruch sowie die tiefblaue Farbe des ätherischen Öls der deutschen Kamille sind unverkennbar. Gewonnen wird das interessante Öl durch Wasserdampfdestillation der Blütenköpfe. Die blaue Farbe ergibt sich erst durch den Destillationsprozess. Das Öl stammt aus Deutschland, Italien, Ägypten, Bulgarien und dem ehemaligen Jugoslawien. Die Herznote erinnert mich an die Zeit, als ich noch in einer Klinik angestellt war und täglich Kamillensitzbäder für die Wöchnerinnen zubereitet habe.
500 kg Blüten ergeben 1 kg ätherisches Öl.

Mischt sich gut mit

Lavendel
Manuka
Rose
Rosengeranie
Schafgarbe

### *Eigenschaften und Wirkungen*

Die Heilwirkung der auch als Kamille blau bezeichneten deutschen Kamille ist in der Pflanzenheilkunde längst bekannt.

Die blaue Farbe, das Chamazulen, entsteht durch die Destillation. Der hohe Chamazulengehalt in Verbindung mit dem Bisabolol ist die Ursache für die gute Heil- und Hautpflegewirkung der Kamille blau bei strapazierten Körperteilen und macht sie deshalb in der Schulmedizin sehr beliebt. In der Pharmazie wird die Heilwirkung der Kamille in vielen Präparaten genutzt, allerdings nur mit DAB-Qualität, was leider als minderwertigere Ölqualität bezeichnet werden muss, wie Sie auf Seite 333 nachlesen können.

In der Volksheilkunde wird die deutsche Kamille als Allheilöl bei der Hautpflege der Kleinsten bis ins hohe Alter und zur Wundbehandlung bei Mensch und Tier eingesetzt. Es hilft bei Magenbeschwerden und Nervosität, bei Hautekzemen, Blasenentzündungen, sowie bei Fieber, Ohrenschmerzen und auch Muskelkrämpfen.

## *Meine Erfahrungen*

Bewährte Aromamischungen

- Rose-Teebaum-Balsam
- Sitzbad

Den Duft der blauen Kamille habe ich bislang nie in der Duftlampe verwendet, zumal sie sich ungern mit anderen Einzelölen vermischt und nicht gut verdampft. Das ätherische Öl eignet sich am besten zur Verwendung bei körperlichen Beschwerden. Bei der Herstellung von Duftölmischungen sind wir in der Bahnhof-Apotheke übrigens immer wieder enorm gefordert, die richtige Konzentration und eine bestimmte Reihenfolge einzuhalten, die wir empirisch erarbeitet haben, damit sich so kritische Öle wie die blaue Kamille mit anderen ätherischen Ölen vermischen lassen.

Als Kinder wurden wir für und gegen alles mit Kamille behandelt. Dabei ist wichtig, den herkömmlichen Kamillentee nicht mit dem blauen Kamillenöl zu verwechseln, denn wie erwähnt entsteht das Chamazulen der blauen Kamille erst durch den Destillationsvorgang. Die Kamille blau hat nicht nur einen intensiv-krautigen Duft, sondern auch eine enorme Wirkung auf die Haut und Schleimhaut des Menschen. Sie löst bei empfindlichen Personen Hautreizungen hervor und kann vor allem bei zu langem Gebrauch oder einer zu hohen Dosierung zu Juckreiz und Ekzembildung führen. Ich habe die extreme Wirkung der blauen Kamille erkannt, als ich eine länger nicht benutzte Flasche mit ätherischem Öl öffnen wollte, die ursprünglich mit einem weißen Deckel verschlossen war. Nun aber war der Deckel durch und durch blau verfärbt und nur noch eine ganz dünne Plastikschicht in der Mitte des Deckels vorhanden: Das Öl hatte nicht nur den Verschluss verfärbt, sondern sich sogar fast vollständig durch den Deckel hindurchgefressen. Dieses Erlebnis

*Achtung: ätherische Öle greifen Kunststoff an*

verdeutlicht die ätzende Wirkung ätherischer Öle. Auf der Haut von Mensch und Tier sollte also wirklich mit Vorsicht hantiert werden.

Die blaue Kamille wird immer in geringer Dosierung angewendet. Dankbar war ich Apotheker Wolz, als er mich darauf aufmerksam machte, dass sowohl Kamillenöl als auch Kamillentee besser nicht zur Behandlung von Augenentzündungen benutzt werden, da es in beiden Fällen zu Reizungen der Schleimhäute kommen kann. Außerdem kann es sein, dass die Kamille möglicherweise eine zu rasche Wundheilung fördert, also die Wundränder sich nur oberflächlich schließen, noch ehe eine völlige Säuberung der Wunde stattgefunden hat. Mögliche Fremdkörper beispielsweise am Auge können auf diese Weise nicht ausgespült werden, die oberste Schleimhaut verschließt sich und der Fremdkörper verursacht eventuell einen Abszess. Bei der Wundheilung der Dammnaht musste ich solche Prozesse ebenfalls des öfteren beobachten und habe von da an auf reine Kamillensitzbäder verzichtet und das mittlerweile so beliebte *Sitzbad* stattdessen aus verschiedenen ätherischen Ölen auf der Basis von Totem-Meer-Salz gemischt.

*das Sitzbad mit blauer Kamille hilft bei allen Verletzungen*

Das *Sitzbad* mit der blauen Kamille kann regelmäßig angewendet als Teilbad bei Blasenentzündungen und Verletzungen im Genital- und Analbereich sowie bei tiefen Gewebewunden als Bestandteil einer Wundauflage so manches kleine Wunder vollbringen. Der Heilungsprozess ist tatsächlich außergewöhnlich und wird in medizinischen Fachkreisen bestätigt.

Bislang konnte ich die häufig zitierte Meinung, dass Kamille bei homöopathischer Behandlung als Antidot wirkt, nicht bestätigen. Unzählige Wöchnerinnen genießen ihr tägliches *Sitzbad*, nehmen Arnika als homöopathische Arznei ein und beide Mittel tun sichtbar ihre Wirkung. Vielleicht sollten beide Therapeutengruppen, Homöopathen und Aromatherapeuten, mehr zusammenarbeiten, anstatt ihre Methode jeweils als die allein selig machende zu erklären. Verbote scheinen mir jeden Heilungsprozess zu stören. Positives Denken und ein gutes Gefühl sind noch immer bessere Begleiter als ungerechtfertigte Warnhinweise.

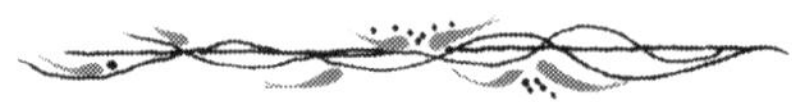

# Kamille römisch – *Chamaemelum nobile*

*»zurück zur Realität«*

## *Duftprofil*

Ein süßlicher, fruchtiger, warmer und intensiver Duft steigt aus der Flasche mit dem ätherischen Öl der römischen Kamille und erinnert mich an ein Heublumenkissen. Das zart-gelbliche Öl wird aus dem blühenden Kraut gewonnen und stammt meist aus Italien. Aber auch in anderen Ländern Südeuropas sowie in Westeuropa und Bulgarien wird diese buchstäblich kostbare Herznote hergestellt.
60 kg Blüten ergeben 1 kg ätherisches Öl.

Mischt sich gut mit

Bergamotte
Nelke
Orange
Rose
Sandelholz
Tonkabohne
Vanille
Ylang-Ylang
Zimt

## *Eigenschaften und Wirkungen*

Die Eigenschaften der römischen Kamille sind seit 2000 Jahren in der Literatur bekannt und machen sie zu einem traditionellen Heilmittel. »Trinken Sie Kamillentee. Machen Sie Kamillenumschläge. Da helfen Kamillenspülungen.« – Wer kennt nicht diese Ratschläge. Selbst in der Schulmedizin hat sich die Heilwirkung der Kamille etabliert und bis heute gehalten. Das ätherische Öl der römischen Kamille wird überwiegend bei psychischen und nervös bedingten Krankheiten eingesetzt. Es wirkt entspannend, beruhigend sowie verdauungsfördernd und schmerzstillend. Auch bei Pulsrasen und Migräne wird das Öl empfohlen.

## *Meine Erfahrungen*

Im Gegensatz zur blauen Kamille eignet sich die römische Kamille sehr gut in der Duftlampe. Ein bis zwei Tropfen der 10 %igen Verdünnung in Jojobawachs, vermischt mit einigen Tropfen einer der Zitrusfruchtessenzen, vermitteln in Gruppenräumen eine angenehm duftende Raumatmosphäre, vor allem dann, wenn die eine oder andere Teilnehmerin aus einem stressigen Alltag in das Thema Ruhe und Entspannung hineinfinden soll. Aber auch im Kreißsaal wird die beruhigende Wirkung der römischen Kamille als angenehm empfunden. Wenn eine Gebärende mit Unruhe und verkrampfter Muskulatur reagiert, wird ihr ein Bad mit einigen Tropfen Kamille

Bewährte Aromamischungen

- Babyöl angegriffene Haut
- Entspannungsbad
- Kamille-Fenchel-Öl
- Luftikus

und Sandelholz helfen. Beide Öle sind recht teuer und deshalb besser in der Verdünnung mit Jojobawachs anzuwenden. In Krankenzimmern kann die beruhigende, krautige Herznote der römischen Kamille bestimmt so manches Schmerzmittel einsparen helfen, denn fünf Tropfen der *Jojobawachs-Kamille* sind alle Mal billiger als Schlaf- oder Beruhigungsmittel. Sie machen überdies nicht abhängig und belasten nicht die Organe, sondern lösen meist angenehme Erinnerungen aus und machen froh ums Herz.

Bewährte Aromamischungen

- Klimakterium Körperöl
- Körperöl entspannend
- Mens-Massageöl
- Zahn-Öl

Bei den zahnenden Kindern hat sich der Einsatz der römischen Kamille längst bewährt. Ob die Pflanze als Teeaufguss, als homöopathische Arznei oder als ätherisches Öl verwendet wird, sie hält was sie verspricht: »Ich beruhige deine wunde Seele und wiege dich in Sanftmut.« Wenn Nervenschmerzen und verspannte Muskeln die Ursache von Schmerzen sind, aber auch bei allgemeiner Sinnesüberflutung, Kopfschmerzen, Magenkrämpfen, Völlegefühl im Oberbauch oder einfach Bauchweh, dann erinnern Sie sich an die römische Kamille und behandeln Sie Ihre Liebsten oder sich selbst damit. Bei Zahnschmerzen, nervösen Magenbeschwerden, Menstruationskrämpfen oder beginnender Migräne haben sich örtliche Anwendungen in Verbindung mit einer feuchtwarmen Auflage bewährt. An Tagen mit viel Besuch, bei Reizüberflutung nach Großstadterlebnissen oder strapazierten Nerven aufgrund anstrengender Feste gönnen Sie sich und der ganzen Familie ein Bad mit römischer Kamille, denn es stellt sich dabei ja immer die Frage, wer wessen Nerven mehr belastet, die Kinder die der Eltern oder die Erwachsenen die ihrer Sprösslinge. Geben Sie noch einen Tropfen Tonkabohne und drei Tropfen Vanille mit ins Honigbad und alle werden wieder schnurren wie eine zufriedene Katzenfamilie.

*ein herrlicher, hautfreundlicher Duft: die wilde Kamille*

Das ätherische Öl der wilden Kamille (Chamaemelum ormensis) mit seinem krautig-blumigen Duft ist ein schönes Öl für die Duftlampe. Sie können es bei Stimmungschwankungen in Verbindung mit Bergamotte benutzen. Es kann allen Körperölen unbedenklich zugesetzt werden, da es hautfreundlich und pflegend wirkt.

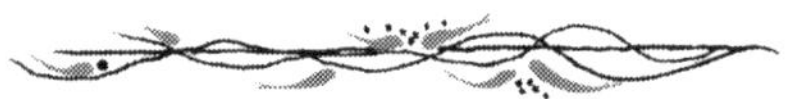

# Karottensamen – *Daucus carota*

*»pflegen und nähren«*

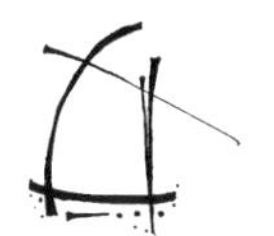

## *Duftprofil*

Viele Nasen bedürfen einiger Zeit des Übens, bis sie den erdig-fruchtigen Geruch des Karottensamenöls als angenehm identifizieren können. Dies liegt sicherlich an der Fremdheit und Tiefe des Dufts. Es ist ein seltenes Öl, das den fruchtbaren Geruch unserer Mutter Erde in sich trägt und als eine deutliche Basisnote zu erkennen ist. Gewonnen wird das leicht bräunliche ätherische Öl durch Wasserdampfdestillation aus dem Samen der Gemüsekarotte, der meistens aus Marokko stammt, aber auch in anderen Ländern in Europa und Zentralasien gewonnen wird.
67 kg Samen ergeben 1 kg ätherisches Öl.

Mischt sich gut mit

Fenchel
Koriander
Kümmel
Orange
Sandelholz
Tonkabohne
Vanille
Ylang-Ylang

## *Eigenschaften und Wirkungen*

Das ätherische Öl besitzt eine außergewöhnlich krampflösende Wirkung und wird bei Leber-Galle-Beschwerden eingesetzt. In der Fachliteratur ist zu lesen, dass es eine stark regenerierende Wirkung auf die Hepatozyten besitzt, außerdem wird es auch als blutbildend bezeichnet. Das Öl eignet sich zudem zur Behandlung von Ödemen und bei Blasenentzündungen.

Bewährte Aromamischungen

- Hallo-Wach-Öl
- Sonnenöl
- Sonnenpflege intensiv
- Stillöl

## *Meine Erfahrungen*

Das warme und entspannende Öl des Karottensamens unterstützt die Milchbildung und ist deshalb ein wichtiger Bestandteil des *Stillöls*. Sollte eine Wöchnerin trotzdem unzureichende Mengen Muttermilch produzieren, lohnt es, zusätzlich zum *Stillöl* warme Auflagen mit Karottensamenöl zu machen. Natürlich muss es wie die anderen ätherischen Öle zuvor mit einem Emulgator vermischt werden, in diesem Fall mit Sahne oder fettem Pflanzenöl. Erst dann können die warmen Auflagen oder Rotlichtbestrahlungen erfolgen. Alle Anwendungen zur Muttermilchförderung sollten immer in einer entspannten, ruhigen Atmosphäre stattfinden, fern von Besuchsstress und Alltagssorgen.

Als sehr angenehm empfinde ich die entspannende Komponente des Karottensamenöls, es hilft auszuatmen und locker zu lassen. Diesen Effekt erreichen wir auch mit einem Tropfen in der Duftlampe in Kombination mit Orangenessenz, wenn mit der Gruppe werdender Eltern in der Geburtsvorbereitung gerade das Thema Stillen besprochen wird. Möglicherweise gelingt es dann, dieses Thema mehr über das Herz und die Seele des Menschen zu vermitteln, anstatt mit unzähligen Argumenten den Verstand überzeugen zu wollen. Denn die wichtigste Voraussetzung zum Stillen ist doch, das eigene Gedankenkorsett loszuwerden und auf dem Boden der Mutter Erde anzukommen – das Kind an die Brust zu nehmen und die Ursehnsucht des Menschen nach Nähe, Wärme, Geborgenheit und Nahrung einfach zuzulassen und zu erleben. Dies, meine ich, vermittelt der Duft des Karottensamenöls.

*der Duft von Karottensamenöl und Orangenessenz stimmt ein aufs Muttersein*

Dem neugeborenen Baby den Oberbauch mit ein bis zwei Tropfen Karottensamenöl verdünnt in 10 ml Pflanzenöl (z. B. Olivenöl) einzuölen hilft bestimmt erhöhtes Bilirubin abzubauen – oder zwei Tropfen in das Babyöl mischen und damit den ganzen Körper einölen. Was Neugeborenen hilft, ist bei Leberproblemen auch für eine erwachsene Person hilfreich.

Zur Hautpflege und in Sonnenschutzmitteln wird das Karottensamenöl gerne benutzt. Ich möchte im Urlaub meine »Bewährte Aromamischung« *Sonnenöl* nicht missen, die Haut wird gepflegt, genährt und mit Lichtschutzfaktor 4 geschützt. Der Duft von Karottensamen und Walnussöl ist für mich der Inbegriff von Urlaub und Erholung. Aber auch schon ein Stündchen Mittagspause in der Sonne bringt Kraft und Ruhe in jeden Arbeitstag. In manchen Büchern wird dem Karottenöl gar eine verjüngende Wirkung zugesagt – mal sehen, ob das auch für mich gilt.

Frauen, die im Präklimakterium hohen Blutdruck entwickeln, Anzeichen von Wasseransammlungen entdecken und womöglich unter Blähungen leiden, sollten in das *Klimakterium Körperöl* noch einige Tropfen Karottensamenöl geben oder sich öfter ein Bad oder zumindest abendliches Fußbad gönnen. Männer, die sich selbst gegenüber sehr hart geworden sind und eigentlich viel Liebe benötigen, aber diese nicht zulassen, sollten vielleicht auch mit in die Badewanne dürfen, geben Sie aber noch Ihren bzw. seinen Lieblingsduft hinzu, sonst bekommen Sie zu hören: »Was stinkt denn hier so komisch?«

# Koriander – *Coriandrum sativum*

*»die Würze und Kraft der Ferne«*

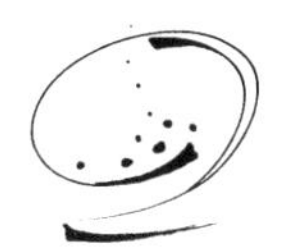

## *Duftprofil*

Ein warmer, kräftig aromatischer Duft prägt die intensive Note des Korianderöls. Gewonnen wird es durch Wasserdampfdestillation der Samen, meist in Frankreich, Russland und Ägypten. Das farblose Öl mit seiner intensiven Herznote erinnert an würziges Pfefferkuchengebäck oder den Duft orientalischer Gewürzstände.
100 kg Samen ergeben 1 kg ätherisches Öl.

Mischt sich gut mit

Fenchel
Kamille römisch
Kümmel
Pfeffer
Rosmarin

## *Eigenschaften und Wirkungen*

Die Wirkung des Korianderöls liegt hauptsächlich in seinen magenberuhigenden und verdauungsfördernden Eigenschaften begründet. Auch ist der Hauch eines Aphrodisiakums bei mehrmaligem »Hinriechen« tatsächlich zu erahnen. Das Öl eignet sich in geringer Menge als Zusatz zu einer Mischung, wenn es statt süß und lieblich einfach mal etwas würziger und pfeffriger sein soll. Dem Koriander wird außerdem nachgesagt, dass er unser Gedächtnis stärkt.

## *Meine Erfahrungen*

Da Koriander eine verdauungsfördernde Wirkung besitzt, darf er in keinem Antiblähungsöl fehlen, egal ob für Babys, Kinder, Alte oder Kranke. Seine östrogenartige Wirkung, von der öfter berichtet wird, kann ich bislang noch nicht bestätigen und in der mir bekannten wissenschaftlichen Literatur konnte ich auch keinen Hinweis dazu finden – was aber nicht bedeutet, dass es gänzlich von der Hand zu weisen ist, denn empirische Beobachtungen sind mir wichtig.

Bislang habe ich Koriander nicht als Einzelöl verwendet, sondern nur in Verbindung mit anderen ätherischen Ölen. Das Korianderöl wirkt immer dann gut, wenn Sie es in fettes Öl einarbeiten und als Massageöl oder in einem Bauchwickel anwenden. Ein Tropfen zu Ihrem Lieblingsöl wird eine neue prickelnde Duftnote auf Ihrer Haut entstehen lassen – für schöne Stunden zu zweit ist dies in Kombination mit Pfeffer und Ingwer bestimmt einen Versuch wert.

Bewährte Aromamischungen

- Fenchel-Kümmel-Öl
- Stillöl

## Kreuzkümmel – *Cuminum cyminum*

*»lässt die Säfte fließen«*

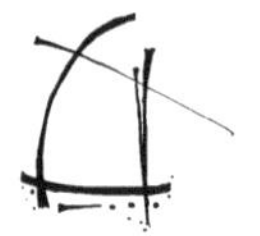

### *Duftprofil*

Der leicht süße, würzige Duft des Kreuzkümmelöls überrascht so manche Nase, denn er ist angenehmer als der Geruch des herkömmlichen Kümmelöls. Tatsächlich ist das Kreuzkümmelöl sanfter und wesentlich verträglicher. Das zartgelbe ätherische Öl wird aus den Samen des Kreuzkümmels gewonnen und stammt überwiegend aus Frankreich und anderen europäischen Ländern, aus Ostasien und Amerika. Unschwer ist es als eine warme Herznote einzustufen, mit einer leichten Basisverbindung.
33 kg Samen ergeben 1 kg ätherisches Öl.

Mischt sich gut mit

Fenchel
Jasmin
Koriander
Nelke
Zimt

### *Eigenschaften und Wirkungen*

Das Kreuzkümmelöl wirkt wie Kümmelöl hauptsächlich verdauungsfördernd und entblähend. Aber auch eine schmerzstillende und entkrampfende Eigenschaft wird ihm zugeschrieben, die nicht nur bei Menstruationskrämpfen gut hilft.

### *Meine Erfahrungen*

Kreuzkümmelöl ist als traditionelles Heilmittel in den Familien nicht mehr wegzudenken. Wir Hebammen benötigen es häufig im Wochenbett. Ob für die Wöchnerin oder das Stillkind, eine Bauchmassage verhilft beiden zu einer guten Verdauung. Die wärmende Wirkung des Kreuzkümmelöls spüre ich immer selbst in meiner massierenden Hand. Es sollte stets darauf geachtet werden, dass der Bauch der Person im Anschluss an die Massage nicht zu luftdicht abgedeckt wird, denn sonst wird die hautreizende Wirkung des Öls schnell spürbar und sichtbar. Deshalb empfinde ich es auch als grob fahrlässig, wenn Müttern empfohlen wird, den Bauch ihres Babys mit reinem Kümmelöl einzureiben. Auf diese Weise werden die Kinder letztlich von der Naturheilkunde ferngehalten, nur weil ihre Mütter ungute Erfahrungen durch unkorrekte Angaben von Nichtfachleuten gemacht haben.

Bewährte Aromamischungen

- Fenchel-Kümmel-Öl
- Stillöl

Krankenschwestern loben die Wirkung des Kreuzkümmelöls – entweder als Einzelöl, vermischt mit einem der fetten Pflanzenöle, oder in unserem *Fenchel-Kümmel-Öl* – bei postoperativen oder Intensivpatienten, ebenso wie Altenpflegerinnen das Öl bei bettlägerigen Menschen schätzen. Eine Fußreflexzonenbehandlung, die nur von Fachpersonal mit entsprechender Weiterbildung angewendet werden sollte, ist eine angenehme Hilfe für Menschen, die ihren Körper nicht großflächig berühren lassen wollen, oder deren Bauch aufgrund einer Operation noch mit Wundverbänden bedeckt ist.

*das Öl des Kreuzkümmels hat sich in der Krankenpflege längst bewährt*

Die in der Literatur beschriebene aphrodisische Note konnte ich beim Kreuzkümmelöl bisher noch nicht entdecken, aber vielleicht sollte ich einmal einen Hauch davon mit einem Tropfen *Jasmin 10 % in Jojobawachs* für ein sinnliches Massageöl mischen, denn diese Kombination riecht wirklich verführerisch.

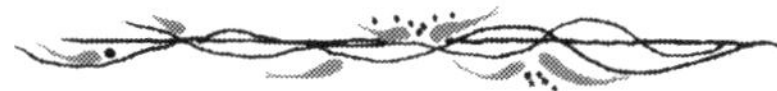

## Latschenkiefer – *Pinus mugo*

*»die frische Kraft der Alpen atmen«*

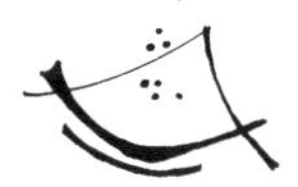

### *Duftprofil*

Der waldige, frische, holzige Duft prägt das Aroma des Latschenkieferöls aus Österreich. Das wasserdampfdestillierte Öl, eine angenehme, jedoch schwere Kopfnote, erinnert an einen Spaziergang im Alpenwald, bei dem die Nase bereits aus einiger Entfernung eine frische Holzlege riecht.
100 kg Pflanzenmaterial ergeben 1 kg ätherisches Öl.

Mischt sich gut mit

Lavendel
Rosmarin
Wacholderbeere
Zitrone
mit allen Nadelölen

### *Eigenschaften und Wirkungen*

Die schleimlösenden, atmungsvertiefenden und leicht entzündungshemmenden Eigenschaften der Latschenkiefer werden im Alpenland seit jeher genutzt. Sie ist in vielen Kräuter-Produkten, meist Einreibemitteln, zu finden, die auf heimischen Märkten und Ständen angeboten werden. Allerdings ist es wie immer lohnenswert, sich über die Qualität zu informieren.

### *Meine Erfahrungen*

Bewährte Aromamischungen

- Kemptener-Öl
- Waldspaziergang

Als Allgäuerin liegt es mir nahe, das bekannte Latschenkieferöl aus dem Nachbarland Österreich zu verwenden, da ich mit dem Duft von Fichtennadel- und Latschenkieferöl aufgewachsen bin. Das Öl aus dem Alpenland ist in zahlreichen durchblutungsfördernden Haus- und Rheumamitteln enthalten. Allerdings ist mir klar geworden, dass es sich bei den vielen Einreibemitteln bestimmt nicht immer um das reine unverfälschte Öl handelt. Um so schöner ist es deshalb, mit dem echten Öl der Latschenkiefer zu hantieren. In unserem *Kemptener-Öl* spiegelt sich ebenfalls solch ein Traditionsöl wider, allerdings auf höchster Qualitätsbasis.

Ein verrauchter Raum erhält mit der Kombination von Zitrone und Latschenkiefer wieder einen angenehmen Duft, was ich im Anschluss an Behandlungen mit Moxazigaretten gerne anwende. Der herbe Duft wird gerne in Krankenzimmern auf Männerstationen benutzt um eine wohltuende Atmosphäre zu schaffen. Aber auch Wartezimmer in Arztpraxen können insbesondere zu Grippezeiten damit beduftet werden. In den Räumen von Lungenfachärzten kann ich mir die wohltuende Latschenkiefer – wie alle Nadeldestillationen – gut in der Duftlampe vorstellen, denn das riecht nicht nur gut, sondern hat auch noch eine heilende Wirkung auf die erkrankten Bronchien, allerdings würde ich die Latschenkiefer dann in Kombination mit Lavendel fein bevorzugen. In Altenheimen erzielt man mit Latschenkieferöl eine gute Luftreinigung. Wenn die Etagen und eventuell die Zimmer mit unterschiedlichen Duftnoten beduftet werden, können die Heimbewohner ihre Zimmer leichter wiederfinden. Dies wurde bereits von Altenpflegeheimen bestätigt, denn das sensible Riechsystem funktioniert auch bei verwirrten Menschen und Duft hilft auf diese Weise bei der Orientierung.

*Wald- und Nadelduft in der Sauna oder zu Hause*

Der eher männliche Duft passt hervorragend in einen Saunaaufguss oder in die Duftlampe um an einem lauen Herbstabend eine aufkommende Erkältung zu bekämpfen. Ebenso gut aber können Sie sich ein Bad zubereiten. Latschenkieferöl kann gut als Einzelduft oder in einer Mischung mit den genannten Ölen verwendet werden.

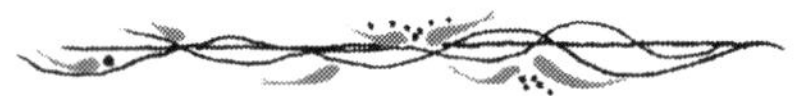

# Lavendel

*»schafft Klarheit im Leben«*

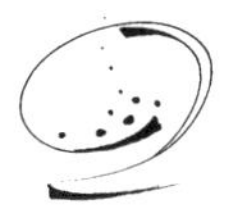

## *Duftprofil*

Die Stammpflanze des Lavendels mit der botanischen Bezeichnung Lavandula officinalis oder auch Lavandula angustifolia wächst in den Bergen Frankreichs über 800 m, dort wird sie kultiviert und mühsam von Hand geerntet. Zur Destillation werden bis zu 160 kg der blühenden Rispen benötigt, um 1 Liter ätherisches Öl dieser intensiven Herznote zu gewinnen, das dann als Lavendel extra oder wilder Berglavendel bezeichnet wird. Ich nenne ihn den guten Heillavendel. Das Öl besitzt ungefähr 160 verschiedene Inhaltsstoffe.

Der echte Lavendel wird aber auch in tieferen Lagen in großen konventionellen Monokulturen sowie von Bio- und Demeterbauern angebaut und maschinell geerntet. Dieses ätherische Öl wird meist als Lavendel fein bezeichnet, für 1 Liter Öl werden zwischen 100 kg und 120 kg Rispen benötigt, in dem dann etwa 100 verschiedene Inhaltsstoffe zu finden sind.

Bei der Zuchtsorte Lavandula hybrida ergeben ca. 70 – 100 kg Pflanzenmaterial das einfache Lavandin-Öl. Hierin finden sich nur knapp 80 unterschiedliche Wirkstoffe. Daran ist deutlich zu erkennen, dass die Heilkraft einer Pflanze umso geringer ist, je mehr der Mensch Hand anlegt.

70 – 160 kg Blütenrispen, je nach Sorte, ergeben 1 kg ätherisches Öl.

Mischt sich gut mit

- Linaloeholz
- Melisse
- Rose
- Rosmarin
- Teebaum
- Zirbelkiefer
- Zitrone
- fast allen ätherischen Ölen

## *Lavandin – Lavandula hybrida*

Das Lavandin riecht sehr frisch und fast campherartig, es kann zum Putzen und Beduften von Kräutersäckchen verwendet werden, sollte aber wegen seiner campherähnlichen Inhaltsstoffe nicht bei Schwangeren und Kleinkindern eingesetzt werden.

## *Lavendel fein – Lavandula officinalis*

Lavendel fein kann bereits für einfache Heilzwecke in der Duftlampe und als Badezusatz angewendet werden. Er riecht weitaus weicher und runder als das Lavandin. Meiner Meinung nach sollte jedoch für die Therapie ausschließlich Lavendel fein mit kbA- oder Demeter-Qualität verwendet werden.

*Lavendel extra – Lavandula officinalis*

Der Heillavendel bzw. der Lavendel extra sollte ausschließlich für therapeutische Zwecke zur Verfügung stehen. Er hat einen vollen, tiefen, eher dumpfen Duft und wird bei manchen Duftprüfungen nicht immer eindeutig identifiziert, denn unsere Nasen erkennen meist nur den einfacheren Lavendel. Bitte hantieren Sie sparsam mit dem guten Lavendel und denken Sie daran, dass sich die Bauersfrauen in den Bergen Frankreichs beim Ernten viel Mühe geben.

*der gute, unverzichtbare Heillavendel*

*Eigenschaften und Wirkungen des Lavandula officinalis*

Der altbekannte, klassische Duft des Lavendels erobert die deutschen Zimmer zurück. Das klare, krautige ätherische Öl ist eine herzbetonte Ganzkörpernote, äußerst gut verträglich und deshalb völlig unbedenklich.

Die Eigenschaften des Lavendels lassen sich am besten von seinem Namen ableiten: Das lateinische »lavare« bedeutet waschen, reinigen, klären. Mit der knappen Beschreibung sind alle Wirkungen des Lavendels auf körperlicher wie seelischer Ebene gemeint, also von der Wunddesinfektion über Pilzbehandlungen bis zum Vertreiben von Ungeziefer sowie der Behandlung des Blutdrucks, bei Erkältungen und Venenleiden. Lavendel wirkt ebenso schmerzlindernd, herzstärkend und beruhigend, er hilft bei Einschlafproblemen, wenn die Gedanken nicht zur Ruhe kommen wollen.

Über die Heilwirkungen von Lavendel ließe sich demnach ein ganzes Buch schreiben.

*Meine Erfahrungen*

Wie könnte es anders sein: Meine Erfahrungen mit Lavendelöl sind inzwischen ebenso zahlreich wie die Eigenschaften des Lavendels, die in vielen Büchern beschrieben werden. Zuerst war ich skeptisch über die vielfältigen Einsatzmöglichkeiten und musste mich zudem erst an den Geruch des Lavendels gewönnen. Mittlerweile aber hat das ätherische Öl des Heillavendels in unserer Familie und meinem

Bewährte Aromamischungen

- Bruno's Babymassageöl
- Cistrosenbad
- Cistrosencreme

beruflichen Alltag einen festen Platz erobert. Lavendel hat sich als erstes Öl aus der Aromatherapie in der Geburtshilfe etabliert. Das ist nicht verwunderlich, denn es ist ein preiswertes Öl und durch Urlaube in Frankreich oder Erinnerungen aus der Kindheit vielen Menschen vertraut. Mit Lavendel in der Duftlampe bekommt jede klinische Einrichtung eine angenehm reine Atmosphäre. Es gibt allerdings auch viele Menschen, die Lavendelöl als unangenehm empfinden, da sie vermutlich ein Zuviel in ihrer Kindheit erfahren haben. Diese Negativerinnerung verblasst aber oftmals recht schnell durch gute neue Dufterlebnisse und Heilerfahrungen.

Bei meinen Kolleginnen hat es sich schnell herumgesprochen: Mit dem Lavendelöl in der Badewanne erkennt eine Gebärende bald, dass Geburtsarbeit kein Spaziergang und kein himmelblaues, sanftes Erlebnis ist, sondern ein leistbarer körperlicher Vorgang, der von der Seele schlichtweg akzeptiert werden muss. Die mittlerweile weitbekannte Formel lautet: Bei 3 cm Muttermundweite steigt die Frau in die Entspannungswanne und mit 8 cm wieder heraus.

Es ist immer wieder erfreulich, auf Seminaren die erfolgreichen Berichte von Hebammen über die Anwendung von Lavendel zu hören. Manchmal stellt sich allerdings auch Ernüchterung ein, wenn keine positiven Ergebnisse erzielt werden konnten. Meist stellt sich dann aber heraus, dass es einfach an der Qualität des zur Verfügung stehenden Öls lag. Es gibt nämlich Kliniken, in denen Hebammen Lavendelöl in Litermengen erhalten. Es bedarf keiner Erklärung, dass es sich bei solchen Mengen entweder um minderwertiges Öl oder um Lavandinöl oder gar nur um synthetische Ware handeln kann, denn reines Lavendelöl vom Lavendel officinalis wäre der Verwaltung in diesen Mengen zu teuer.

Bewährte Aromamischungen

- Cistrosenöl
- Entspannungsbad
- Erkältungsöl wärmend
- Gesichtscreme
- Hamamelis-Myrte-Balsam
- Insektenstichöl
- Kemptener-Öl
- Körperpflegeöl Harmonia
- Lavendel-Zypressen-Öl
- Melissen-Teebaum-Öl
- Raumduft Thymian-Zitrone
- Rose-Teebaum-Balsam
- Rose-Teebaum-Essenz
- Sandmännchen
- Schwangerschaftsstreifenöl
- Sitzbad
- Sommerfrische
- Sonnenpflegeöl
- Sonnenpflegeöl intensiv
- Stillöl
- Toko-Öl
- Zahn-Öl

Lavendelöl kann immer dann benutzt werden, wenn keine anderen Wünsche für eine Aromamischung oder keine besonderen Diagnosen vorliegen. Fast alle Frauen sind mit dem Duft des Lavendels einverstanden, was ja bekanntermaßen Voraussetzung für den Einsatz eines ätherischen Öls sein muss. Vermischt mit einem Pflanzenöl kann es als Wehenmassageöl zur Schmerzlinderung benutzt werden, wenn die Gebärende den Duft des *Geburtsöls* nicht wünscht. Nach der Geburt kann eine entstandene Geburtsverletzung mit Lavendelöl pur behandelt werden. Bei starken Wundschmerzen sollte anfangs stündlich eine sterile Kompresse mit ein oder zwei Tropfen

*Lavendel – die Wund-Feuerwehr*

Lavendel befeuchtet aufgelegt oder Lavendelöl direkt auf die Wunde getropft werden. In den folgenden Tagen genügt es meist, beim Wechseln der Binden einen Tropfen auf die Wunde zu geben. Sobald der Wundschmerz nachlässt und ein ausreichender Heilprozess eintritt, kann die Therapie beendet werden. Dieses Verfahren empfiehlt sich übrigens bei allen Wundbehandlungen. Dies bedeutet, dass wunde Brustwarzen genauso behandelt werden können, ebenso eine Wunde bei größeren Kindern oder beim Partner, egal, welche Ursache die Verwundung hat. Selbst bei Insektenstichen oder gar bei Brandwunden hat sich der Einsatz von Lavendel pur bestens bewährt. Unzählige Berichte von erfolgreichen Behandlungen bei Brandwunden könnte ich veröffentlichen. Wichtig ist, so schnell wie möglich das Lavendelöl auf die betroffene Körperstelle zu geben. Bei großflächigen Brand- oder Schürfwunden ist es idealer, eine 30%ige alkoholische Lösung (siehe Anwendungshinweise S. 412) oder 0,9%ige Kochsalzlösungen zuzubereiten und über mehrere Tage zu behandeln. Sobald sich eine neue intakte Haut gebildet hat, ist es sinnvoll, mit dem *Sonnenpflegeöl intensiv* weiterzupflegen. Wunde Popos von Wickelkindern können ebenfalls mit diesem Pflegeöl geheilt werden. Selbstverständlich ist Lavendelöl in einem fetten Öl vermischt oder als Auflage in Salzwasser eine der besten Hilfen bei einem Sonnenbrand. Bettlägerigen Patienten oder Pflegeheimbewohnern hilft es ebenso. Krankenschwestern sind übrigens geteilter Meinung, ob Lavendelwaschungen oder Lavendel in fettem Öl die ideale Dekubitusprophylaxe darstellen. Vielleicht teilen Sie mir Ihre Erfahrungen mit, damit ich die bessere Methode weitergeben kann.

*die große Ausnahme unter den ätherischen Ölen – Lavendel darf auch pur verwendet werden*

Bei der Behandlung von Hautekzemen, Mundschleimhautentzündungen, Körperschweiß, Warzen, Scheidenerkrankungen, Fußpilz und vielem mehr wird Lavendelöl mit großem Erfolg angewendet. Wenn Sie von Kopfschmerzen geplagt sind, bringt oft ein Tropfen Lavendelöl, auf beide Schläfen gerieben, in kurzer Zeit Besserung. Bei Ohrenschmerzen eines Familienmitglieds habe ich Lavendel ebenfalls oft erfolgreich eingesetzt. Geben Sie bei Kleinkindern einen Tropfen Lavendel vermischt mit wenig Olivenöl auf einen Wattebausch und stecken diesen in die Ohrmuschel. Ob mit oder ohne einen Zwiebelstrumpf hinter dem Ohr oder einem Kirschkernsäckchen über dem Ohr wird der Schmerz bald nachlassen. Zur genauen Anwendung von Wickeln und Auflagen lesen Sie im Buch von Ursula Uhlemayr, »Wickel & Co.« oder von Maja Thüler, »Wohltuende Wickel« und belegen am besten einen Kurs über diese hilfreichen Hausmittel und Heilmethoden.

Lavendel ist bei vielen Menschen als Schlafmittel bekannt. Hier muss ich aber oft enttäuschen, denn er wirkt nur, wenn es einfach an der nötigen Klarheit fehlt, um die Gedankenräder im Kopf abschalten zu können. Sollte jemand meinen eine Arbeit unbedingt fertig machen zu müssen oder zur Sicherheit noch mal die Vokabeln lesen wollen, dann wird jene Person eben nicht einschlafen, sondern aufstehen. Muntere Kinder werden mit Lavendel auf dem Kopfkissen auch nicht binnen einer Minute hundemüde, sondern ganz deutlich mitteilen: »Mama, ich bin noch wach.« Wunder dauern eben doch immer etwas länger. Die beruhigende und entspannende Wirkung hilft trotzdem vielen Menschen, Kranken und Gesunden, Jung und Alt, um abschalten zu können.

*Lavendel – ein Öl für alle Notfälle*

Prinzipiell gibt es eigentlich nichts im Leben, wobei Sie Lavendel nicht erfolgreich einsetzen können, es kann in der Tat als ein Erste-Hilfe-Öl bezeichnet werden. Am besten wäre es, wenn Sie immer ein Fläschchen ätherisches Öl parat hätten. Bei uns zu Hause weiß jeder, wo der Lavendel seinen Platz hat, damit er allzeit zur Verfügung steht. Im Urlaub habe ich immer ein Fläschchen Lavendelöl oder die *Rose-Teebaum-Essenz* in meiner Bauchtasche dabei. Bedenken Sie aber, dass auch dieses Allheilöl nicht endlos haltbar ist. Also kleine Mengen einkaufen, und lieber jährlich von der neuen Destillation Nachschub besorgen und immer sparsam dosieren, damit dieses gute Heilöl nicht frühzeitig vor der nächsten Jahresernte zu Ende geht. Interessant ist übrigens für unser Qualitätsteam in der Bahnhof-Apotheke in Kempten, wie unterschiedlich doch die jährlichen Ernten des Lavendelöls ausfallen. Lavendel ist deshalb eines der Öle, das mich am häufigsten veranlasst die Rezepturen meiner »Bewährten Aromamischungen » anzugleichen.

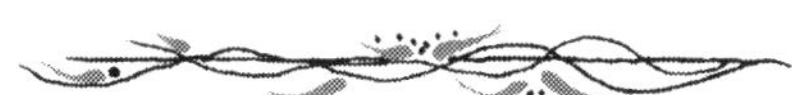

## Lavendelsalbei – *Salvia lavandulifolia*

*»Klarheit und Reinheit finden«*

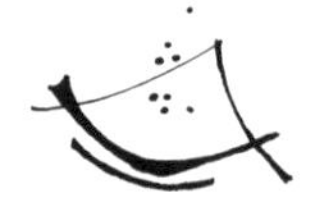

### *Duftprofil*

Eine krautige, frische, camphrige Duftnote prägt das ätherische Öl dieser Züchtung. Es kann als starker Lavendel oder aber auch als sanfter Salbei bezeichnet werden. Das klare Öl stammt überwiegend aus Frankreich und ist eine eindeutige Kopfnote.
200–250 kg Kraut ergeben 1 kg Öl.

Mischt sich gut mit

Lavendel
Zirbelkiefer
Zitrone

### *Eigenschaften und Wirkungen*

Die Eigenschaften liegen genau zwischen denen des Salbei und des Lavandin. Lavendelsalbei tonisiert, kann aber auch entspannen und wirkt bakterientötend. Benutzt wird er bei grippalen Infekten, Kopfschmerzen und Muskelschmerzen.

### *Meine Erfahrungen*

Die Wirkung des Salbeiöls bei Rachenerkrankungen ist bekannt. Viele Menschen mögen den Geruch von Salbeiöl jedoch nicht und haben wohl eine schlechte Erinnerung daran, in solchen Fällen wird der Lavendelsalbei gerne bevorzugt. Sie können einen Teelöffel Salz mit ca. drei Tropfen ätherischem Öl vermischen, es in einem Glas Wasser auflösen und bei einer beginnenden Halsentzündung häufig damit gurgeln.

Bewährte Aromamischungen

• Erkältungsöl wärmend

Auch für größere Kinder kann der Lavendelsalbei angewendet werden. Säuglinge und Kleinkinder sollten Lavendelsalbei jedoch nicht als ein Einzelöl, sondern immer nur in der »Bewährten Aromamischung« verwenden, da er in recht unterschiedlicher Qualität auf dem ätherischen Ölmarkt erhältlich ist. Manche Qualitäten können Inhaltsstoffe aufweisen, die für Kinder und Schwangere nicht ganz ungefährlich sind.

Wir legen nicht nur Wert darauf, einen wirklich sanften Lavendelsalbei zu verwenden, der nahezu frei von Campherbestandteilen ist, sondern wir untersuchen auch alle ätherischen Öle im eigenen Labor genau, ehe sie in der Herstellung eingesetzt werden dürfen.

# Lemongrass – *Cymbopogon flexuosus*

*»sich stressfrei konzentrieren«*

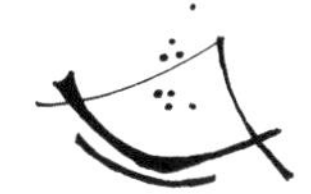

## *Duftprofil*

Das frische, süßliche, zitrusartige Lemongrassöl stammt von einem robusten Gras, das auch Zitronengras genannt wird. Die Wasserdampfdestillation der Pflanze ergibt ein hellgelbes, intensiv riechendes Öl, das vor allem in Bhutan, Brasilien, Sri Lanka und Thailand gewonnen wird. Lemongrassöl gehört zu den Kopfnoten, ich möchte es jedoch dabei recht weit unten ansiedeln und es als eine schwere Kopfnote bezeichnen.
50 kg Gras ergeben 1 kg ätherisches Öl.

Mischt sich gut mit

Bergamotte
Eisenkraut
Jasmin
Myrte
Sandelholz
Wacholder

## *Eigenschaften und Wirkungen*

Die Forschung hat nachgewiesen, dass Lemongrass eine beruhigende Wirkung auf das zentrale Nervensystem ausübt. Es sollte deshalb nicht als Einzelöl zur Förderung der Konzentration benutzt werden, wie es fälschlicherweise, wohl aufgrund seines Namens, oft vorkommt. Es wirkt leicht erfrischend, hilft bei Spannungskopfschmerz, da es gefäßerweiternd wirkt, und fördert die Verdauung. Lemongrass hält Insekten ab und wird als Antistressmittel und bei Cellulitis eingesetzt.

## *Meine Erfahrungen*

Zunächst erlebte ich Lemongrass als typischen Kopfschmerzauslöser, später erfuhr ich, dass es anderen Menschen genauso erging. Ich verwendete es in sehr geringen Mengen als Konzentrationsmittel, was es auch ist, allerdings kann es in falscher Dosierung und zum falschen Zeitpunkt tatsächlich Kopfschmerzen auslösen. Verwenden Sie Lemongrass sparsamer als Zitrusfruchtessenzen und nur dann, wenn Sie unter Anspannung stehen und deshalb oft unkonzentriert sind, nicht aber bei Müdigkeitserscheinungen und bei niederem Blutdruck. In Verbindung mit Zitrone oder Limette wird Lemongrass Sie zielstrebig und ausdauernd am Schreibtisch arbeiten lassen. Insbesondere, wenn Sie dann noch einen Tropfen vom

Bewährte Aromamischungen

- Geborgenheit
- Insektenabwehr
- Insektenstichöl
- Lavendel-Zypressen-Öl

*Eisenkraut 10 % in Jojobawachs* zugeben. Körperölen können Sie Lemongrass in geringer Menge, also fünf bis sieben Tropfen auf 50 ml zugeben. Allerdings lohnt es sich, einen Tropfen vermischt mit Pflanzenöl in der Armbeuge zu testen, da manche Personen mit Hautjuckreiz reagieren. Insekten werden von Lemongrass recht zuverlässig ferngehalten. Sollten Sie mit dem Einzelöl oder auch mit unserer »Bewährten Aromamischung« keinen Erfolg haben, so geben Sie zu Lemongrass noch Citronella und Niaouli zu gleichen Teilen in eine Duftlampe, vielleicht haben Sie damit mehr Glück.

Beachten Sie beim Kauf, dass Lemongrass häufig benutzt wird um das kostbare Eisenkraut und die echte Melisse zu verdünnen. Wenn Sie sich Lemongrassduft einprägen, wird sich Ihre Nase vielleicht nicht mehr so schnell täuschen lassen.

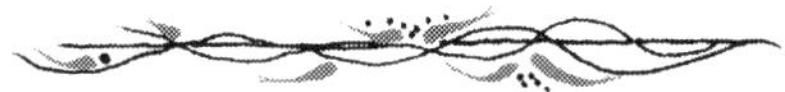

## Limette – *Citrus aurantiifolia*

*»sprudlig-frisch mit südamerikanischem Temperament«*

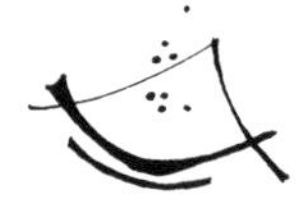

### *Duftprofil*

Der frische, aufmunternde, leicht süßliche und exotische Duft der tropischen Frucht ist einfach faszinierend. Die grünen, saftreichen Limettenfrüchte, die in Indien und Brasilien kultiviert werden, sind in Deutschland relativ unbekannt. Ich ordne sie den pubertären Jugendlichen unter den Zitrusölen zu, aber betrachte sie nicht als ausgeprägte Kopfnote, sondern eher als eine frische Kopf-Bauchnote. Wenn Sie das brasilianische Nationalgetränk Caipirinha kennen und mögen, dann wird die Schalenpressung dieser Früchte bestimmt bald zu Ihren Lieblingsessenzen gehören.
50 kg Schalen ergeben 1 kg ätherisches Öl.

Mischt sich gut mit

Eichenmoos
Eisenkraut
Karottensamen
Melisse
Rosengeranie
Zeder
allen Zitrusfrüchten

### *Eigenschaften und Wirkungen*

Limettenessenz wirkt anregend, aufheiternd und konzentrationsfördernd. Trotz der Frische weist das Öl blutdrucksenkende Inhaltsstoffe auf. Eingesetzt wird es zur Förderung der Nierentätigkeit, bei

Appetitlosigkeit und Völlegefühl. Die Limette ist relativ gut hautverträglich, sollte aber, wie andere Fruchtessenzen, nicht vor einem Sonnenbad angewendet werden, da es zu Pigmentstörungen führen kann. Limettenöl eignet sich als Kopfnote in Aromamischungen.

### *Meine Erfahrungen*

Bewährte Aromamischungen

- Andere Umstände
- Hallo-Wach-Bad
- Hallo-Wach-Öl
- Sommerfrische
- Wintertag

Leider habe ich das Öl der Limette erst in den späteren Jahren meiner Aromastudien kennengelernt. Warten Sie nicht so lange und freuen Sie sich schon bald am Duft der Limette. In der Duftlampe und in Kombination mit anderen Zitrusölen werden Sie überrascht sein, welch angenehme atmosphärische Stimmung Sie damit zaubern können. In der Geburtsvorbereitung, in der Rückbildungsgymnastik, in den Wartezimmern, auf Stationen im Krankenhaus oder Altenheim, überall wird gute Laune Einzug halten. In ein Körperöl gemischt oder als Zusatz in einem Fußbad wird die harntreibende Wirkung nicht auf sich warten lassen. Bei therapeutischen Anwendungen hat sich der Einsatz zur Nachmittagszeit als ideal erwiesen. Ich habe selbst während meiner Tätigkeit festgestellt, dass diese gute ausleitende Wirkung der Limette innerhalb etwa einer Stunde eintritt. Gerne empfehle ich die Limette als nierenstimulierendes und leicht leberanregendes Getränk, indem ein Tropfen Öl in 1 Liter Mineralwasser verschüttelt wird. Aber Achtung: Verschließen Sie die Flasche gut, denn das Getränk ist in der Tat sehr spritzig. Zur Raumdesinfektion können Sie die leicht viruzide und antiseptische Wirkung der fruchtigen Limette mit ähnlich wirksamen Ölen verstärken, z. B. Zitrone, Rosengeranie, Teebaum oder Melisse.

Für Rasierwasser oder Raumsprays eignet sich die Limette immer gut. Insbesondere Jugendliche werden sich über den Duft freuen, vor allem in Kombination mit Eisenkraut und Zeder.

# Linaloeholz – *Bursera delpechiana*

*»entspannt zu neuer Stärke finden«*

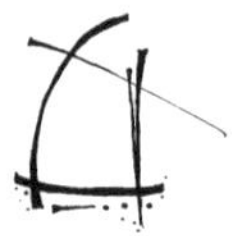

## *Duftprofil*

Der warme, feine, leicht rosig-blumige Duft des Linaloeholzes kann begeistern. Es ist ein Duft, der dem Rosenholz durchaus ebenbürtig ist. Deshalb habe ich Linaloeholz statt des inzwischen geschützten brasilianischen Rosenholzes eingesetzt. Linaloeholz stammt ebenfalls aus Brasilien, sein wasserdampfdestilliertes Öl besitzt eine klare, helle Farbe und zählt zu den frischen Basisnoten.
40 – 50 kg Holz ergeben 1 kg ätherisches Öl.

Mischt sich gut mit

Bergamotte
Fenchel
Lavendel
Muskatellersalbei
Myrte
Rosengeranie
Zitrone
allen Holzölen

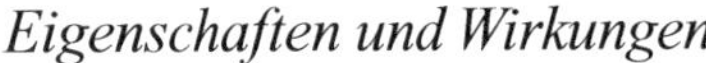

## *Eigenschaften und Wirkungen*

Linaloeholzöl ist sehr ausgleichend und entspannend und empfiehlt sich somit bei Anspannung körperlicher wie seelischer Art, Ärger und krank machendem Stress.

## *Meine Erfahrungen*

Wie erwähnt, habe ich Rosenholzöl durch Linaloeholzöl ersetzt. Dessen wunderbare, muskelentspannende Wirkung ist sicher beteiligt am großen Erfolg des *Toko-Öls*, das als wehenhemmendes Öl zur Tokolyse eingesetzt wird. Linaloeholz vermischt in Honig oder Sahne können Sie abends für ein entspannendes Bad verwenden. Aber auch einige Tropfen vermischt in fettem Öl als Massageöl für eine verspannte Nackenmuskulatur sind eine Wohltat und bestimmt auch bei Muskelkater hilfreich. Bei Menstruationsschmerzen steht es Ihnen in unserer »Bewährten Aromamischung« zur Verfügung. Sollten Sie die Mischung nicht zur Hand haben, bereiten Sie sich ein Sitzbad oder einen Bauchwickel mit dem Einzelöl zu. Linaloeöl in der Duftlampe bringt vor Prüfungen oder am Vorabend einer Operation Ruhe in den Raum. Da ältere Menschen oft gerne einen frischen Duft bevorzugen, ist es ein ideales Öl zur Raumbeduftung in Altenpflegeheimen. In Kombination mit einer ganz geringen Menge Narde wird es unruhige Bewohner besänftigen und vielleicht kann sogar der Schlafmittelverbrauch reduziert werden.

Bewährte Aromamischungen

- Entbindungsduft
- Erkältungsöl wärmend
- Kamille-Fenchel-Öl
- Konzentrationsöl frisch
- Mens-Massageöl
- Schwangerschaftsstreifenöl
- Sonnenöl
- Toko-Öl

# Litsea – *Litsea cubeba*

*»frisch und frech – zielstrebig voran«*

## *Duftprofil*

Das frische, fruchtige, zitronenähnliche Öl stammt von einem exotischen Baum aus China, dessen kleine rote, pfefferartige Früchte ebenso wie die Blüten und Blätter destilliert werden. Die klare Kopfnote ist erkennbar am Geruch, sie besitzt jedoch eine recht lange und tiefgehende Wirkung. Unterschätzen Sie deshalb das Öl nicht und dosieren Sie es sparsam.
30 kg Früchte ergeben 1 kg ätherisches Öl.

Mischt sich gut mit

Eisenkraut
Lemongrass
Melisse
Orange
Rosengeranie
Ylang-Ylang

## *Eigenschaften und Wirkungen*

Der frische Duft läßt die beruhigende Wirkung erst beim wiederholten Riechen erkennen. Litsea wird eingesetzt zur Konzentrationförderung, bei Depressionen, Nervosität und Unruhe.

## *Meine Erfahrungen*

Die fruchtige, leicht süßliche Note der Litsea ähnelt etwas dem von Lemongrass und dem Verbenaöl (Eisenkraut). Ich persönlich finde es allerdings schöner, angenehmer und vor allem frecher als Lemongrass. Mit Litsea cubeba in der Duftlampe kann ich konzentriert und lange wach bleiben. Die Wirkung der Litsea ist noch recht unbekannt und kann ergänzend oder anstatt Lemongrass und Eisenkraut eingesetzt werden. Das Öl der Litsea ist eine gute Ergänzung in einem geburtsbegleitenden Bad oder Massageöl. Ich liebe die Litsea als Zusatz in allen Fruchtmischungen, da sie dort die frischen Kopfnoten an sich bindet und zurückhält, wodurch sich diese langsamer entfalten und auch verduften. Geben Sie Ihrem neutralen Duschgel das hautverträgliche Öl der Litsea hinzu, damit Sie hellwach und frisch aus der Dusche kommen. Aber auch ihrem Lieblingskörperöl können Sie es zusetzen. Heute würde ich es sicher dem *Lavendel-Zypressen-Öl* hinzugeben, aber bei der Herstellung des Krampfadernöls, wie ich es lieber nenne, war mir die herrliche Litsea eben noch fremd. »Bewährte Aromamischungen« ändere ich ungern,

Bewährte Aromamischungen

•Duschgel
•Hallo-Wach-Öl

sondern passe nur die Dosis ihrer Einzelöle an, da Öle erntebedingten Schwankungen unterliegen. Was Sie aber nicht davon abhalten soll, der Mischung noch wenige Tropfen Litsea hinzuzufügen.

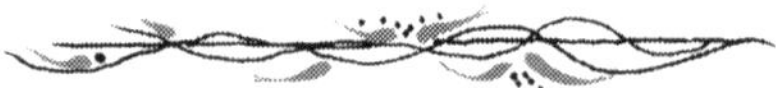

## Majoran – *Origanum majorana*

*»entspannt in die Zukunft«*

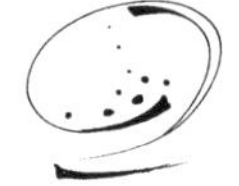

### *Duftprofil*

Ein warmer, krautig-würziger Duft entströmt der Flasche mit dem Majoranöl. Destilliert wird das blühende Kraut in den Mittelmeerländern und aus Demeteranbau in Ägypten. Das fast farblose Öl erinnert viele Menschen an einen Schweine- oder Lammbraten, denn als Küchenkraut mit einer guten Verdauungswirkung ist Majoran sehr bekannt. Majoranöl zählt zu den kopfbetonten Bauchnoten.
150 – 175 kg Kraut ergeben 1 kg ätherisches Öl.

Mischt sich gut mit

Kamille römisch
Lavendel
Linaloeholz
Rose
Teebaum
Zeder

### *Eigenschaften und Wirkungen*

Eingesetzt wird Majoranöl wegen seiner entspannenden und krampflösenden Eigenschaften vorwiegend bei Menstruationskrämpfen, Bluthochdruck, Herzjagen, Spannungskopfschmerzen, Rheuma- und Gelenkschmerzen. Nicht zu unterschätzen ist seine gute antibakterielle Wirkung bei Nasennebenhöhlenerkrankungen sowie Bronchitis, Ohrenschmerzen und Keuchhusten. Aber auch bei Krampfzuständen der Verdauungsorgane und als Anaphrodisiakum bei sexueller Hyperakivität wird es verwendet.

### *Meine Erfahrungen*

Es lag nahe, Majoran in der Betreuung von schwangeren Frauen mit vorzeitigen Wehen einzusetzen, als ich von den oben aufgezählten Eigenschaften des Öls erfahren habe. Obwohl in vielen Büchern vor dem Gebrauch des Majoranöls in der Schwangerschaft abgeraten wird, habe ich mich sofort daran gewagt und es bei entsprechenden

Bewährte Aromamischungen

- Engelwurzbalsam
- Mens-Massageöl
- Toko-Öl

Indikationen verwendet, denn als Hebamme bin ich sehr wohl in der Lage zu erkennen, ob das Öl mit seiner krampflösenden Wirkung auf die glatte Muskulatur und der Gefäßweitstellung der Arterien geeignet ist oder besser vermieden werden soll. Genau diese Eigenschaften sind nämlich notwendig, um eine gute Durchblutung der Gebärmuttermuskulatur zu erreichen und frühzeitige Wehen wieder zu verringern. Es ist verblüffend, wie schnell sich dieses Öl selbst in Kliniken in der bewährten wehenhemmenden Mischung, dem beliebten *Toko-Öl*, verbreitet hat. Lesen Sie zu diesem Thema mehr in meinem Buch »Die Hebammen-Sprechstunde«.

*die Wirkung von Majoranöl war unseren Großmüttern schon bekannt*

Majoranbutter wird traditionell bei Schnupfen und Nebenhöhlenerkrankungen empfohlen. Deshalb war es mir schon bald nach den ersten geburtshilflichen Mischungen ein Bedürfnis, eine Schnupfensalbe zu mischen, die uns im *Engelwurzbalsam* erfolgreich gelungen ist. Sollten Sie diese Salbe nicht zur Hand haben, können Sie auch einen Tropfen Majoranöl in wenig Butter vermischen und damit die Nasenflügel, Stirn bzw. die Wangen oder Brust einreiben. Wie sagte meine Mutter: »Lieber glänzen wie ein Schmalztopf als krank im Bett liegen.« Bei Keuchhusten ist es sinnvoll, Majoranöl in der Duftlampe ins Kinderzimmer zu stellen oder zwei Tropfen auf einem Stück Papiertaschentuch ins Kuschelkissen zu stecken und am besten das kranke Kind damit auch noch inhalieren zu lassen.

*helfende Öle duften nicht immer angenehm – sind aber als Heilöl in einer Mischung unersetzlich*

Als Einzelöl ist Majoran selten im Einsatz, da es nicht unbedingt als Lieblingsöl vieler Nasen bezeichnet werden kann. Ich weiß nur, dass Frauen die anaphrodisische Wirkung in der Duftlampe im Schlafzimmer bereits erfolgreich ausprobiert haben. Krankenschwestern berichten, dass es auch von Patienten in Verbindung mit dem Duft von Linaloeholz oder Lavendel meist gerne angenommen wird, vor allem, wenn Unruhe, Nervosität und Anspannung herrschen. Bei stationärer Therapie sollte das Öl noch viel häufiger eingesetzt werden, denn für viele kranke Menschen ist die sexuelle Enthaltsamkeit bestimmt nicht ganz einfach. Deshalb meine ich, dass der Duft von sinnlichen, süßen Ölen in Krankenhäusern, Pflegeheimen, und Kurhotels nur begrenzt verwendet werden sollte. Stattdessen sind in solchen Einrichtungen Kräuteröle vorzuziehen.

Bei all den aufgezählten Erkrankungen dürfte verständlich sein, dass Aromatherapie nur bedingt in der Selbsttherapie eingesetzt werden sollte und eine klare Diagnose von Fachpersonen vorliegen muss. Ob Sie aber als Leserin selber entscheiden möchten oder ob Sie als Therapeutin ein Öl empfehlen: Vergessen Sie bitte nicht die zuverlässige Nase des betroffenen Menschen zu fragen, die durch Ablehnung oder Wohlgefallen einen eindeutigen Hinweis auf die richtige Wahl des Öls geben wird.

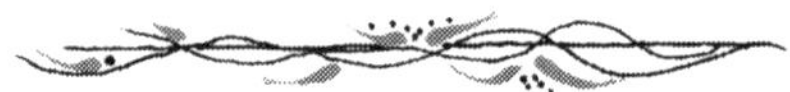

## Mandarine rot – *Citrus reticulata*

*»die Sonne der Kindheit«*

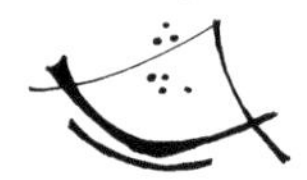

### *Duftprofil*

Der süße, spritzige Duft von Mandarinenschalen ist vielen Menschen aus der Kindheit bekannt. Gute »Riechnasen« erkennen an dem fruchtigen runden weichen Duft der Mandarine rot, dass dies eine Duftnote für Kinder ist und zu den tieferen Kopfnoten zählt. 140 kg Fruchtschalen ergeben 1 kg ätherisches Öl.

Mischt sich gut mit

Benzoe Siam
Jasmin
Kamille römisch
Neroli
Sandelholz
Tonkabohne
Zimt
allen
Zitrusfrüchten

### *Eigenschaften und Wirkungen*

Mandarine rot wirkt belebend, aufmunternd und erfrischend. Eigenartigerweise wirkt das Öl aus der Schalenpressung der reifen Mandarinen-Essenz (rot) aber auch muskelentspannend. Ideal wirken die Essenzen bei Kindern, die erschöpft sind oder Trauriges erlebt haben. Bei Nervosität sowie zur Anregung von Magen, Darm und Galle ist es einen Versuch wert.

Die Essenz der grünen Mandarine stammt aus der frühen Fruchternte, also aus den Schalen der grünen, unreifen Mandarinen und wirkt aufheiternd und belebend.

Für meine »Bewährten Aromamischungen« verwende ich ausschließlich die Essenz der roten Mandarine.

### *Meine Erfahrungen*

Kinder greifen mit großer Treffsicherheit nach dem Mandarinenöl, dem Lieblingsöl der Jüngsten, auch wenn noch so viele andere

Fläschchen mit ätherischen Ölen vor ihnen stehen. Und je kleiner die Kinder, desto beliebter ist die rote Mandarine. Das verwundert kaum, denn die meisten Kinder erhalten von ihrer Mutter oft als erstes südländisches Fruchtobst (abgesehen von der Banane) zunächst die Mandarinenschnitze zum Auslutschen. Bald schon kann eine Kinderhand die Frucht selbst schälen, was die Kinder mit Stolz auch immer wieder ausprobieren möchten. Bei Unverträglichkeiten oder so genannten Allergien auf die Frucht sollten Sie jedoch immer zuerst an die chemische Behandlung der Schalen denken und Ihrem Kind unbedingt ungespritzte Früchte anbieten, ehe das Kind vorschnell als Allergiker bezeichnet wird. Denn so, wie wir in der Bahnhof-Apotheke bei Fruchtölen für die Aromatherapie bevorzugt nur Essenzen aus kontrolliert biologischem oder Demeter-Anbau verwenden, so sollten Sie zu Hause auch beim Verzehr der Früchte auf unbehandelte Qualität achten, am besten von einem Demeter- oder Bioland-Hof.

Ich finde, dass Mandarinenduft hervorragend geeignet ist für alle Gesprächskreise rund ums Kind, also bei der Geburtsvorbereitung zum Einstimmen auf das Mutterwerden, beim Säuglingspflegekurs, als Begrüßungsduft im Gebärzimmer, bis hin zur Sitzung des Elternbeirats im Kindergarten, oder zu Hause im Kinderzimmer, wenn die Kinder ihren eigenen Duft in der Lampe wünschen. Das Öl empfiehlt sich in zarter Dosierung natürlich bestens zur Babymassage, bei Säuglingen sollte bei allen Körperölen immer geringst dosiert werden, da die Haut der Kinder noch sehr empfindlich reagiert. Bei der Herstellung von Eigenmischungen oder als Ergänzung unserer »Bewährten Aromamischungen« können Sie die Mandarinenessenz als entspannende Kopfnote für Erwachsene verwenden, die sich gern verwöhnen lassen wie ein Kind.

Bewährte Aromamischungen

- Bruno's Babymassageöl
- Entbindungsduft
- Entspannungsbad
- Kreuzbein-Massage-Öl
- Luftikus
- Rumpelstilzchen
- Sommerfrische
- Weihnachtsduft

# Manuka – *Leptospermum scoparium*

*»sanfte Heilung aus der Tiefe«*

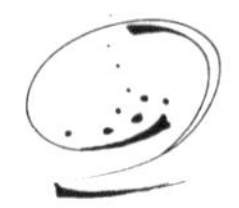

## *Duftprofil*

Den warmen, fast strengen, krautigen und beinahe holzigen Geruch des Öls empfinden die meisten Nasen als angenehm. Das blassgelbe Öl gehört zu den Herznoten und wird aus den Blättern und Zweigen des jungen Manukabaums gewonnen, dessen Heimat Neuseeland ist. Er ist dem australischen Teebaum recht ähnlich.
150 kg Blätter und Zweige ergeben 1 kg ätherisches Öl.

Mischt sich gut mit

Lavendel
Linaloeholz
Majoran
Rose
Teebaum
allen Holzölen

## *Eigenschaften und Wirkungen*

Das Manukaöl ist bei uns recht neu, während die Maori, die Eingeborenen Neuseelands, es als traditionelles Heilöl kennen. Auch wir können durch gaschromatographische Prüfungen bestätigen, dass es reichhaltiger an Inhaltsstoffen ist als Teebaumöl. Es wirkt stark antibakteriell, stark antimykotisch, schleimlösend, schmerzstillend, antihistaminisch und besitzt angeblich Pheromoncharakter. Der Einsatz von Manuka reicht von der Hautpflege, der Dekubitusprophylaxe, der Wundheilung und der Candidabehandlung bis hin zu rheumatischen Erkrankungen und einer ausgleichenden Wirkung auf das gesamte Zentralnervensystem.

## *Meine Erfahrungen*

Ruth von Braunschweig hat uns deutschen Aromatherapeuten Mitte der 1990er Jahre mit großer Begeisterung Manukaöl, das Traditionsöl der Maori, als Neuigkeit vorgestellt. Ihre Freude über das Öl konnte ich schnell teilen. Wir haben es in der Bahnhof-Apotheke zu unserem Erste-Hilfe-Öl, der *Rose-Teebaum-Essenz* gemischt, da es ebenfalls, wie Lavendel, Teebaum und Rose – als Ausnahme unter den ätherischen Ölen – unverdünnt angewendet werden darf. Mit Manuka hat die Mischung einen runden, weichen Abschluss gefunden. Sie können Manukaöl auch als Einzelöl bei allen erdenklichen Beschwerden einsetzen, wie sie oben aufgezählt sind. Lesen Sie bitte zur richtigen Anwendung und Dosierung ab Seite 367 nach.

Bewährte Aromamischungen

- Rose-Teebaum-Essenz

In der Duftlampe habe ich es noch nicht verwendet, aber vielleicht bringen Sie es mit Linaloeholz und Majoran im Krankenzimmer, auf Station oder zu Hause zum Einsatz um dem Patienten zu innerer Ruhe und Zuversicht zu verhelfen. Vor allem bei bislang erfolglos behandelten Hauterkrankungen wie unklaren Ekzemen, Neurodermitis oder Schuppenflechte ist es sinnvoll das ätherische Öl des Manukabaums in unser *Cistrosenöl* oder in ein anderes Pflanzenöl zu mischen, oder regelmäßig Voll- oder Teilbäder mit Manuka in Totem-Meer-Salz anzuwenden. Frauen mit Scheideninfektionen jeder Art empfehle ich Behandlungen mit Manukaöl oder *Rose-Teebaum-Essenz*. Schwangere verwenden wie immer eine geringe Konzentration des Öls. Beachten Sie bitte, wie bei allen ätherischen Ölen, die begrenzte Haltbarkeit, in diesem Fall ungefähr zwei Jahre.

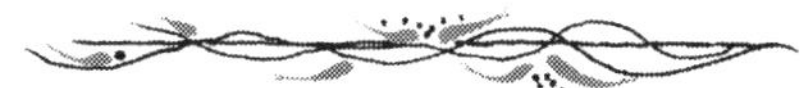

## Melisse – *Melissae officinalis*

*»Klarheit und Gelassenheit auch in schweren Zeiten«*

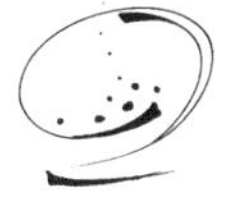

### *Duftprofil*

Der zitronenartige, frische und doch krautige, sogar leicht süße Duft des echten Melissenöls lässt seine Tiefe erst beim zweiten Riechen erkennen und bestätigt, dass es sich um eine Herznote handelt. Das im wahrsten Sinne kostbare, hellgelbe Öl wird nach 50 Stunden Wasserdampfdestillation aus den Blättern der Zitronenmelisse gewonnen und erinnert mich immer an Melissengeist, der mir in meiner Kindheit als Allheilmittel auf Zucker angeboten wurde.
5 – 7 Tonnen Kraut ergeben 1 kg ätherisches Öl.

Mischt sich gut mit

Kamille römisch
Lavendel
Myrte
Neroli
Rose
Rosengeranie
allen
Zitrusfrüchten

### *Eigenschaften und Wirkungen*

Echtes Melissenöl zählt zu den bekanntesten Ölen der Aromatherapie und wird auch in der Pharmazie seit langem verwendet. Die Heileigenschaften des Öls sind sehr vielseitig, es sollte jedoch immer wieder mit Vorsicht auf der Haut verwendet werden, da es hautreizend sein kann. Ein sparsamer Gebrauch ist durch den Preis ja schon vorgegeben. Melissenöl wirkt antiviral, blutdrucksenkend, beruhigend, entzündungshemmend, krampflösend, fiebersenkend und doch anregend auf den Geist. Es kann bei Nervosität, Schlafstörungen, bei allen Herpeserkrankungen, Harnblasenproblemen, Depressionen, Migräne, aber auch bei Magenschmerzen und Leber-Galle-Erkrankungen eingesetzt werden.

## *Meine Erfahrungen*

Melissenöl war eines der Öle, das den Apotheker Wolz auf die in der Aromatherapie geforderte Echtheit und Reinheit der ätherischen Öle aufmerksam gemacht hat. Er klärte mich auf, dass die gewöhnlich in der Apotheke verwendeten Öle zwar der geforderten DAB (Deutsches Arzneibuch)-Qualität entsprechen (Einzelheiten hierzu im Kapitel 5, siehe Seite 333), doch leider hat das DAB zugelassen, dass minderwertiges Citronellöl als »Melissenöl Indicum« bezeichnet werden darf, das allerdings bei weitem nicht der Heilkraft des Melissenöls entspricht. Also, liebe Leserin, verlassen Sie sich nicht auf ihren Hausapotheker, denn noch längst nicht alle Damen und Herren dieser Berufsgruppe sind über die Anforderungen an die Qualität und Reinheit der ätherischen Öle informiert. Lernen Sie reines Melissenöl riechen und entscheiden Sie mit Ihrer Nase, ob Ihnen das echte Melissenöl angeboten wird. Außerdem wird der Preis Sie schnell über die Qualität aufklären, denn ein Milliliter des reinen Melissenöls kostet circa 40 DM (20 €). Aufgrund seiner Kostbarkeit und wegen der intensiven Duftentwicklung bin ich froh, dass wir Ihnen in der Kemptener Bahnhof-Apotheke das *Melissenöl 10 % in Jojobawachs* anbieten können. Es ist zwar mühsam, die Öle von Hand in kleine Flaschen zu füllen, aber so kann in der Therapie viel besser dosiert werden. Die Mühe der Handabfüllung verbindet uns zudem mit den Bauern am Mittelmeer, die noch viel mühsamer in der sengenden Mittagssonne für uns das Melissenkraut ernten. Seien Sie also sparsam mit dem kostbaren Öl, aber enthalten Sie es niemandem vor, der es braucht.

Bewährte Aromamischungen

- Erkältungsöl wärmend
- Geborgenheit
- Lippenbalsam
- Melissen-Teebaum-Öl
- Mens-Massage-Öl
- Sommerfrische
- Sprachlos
- Trennungsschmerz

Meinen Kolleginnen empfehle ich das verdünnte Melissenöl dann in die Duftlampe zu geben, wenn Angst die Schwangerschaft oder die Geburt begleitet. Bei zu erwartenden Komplikationen oder bereits bekannten Erkrankungen oder Fehlbildungen des Kindes sowie bei

Totgeburten sollte es obligatorisch verwendet werden. Es kann jederzeit in das jeweilige benutzte Massageöl gemischt werden, z. B. *Toko-Öl*, *Schwangerschaftsstreifenöl*, *Körperöl entspannend* oder *Geburtsöl*. Geben Sie in die Massageölschale etwa einen knappen Esslöffel des jeweiligen Massageöls und noch drei Tropfen *Melisse 10 % in Jojobawachs*. Entsprechend können Sie aber ebenso von der »Bewährten Aromamischung« *Sprachlos* dazugeben. Doch nicht nur bei Geburtsverläufen, sondern auch auf Intensivstationen und bei allen Sterbebegleitungen sollte Melissenöl mehr Verwendung finden. Wir sollten lernen, dass die Seele in schwierigen Lebensphasen und in den Stunden des Sterbens gestreichelt werden möchte, und dies, finde ich, ist mit ätherischen Ölen über die Duftlampe oder einer sanften Massage am besten möglich.

*Melissenöl verstärkt die beruhigende Wirkung in Mischungen*

Der *Lippenbalsam* mit Melisse sollte eigentlich Melissenbalsam heißen, denn er kann als Wundsalbe bei allen kritischen Wundheilungsprozessen verwendet werden. Bei Hautirritationen infolge von Strahlenbelastung empfehle ich gerne diese Salbe. Ob bei Jung oder Alt, der Balsam eignet sich für Behandlungen aller Art, wenn Angst die Heilung stören könnte. Eine andere Möglichkeit ist es, *Melisse 10 % in Jojobawachs* Ihrer persönlichen Heilsalbe zuzugeben.

Aber auch bei weniger schwerwiegenden Situationen habe ich die positive Wirkung von Melissenöl vielfach kennen lernen können. Bei schmerzhaften Viruserkrankungen wie Lippenherpes, Windpocken oder einer Gürtelrose ist reines Melissenöl hilfreich. Entweder wird die »Bewährte Aromamischung« *Melissen-Teebaum-Öl* oder ein selbst hergestelltes Körperöl auf die nasse Haut aufgetragen und bei sehr schmerzhaften Prozessen anfangs stündlich, später zweimal täglich angewendet. Dies verschafft bald Linderung und Heilung. Bei nervöser Unruhe und Schlafproblemen bringt ein Bad mit Melisse Ruhe und stärkt das Immunsystem. Zu Beginn einer drohenden Grippewelle ist es sinnvoll, in der Wohnung eine Duftlampe mit Melissenöl aufzustellen, vor allem dann, wenn Familienmitglieder Angst haben vor Ansteckung. Ebenso empfiehlt sich Melisse als optimaler Duft auf Infektionsstationen. Melissenöl kann gut als Einzelduft sowie in Mischungen verwendet werden. Denken Sie stets dann an Melisse, wenn Angst der unangenehme Lebensbegleiter Ihrer Liebsten ist, oder schenken Sie es kranken Nachbarn, denn noch immer wissen viele nichts von der wunderbaren Duftthei-

*Melisse beinhaltet optimale Wirkstoffe gegen Viruserkrankungen*

lung der ätherischen Öle, und in zahlreichen Krankenhäusern und Pflegewohnheimen werden diese kostbaren Substanzen nicht oder nur als synthetische Verfälschungen verwendet. Setzen Sie sich durch aufklärende Gespräche dafür ein, dass die Beduftung mit künstlichen Ölen in öffentlichen Saunen ein Ende findet, denn dort wollen die Menschen ja ihre Gesundheit unterstützen und nicht mit chemischen Substanzen bombardiert werden. Ein Saunaaufguss mit Zitronenmelisse geschieht bestimmt immer mit künstlichem Öl oder im besten Fall mit echtem Citronellgrasöl. Ich diskutiere gerne mit dem zuständigen Personal, scheine aber eine von wenigen zu sein, die sich über die »schönen« Düfte beklagen. Lesen Sie ab S. 392 mehr zum Thema Saunabaden und Saunaaufguss.

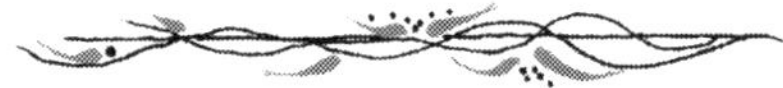

## Muskatellersalbei – *Salvia sclarea*

*»mobilisiert ungeahnte Kräfte«*

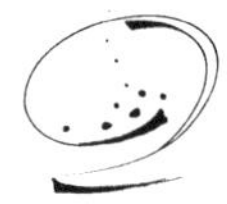

### *Duftprofil*

Ein warmer, krautiger, süßer und gleichzeitig strenger Geruch strömt der Nase entgegen, der anfangs gewöhnungsbedürftig ist, aber trotzdem die Riechnasen immer wieder zwingt daran zu schnuppern. Muskatellersalbei wird als Herznote eingestuft und überwiegend in Italien und Südfrankreich, aber auch in Bulgarien und Russland angebaut und aus der Wasserdampfdestillation des blühenden Krauts gewonnen. Ich meine beim Riechen an der blühenden Pflanze immer männlichen Schweiß zu riechen, unparfümiert und wie nach körperlicher Arbeit.
100 kg Kraut ergeben 1 kg ätherisches Öl.

Mischt sich gut mit

Bergamotte
Jasmin
Rose
Sandelholz
Ylang-Ylang

### *Eigenschaften und Wirkungen*

Die Eigenschaften des Muskatellersalbeis werden als euphorisierend, östrogenartig, hormonähnlich, entspannend, entstauend, blutdrucksenkend und entzündungshemmend beschrieben. Verwendet wird das Öl bei allen steroidhormonbedingten Erkrankungen der

Frau und des Mannes, also bei Impotenz, Frigidität, unregelmäßiger Menstruation, prämenstruellem und präklimakterischen Beschwerden. Bei geistigen und körperlichen Erschöpfungszuständen sowie Nervosität und Migräne wird Muskatellersalbei ebenso eingesetzt.

## *Meine Erfahrungen*

Es dürfte verständlich sein, dass ich als Hebamme mit diesem so spannenden Öl bereits zu Beginn meiner Dufterlebnisse hantierte. Allerdings wurde mir trotzdem erst später bewusst, welch interessantes Öl es tatsächlich ist. Mich hat vor allem der folgende Satz in einem Buch gefesselt: »Muskatellersalbei hilft dem Menschen seine eigenen Grenzen zu überschreiten.« Durch Geruchserlebnisse und einer inneren Intuition folgend ist dann das *Dammmassageöl* entstanden, das neben dem Muskatellersalbei die Rose als Wirkstoff beinhaltet. Als ich vor Augen hatte, was es für eine Frau bedeutet, sich dem Kind zu öffnen und es geschehen zu lassen, dass sich ihre Scheide maximal dehnt, fand ich den Satz des Überschreitens einer Grenze sehr treffend. Fast jede Frau benötigt Mut und eine große Überwindung, dies zu erlauben. Mit Hilfe von Muskatellersalbei wird ihr der Vorgang des Sich-Öffnens leichter möglich. Über den richtigen Umgang mit dem *Dammmassageöl* lesen Sie am besten in meinem Buch »Die Hebammen-Sprechstunde« nach.

Bewährte Aromamischungen

- Dammmassageöl
- Geburtsöl
- Klimakterium Körperöl
- Körperöl festigend
- Körperöl kräftigend
- Konzentrationsöl
- Mens-Massageöl
- PMS-Zyklus-Massageöl
- Thymian-Angelika-Öl

Hebammen möchte ich bitten den Muskatellersalbei nur in der 10%igen Verdünnung in Jojobawachs zu verwenden, denn er ist in zu hoher Dosierung nicht ganz ungefährlich. Er kann eine Frau, die ohnehin schon gut entspannt und konzentriert atmet, in einen fast hypnotischen oder gar bewusstlosen Zustand versetzen. Bitte seien Sie in dieser so hochsensiblen Lebensphase einer Frau achtsam mit dem Öl und benutzen Sie es nicht aus Gewohnheit, sondern dann, wenn es tatsächlich angezeigt ist, z. B. wenn es notwendig ist, die Hypophyse anzuregen ausreichend geburtswirksame Hormone zu produzieren. Muskatellersalbei wird als östrogenwirksam bezeichnet, dies heißt jedoch nicht, dass er selbst wirkt wie ein Hormon, sondern dass das Öl Inhaltsstoffe aufweist, die östrogenähnliche Strukturen besitzen und die Fähigkeit haben unsere geschlechtshormonbildende Hirnanhangsdrüse, die Hypophyse, zu stimulieren. Wenn eine Frau zur Geburt ausreichend Östrogene bildet, bedeutet dies, dass der Körper der Frau genügend Oxytocin produzieren

*Zurückhaltung ist geboten beim Muskatellersalbei*

kann, und bei ausreichender Entspannung, möglich durch die Wehenpause, werden dann sicher genügend Endorphine und Enzephaline freigesetzt, unsere körpereigenen Schmerzhormone, wodurch der Geburtsschmerz erlebbar wird. Bedenken Sie aber, dass die Produktion von Adrenalin, dem Stresshormon, jeden natürlichen Geburts- und Schmerz-Entspannungsprozess unterbricht. Vermeiden Sie jede Form von Störung, Diskussion und Ablenkung. Am besten, liebe Leserin, Sie denken gar nicht erst lange über das komplizierte Hormonsystem nach, sondern vertrauen darauf, dass Ihr Körper schon weiß, was erforderlich ist. Das Wichtigste ist, dass Sie sich bereits im Vorfeld gut überlegen, in welcher Umgebung Sie sich ungestört dem von Emotionen geprägten Prozess der Geburt Ihres Kindes widmen können. Seien Sie sich bewusst, dass das Neugeborene aus einer sexuellen Begegnung heraus entstanden ist und jetzt in einer ähnlichen Situation geboren werden will. Wir alle, Geburtshelfer und Gesellschaft, müssen uns wieder bewusst werden, dass Geburt und Sexualität emotionale Zustände darstellen, die begleitet sind von Lust und Schmerz. Es muss dafür gesorgt werden, dass die Intimität gewahrt wird, damit sich ein Paar ganz dem Geburtsvorgang widmen kann. Die Frau wird den Geburtsschmerz als leistbar empfinden und ihr Kind auf ihre ganz persönliche Weise gebären. Es freut mich, dass wir Hebammen dabei sind, diesen Prozess wieder als einen natürlichen Vorgang zu verstehen, den wir begleiten dürfen und bei dem wir nur dann die Leitung übernehmen müssen, wenn Gefahr für die Mutter oder das Kind droht.

*Muskatellersalbei schafft eine Duftbrücke zwischen dem Vertrauen und dem Wissen*

Mit einem zarten Duft von Muskatellersalbei, die nötige Menge ist dem *Geburtsöl* zugesetzt, werden Sie die erforderliche Atmosphäre automatisch erreichen.

*geboren werden und sterben dürfen im Duft ätherischer Ölmischungen*

Das Muskatellersalbeiöl, in geringer Menge mit anderen Ölen kombiniert, ist hilfreich bei der Meditation, ob allein oder in der Gruppe, oder um zu lernen den Atem fließen zu lassen, sowie in jeder Situation, in der es darum geht, einen Lebensprozess, aber auch den Prozess des Sterbens zuzulassen. Bei Sterbenden, die im letzten Kampf mit dem Leben nicht nachgeben können, bringt eine Einreibung mit Muskatellersalbeiöl und Rosenöl in fettem Öl, vielleicht so wie im *Geburtsöl*, die notwendige Stimmung und Entspannung, um Unvermeidbares zu erlauben und sich dem Neuen, dem Sein nach dem Tod hinzugeben. Massieren oder streichen Sie den Sterbenden sanft mit dem *Geburtsöl* ein oder geben Sie einfach eine geringe Menge auf die Schläfe oder auf das Handgelenk und helfen Sie ihm damit hinüberzugehen in das »Neue Leben«.

*mit Düften Grenzen überschreiten*

Wann immer also Grenzen zu überschreiten sind, wird der Duft des Muskatellersalbeis uns als Begleitperson die schier unmögliche verbale Arbeit abnehmen und einfach seine entspannende, euphorisierende Wirkung tun.

Wenn Geist und Körper zu Lebzeiten nachgiebig und elastisch werden müssen, lohnt es sich, mit Muskatellersalbeiöl in der Duftlampe, in einem Massageöl oder einem Bad zu therapieren. Um Überdosierungen zu vermeiden, verwenden Sie sinnvoller Weise die 10 %ige Verdünnung aus der Bahnhof-Apotheke in Kempten bzw. die »Bewährten Aromamischungen«. Mit dem Einzelöl sollten nur erfahrene Aromatherapeuten arbeiten. Ein ideales Therapeutikum ist Muskatellersalbeiöl in der Verbindung mit Rose, Bergamotte, Sandelholz und Zeder bei allen hormonellen Stimmungsschwankungen von der Schwangerschaft über die Pubertät bis in die Wechselzeit. Für pubertäre Jugendliche benutzen Sie nur die Bergamotte, für uns Frauen eignet sich immer die Kombination mit Rose und bei Männern jeder Altersgruppe passen Holznoten wie Linaloeholz und Sandelholz. Sie sollten bereits bei den ersten Anzeichen eines Stimmungstiefs mit einer aromatherapeutischen Behandlung Ihrer Wahl beginnen um eine rasche Hilfe zu erzielen. Aus eigener Erfahrung kann ich berichten, dass unser Körper immer schneller und sensibler auf Geruchsinformationen reagiert. Dies bedeutet, Sie müssen selbst erkennen bzw. wieder einmal Ihre Nase bestimmen lassen, ob und wann eine weitere Duftbehandlung erforderlich ist. Ihre innere Stimme wird Sie sicher richtig leiten. Bedenken Sie, dass unsere Intuition unmittelbar neben unserem Riechhirn sitzt und somit immer entsprechend auf Geruch reagiert.

*ein Öl, das den Damm dehnbar macht, löst auch andere Verspannungen*

Das Muskatellersalbeiöl in der Kombination mit der Rose wie im *Dammmassageöl* hat sich schon oft bei ganz anderen Anlässen bewährt: Allerlei Sportler, Physiotherapeuten und Masseure schwören auf ihr »Spezialöl aus Kempten«. Viele Male wurde mir schon von verhärteter Muskulatur und Krämpfen berichtet, die sich mit dem Öl wunderbar weich massieren ließen, da das Massageöl eine gute Elastizität und Nachgiebigkeit des Gewebes ermöglicht, egal an welchem Körperteil. Deshalb wird es auch gerne zur Behandlung von

Narben verwendet, die am besten punktuell bzw. besser in kleinen kreisenden Bewegungen massiert werden. Es hat sich bewährt, noch drei Tropfen Neroli in die Flasche zu geben. Bei solchen Behandlungen wird deutlich, wie nahe Geist, Seele und Körper sich sind, denn es ist eben nicht immer eine rein körperliche Trainingsangelegenheit, den Körper bis an oder über seine Leistungsgrenze zu fordern, sondern auch eine mentale. Der gute Muskatellersalbei hilft Brücken herzustellen im geistigen wie im körperlichen Sinne.

*Körper, Geist und Seele sind eine Einheit*

Die Wirksamkeit von Muskatellersalbeiöl hängt wie bei allen Ölen von der Pflege der Pflanze und der Destillation ab. Die Inhaltsstoffe des Öls können, wie dies auf Seite 321 beschrieben ist, tatsächlich variieren. Das können wir auch mit unserer mittlerweile langjährigen Prüfungserfahrung bestätigen. Ich bin froh, dass uns für die Auswahl und Prüfung der Öle ein Gaschromatograph zur Verfügung steht, denn die unterschiedlichen prozentualen Anteile des Hauptwirkstoffs Sclareol in den verschiedenen Chargen einer Jahresernte kann die Nase wirklich nicht erkennen. Doch spätestens in der Therapie wird aufgrund der guten Wirkung ersichtlich, wenn die beste Wahl eines Öls getroffen wurde.

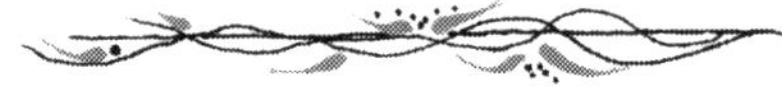

## Myrte – *Myrtus communis*

*»im Fluss der Klarheit und Reinheit«*

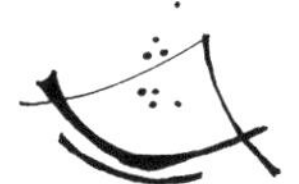

### *Duftprofil*

Der frische, klare und krautige Geruch von Myrte lässt mich sofort an heiße Tage in der Türkei denken, deren Hitze mich dennoch nicht belastet hat, weil wir umgeben waren von frischen, jungen Myrtenzweigen. Das grüne Öl, das in der Türkei produziert wird, stammt von den frischen Blättern, während bei dem rötlichen Myrtenöl aus Marokko die getrockneten Blätter der jungen Zweige zur Wasserdampfdestillation benutzt werden. Ebenso wird Myrtenöl aus anderen Mittelmeerländern wie Tunesien, Korsika, Italien, aber auch aus den südamerikanischen Anden, angeboten. Das Öl wird den schweren Kopfnoten zugeordnet.
150 kg Pflanzenmaterial ergeben 1 kg ätherisches Öl.

Mischt sich gut mit

Bergamotte
Eisenkraut
Lavendel
Limette
Pfefferminze
Rosengeranie
Rosmarin
Ysop

## *Eigenschaften und Wirkungen*

Die Eigenschaften und Wirkungen von Myrtenöl werden als adstringierend, entstauend, hautpflegend und -straffend sowie schleimlösend beschrieben. Verwendet wird das Öl als Immunstimulans, bei Nebenhöhlenerkrankungen, Bronchitis und in der Kosmetik. Hilfreich soll es bei Prostatabeschwerden und Leberinsuffizienz sein.

## *Meine Erfahrungen*

Bewährte Aromamischungen

- Brustmassageöl
- Erkältungsöl befreiend
- Hamamelis-Myrte-Balsam
- Körperpflegeöl Harmonia
- Körperöl festigend
- Körperöl kräftigend
- Konzentrationsöl frisch
- Lavendel-Zypressen-Öl
- Thymian-Myrte-Bad
- Thymian-Myrte-Balsam
- Wintertag

Myrtenöl bezeichne ich gerne als die gesunde und gut verträgliche Eukalyptus-Alternative. Es wirkt mit seinem klaren frischen Duft angenehm auf gereizte Schleimhäute. Die krampflösende Wirkung bei Reizhusten ist sehr wohltuend und bringt ruhigen Schlaf. Ideal entfaltet sich Myrtenöl in dafür geeigneten Mischungen. Für unsere Erkältungs-Aromamischungen bin ich selbst immer sehr dankbar, denn wenn ich krank bin, habe ich einfach keinen freien Kopf und keine Muße um Mischungen anzusetzen. Außerdem würden all die einzelnen Öle, die speziell bei Erkältungen geeignet sind, immer alt werden, denn Gott sei Dank sind wir ja nicht immer krank.

Die Haltbarkeit, die einfache Verwendung, die optimale Ölqualität und der finanzielle Aspekt machen mich mittlerweile stolz auf meine Aromamischungen aus der Bahnhof-Apotheke, auch wenn ich anfangs Probleme hatte, die guten Produkte überall anzupreisen. Zu viele Menschen waren der Meinung, wir würden diese Mischungen nur aus wirtschaftlichem Eigennutz herstellen – über den Neid und den Propheten im eigenen Ländle könnte ich viele Buchseiten füllen. Dabei war ich nur darauf bedacht, den Müttern und Kolleginnen eine preiswerte Anwendung mit aromatherapeutischen Produkten zu ermöglichen, denn wenige sind in der glücklichen Lage, sich so viele einzelne Öle anzuschaffen und dann auch noch genug Zeit und Wissen für die idealen Eigenmischungen aufzubringen. Dass ich meine Rezepturen nicht bekannt gebe, hat sich mittlerweile mit mehr oder weniger großem Verständnis herumgesprochen. In Anbetracht der herausragenden Bedeutung von Qualität und Reinheit verstehen vielleicht auch die letzten Kritiker, dass ich nur mit einer Apotheke eine so intensive Zusammenarbeit pflegen kann.

Wir verwenden in den Aromamischungen meistens das Myrtenöl aus Marokko. Es hat sich mit seiner adstringierenden Eigenschaft bestens bewährt bei venösen Stauungen, also Venenentzündungen und Hämorrhoiden. Auch als Einzelöl kann es mit etwas Quark vermischt gut angewendet werden, indem es auf die gestaute Körperstelle aufgelegt wird. Beim Abstillen kann die Frau einen Tropfen Myrtenöl pro einen Esslöffel Quark als kühlende, milchreduzierende Auflage verwenden. In einer Mischung für Frauen in der Wechselzeit habe ich neben anderen kühlenden Ölen die Myrte hinzugefügt, damit die Frauen bei Hitzewallungen Linderung erfahren.

*die Myrte hilft Frauen beim Abstillen und im Klimakterium*

In der Duftlampe verwende ich gerne türkisches wie marokkanisches Myrtenöl, entweder als Einzelöl oder in der Aromamischung *Konzentrationsöl frisch*, um mit klarem Kopf noch einige Stunden Schreibarbeit erledigen zu können. Um morgens die noch müden Geister zu vertreiben hilft Myrte in Kombination mit Rosmarinöl gut als Abreibung oder als kühlender Unterschenkelguss. In der Sauna liebe ich den herrlichen Myrtenölaufguss oder eine Einreibung vor dem Saunagang. Vielleicht sollten Sie Geschäftsbesprechungen, Teamsitzungen oder die anstehende Supervision einmal im Myrtenduft planen, vor allem, wenn es sich um emotionale Frauenrunden handelt. Dazu würde sich auch eine Mischung (im Verhältnis 1:1) mit Geranie und Myrte eignen. Vielleicht trägt ja die Braut auch deshalb einen Myrtenkranz bei der Hochzeit, um zu erkennen, dass die Romantik in der Liebe nicht ewig währt und zur Ehe ebenso materielle Dinge und Sorgen gehören.

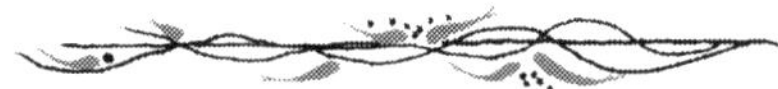

## Narde – *Nardostachys jatamansi*

*»sammle in Ruhe die Kraft deiner Wurzeln«*

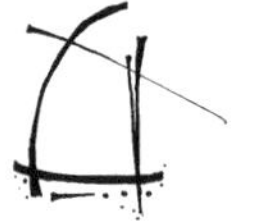

### *Duftprofil*

Nardenöl ist ein warmer, erdiger Duft, der sofort an Baldrian erinnert. Die zerkleinerten und getrockneten Wurzeln der aus Nepal stammenden Baldrianart werden wasserdampfdestilliert. Das gelbe, langsam fließende Öl mit seinem fast animalischen Geruch erweist sich als eine deutliche Fußnote.
400 – 500 kg Wurzeln ergeben 1 kg ätherisches Öl.

Mischt sich gut mit

Cistrose
Eichenmoos
Jasmin
Kamille römisch
Rose
Sandelholz

### *Eigenschaften und Wirkungen*

Die Eigenschaften von Narde ähneln dem von Baldrian sehr. Es hat eine stark beruhigende Wirkung, entspannt, lässt ruhig und langsam atmen. Es soll die Ovarien stimulieren und venenstärkend sein. Eingesetzt wird das Öl der Wurzel bei Herzjagen und zur Hautpflege bei Schuppenflechte.

### *Meine Erfahrungen*

Bewährte Aromamischungen

• Luftikus

Nardenöl kenne ich noch nicht sehr lange. Aber wie so oft im Leben, kommt alles zur rechten Zeit. Schlaflos lag ich eines Nachts im Bett und wusste mir keinen Rat. Das berühmte Glas Rotwein am Abend hatte meine Probleme auch nicht lösen können. So stand ich wie schon des Öfteren wieder auf und wollte mir geeignete Öle für ein Fußbad zusammenstellen, denn zu allem Überfluss hatte ich auch noch eiskalte Füße. Aber irgendwie vergriff ich mich in der Flasche, anstatt Sandelholz hielt ich die Narde in meiner Hand. Da es bekanntlich keine Zufälle gibt, sondern dem Körper gehorchend, weil er weiß, weshalb ich die »falsche« Flasche in der Hand hielt, entschloss ich mich das Nardenöl zu verwenden. Beim Warten, dass da endlich ein Tropfen in meine Seifenhand fällt, musste ich schon zum ersten Mal gähnen, ich war verblüfft über diese sofortige Wirkung des ätherischen Öls. Und kaum war ich mit meinen nassen Socken im Bett, war ich wohl schon eingeschlafen, denn ich wachte morgens mit wunderbar warmen und mittlerweile wieder trockenen Socken auf. Außerdem lag seit langem wieder einmal unsere Katze im Bett, die unbedingt unter die Bettdecke und an meine Füße wollte – da erinnerte ich mich, dass Katzen Baldrian lieben und ich des Nachts mit Nardenöl meine Füße gebadet hatte. Übrigens, Sie kennen den Trick mit den nassen Socken nicht? Testen Sie es doch auch mal, wenn Sie unter kalten Füßen leiden und mit einem immer denkenden Kopf wach im Bett liegen: Ziehen Sie in kaltem Wasser ausgewrungene Baumwollsocken an und trockene Wollsocken darüber, nachdem Sie die Füße z. B. in einem Fußbad aufgewärmt haben (die Wollsocken hatte ich in jener Nacht allerdings vergessen). Ich versuche schon beim Fußbad mit Atemübungen zu entspannen. Ins Fußbad geben Sie einen Tropfen Narde, drei Tropfen Muskatellersalbei und fünf Tropfen *Kamille römisch 10 % in Jojobawachs* ver-

*mit dem Duft der Narde ins Bett*

mischt mit Seife, Honig oder Salz. Oder Sie reiben sich unter Zusatz von einigen Tropfen fettem Öl mit der Mischung die Fußsohlen und den Nacken ein.

*Kranken-schwestern und -pfleger wissen, was bei Schlafstörungen anstelle von Tabletten hilfreich ist*

Krankenschwestern verwenden für ihre Patienten, die nicht einschlafen können, gerne die »Bewährte Aromamischung« *Luftikus* in der Duftlampe oder auch für eine Körper- oder Fußbehandlung in fettem Öl. Sinnvollerweise geben Sie für schlaflose Patienten oder Ihre Familienangehörigen noch drei Tropfen Narde in die fertige Mischung, denn *Luftikus* war ursprünglich für Kinder gedacht. Ich kann mir gut vorstellen, dass Nardenöl Menschen hilft, die nachts mit Herzrasen aufwachen. Durch seine enorme Wirkung auf das Atemzentrum können die Personen gut ausatmen und Puls und Herzschlag werden wieder gleichmäßiger. Eine beginnende Hyperventilation lässt sich durch Riechen am Nardenöl bestimmt wieder in eine normale Atmung verwandeln. Sie sollten bei solchen Therapien aber immer bedenken, dass manche Menschen wunderbar sensibel und somit schnell reagieren und andere etwas verzögert. Bei aromatherapeutischen Behandlungen kommt es eher selten zu einem Aha-Effekt, denn die Betroffenen meinen meist, dass alles von alleine wieder gut geworden sei.

Sehr gut kann ich mir einen oder zwei Tropfen Narde als Zusatz in einem unserer Babyöle vorstellen, um damit hyperaktive Kinder abends zur Ruhe zu massieren. Bei Neurodermitis-Kranken wäre ebenfalls Narde, wiederum in ganz geringer Tropfenzahl, in den hilfreichen Cistrosenölmischungen ratsam.

Ob die Narde wirklich die Funktion der Eierstöcke unterstützt, weiß ich nicht, aber in einer Mischung von Rosen-, Jasmin- und Muskatellersalbeiöl könnte ich es mir gut vorstellen, vielleicht sogar noch mit einem Hauch Vetiveröl. Wenn Sie es versuchen möchten, warum nicht? Eine gute, sinnliche Entspannung ist für eine gesunde Weiblichkeit sicher von Vorteil.

Auf Anfrage wird Ihnen in der Bahnhof-Apotheke gerne ein Öl in eine bestehende Rezeptur gemischt bzw. eine neue Mischung unter meiner Mitarbeit angefertigt.

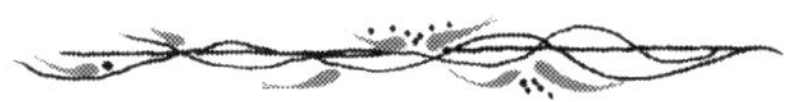

# Nelkenknospe – *Syzygium aromaticum*

*»hilfreiche Wärme – lähmende Hitze«*

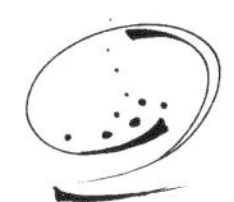

## *Duftprofil*

Ein kräftiger, warmer, würzig-scharfer Duft prägt das Nelkenknospenöl. Das hitzige Öl wird aus getrockneten Nelkenknospen gewonnen. Meistens stammt die Wasserdampfdestillation aus Madagaskar, aber auch in Ostafrika und den karibischen Inseln wird die Nelke destilliert. Nelkenöl ist hellgelb und eine reine Herznote. Der Duft des Nelkenöls erinnert mich immer an die Adventszeit, wenn ich Gewürznelken – als Schmuck und Zimmerduft – in Orangen stecke. 50 kg Knospen ergeben 1 kg ätherisches Öl.

Mischt sich gut mit

Bergamotte
Orange
Sandelholz
Tonkabohne
Zimt

## *Eigenschaften und Wirkungen*

Nelkenöl besitzt eine stark erwärmende Eigenschaft, die bei vielen Menschen zu Hautreizungen führen kann. Es wirkt antibakteriell, antiviral, antiparasitisch, anregend, nervenstärkend und stimulierend. Seine schmerzlindernde und betäubende Wirkung ist in der Zahnheilkunde längst bekannt. Bei allen Erkrankungen, die zur Heilung eine erwärmende, durchblutungsfördernde Wirkung erfordern, wird Nelkenöl als Hilfsmittel genannt, von Magenerkrankungen sowie viralen Leber- und Nierenentzündungen bis zu Gelenkerkrankungen und Rheumatismus, aber auch bei der Behandlung von Hautparasiten bis hin zur Vertreibung von Insekten und Motten.

## *Meine Erfahrungen*

Beim Lesen seiner vielen guten Eigenschaften sollten Sie trotzdem nicht vergessen, dass Nelkenöl tatsächlich sehr haut- und schleimhautreizend ist und deshalb immer mit größter Vorsicht angewendet werden muss. Beim Schnüffeln an der Flasche entsteht sofort ein starkes Kribbeln, fast Brennen, in der Nase. Dies teilt deutlich mit: Vorsicht! Meiner Meinung nach sollte Nelkenöl als Einzelöl nicht zur Selbsttherapie verwendet werden. In den »Bewährten Aromamischungen« steht es Ihnen für den Hausgebrauch in der richtigen Dosierung zur Verfügung. Trotzdem kann es aber auch hier bei haut-

Bewährte Aromamischungen

- Ut-Öl
- Weihnachtsduft
- Zahn-Öl

empfindlichen Menschen zu Reaktionen kommen. Verwenden Sie Mischungen mit Nelkenöl lieber nur zweimal täglich.

*Nelkenöl bitte immer nur sparsam verwenden*

Hebammen und Therapeuten möchte ich ebenfalls raten sorgsam mit dem gut schmerzlindernden Öl umzugehen, damit es uns noch lange für die Behandlung zur Verfügung steht. In der Geburtshilfe verwende ich zur Wehenanregung nämlich sehr gerne Nelkenöl im *Ut-Öl*. Hebammen benutzen immer schon erwärmende Mittel in Form von Wickeln, Massagen und Bädern, um bei der Gebärenden eine gute Wehentätigkeit zu erreichen. Neulich habe ich gehört, dass Nelkenöl angeblich in purer Form zur Wehenauslösung am Muttermund verwendet wird. Ich hoffe nur, dies ist ein echtes Ammenmärchen, denn Nelkenöl würde zu einer schrecklichen Schleimhautverätzung führen. Aber da Frauen bei einer Geburt ohnehin über Schmerzen klagen, ist es leicht möglich, dass solche Wirkungen nicht beachtet werden, und gut einsehbar ist dieser Körperteil auch nicht. So wird womöglich unbedacht und im Verborgenen wieder einmal Leid zugefügt. Ich möchte hier ausdrücklich anmerken, dass solche Handlungen nichts mit Aromatherapie zu tun haben. Jahrelang wurde zum Priming des Muttermunds Prostaglandin-Gel verwendet und nun wird eben naturheilkundlich »gemanagt«: Tatsächlich hat dies aber nichts mit einer naturheilkundlichen, ganzheitlichen und frauenfreundlichen Behandlung zu tun. Also bitte nur dann handeln, wenn diagnostisch zwingende Gründe vorliegen und dann ätherische Öle auch nur in Nachtkerzenöl verdünnt anwenden. Es wäre wirklich schrecklich für mich zu wissen, dass so gute, kostbare Substanzen benutzt werden, um Frauen Schaden zuzufügen, genau das Gegenteil möchte ich mit der Aromatherapie erreichen. Die Frau soll mit ihrer Nase selbst entscheiden können, ob sie die Anwendung eines Öls benötigt.

*Nelke erwärmt den Körper und die Seele*

Bei allen anderen Behandlungen, ob im Krankenhaus oder in der Physiotherapie, gilt dasselbe: Nur mit Einwilligung der betroffenen Person sollte mit ätherischen Ölen behandelt werden. Gut vorstellen kann ich mir, dass kranke Menschen, die leicht frieren, gerne mit Nelkenölmischungen behandelt werden. Oft wird es aber genügen, eine Mischung mit Nelkenöl in der Duftlampe im Zimmer aufzustellen, denn das gibt ein Wärmegefühl und wenn es uns warm ums Herz wird, dann kommt der Körper schon hinterher. Wenn Kinder oder auch wir Erwachsene im Winter mit unterkühlten Füßen in die

Wohnung kommen, so bereiten Sie mit einem Tropfen Nelkenöl in einem Emulgator ein Fußbad zu, oder mit zwei bis drei Tropfen ein Vollbad, in das Sie zum Mischen geeignete Öle hinzufügen. Oder Sie haben ein Körperöl aus den »Bewährten Aromamischungen« und nehmen es zum Einölen der kalten Körperteile oder einen Esslöffel davon fürs Bad (siehe Seite 374-389). Vergessen Sie nicht: Nach so einer echten Erkältung bahnt sich gerne eine Erkältungskrankheit an, deshalb sollten Sie unbedingt Ihr Wärmezentrum am Nacken erwärmen, sich in der Sauna aufwärmen oder ein Vollbad nehmen. Ein Rezept, das mir persönlich hilft mein Immunsystem zu stärken, ist, an solchen Tagen reichlich kandierten Ingwer zu essen und erwärmende Gewürztees zu trinken, denn nicht immer ist genügend Zeit oder eine günstige Gelegenheit für Bad oder Sauna. Kindern sind die Ingwerwurzeln meist zu scharf, für sie können Sie vielleicht einen Gewürzkuchen backen und Kinderpunsch anbieten.

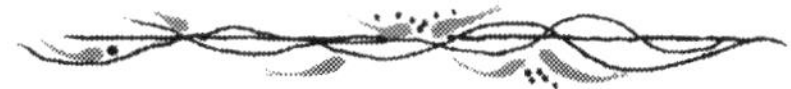

## Neroli – *Citrus aurantium ssp. aurantium*

*»Erste Hilfe aus dem Orangenhain«*

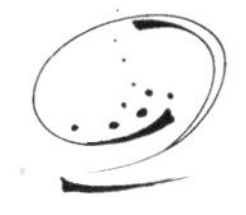

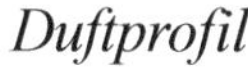

### *Duftprofil*

Ein intensiver, zart blumiger, leicht süßlicher Blütenduft strömt aus dem Duftfläschchen. Viele Menschen erinnern sich sofort an das bekannte Kölnischwasser. Das blassgelbe ätherische Öl der Bitterorangenblüten ist eine wunderbare Herznote. Unzählige der weißen Blüten müssen mühsam von Hand geerntet und im Wasserdampf destilliert werden um das wertvolle Öl zu erhalten.
1 000 kg Blüten ergeben 1 kg ätherisches Öl.

Mischt sich gut mit

Jasmin
Lavendel
Melisse
Myrte
Rose
Rosengeranie
Sandelholz
Zeder
allen
Zitrusessenzen

### *Eigenschaften und Wirkungen*

Die beruhigende, antidepressive Wirkung der Neroliblüten ist wissenschaftlich erwiesen. Das Öl wird eingesetzt bei Depressionen, Angstzuständen, Bluthochdruck, Schockzuständen und Schlafstörungen mit nervöser Ursache. Die stärkende und auch psychisch anregende Wirkung hilft bei Unsicherheit, Hysterie, Herzklopfen sowie Nervosität. Die aphrodisierende Wirkung des Blütenöls wurde wohl schon in der Antike genutzt. Aus der Kosmetik ist Neroli als hautpflegendes und regenerierendes Öl für strapazierte Haut und zur Narbenbehandlung nicht wegzudenken.

## *Meine Erfahrungen*

Bewährte Aromamischungen

- Andere Umstände
- Cistrosenbad
- Gesichtscreme
- Körperöl entspannend
- Körperöl kräftigend
- PMS-Zyklus-Massageöl
- Schwangerschafts-streifenöl

Wieder ließen sich unzählige Seiten füllen über ein wunderschönes Öl. Neroli erhielt seinen Namen im 17. Jahrhundert zu Ehren der Prinzessin Anna Maria von Nerola, die den Duft der Orangenblüten über alles liebte. Als Susanne Fischer-Rizzi vom »Rescue-remedy« der Aromen erzählte, wie sie Neroliöl nannte, wurde ich hellwach, denn in der Hausgeburtshilfe sind mir die Bachblüten-Notfalltropfen sehr vertraut geworden und die Angst vor einem Notfall sitzt mir immer im Nacken. Bald schon konnte ich dann auch Neroli beim ersten kleinen Notfall einsetzen: Ein junger Vater meinte nach der Geburt aufgrund der enormen Wärme im Geburtszimmer ohnmächtig werden zu müssen. Das konnte und wollte ich nicht zulassen, denn ich musste mich um Mutter und Kind kümmern. Also bekam der Mann die Flasche Neroliöl zum Riechen in die Hand und siehe da – er war wieder wach, aufmerksam und hilfsbereit, bis Mutter und Kind gut verpackt waren und wir endlich den Raum mit der nötigen Frischluft versorgen konnten. In der Schwangerschaft ist Neroli eines der hilfreichsten und beliebtesten Öle. Deshalb darf es eben auch im *Schwangerschaftsstreifenöl* nicht fehlen. Ein Tropfen in der Duftlampe wird ein Schlafzimmer in einen wunderbaren Orangenhain verwandeln und bei dem werdenden Elternpaar können aufkommende Ängste und Sorgen um das zu erwartende Kind sich wieder in vollkommenes Glück verwandeln.

Neroli verwende ich gerne in der zarten Duftnuance der 10%igen Jojobawachsverdünnung. Davon genügen oft schon ein bis zwei Tropfen um einem Raum einen zarten Blütenduft zu verleihen. Es ist ein wunderschöner Begrüßungsduft für den ersten Abend einer Geburtsvorbereitungsgruppe und natürlich auch ideal für irgendwelche anderen Gruppentherapien oder Sitzungen. Eben immer dann, wenn Menschen noch relativ wenig Erfahrung in Gruppen haben, Berührungsängste vorhanden sind und die neue Umgebung oder die Gruppe für Unruhe oder Nervosität sorgen. Es wäre auch ein idealer Duft in psychosomatischen Kliniken, ebenso auf Krankenstationen, vielleicht auch für die junge Nachtschwester, die noch so ungern alleine Nachtdienst macht und mit Angstschweiß und Herzklopfen in den Dienst kommt. Selbstverständlich ist es darüber hinaus ein herrlich frisches und doch beruhigendes Öl für jede Patientin, die schon beim bloßen Anblick einer Spritze vor Angst in Ohnmacht zu fallen droht. Denken Sie daran, Angst soll nicht medikamentös unterdrückt werden, aber Zeit für beruhigende Gespräche ist eben auch nicht immer vorhanden. Vielleicht bringen Sie Ihrer besten Freundin bzw. Bekannten oder Verwandten Orangenblütenwasser mit in die Klinik, dem Sie noch fünf Tropfen echtes Neroliöl zugeben könnten, und die Beschenkte kann sich damit das Kopfkissen besprühen. Es gibt unzählige Möglichkeiten der Verwendung von ätherischen Ölen, lassen Sie sich inspirieren und erfreuen Sie sich an der von Ihnen selbst gewählten Methode. Wichtig ist, dass es Ihnen und Ihrer Umgebung gefällt.

*Neroliöl – das altbekannte Riechflakon*

Neroliöl als Parfüm in der Jojobawachsverdünnung hilft hervorragend bei prämenstruellen Kreislaufproblemen junger Mädchen, ebenso wie erwachsener Frauen. Einfach einen Tropfen hinters Ohr, ans Kinn und auf den Puls am Handgelenk, und Sie können diese »schwindelerregenden« Situationen besser durchstehen.

Neroliöl kann nach Belieben jedem Körperöl unserer »Bewährten Aromamischungen« zugefügt werden. Mischen Sie doch ein Parfüm für die liebe Schwiegermama, die wieder so viel Arbeit und Stress mit den unzähligen Besuchern hatte und zudem mit ihren Hitzewallungen kämpft: Geben Sie in das Neroli 10 % in Jojobawachs noch zwei Tropfen römische Kamille (oder acht Tropfen der Jojobaverdünnung), einen Tropfen türkische Rose (oder sieben Tropfen der Jojobaverdünnung) und drei Tropfen Zeder. Darüber freut sich die Oma vielleicht, es wird ihre Nerven stärken und der Opa kann in Ruhe auf dem Sofa seine Zeitung lesen, während die Enkel gerade dabei sind, den Wohnzimmerschrank auszuräumen.

*Neroliparfüm für eine stressgeplagte Schwiegermutter*

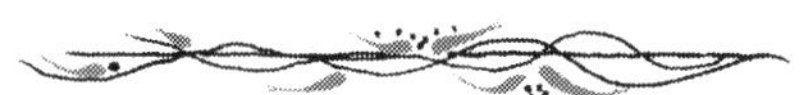

# Niaouli – *Melaleuca viridiflora*

*»lösende Befreiung – klärende Wachheit«*

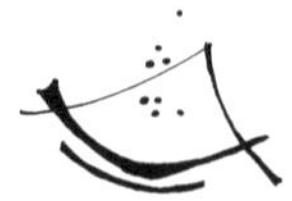

## *Duftprofil*

Ein frisch-krautiger, medizinischer und doch sanft riechender Duft wird durch Wasserdampfdestillation aus den Blättern und Zweigen der Melaleucaart gewonnen. Das zartgelbe ätherische Öl erinnert an Eukalyptus, aber beim genauen Riechen wirkt es fast balsamisch. Das ätherische Öl der Kopfnote stammt meist aus Madagaskar, kommt aber ursprünglich aus Australien und Tasmanien.
85 – 90 kg Blätter ergeben 1 kg ätherisches Öl.

Mischt sich gut mit

Douglasfichte
Lavendel
Manuka
Myrte
Rosmarin
Ysop
Zirbelkiefer

## *Eigenschaften und Wirkungen*

Der Duft lässt selbst Laien erkennen, dass das ätherische Öl von Niaouli idealerweise bei Atemwegsbeschwerden angewendet wird. Es ist schleimlösend, auswurffördernd und kann sogar bei Staphylokokkus-aureus-Infektionen hilfreich eingesetzt werden. Verwendet wird es deshalb bei Bronchitis, Nasen-Rachen-Erkrankungen und Nebenhöhlen-Entzündungen.

Es fördert den Lymphfluss, stimuliert den Kreislauf, stärkt die Venen und wirkt bei Virusinfekten und Candidaerkrankungen. Nicht zu unterschätzen ist die Wirkung bei geistiger Blockade und Müdigkeit. Niaouliöl wird in einem fetten Öl vermischt zur Stärkung der Haut bei Strahlentherapien empfohlen.

## *Meine Erfahrungen*

Als ich Niaouliöl das erste Mal roch, war die angenehm befreiende und öffnende Wirkung im Kopfbereich verblüffend. So hatte ich endlich ein Öl für Erkältungskrankheiten gefunden. Ich war nämlich auf der Suche nach geeigneten Ölen für eine Erkältungsmischung, die aber frei von Eukalyptus und Pfefferminze sein sollte. Als Einzelöl würde ich Niaouli bei Schwangeren und Kleinkindern nicht verwenden, aber in der Aromamischung *Erkältungsöl befreiend* hat es sich auch in diesen sensiblen Lebensphasen bestens bewährt. Jugendliche, Erwachsene und Nichtschwangere können Niaouliöl

Bewährte Aromamischungen

- Erkältungsöl befreiend
- Thymian-Myrte-Balsam

gut zum Abschwellen der Nasenschleimhäute im Nasenknöllchen (siehe Seite 87) verwenden. Damit habe ich in meinen Seminaren schon manche aufkommende Grippeerscheinung kuriert. Die angenehme »Nebenwirkung« der Wachheit und Freiheit im Kopf ist bei stundenlanger geistiger Arbeit sehr willkommen. Machen Sie aber nicht den Fehler und verwenden Sie es am Abend, denn dann arbeitet der Kopf bis in die Nacht. Ab spätnachmittags ist es sinnvoll, Niaouliöl mit Lavendel extra zu kombinieren, dadurch verringert sich die anregende Wirkung des Melaleucaöls.

Niaouli ist ein passendes Öl für einen Saunaaufguss, eventuell in Verbindung mit Myrte und Ysop. Wie schon mehrfach erwähnt, gibt es zahlreiche Möglichkeiten, den Saunagang mit einem echten Öl zu unterstützen, Hinweise hierzu auf Seite 392.

*entscheiden Sie, welches Öl Sie gerne im Intimbereich verwenden*

In mancher Literatur finden Sie die Empfehlung, Scheidenmykosen mit Niaouli oder ähnlich intensiven ätherischen Ölen zu behandeln. Angeblich sei es in anderen europäischen Ländern bereits ein anerkanntes gynäkologisches Therapeutikum. Trotzdem möchte ich hierbei zu größter Vorsicht und auf keinen Fall zur Selbstbehandlung raten. Auch wenn seine Inhaltsstoffe prinzipiell für solche Behandlungen sprechen, so heißt das noch lange nicht, dass das Niaouliöl und ähnliche Öle die optimale Therapie darstellen. Erfahrungsgemäß ist die erkrankte Scheidenschleimhaut sehr empfindlich und trocken und so frische, eukalyptusähnliche ätherischen Öle halte ich in diesem Fall einfach für zu scharf. Ich wurde zwar belehrt, dass es Frauen gäbe, die nicht so empfindlich seien, doch ich meine, sie erzählen nur nicht jedem Therapeuten, was sie im Intimbereich empfinden. Um zu verdeutlichen, wie sich so eine Therapie anfühlt, kann ich nur sagen: Ich möchte keine »Hustenbonbons« mit meinem Muttermund »lutschen«! Dass bei Pilzinfektionen mit ätherischen Ölen erfolgreich behandelt werden kann, ist unumstritten, aber müssen diese Anwendungen so unweiblich, beinahe männlich und mit so extremen Duftölen durchgeführt werden? Muss es mit dem Gefühl des Ausbrennens meiner Intimität einhergehen? Ich wünsche mir eine liebevolle Behandlung, nicht nur im Intimbereich. Wir sollten nicht vergessen, dass viele Scheideninfektionen das Bild einer problematischen Sexualität spiegeln, deren Dunkelziffer recht hoch sein dürfte. Häufig entwickelt die Frau Probleme, deren Mann oder Sexualpartner lieblos und vergewaltigend mit ihr schlafen will.

Wenn möglich, sollten besser zarte, blumige und weiche Essenzen wie die Rose, Rosengeranie oder Manuka eingesetzt werden, damit die Frau sich wieder mit ihrer verletzten Weiblichkeit versöhnen kann und eine ihr zustehende liebevolle Behandlung erfährt.

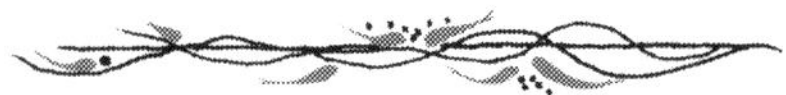

## Orange – *Citrus sinensis*

*»die Süße des Südens spüren«*

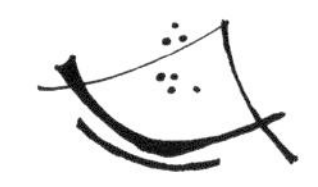

### *Duftprofil*

Der frische, runde und weiche Duft der Orange ist den meisten Menschen bekannt. Die Essenz der Schalenpressung stammt meist aus Sizilien und hat eine wunderschöne orange Farbe, da wie bei allen Schalenpressungen der Zitrusfrüchte Farbstoffe mit ins Öl gelangen. Die weibliche Duftnote verkörpert für mich die Mutter der Schalenfrüchte bzw. Agrumenöle, wie sie auch genannt werden, und deshalb setze ich sie als eine tief gehende Kopfnote ein. Die Essenz der Blutorange weist eine noch etwas wärmere Duftnote auf, während das ätherische Öl von Petit Grain, gewonnen aus den Blättern und Zweigen der Bitterorange, eine leicht frische bis herbe, für manche Nasen eher gewöhnungsbedürftige Note aufweist. Die Kombination von Orangenöl, Neroliöl und Petit Grain ergibt eine schöne harmonische Orangenkomposition.
80 kg Früchte ergeben 1 kg ätherisches Öl.

Mischt sich gut mit

Neroli
Petit Grain
Sandelholz
Ylang-Ylang
Zimt
allen
Zitrusessenzen

### *Eigenschaften und Wirkungen*

Das Orangenöl wirkt erheiternd, aber auch leicht entspannend und entstauend auf die Lymphe. Bei Stress, Unruhe und Verdauungsstörungen ist es ein hilfreiches, sanftes Öl. Aufgrund seiner adstringierenden Wirkung wird es zur Cellulitebehandlung empfohlen. Wie alle Agrumenöle sollte auch die Essenz der Orange mit Bedacht auf der Haut eingesetzt werden, da sie eine leicht reizende und auch photosensibilisierende Wirkung aufweist, die bei unachtsamer Handhabung zu Pigmentstörungen auf der Haut führen kann.

## *Meine Erfahrungen*

Bewährte Aromamischungen

- Cellulite-Bad
- Cellulite-Öl
- Duschgel
- Geborgenheit
- Heimkommen
- Sandmännchen
- Sommerfrische
- Weihnachtsduft

Seit Jahren schätze ich den Duft der Orange sowohl als Einzelöl als auch in einer Mischung zur Beduftung von Geburtsvorbereitungskursen. In Sprechzimmern und überall, wo Mütter sich treffen, kann die Essenz in der Duftlampe verwendet werden. Sie eignet sich in allen Häusern und bei allen Gegebenheiten, von der Schwangerschaft, bei der Geburt und im Wochenbett, dem täglichen Alltag, im Altenheim und als Begleitduft bei Schwerstkranken, die sich auf den »Heimweg zu ihrer Mutter« machen. Haben Sie Mut und setzen Sie die schöne Essenz der Orange, die einen frischen Duft nach Zufriedenheit verströmt, immer dann ein, wenn Heimweh junge und alte Menschen plagt. Da es sich um eines der preiswerten Öle handelt, lässt sich vielleicht so mancher Geldgeber überzeugen, Patienten oder Kunden mit so einem herzlichen Duft zu begrüßen. Aber bitte die Räume nur zart beduften und die Essenz nicht überschwänglich in die Wasserschale kippen. Ein Zuviel an Aroma hat schon viele Menschen von der Anwendung einer Duftlampe wieder abgebracht. Außerdem könnte eine Überdosierung von Fruchtessenzen sogar zu Augenreizungen führen.

Mir selbst gefällt am besten Orangenöl in der Kombination mit Ylang-Ylang und Sandelholz. Diese Mischung *Heimkommen* verkörpert für mich die Ur-Sehnsucht nach mütterlicher Geborgenheit.

*Zitrusöle sind sehr empfindlich*

Wie alle Zitrusessenzen muss auch die Orange wirklich binnen eines Jahres aufgebraucht werden, denn diese sind sehr empfindlich in Bezug auf Lichteinstrahlung, Temperatur und Lagerung. Sie sollten zu Hause immer darauf achten, dass die Essenzen nicht warm werden und auch nicht direkt unter einer Lampe stehen. Wir sind in der Apotheke sehr darauf bedacht, die Öle bis zur Verwendung optimal zu lagern, und trotzdem stellen wir immer wieder fest, dass Zitrusessenzen in der Tat sehr empfindlich sind und auch bei optimalen Bedingungen schlecht werden können. Also geben Sie Orangenduft nicht nur zur Weihnachtszeit in die Duftlampe. Stellen Sie es Ihrer Familie einfach häufiger zur Verfügung, damit alle ihre Freude daran haben und Harmonie bei Ihnen zu Hause herrscht.

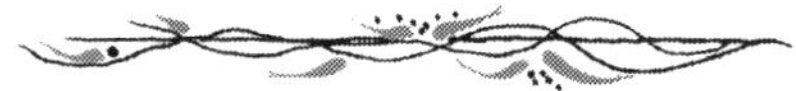

## Palmarosa – *Cymbopogon martinii*

*»schenkt Stabilität und Entspannung«*

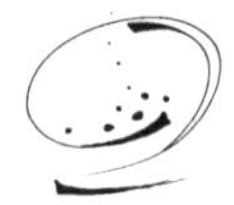

### *Duftprofil*

Der blumige, nur leicht grasige Duft von Palmarosaöl stammt von einem etwa drei Meter hohen Gras. Gewonnen wird das zart gelbgrüne Öl durch Wasserdampfdestillation vornehmlich in Nepal, in Indien oder Pakistan, aber auch Afrika und Brasilien stellen das ätherische Öl her. Die leichte Herznote wird leider häufig zum Verfälschen von Rosenöl missbraucht, da sie einen leicht blumigen Duft und einige ähnliche Inhaltsstoffe aufweist.
200–400 kg Gräser ergeben 1 kg ätherisches Öl.

Mischt sich gut mit

Lavendel
Myrte
Rosengeranie
Teebaum
Linaloeholz
Zeder

### *Eigenschaften und Wirkungen*

Palmarosaöl ist bekannt für seine gut hautverträgliche Wirkung und wird deshalb in vielen Kosmetika eingesetzt. Seine antibakterielle, antimykotische und antivirale Wirkung ist ebenso erprobt wie die entstauende Wirkung auf das Lymphsystem. Eingesetzt wird das Öl zur Behandlung von Nasen- und Rachenraum-Erkrankungen sowie Nebenhöhlenentzündungen. Bei Blasen- und Unterleibserkrankungen berichten andere Autorinnen von guten Heilerfolgen. Palmarosaöl stärkt das Immunsystem und wirkt ausgleichend auf unser gesamtes Herz- und Kreislaufsystem.

### *Meine Erfahrungen*

Das Öl des Palmarosagrases ist mir in den ersten Jahren meiner Aromaerfahrungen leider verborgen geblieben. Ich bin mir sicher, dass es sonst in mehreren »Bewährten Aromamischungen« zu finden wäre – aber das kann sich ja noch ändern. Ich selbst habe gute Erfahrungen mit Palmarosa als Körperpflegeöl gemacht. Es ist gut verträglich und entfaltet einen angenehmen Duft auf der Haut. Ganz zufällig konnte ich es im Duschgel testen, als mir in einem Hotel »nur« ein neutrales Duschgel, zwar auf natürlicher Basis hergestellt, aber eben einfach duft- und geruchlos, zur Verfügung stand. Da ich ohnehin seit einiger Zeit mit Palmarosaöl hantierte, vermischte ich

Bewährte Aromamischungen

- Brustmassageöl
- Cellulite-Öl

einfach einen Tropfen Palmarosaöl mit der Duschgrundlage und war erfreut über den feinen, rosigen und doch frischen Duft. Vielleicht gefällt Ihnen unser neues Duschgel aus der Bahnhof-Apotheke, das neben anderen Ölen auch Palmarosaöl enthält. Palmarosaöl eignet sich übrigens auch gut als Zusatz im Rosenhydrolat zur Gesichts- und Intimpflege. Wenn Sie nicht schwanger sind, kann die pilzabtötende und antibakterielle Wirkung der *Rose-Teebaum-Essenz* bei Scheideninfektionen durch Zugabe von zehn Tropfen Palmarosaöl verstärkt werden. Aber auch als Einzelöl mit Salz vermischt eignet es sich für Sitzbäder zur Behandlung von Scheideninfektionen oder Blasenentzündungen. Aufgrund seiner tonisierenden Wirkung ist es besser, das Öl in der Schwangerschaft zu vermeiden. Ob es wirklich wehenwirksam ist, wie in der Literatur zu lesen ist, wage ich einfach zu bezweifeln, da dem Öl der erforderliche Tiefgang fehlt. Vielleicht gibt es aber Kolleginnen, die eine wehenfördernde Mischung mit krautigem Duft anwenden möchten, da sie oder die Gebärende den intensiven warmen Geruch des *Ut-Öls* nicht riechen wollen. Vielleicht aber gibt es auch Kolleginnen, die es nicht riechen können, schließlich haben Hebammen ja auch ein unterschiedliches Empfinden. Ich werde in der Bahnhof-Apotheke eine entsprechende Rezeptur (*Ut-Öl krautig*) zur Verfügung stellen, die als Hauptbestandteil Palmarosaöl beinhaltet.

*Palmarosaöl ist vielseitig verwendbar*

Meine Hoffnung ist, dass sich Palmarosaöl etwas mehr in der Aromatherapie verbreitet und das mittlerweile zu häufig und reichlich benutzte Teebaumöl ergänzt. Bei der Anwendung auf der Haut sollten Sie – wie bei allen ätherischen Ölen – auch das hautfreundliche Palmarosaöl immer mit einem fetten Pflanzenöl vermischen.

Eine gute psychisch und körperlich stabilisierende, kraftspendende und doch leicht muskelentspannende Wirkung können Sie mit der Kombination aus Rosengeranie, Linaloeholz und Palmarosa erzielen. Je zwei Tropfen in zwei Esslöffel Salz vermischt ergeben ein kräftigendes Bad oder als reine ätherische Ölmischung einen angenehm frischen, blumigen Büroduft. Als Lavendelfan können Sie natürlich noch Lavendel fein hinzufügen.

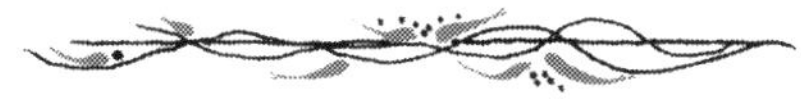

# Pfefferminze – *Mentha piperita*

*»fit, frisch und dynamisch«*

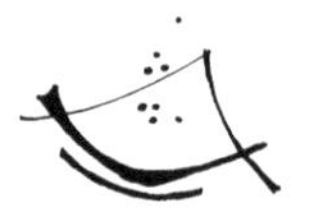

## *Duftprofil*

Der frische und beinahe scharfe Duft der Pfefferminze erinnert viele sofort an eine bekannte Kaugummisorte. Das klare und schnell fließende ätherische Öl wird durch Wasserdampfdestillation aus den getrockneten Blättern gewonnen und zählt in der Wirkung eindeutig zu den Kopfnoten. Im gesamten europäischen Raum sind uns unzählige Minzsorten bekannt. Das Pfefferminzöl wird vorwiegend in Italien produziert, aber auch das ehemalige Jugoslawien und Ägypten liefern Pfefferminzöle.
100 kg getrocknete Blätter ergeben 1 kg ätherisches Öl.

Mischt sich gut mit

Cajeput
Lavendel
Myrte
Niaouli
Rosmarin
Zitrone

## *Eigenschaften und Wirkungen*

Die belebende und erfrischende Eigenschaft des Pfefferminzöls ist weltweit bekannt, deshalb zählt es auch zu den meistgebrauchten Ölen. Es wirkt entzündungshemmend, schmerzlindernd, schleimlösend, fiebersenkend, gefäßverengend und hilft bei Magenverstimmung. Bei grippalen Infekten und Kopfschmerzen wirkt es kühlend und kann sogar bei Migräne hilfreich sein. Es wird sowohl bei Schwindel, Erbrechen, Herzklopfen und viralen Lebererkrankungen als auch bei Nierenkoliken und Zystitis empfohlen.

## *Meine Erfahrungen*

Mir ist daran gelegen, zuerst auf die herausragendste Eigenschaft des Pfefferminzöls hinzuweisen, die leider nur in wenigen Büchern beschrieben wird, aber die allen Menschen beim Riechen an der ätherischen Ölflasche, egal um welche Minzsorte es sich handelt, sofort auffällt: Die Pfefferminze fordert zu einem verstärkten, fast verkrampften Einatmen auf. In meinen Seminaren teilen bei der Beschreibung des Duftprofils zunächst immer alle Teilnehmerinnen mit, dass das Öl zu einem guten Durchatmen veranlasst. Auf mein Nachfragen, wie die Atembewegung denn wirklich abläuft, riechen die Frauen noch einmal an den Duftstreifen mit dem Öl. Daraufhin beobachten die Seminarteilnehmerinnen an sich selbst und den an-

Bewährte Aromamischungen

- Konzentrationsöl frisch

deren, wie sie durch das Riechen zu einer verkrampften Einatmung gezwungen werden, bei der die gesamte Atemhilfsmuskulatur angespannt wird. Das heißt, die Nasenflügel spannen sich an, die Schultern heben sich nach oben, der Atem wird kurz angehalten, dann erfolgt ein kurzes heftiges Ausstoßen des Atems. Genau diese Form von oberflächlicher Brustkorbatmung, bei der die Lungen zu wenig belüftet werden, ist für uns Hebammen in der Geburtshilfe ein Warnzeichen, denn sie ist der Beginn einer Hyperventilation und die Folge davon sind nicht nur Unbehagen, Schwindel und Angst bei der Gebärenden, sondern auch Krampfbereitschaft aufgrund der entstehenden Hypokalzämie. In der Folge kann auch das Kind durch die mangelnde mütterliche Bauchatmung in Not geraten, was durch schlechte Herztöne des Ungeborenen erkennbar wird. Wir sind also überhaupt nicht begeistert von solch einer vermeintlich »tiefen Atmung«, sondern gehen sofort in Hab-Acht-Stellung und wissen, dass wir die Frau auf schnellstem Weg zu einer gleichmäßigen Bauchatmung hinführen müssen. Mit diesem Riechexempel lernen meine Kolleginnen, wie sehr wir uns alle, auch ohne gute Bücher und ohne Studium der Aromatherapie, auf unsere Nase verlassen können. Die Nase lügt nicht – im Gegenteil, sie ist immer einen »Riecher« voraus und unser bestes Alarmsystem. Das heißt, immer, wenn Entspannung und Bauchatmung erforderlich sind, dürfen keine minzartigen Duftstoffe benutzt werden.

*Pfefferminzduft gehört nicht in Kinderluft und Kinderhand, sowie Kinderumgebung*

Im Bereich der Schwangerschaft und in der Umgebung von Säuglingen und Kleinkindern sollten Pfefferminzöle tunlichst vermieden werden, da sie zur Anspannung der glatten Muskulatur führen und gefäßverengend wirken. Aus diesem Grund dürfen auch Asthmatiker und Epileptiker sowie Bluthochdruckgefährdete Menschen keine menthonhaltigen Öle gebrauchen. (Die Chemiker bezeichnen den Wirkstoff des Menthongeruchs als Keton, dazu weitere Informationen auf Seite 325.) Interessant finde ich, dass die Homöopathie eben jene Öle wie Campher, Minze und Eukalyptus verbietet, die einen hohen Ketonanteil aufweisen. Diese Antidote, die als Gegenmittel zur homöopathischen Arznei wirken, haben mich intensiv nach alternativen Möglichkeiten in der Aromatherapie suchen lassen, um unseren Kindern und stillenden Müttern bei Grippe, Erkältungskrankheiten und anderen Beschwerden Einreibemittel oder ätherische Öle zur Inhalation anbieten zu können. Dabei habe ich dann erkannt, dass die Homöopathie mit ihren Antidoten unsere Kinder und Schwangeren schützt. Die Gebärmuttermuskulatur besteht wie die Muskulatur der oberen Atemwege und der Lunge aus glatten Muskeln und beginnt bei der Anwendung von Pfefferminzölen nach geraumer Zeit zu kontrahieren, also Wehen zu produzieren. Neugeborene reagieren mit einem Atemnotsyndrom, wenn sie ketonhaltige Öle einatmen müssen, da die Lungen zu wenig belüftet werden und ein Zusammenfallen der Lungenbläschen verursacht werden kann. Achten Sie bitte in Zukunft darauf, dass in der Nähe von schwangeren Frauen, insbesondere, wenn diese eine Neigung zu vorzeitiger Wehentätigkeit aufweisen, und in der Umgebung von Kleinkindern kein Pfefferminzduft oder ein ähnliches Öl verwendet wird. Dies gilt besonders auch für Einreibemittel, da ätherische Öle über den Blutweg dieselbe Reaktion auslösen können.

*Pfefferminze nur einsetzen, wenn die Nase wirklich einverstanden ist*

Nun zu den guten und erwünschten Eigenschaften der Pfefferminze: Immer dann, wenn eine gefäßverengende und kühlende Wirkung erzielt werden soll, kann das Öl eingesetzt werden. Frühschwangere Frauen, die unter Schwindel und Übelkeit am Morgen leiden und dazu noch reichlich Speichelfluss haben, können die Pfefferminze als Riechfläschchen benutzen. Aber wirklich nur, wenn die genannten Symptome vorhanden sind. Auf keinen Fall darf Pfefferminze bei Bluthochdruck oder Kältegefühl verwendet werden, und natürlich auch nicht, wenn die Nase allein beim Gedanken an menthonhaltige Substanzen Abneigung kundtut. Beim Abstillen können Pfefferminzwickel die restliche Muttermilch schnell zum Versiegen bringen, aber bitte nicht das Kind neben der Mutter schlafen lassen!

Frauen mit starken Menstruationsblutungen und Hitzegefühlen kann ich den hilfreichen Tipp geben, sich mit Pfefferminze zu behandeln. Entweder einen Tropfen Öl auf die Binde träufeln, oder ein bis zwei Tropfen mit wenig fettem Öl auf den Unterbauch reiben oder einen Tropfen auf die Zahnbürste geben. Es ist einfach verblüffend, wie schnell die blutstillende Wirkung eintritt. Die Gefäßwirksamkeit ist deutlich in Form von Gebärmutterkontraktionen zu spüren. Dasselbe Ergebnis kann aber bei allen anderen Blutungen, wie z. B. Nasenbluten, ebenfalls erreicht werden. Geben Sie in diesem Fall einfach einen Topfen Minzöl mit etwas Wasser verdünnt auf den Nacken der betroffenen Person. Bei bedrohlichen arteriellen Blutungen, egal welcher Art, kann Pfefferminzöl immer als Erste-

Hilfe-Maßnahme bis zum Eintreffen ärztlicher Hilfe verwendet werden, aber bitte nicht den Arzt ersetzen!

Eine ebenfalls herrlich kühlende Wirkung erreichen Sie an heißen Tagen mit Pfefferminzhydrolat – oder einem Tropfen Minzöl in die mit Wasser gefüllte hohle Hand –, mit dem der Nacken befeuchtet wird. Dies hilft bei Kopfschmerzen, einer aufgrund von Gefäßweitstellung beginnenden Migräne und niederem Blutdruck, bei Kreislaufproblemen Jugendlicher, bei einer langen Autofahrt im Sommer ohne Klimaanlage oder einer anstehenden Prüfung, bei der Sie einen »kühlen Kopf« benötigen. Kinder frischen übrigens ihren Kaugummi gerne mit einem Tropfen Minze wieder auf, wundern Sie sich aber als Mutter nicht, wenn die Wirbelwinde dann wieder fit sind wie ein Turnschuh.

Eine fiebersenkende Maßnahme mit Pfefferminzöl sollte gut überlegt sein, da zum einen Fieber eine gute Selbsthilfemaßnahme des Körpers darstellt, um Keime zu verbrennen und das Immunsystem anzuregen, zum anderen muss darauf geachtet werden, dass die Körpertemperatur sehr schnell sinken kann, da Pfefferminzöl einen enorm kühlenden Effekt hat und es deshalb zu Kreislaufproblemen kommen kann. Deshalb ist es auch nicht ratsam, Pfefferminze einem Aromabad zuzufügen, denn es wäre möglich, dass Sie mit klappernden Zähnen in einer warmen Badewanne liegen.

Pfefferminzöl sollte bei Kindern im ersten und zweiten Lebensjahr auf keinen Fall angewendet werden. Bei entsprechender Anamnese wie chronischen Atemwegsproblemen oder familiärer Asthmabelastung darf sinnvollerweise bis zum vierten Lebensjahr nicht mit Minze und minzähnlichen Ölen behandelt werden. Sie können sich meist gut auf die Nasen der Kinder verlassen, da gefährdete Kinder diesen frischen Duft nicht mögen. Sollten Sie Bücher besitzen, in denen Pfefferminze oder gar Nanaminze zur Behandlung von Kindern empfohlen wird, so sollten Sie auch mit dem übrigen Inhalt des Buches kritisch umgehen. Womöglich hat eine Journalistin schlecht recherchiert oder der Autor hat keine Erfahrung als Aromatherapeut bei Kleinkindern. Altersunabhängig hingegen ist die Kontraindikation in homöopathischer Behandlung.

*Empfehlungen, Säuglinge mit dem Öl der Pfefferminze zu behandeln, sind verantwortungslos*

Ich verwende in der Aromamischung *Konzentrationsöl frisch* in geringer Menge auch die Nanaminze, eine marokkanische Pfefferminzsorte. Diese weist zwar einen noch höheren Ketongehalt auf, beinhaltet aber kein Menthol, weshalb das Öl keine kühlende Eigenschaft besitzt. Als Einzelöl sollte es noch vorsichtiger verwendet werden als die Pfefferminze. Ruth von Braunschweig hat es treffend beschrieben als »ein sanfter Geruch mit viel Power«.

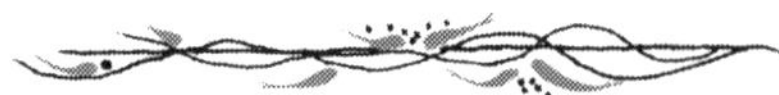

## Ravintsara – *Cinnamomum camphora*

*»Reinheit für Körper und Geist«*

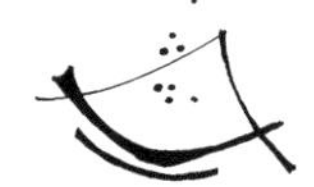

### *Duftprofil*

Ein frischer, etwas scharfer Duft steigt beim Riechen in die Nase. Ravintsara, auch als Campherbaum bezeichnet, stammt meist aus Madagaskar. Destilliert werden die Blätter des Baums. Das ätherische Öl, eine klare Kopfnote, erinnert stark an den sanfteren Eukalyptus radiata und an das bekannte Teebaumöl.
90 kg Blätter ergeben 1 kg ätherisches Öl.

Mischt sich gut mit

Cajeput
Lavendel
Melisse
Myrte
Rosmarin
Teebaum

### *Eigenschaften und Wirkungen*

Ravintsara wirkt stark antiviral, antibakteriell und auch antimykotisch. Es wird eingesetzt bei Herpeserkrankungen wie Windpocken und Gürtelrose, aber auch bei Erkrankungen der oberen Luftwege sowie bei geistigen und körperlichen Erschöpfungszuständen.

### *Meine Erfahrungen*

Ravintsara war mir als sanfter und doch guter Schleimlöser empfohlen worden. In einer Mischung mit beruhigenden Ölen wie Lavendel, Melisse und Linaloeholz traute ich mich dann, es in ein für Kinder geeignetes Erkältungsöl zu geben. Als Einzelöl sollte es aber von Kleinkindern und Schwangeren besser nicht verwendet werden. Gerne benutze ich Ravintsara in der Sauna und für Erkältungsbäder.

Die meisten Informationen zu Ravintsara stammen aus Frankreich und von Dr. Kurt Schnaubelt, Leiter des Pacific Institute of Aromatherapy, San Francisco. In Frankreich wurden bei Herpes zoster, der

Bewährte Aromamischungen

- Erkältungsöl wärmend

Gürtelrose, gute Erfahrungen mit Ravintsara gemacht. Schnaubelt empfiehlt es in einer für mich allerdings allzu hohen Konzentration mit dem fetten Öl aus den Früchten des Calophyllum-inophyllum-Baums. Leider kann ich dazu keine Erfahrungen weitergeben, aber da Ravintsara recht hautverträglich sein soll, wäre es vielleicht einen Therapieversuch wert. Wir werden uns in der Bahnhof-Apotheke auf jeden Fall bemühen, diese Öle vorrätig zu halten.

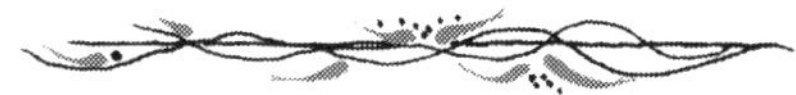

## Rose – *Rosa damascena*

*»die Königin der Düfte«*

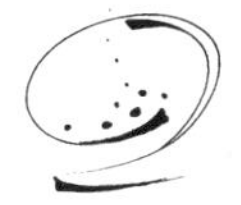

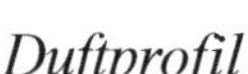

### *Duftprofil*

Mischt sich gut mit

allen anderen ätherischen Ölen

Das blumig-weiche und intensiv duftende Rosenöl gilt als die Königin der ätherischen Öle. Die Herznote wird durch ein sehr zeitaufwendiges Koch- und Wasserdampfverfahren aus einer alten Heckenrose, der Damascener-Rose, gewonnen. Um den Aufwand zu verringern wird Rosenöl auch häufig mittels Hexanextraktion gewonnen. Diese Art der Herstellung ist tatsächlich weitaus ergiebiger, im Vergleich zur herkömmlichen Wasserdampfdestillation entsteht in nur 20 Minuten die fast sechsfache Menge Rosenöl. Allerdings dürfen wir nicht vergessen, dass es sich bei Hexangas um eine nicht unproblematische, gar krebserregende Substanz handelt. Aus diesem Grund verzichte ich, wenn irgend möglich, auf ätherische Öle, die mit diesem Verfahren gewonnen werden, auch wenn im hergestellten Öl angeblich keine Rückstände davon vorhanden sind. Es gilt aber zumindest die Menschen zu schützen, die damit hantieren müssen.

Wird bei der sanften Methode der Wasserdampfdestillation dann noch kbA-Ware destilliert, ist der Ertrag des Öls am geringsten. Derzeit kostet 1 kg Rosenöl auf dem Weltmarkt etwa 5 500 €. Um 1 Liter Rosenöl zu gewinnen, müssen Unmengen der kostbaren Rosenblüten geerntet werden. Die Angaben gehen von 3 500 kg bis zu 8 000 kg der benötigten duftenden Blüten, diese Schwankung ergibt sich vor allem durch das Klima in den unterschiedlichen Herstellungsländern. Aus Marokko stammt das preiswertere zartblumige Rosenöl, aus der Türkei wird uns das kostbare vollblumige kbA-Rosenöl sowie auch gutes konventionelles Öl angeboten, und aus Bulgarien stammt das teuerste, schwer und intensiv duftende Rosenöl. Am liebsten würde ich ausschließlich türkisches Rosenöl aus einem kbA-Projekt im Taurusgebirge verwenden, doch leider genügt uns in der Bahnhof-Apotheke die dort jährlich produzierte Ölmenge nicht. Es lässt deshalb hoffen, wenn wir von unserem Großlieferanten hören, dass das Projekt der Biobauern ständig wächst und somit in absehbarer Zeit ein größerer Ertrag zur Verfügung stehen wird. Das Projekt Rosenöl zeigt auch, wie wichtig eine enge Zusammenarbeit von Bauern, ätherischen Ölfirmen und Verbrauchern geworden ist, denn so können ohne Umwege für alle Interessenten gute Bedingungen geschaffen werden: Die Bauern erhalten Arbeit und Existenzgrundlage, die Firma hat eine gesicherte Finanzierung und wir unser kostbares Rosenöl zu einem noch immer akzeptablen Preis, denn wer Arbeit und Mühe vor Ort kennt, versteht den zu Recht hohen Preis von Rosenöl.

*Rosenernte – ein unvergessliches Erlebnis*

Ich durfte vor einigen Jahren als Gast einen Tag bei der Rosenernte im kbA-Projekt miterleben. Frühmorgens, ehe die türkische Sonne zu heiß wird, werden die Blüten von Hand gesammelt und müssen noch vor 11 Uhr in der nahegelegenen Destille abgeliefert werden. Ab dem frühen Morgen umgeben von herrlichem Rosenduft, vom Sammeln der Blüten, dem Destillieren bis zum Ertrag der geringen Tagesmenge Rosenöl – es waren gerademal 10 ml –, war ich tief beeindruckt von dieser mühsamen Arbeit. Es passierte sehr viel mit mir an diesem Tag. Nachdenklichkeit, Sorge, Sehnsucht, Verlassenheit, Zufriedenheit, Trauer, Tränen und Freude, alle erdenklichen Gefühlswelten konnte ich durchleben. Seit diesem Tag ist die Damascener-Rose für mich mehr als eine Königin der Düfte und noch immer bleibt der Duft und seine Wirkung schier unbeschreiblich. Ich kann den Rosenduft immer wieder nur mit dem Erlebnis von Liebe und Geburt vergleichen, auch dieses erlebt eine Frau ohne es in Worte fassen zu können. Doch trägt sie es unterm Herzen, so wie ich tagelang einen Tropfen selbstgeerntetes Rosenöl auf einem Wattebausch an meinem Herzen trug und eine unglaubliche innere Zufriedenheit entwickelte. Allein die Erinnerung daran macht mich wehmütig und glücklich zugleich. Unvergessen sind mir dabei auch die Irisblüten, die ich auf einem türkischen Friedhof in unmittel-

barer Nähe der Destille entdeckte. Es war die Bestätigung für mich: Die Rose und die Iris, die Geburt und der Tod verbinden den Menschen mit der Erde und dem Himmel. Kommen und gehen, leben und sterben, Freude und Schmerz, beides zulassen, das ist der mühsame Weg des Menschen. Schon kurz nach der Rosenernte starb ein mir sehr lieber Mensch, doch in der Erinnerung an die Rose und die Iris konnte ich den Abschied in Frieden und Verständnis ertragen.
30–50 Rosenblüten ergeben 1 Tropfen ätherisches Öl.

*Rose und Iris, als wenn Himmel und Erde zusammenkommen*

## *Eigenschaften und Wirkungen*

Die Eigenschaften des Rosenöls und seine Wirkung sind von allen ätherischen Ölen wissenschaftlich am besten nachgewiesen. Das Rosenöl wirkt antibakteriell, antiviral, entkrampfend, beruhigend, schmerzlindernd, hormonell ausgleichend, aphrodisierend, entzündungshemmend, wundheilend, zellerneuernd. Es wird eingesetzt bei Depressionen, Augenbindehautentzündungen, allen Formen von Herzbeschwerden, Magenbeschwerden, Leber-Galle-Erkrankungen, Herpesinfektionen, Hautekzemen, Pilzerkrankungen sowie sämtlichen Erkrankungen der Geschlechtsorgane.

## *Meine Erfahrungen*

Ein Dank geht hier an Professor Dr. Dr. Dietrich Wabner, der seine Forschungsergebnisse zu den ätherischen Ölen der verschiedenen Rosenöle an uns Aromatherapeuten weitergegeben hat. Mittlerweile konnten über 500 Einzelwirkstoffe im Rosenöl nachgewiesen werden. Per Namen können etwa 330 deklariert werden. Dies bedeutet, Rosenöl darf als Allheilöl bezeichnet werden. Wenn wir bedenken, dass es oft noch in Kombination mit anderen Ölen zur Therapie eingesetzt wird, dann liegt ein kaum fassbares und nachweisbares Gut an Wirkstoffen vor. Rosenöl kann für und gegen alle erdenklichen Beschwerden verwendet werden, ja eigentlich sogar in purer Form, da es ausgesprochen verträglich ist, aber auch so schmerzlindernd, dass ein Tropfen Rosenöl pur wirklich eine beinahe betäubende Wirkung auslöst. Diesen Test habe ich selbst gemacht, ich nahm einen Tropfen bulgarisches Rosenöl auf die Zunge, wurde sofort müde, musste mich hinlegen und bin dann etwa eine Stunde später aus einem wunderschönen Traum wieder erwacht. Eine beginnende

Bewährte Aromamischungen

- Babyöl angegriffene Haut
- Babyöl empfindliche Haut
- Dammmassageöl
- Entbindungsduft
- Geburtsöl
- Gesichtscreme
- Klimakterium Körperöl
- Körperöl entspannend
- Massageöl blumig
- Rose-Teebaum-Balsam
- Rose-Teebaum-Essenz

Mundschleimhautentzündung, die Anlass der Behandlung war, war sofort ausgeheilt. Rosenöl im puren Gebrauch hat allerdings auch einen Pferdefuß: Es wirkt bei der Einnahme von 450 ml tödlich, so Professor Wabner. Gleichzeitig versuchte er uns bei einem Vortrag jedoch zu erklären, dass es unvorstellbar sei, so viel Öl zu trinken, was ich bestätigen kann, wenn ich an die »umwerfende« Wirkung des einen Tropfens denke. Sogar äußerlich auf die Haut aufgetragen könnte Rosenöl eine tödliche Wirkung haben, nämlich 210 ml bei einem erwachsenen Mann, so wurde mathematisch errechnet. So ein schöner Freitod hat nur einen Hemmschuh: Er ist viel zu teuer.

Bewährte Aromamischungen

- Schwangerschaftsstreifenöl
- Sitzbad
- Sprachlos
- Stillöl
- Wochenbettbauchmassageöl

Um aber in den Genuss der vielfältigen Heilanwendungen zu kommen, war es mir wichtig, auch vom Rosenöl eine 10 %ige Verdünnung in Jojobawachs zur Verfügung zu stellen. Damit kann Rosenöl ohne Gefahr einer Überdosierung für alle Therapien eingesetzt werden. Niemand muss Sorge tragen, dass dieses kostbare Öl hemmungslos verwendet wird, was leider in Kliniken schon vorkam. Hier gibt es die Duplizität der Fälle Gott sei Dank nicht, denn dies hat bei den betroffenen Personen so arge Kopfschmerzen ausgelöst, dass von einem heilsamen Abusus gesprochen werden kann.

*in der Verdünnung mit dem Jojobawachs steht das wertvolle Rosenöl allen Menschen zur Verfügung*

Es bedarf wohl keiner Erklärung, dass die Rose das wichtigste Öl für die Geburtshilfe darstellt. Für die Geburt eines Menschenkinds gibt es nicht Passenderes als den königlichen Duft der Rose, dem Sinnbild für die Liebe zweier Menschen. Die Rose als Symbol für eine Frau, die sich bei der Zeugung ihrem Liebsten öffnet sowie dem Kind bei der Geburt. Nicht alle Kinder werden allerdings in einer liebevollen Umarmung empfangen, umso wichtiger wäre es, die kleine Seele wenigstens mit Rosenduft liebevoll auf dieser Erde zu begrüßen. Die Rose wird in ihrer Vollkommenheit und Reinheit mit der Unberührtheit und Empfindlichkeit eines Neugeborenen verglichen, deshalb darf und sollte sie in der Babypflege nicht fehlen. Mütter erleben den Rosenduft als Versöhnung für Schmerz und Verletzung, die sie bei der Geburt erfahren mussten. Denn so wie die körperliche Liebe die Grenze zwischen Lust und Schmerz überschreiten kann, so kann das Geburtserlebnis einem Trancezustand ähnlich sein, der den körperlichen Vorgang zu Gebärden werden lässt, sofern es der Frau erlaubt wird und sie nicht auf dem Kreuz liegend entbunden wird von ihrer angeblichen Pein. Für die Frau und ihren Partner wird das erwartete schöne, sanfte Geburtserlebnis in extreme körperliche Empfindungen gehüllt, oft so unerwartet schmerzhaft wie die duftenden Rosen Stacheln aufweisen. Deshalb heißt es gut vorbereitet auf die Realität in die Geburt und ins Rosenfeld zu gehen, dann wird beides zu einem unvergesslichen Erlebnis.

*im Rosenduft geboren werden und dann auch sterben dürfen*

Wenn es nach mir ginge, würden alle Geburten, aber auch Sterbebegleitungen, in Rosenduft stattfinden um Ängste abzubauen und sich dem Unwiderruflichen hingeben zu können. Rosenöl kann durch die Schwangerschaft hindurch, während der Geburt und im Wochenbett angewendet werden. Durch das ganze Leben hindurch ist es ein hilfreiches Öl, bis wir dann die Erde wieder verlassen. Im Leben, beim Gebären und im Sterben hilft Rosenöl bei allen möglichen Beschwerden, ob bei Frau oder Mann. Eigenartigerweise wird jedoch bei vielen Therapien überwiegend von Behandlungen bei Frauen berichtet. Sind wir wirklich kränklicher? Mag das an der Bereitschaft liegen, besser auf Körpersignale zu achten und sich behandeln zu lassen, oder an der Vorliebe, frühzeitig alternative Methoden auszuprobieren, damit keine größeren Krankheiten entstehen? Doch egal ob jung oder alt, Mann oder Frau, Rosenöl ist ein Öl, das vor allem Liebe schenkt. Liebe öffnet die Herzen und Rosenöl heilt wunde Herzen. Deshalb sollten Sie Rosenöl immer benutzen, wenn die Seele mit erkrankt ist. Und wenn Sie auch die Erfahrung teilen, dass der Geist unserem Körper voraus ist, die Seele zuerst kränkelt und dann die körperlichen Beschwerden hinzukommen, dann können Sie meine Botschaft verstehen: Rosenöl kann in fast allen Lebenslagen in einer Aromamischung verwendet werden. Nicht umsonst beinhalten die meisten meiner Rezepturen Rosenöl, und wenn es nicht immer wieder Rosenölknappheit auf dem Markt gäbe, dann würde ich bestimmt noch einigen anderen Mischungen etwas von der kostbaren Essenz hinzufügen.

*Rosenöl kann in allen Variationen angewendet werden*

Verwenden Sie Rosenöl in der Duftlampe, im Körperöl oder im Bad bei den eingangs beschriebenen Erkrankungen. Ideal wäre es, wenn Sie sich und Ihren Körper gut genug kennen um Veränderungen rechtzeitig wahrzunehmen, dann können Sie immer bei den ersten Anzeichen mit einem Tropfen Rosenparfüm hinterm Ohr, auf den Pulsbereich am Handgelenk oder für eine Fußmassage Ihrer Seele und somit sich selbst Gutes tun. Dazu eignet sich unsere 10 %ige Jojobawachsverdünnung ideal. In dieser Form können Sie getrost einen Tropfen in die Duftlampe oder ungefähr zehn Tropfen mit in die

Badeemulsion geben und einen wie beschrieben als Duftparfüm, ohne verschwenderisch zu sein oder andere auf Abstand zu halten, weil Sie sich einfach nur einen einzigen Tropfen des reinen Öls gegönnt haben, was aber andere Nasen als absolut übermäßigen Rosenduft bezeichnen. Bei körperlichen Problemen wie zur Wundbehandlung auf der Haut oder im Schleimhautbereich könnten Sie Rosenöl im Notfall pur auftragen, preiswerter und völlig ausreichend jedoch ist die Jojobaverdünnung oder eine der »Bewährten Aromamischungen« mit Rosenöl. Einfach in der Handhabung, stehen Ihnen so die richtigen Verdünnungsverhältnisse zur Verfügung.

Bei sämtlichen Krankheiten im Bereich der Geschlechtsorgane kann mit Rosenöl behandelt und hoffentlich, wie mir so oft schon berichtet wurde, auch Heilung erfahren werden. Ob Pilzinfektionen, Viruserkrankungen, Chlamydien-, Staphylokokken- oder Streptokokkeninfektionen, einfach nur Trockenheit oder unklarer Ausfluss bei jungen Mädchen, Frauen oder älteren Damen – eine Rosenölbehandlung kann auf keinen Fall schaden. Sie können mit duftenden Sitzbädern, Scheidenspülungen, Öl- oder Salbenbehandlungen Ihre Beschwerden behandeln. Wie immer beziehen sich die bisherigen Erfahrungen vorwiegend auf den weiblichen Bereich, aber ich bin mir sicher, dass auch Erkrankungen von Männern gut mit Rosenöl behandelt werden können.

*Rosenöl spendet denen, die bleiben, Trost und lässt Sterbende nicht allein*

Zur Begleitung von Sterbenden wird je nach Situation Rosenöl in der Duftlampe, als Dufttropfen in der Jojobaverdünnung auf die Schläfe oder für eine Ganzkörperölung angewendet. Achten Sie darauf, was der Person wirklich gut tut, es ist uns Zurückbleibenden nämlich oft ein Bedürfnis, zu handeln, während die geliebte Person sich schon auf die Reise macht und nicht mehr gehalten werden will. Spüren Sie einfach in sich hinein, spüren Sie in den Raum hinein und beobachten Sie die Gesichtszüge der Sterbenden. Auch wenn diese sich nicht mehr mit Worten äußert, so können Sie wahrnehmen oder werden von Hospizbegleiterinnen darauf hingewiesen, was jetzt besser ist. Es ist wie bei einer Geburt, allein sein ist gleichzusetzen mit Alleingelassen werden, es bedeutet Einsamkeit und Verlassenheit. Oftmals genügt nur die Anwesenheit einer vertrauten Person, doch jedes Wort und jede Berührung würde als störend empfunden werden. Sie sollten eine sterbende Person niemals festhalten, denn sie macht sich doch auf den Weg in eine andere Welt, sie muss und will gehen. Wenn Sie eine Geburt miterlebt haben, dann konnten Sie vielleicht beobachten, wie sich der Schmerz verstärkt, wenn die Frau in einer Position gehalten werden soll; wenn ihr aber zugetraut wird, dass sie sich selbst bewegen kann, wie sie es benötigt, dann braucht sie nur unsere Stütze und Begleitung. Es ist erfreulich, dass Geburtsbegleitung in der Gesellschaft mittlerweile zum Selbstverständnis geworden ist, und so sollte es mit der Sterbebegleitung auch werden. Vielleicht hilft das Rosenöl bei diesem Vorgang ebenso eine Veränderung im Bewusstsein zu schaffen, wie es in vielen Kliniken bei der Geburt passiert ist. Meinen Kolleginnen rate ich übrigens ein Schild an die Eingangstüre zu hängen mit den Worten: Wir erwarten das Ergebnis einer Liebe. Bei einem Sterbenden könnte stehen: Wir verabschieden das Ergebnis einer Liebe.

*Sterbebegleitung sollte so selbstverständlich werden wie Geburtsbegleitung*

Bei vielen Anwendungen kann selbstverständlich auch das Rosenhydrolat benutzt werden. Das Ergebnis der Rosenblütendestillation, das Destillat, setzt sich zusammen aus dem kostbaren Rosenöl und dem Rosenwasser. Letzteres beinhaltet die wasserlöslichen Bestandteile der Blüten und eignet sich hervorragend zur Therapieergänzung. Bei Augenbehandlungen sollte es als ausschließliche Substanz verwendet werden, wobei darauf zu achten ist, dass Sie das alkoholfreie Hydrolat verwenden, das in der Bahnhof-Apotheke in Kempten unter sterilen Bedingungen abgefüllt wird. Für Anwendungen in anderen empfindlichen Schleimhautbereichen ist es ebenfalls gut eignet.

Zu einer Hochzeit schenke ich gerne eine stachelige Rose und ein Fläschchen reines Rosenöl und bitte das Paar so großzügig und doch so sparsam mit dem Öl zu sein, wie sie gedenken Kinder zu zeugen. Bei dem Wunsch ewiger Liebe und Harmonie für die Beziehung mache ich darauf aufmerksam, dass es keine echte Rose ohne Dornen gibt, wer aber achtsam mit ihr umgeht, wird sich an der Blüte, auch im trockenen Zustand, lange erfreuen und von den stacheligen Dornen verschont bleiben. Rosenöl schenkt uns im Leben Frieden und innere Ausgeglichenheit, lässt die Menschen sanftmütig werden und ist Balsam für wunde Seelen und Körper.

*zur Rose der Liebe gehören auch Stacheln*

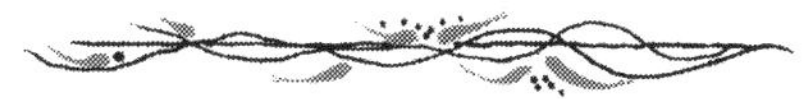

# Rosengeranie – *Pelargonium graveolens*

*»die rosigen Seiten sehen«*

## *Duftprofil*

Das rosige, zart blumige und doch krautige Öl der Pelargonie, auch Rosengeranie genannt, ist seit langem bekannt. Das wasserdampfdestillierte Öl stammt meist aus Nepal, Ägypten, Réunion sowie den Mittelmeerländern. Es weist eine gelbgrünliche Farbe auf und ist eine zarte Herznote mit frischem Charakter.
800 kg Pflanzenmaterial ergeben 1 kg ätherisches Öl.

Mischt sich gut mit

Citronella
Kamille blau
Lavendel
Melisse
Muskatellersalbei
Myrte
Schafgarbe
Vetiver
Zypresse
allen Zitrusessenzen

## *Eigenschaften und Wirkungen*

Rosengeranienöl wirkt harmonisierend, ausgleichend, adstringierend, antibakteriell, antimykotisch, hautpflegend, insektenabwehrend und wundheilungsfördernd. Aufgrund seiner Vielseitigkeit wird Rosengeranienöl zur Behandlung von Pilzinfektionen, Hautkrankheiten, Krampfadern und Hämorrhoiden ebenso eingesetzt wie bei Krankheiten, die auf ein schwaches Bindegewebe zurückgehen. Bei Herpesinfektionen kann die Anwendung von Rosengeranienöl willkommene Erleichterung bringen. Bei hormonell bedingten Krankheiten wie Prämenstruellem Syndrom oder Depressionen ist es ebenfalls ein beliebtes Aromatherapeutikum. Einen Versuch wäre es wert, wenn Diabetiker die häufig beschriebene blutzuckersenkende Wirkung von Rosengeranienöl testen. Vielleicht haben Sie einen Therapeuten, der Sie dabei unterstützt. Zumindest aber in der Duftlampe können Sie das Öl einsetzen und ein Bad bekommt Ihnen sicherlich auch, wenn die Nase den Duft nicht ablehnt.

Rosengeranienduft wird oftmals als zarter Rosenduft bezeichnet, deshalb wurde und wird es noch immer zur Verdünnung des echten Rosenöls verwendet.

## *Meine Erfahrungen*

In der Schwangerschaft hilft die Rosengeranie das zur Schwäche neigende Bindegewebe bei Mehrgebärenden zu festigen. Ein schwaches Bindegewebe zeigt sich oft in Form von schmerzhaften Venen, dann verwenden Sie unser bewährtes *Lavendel-Zypressen-Öl*. Bei zu frühen Senkungsbeschwerden hat sich Rosengeranie als Ergänzung in einem Körperöl bewährt. Sie sollten Geranie aber wirklich nur bei zugrunde liegender Bindegewebsschwäche anwenden. Am besten sprechen Sie mit Ihrer Hebamme darüber.

Nicht wegzudenken ist das ätherische Öl der Rosengeranie jedoch in der Wundheilung, deshalb ist es mit ein Hauptbestandteil in meiner bewährten Wundbad-Aromamischung *Sitzbad* auf der Basis von Totem-Meer-Salz. Zur Heilungsförderung bei verzögerter Wundheilung ist es auch möglich, ausschließlich Geranienöl anzuwenden. Es hilft immer dann, wenn zwei gegenüberliegende Seiten sich finden müssen, im körperlichen wie im geistig-seelischen Sinn.

Im Wochenbett lieben es die Mütter in der Duftlampe, wenn wieder einmal das Gefühl entsteht, dass ihnen die Decke auf den Kopf fällt. Es hilft klare Gedanken zu fassen und stabilisiert das oft schwankende Hormonsystem der stillenden Frauen. Bei einem Milchstau, der seine Ursache in zu reichlicher Milchproduktion hat, können Umschläge mit Geranie hilfreich sein. Streitende Geschwisterkinder finden im Duft der Rosengeranie schließlich ein harmonisches Miteinander und schonen so Mutters strapazierte Nerven.

Bewährte Aromamischungen

- Brustmassageöl
- Entspannungsbad
- Insektenabwehr
- Klimakterium Körperöl
- Körperöl festigend
- Sitzbad
- Wochenbettbauchmassageöl

In der Kranken- und Altenpflege wird die Rosengeranie nicht nur in der Haut- und Wundpflege eingesetzt, sondern sie hilft den Menschen auch wieder die schönen Seiten auf dieser Erde zu sehen. Es kann deshalb als Einzelöl in der Duftlampe bei Kranken und alten Menschen angewendet werden, die ein Miteinander im Zimmer oder der Familie nicht ertragen können. Dabei ist dann, besonders im Sommer, gleich noch die bewährte insektenabwehrende Eigenschaft des Öls von Nutzen.

*Rosengeranie heilt Wunden, und versöhnt auch die Seele*

Bei schwierigen Geschäftsterminen oder Kommunikationsproblemen mit Nachbarn oder in Arbeitsgemeinschaften können Sie ja auch einmal ein versöhnliches Gespräch mit Rosengeranie in der Duftlampe organisieren.

Reichlich Bestätigung habe ich beim Einsatz von Rosengeranie bei entzündetem Zahnfleisch oder beginnender Parodontose erfahren. Geben Sie einen Tropfen Geranienöl auf die Zahnbürste oder in die Mundddusche und pflegen Sie damit regelmäßig Ihren Mundraum. Eine wunderbare »Nebenwirkung« dieser Anwendung ist eine Stärkung des Beckenbodens, denn bekanntlich befinden sich im Mund Reflexzonen unserer Beckenorgane. Sollte Ihnen dieses

Wissen neu sein, so machen Sie doch den einfachen Test: Verschließen Sie kräftig ihre Lippen, drücken die Zunge an die obere vordere Zahnleiste, schließen den Kehldeckel, als ob Sie schlucken möchten, und spüren dann Ihr Becken. Hat sich da etwas verändert? Lockern Sie den Mundraum wieder und nehmen Sie wieder wahr, was sich im Beckenraum tut.

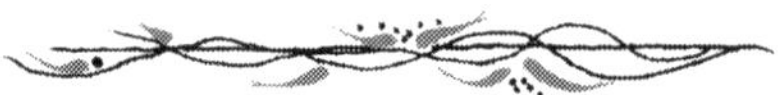

## Rosmarin – *Rosmarinus officinalis*

*»belebt müde Geister«*

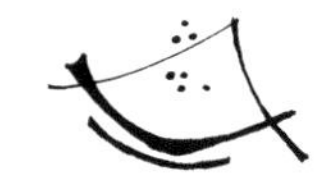

### *Duftprofil*

Mischt sich gut mit

Lavendel
Pfefferminze
Zeder
Zitrone

Ein krautiger und feuriger Duft prägt das Rosmarinöl. Schon beim ersten Riechen entsteht der Eindruck, dass es Aktivität auslöst. Das klare Öl wird aus dem Kraut des Rosmarinstrauchs gewonnen. Die Hauptanbaugebiete sind Frankreich, Portugal, Italien, Tunesien und Korsika. Aus der frischen Kopfnote entsteht nach ein bis zwei Stunden, wenn die frischen Noten verdunstet sind, eine warme holzige Herznote. Frisches Öl lässt Menschen an gut gewürzte Speisen oder Hustenbonbons und Einreibemittel denken, während der ältere Duftstreifen an den Geruch in einer Kirche erinnert.
80 kg blühendes Rosmarinkraut ergibt 1 kg ätherisches Öl.

### *Eigenschaften und Wirkungen*

Die kräftigenden und stärkenden Eigenschaften des Rosmarins sind bereits aus dem Mittelalter bekannt. Das ätherische Öl fördert die Durchblutung, wirkt konzentrationsfördernd, schmerzlindernd, antibakteriell, schleimlösend, krampflösend, entgiftend, regt die Leber- und Gallentätigkeit an, fördert die Verdauung und auch die Nierenausscheidung. Rosmarinöl steigert den Blutdruck und wird deshalb bei niederem Blutdruck eingesetzt sowie bei daraus resultierenden Kopfschmerzen oder Migräne. Er ist gut hautverträglich, fördert auch hier die Durchblutung und wirkt schweißtreibend. Gute Wirkung zeigt das Öl bei Nervenschmerzen, Rheuma und Muskelkater.

*Meine Erfahrungen*

Beachten sollten alle, ob in der Therapie oder der Eigenbehandlung, dass die Nase wieder einer der besten Parameter für die Verwendung von Rosmarinöl ist. Es darf nämlich auf keinen Fall verwendet werden bei Bluthochdruck oder Menschen, die zur Epilepsie neigen. Bislang konnte ich in meinen Seminaren bei der Beschreibung der Duftstreifen immer erkennen, welche Personen Rosmarinöl nicht verwenden sollten. Wer den Duft nicht als angenehm empfindet, sollte ihn auch meiden.

Bewährte Aromamischungen

- Andere Umstände
- Hallo-Wach-Bad
- Hallo-Wach-Öl
- Kemptener-Öl
- Konzentrationsöl
- Kreuzbein-Massageöl

In der Literatur gilt Rosmarinöl als kontraindiziert für die Schwangerschaft. Dem will ich hier widersprechen, denn wir Hebammen verwenden Rosmarinöl mit Erfolg, wenn sein Einsatz therapeutisch angezeigt ist. Bitte halten Sie also immer Rücksprache mit einer Hebamme oder einem Arzt, ob es sich bei Ihren Beschwerden wirklich um niederen Blutdruck handelt. Ich empfehle das Rosmarinöl schwangeren Frauen mit morgendlicher Kreislaufschwäche und Appetitlosigkeit. Die Frauen sollen sich morgens damit waschen oder einölen. Es genügt, wenn die Beine damit eingerieben werden. Anstelle von Rosmarinöl kann auch das Rosmarinhydrolat verwendet werden. Bei Rosmarinbehandlungen ist wichtig zu wissen, dass nur eine kurzfristige, keine anhaltende Blutdrucksteigerung erreicht werden kann und der Kreislauf dann in eine gesunde Stabilität übergeht. Dies ist in der krampflösenden Wirkung beschrieben bzw. erkennbar. Mit Rosmarinduft wird eine kurze Wachheit und Anregung erzeugt, die dann wieder in den Ausgangszustand übergeht. Die entspannenden Inhaltsstoffe sind jene, die die Nase bei älteren Duftstreifen als weihrauchähnlichen Kirchengeruch identifiziert. Somit habe ich keine Sorgen, was den ansteigenden Aspekt anbelangt, vorausgesetzt, es wird der campherarme französische oder italienische Rosmarin oder Cineol-Typ verwendet. Der seltenere Typ Verbenon kann wegen seines meist noch geringeren Campheranteils ebenfalls bei sensiblen Menschen eingesetzt werden, also bei Schwangeren oder Menschen, denen nachgesagt wird, sie seien so mimosenhaft empfindlich wie schwangere Frauen. Sicherheitshalber sollten aber Kleinkinder und Säuglinge sich nicht in der Nähe von Menschen aufhalten, die mit Rosmarinöl behandelt werden. Nach der Geburt benutze ich öfter Rosmarinöl, wenn das Neugeborene nicht mit im Raum ist, um dann die frischentbundene Frau unter guter Kreislauf-

*alter Rosmarinduft erinnert an Weihrauch*

situation zum ersten Mal zur Toilette gehen zu lassen. Ich reibe die Beine der Frau mit einem nassen Waschlappen ab, den ich in Wasser mit Rosmarinöl getaucht habe, das Fläschchen nehme ich zur Sicherheit als Riechfläschchen mit auf unseren Toilettengang. In diesen Fällen entscheide ich mich dann lieber für die kurzzeitige räumliche Trennung von Mutter und Kind, denn die Mutter muss ohnehin aufstehen, der Raum sowieso irgendwann gelüftet und das Bett frisch gemacht werden. Danach holen wir das Neugeborene wieder ins Zimmer, und wenn es dann wach wird (vielleicht durch den Rosmarinduft?), dann darf es gestillt werden, was in diesem Fall nur von Vorteil ist für die Rückbildung der Gebärmutter und somit für einen geringen Blutverlust. Das sorgt für einen stabilen Kreislauf, auch dann, wenn die Wirkung des Rosmarinöls nachlässt.

*Rosmarin weckt alle müden Geister, auch die hungrigen*

Die gute kreislaufanregende und allgemein stabilisierende Wirkung kann bei kranken Kindern und Erwachsenen sowie Frischoperierten ebenfalls genutzt werden, vor allem, wenn sich noch immer kein richtiger Appetit eingestellt hat. Die appetitfördernde Wirkung des Rosmarins habe ich bei Nachtarbeit schon oft erlebt, ständig bin ich dann dabei, etwas Essbares zu suchen.

Gute Wirkung tut Rosmarin bei unangenehmem Fußschweiß. Reiben Sie sich morgens regelmäßig die Füße mit einem Tropfen Rosmarin – mit ein wenig fettem Öl oder einfach mit etwas Wasser vermischt – ein. Rosmarinöl kann ausnahmsweise gut so auf die Haut aufgetragen werden, da es sich mit dem Hautfett schnell verbindet und sehr hautverträglich ist. Am Abend ist es sinnvoll, ein Fußbad mit zehn Tropfen Rosmarinöl in Salz vermischt zu nehmen, aber besser nicht erst vor dem Zubettgehen, denn dann würden Sie lange Zeit wach im Bett sitzen. Oder Sie geben noch einige Tropfen Zeder und Lavendel hinzu, das mindert die anregende Wirkung etwas.

Die durchblutungsfördernde Wirkung des Rosmarins auf die Kopfhaut nutzen längst viele Shampoohersteller. Sie können bei der Haarwäsche Ihrer Hausmarke regelmäßig einen Tropfen Rosmarin zugeben und erreichen so ebenfalls eine haarwachstumsfördernde und schuppenhemmende Wirkung. Doch wie Sie wissen, dauern Wunder immer etwas länger. Eine hormonell oder anlagenbedingte Glatze wird sich vermutlich auch mit duftenden Ölen nicht verändern lassen. Noch vorhandenes Haar aber wird wieder etwas kräftiger und bleibt gesund.

Unterwegs kann Rosmarinöl allen kreislauflabilen und blutdruckschwachen Menschen gute Hilfe leisten. Nehmen Sie es mit in Ihrer Handtasche, riechen Sie bei Bedarf daran, vermischen Sie es mit einer Handvoll Wasser an einem Brunnen oder Bergbach und erfrischen damit Nacken und Unterschenkel, sofern Sie strumpflos sind. Sie werden feststellen, dass Schmerzen in der Wadenmuskulatur oder ein beginnender Muskelkater nachlassen, die Bergtour oder die Stadtbesichtigung dann auch ohne Sternchen vor den Augen oder taube Ohren gut zu Ende geht. Denken Sie aber daran, immer etwas zu essen im Gepäck zu haben, denn Rosmarin löst Hunger aus und Sie sollten eine Unterzuckersituation vermeiden.

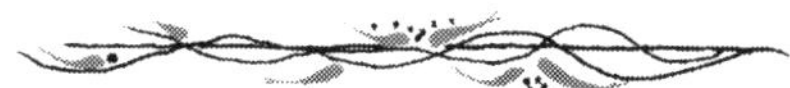

## Salbei – *Salvia officinalis*

*»atemberaubend und kraftgebend zugleich«*

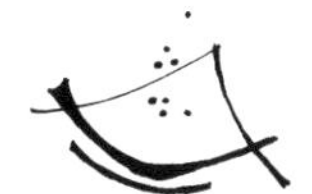

### *Duftprofil*

Der Salbei hat einen typischen, würzig-krautigen Geruch. Je geringer der Ketongehalt, desto holziger kann der Duft sein. Destilliert wird das Kraut der Pflanze vorwiegend in Frankreich, Dalmatien und Bulgarien. Das klare Öl, eine Kopfnote, muss allerdings mit Vorsicht eingesetzt werden, da es leider Sorten mit einem sehr hohen Ketonanteil gibt, dem alpha-Thujon, das eine toxische und auch abortive Wirkung besitzt. Die meisten Menschen erinnert der Geruch von Salbei an Gurgellösungen.
100 kg Pflanzenmaterial ergeben 1 kg ätherisches Öl.

Mischt sich gut mit

Lavendel
Myrte
Rosmarin
Ysop
Zitrone

### *Eigenschaften und Wirkungen*

Salbeiöl hat eine hervorragende antibakterielle Wirkung, es wirkt bei beta-hämolysierenden Streptokokken, Staphylococcus aureus, Koli- und Klebsiellabakterien und Pseudomonaden. Die antivirale und die antimykotische Wirkung des Salbeiöls ist längst bekannt, ebenso wie seine schleimlösenden, adstringierenden, gallenflussanregenden, östrogenähnlichen und die Menstruation fördernden

Eigenschaften. Eingesetzt wird Salbeiöl zur Wundheilung, bei Herpesinfektionen, bei rheumatischen Beschwerden, Cellulitis, Haarausfall, Erkältungskrankheiten wie Bronchitis, Nasennebenhöhlen- und Mandelentzündungen. Bewährt hat sich Salbei auch bei übermäßiger Schweißproduktion und zum Abstillen.

*Meine Erfahrungen*

Bewährte Aromamischungen

- Erkältungsöl befreiend
- Saunaöl
- Thymian-Myrte-Bad
- Thymian-Myrte-Balsam

Nicht wenige Hebammen empfehlen Salbeiöl zum Verringern der Muttermilchmenge und zum Abheilen bei wunden Brustwarzen. Mir war nie ganz wohl bei dem Gedanken, dass Mütter dieses stark adstringierende Öl auf ihre Brustwarzen aufträufeln sollen, das ich als Heilmittel bei Mandel- und Halsentzündungen kenne, da es die Schleimhäute schnell zum Abschwellen bringt. Je mehr ich mich mit der Wirkung und den Inhaltsstoffen von ätherischen Ölen befasse, desto mehr muss ich vor dem Umgang mit diesem hochwirksamen ätherischen Öl warnen. Salbeiöl kann die erwähnten Thujone enthalten (zur Ketonwirkung bei der Pfefferminze und anderen siehe Seite 325), diese können zur Verklebung der Lungenbläschen und zum Kehlkopfkrampf führen. Seit mich Kinderkrankenschwestern und Kolleginnen in meiner Beobachtung bestätigten, dass viele Neugeborene mit Atemnotsyndrom reagieren, wenn die Mütter unachtsam mit Salbeiöl behandelt wurden, mache ich ständig auf die Gefahren des Salbeiöls aufmerksam und hoffe, dass diese Empfehlung alsbald in allen Büchern entsprechend korrigiert wird und es sich auf allen Stationen herumspricht, dass wir besser geeignete pflanzliche Substanzen zur Heilung von entzündeten Brustwarzen besitzen. Nach wie vor können Frauen Salbeitee zur Verringerung der Muttermilch trinken. Insbesondere Neugeborene mit einem Geburtsgewicht unter 2 500 Gramm oder Frühgeborene sowie atemdepressiv Geborene oder Kinder mit einer anamnestischen Vorbelastung wie Asthma sollten auf keinen Fall mit reinem Salbeiöl sowie anderen ketonhaltigen Ölen in Berührung kommen. Wir dürfen nicht vergessen, dass ätherische Öle muttermilchgängig sind und deshalb auf jeden Fall alle Wirkstoffe beim Kind ankommen. Wenn davon ausgegangen wird, dass ätherische Öle erst innerhalb zwei Stunden gänzlich verstoffwechselt sind – genaue Untersuchungen gibt es dazu leider nicht –, genügt eine Stillpause unter drei Stunden nicht, um jeden Risikofaktor auszuschließen, ganz zu schweigen

*Vorsicht mit Salbeiöl bei Frühgeborenen und stillenden Müttern*

von der oftmals unerwünschten Reduzierung der Muttermilch. Ich sehe einfach keinen Grund, unsere gut bewährte Aromatherapie mit solch problematischen Ölen zu gefährden. Salbeiöl soll also nur dann zum Abstillen in Quark eingearbeitet verwendet werden, wenn die Mutter ihr Kind nicht im Arm hält oder neben sich liegen hat.

Jenseits dieser sensiblen Kleinkinderzeit und der Schwangerschaft jedoch stellt Salbei, wie bereits kurz erwähnt, ein hilfreiches Öl für Erkältungskrankheiten dar. Bitte achten Sie bei der Anwendung von ketonhaltigen Ölen immer auf die asthmatischen Erkrankungen anderer Familienmitglieder, denn diese können mit Atemproblemen reagieren. Trotz dieser Bedenklichkeit des Salbeiöls wagte ich mich an Mischungen mit diesem Heilöl, frei nach Paracelsus: »Die Menge macht's, dass das Ding zum Gift wird.« Dankbar über die Möglichkeit, die ätherischen Öle in der Bahnhof-Apotheke auf Inhaltsstoffe zu prüfen, verlasse ich mich in diesem Fall gerne auf das Wissen der Chemie und die Technik des Gaschromatographen und freue mich, dass wir bei unseren Qualitätsbesprechungen auch mit der Nase schon recht gut einen zu hohen Ketongehalt des Salbeiöls erkennen können.

*in der richtigen Dosierung ist Salbeiöl ein sehr gutes Heilmittel*

In der richtigen Dosierung habe ich mit dem Salbeiöl in meinen Mischungen, die zum Teil bereits auch für Kleinkinder und Säuglinge angewendet werden können, nur positive Erfahrungen gesammelt. Es zeigt sich, dass die Wirkung des Salbeiöls tatsächlich dosisabhängig ist, das Öl vermutlich in Mischungen seine Problematik verliert und es sich um ein wirklich gutes Heilöl handelt. Zudem werde ich die Vermutung nicht los, dass vielleicht über Jahre hinweg oft nur Warnungen weitergegeben wurden, ohne dass detaillierte Informationen und Recherchen eingeholt wurden. Vorsicht ist aber nach wie vor bei jeder Anwendung des Salbeis als Einzelöl geboten. Betonen möchte ich, dass wir in der Bahnhof-Apotheke bemüht sind für die »Bewährten Aromamischungen« immer ein Salbeiöl von Chargen mit extrem niederem Thujongehalt auszusuchen, und mittlerweile darauf achten, mit den ersten Ernten, die einen ganz geringen bis keinen Thujongehalt ausweisen, unseren Jahresbedarf zu decken. Das Salbeiöl ist eines der Krautöle, das sich mit dem Älterwerden in seiner Wirkung bzw. den Inhaltsstoffen verändert. Wie genau, wissen wir noch nicht, aber es empfiehlt sich, jährlich frische Öle für die Therapie zu besorgen.

Salbeiöl wird von Frauen im Klimakterium bzw. in den Jahren davor sehr geschätzt. Mit seiner östrogenartigen Wirkung hilft es hervorragend bei Schweißausbrüchen. Optimal lässt sich hier Salbeihydrolat, mit ätherischem Öl verschüttelt, als Deodorant verwenden, was auch bei unangenehmem Fußschweiß ein gutes Mittel ist. Bei wiederkehrenden Pilzinfektionen lassen sich Salbeiöl und Hydrolat im Wechsel mit Rosendestillaten verwenden. Abwechslung ist für jeden Körper und auch die Nase gut, nicht umsonst prägen unterschiedliche Jahreszeiten mit ihren verschiedenen Duftstoffen und Klimaverhältnissen die Natur. Passen Sie sich also dem Rhythmus der Natur nicht nur in Form und Farbe der Kleidung an, sondern wechseln Sie auch Kosmetik und Alltagsgewohnheiten. Bitte beachten Sie aber, dass bei östrogenbedingten Krankheiten, wie Brustkrebs, Salbeiöl nicht verwendet werden sollte.

*Salbeiöl und auch -hydrolat helfen Ihnen bei unangenehmem Körpergeruch*

Männer, die sich beim Rasieren verletzen, erleben mit dem krautig duftenden Salbeihydrolat eine gute Hilfe. Um den Duft noch ausdrucksvoller zu machen, fügen Sie zusätzlich fünfzehn Tropfen *Waldspaziergang* bei, dann riecht es herrlich herb-männlich.

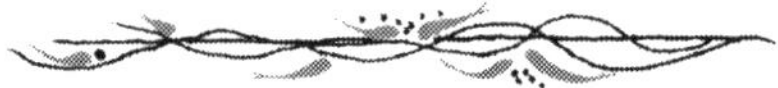

## Sandelholz – *Santalum album*

*»die sanfte Sinnlichkeit«*

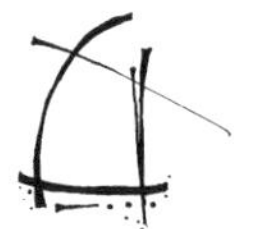

### *Duftprofil*

Ein angenehm weicher, warmer, holziger Geruch kennzeichnet den Duft von Sandelholzöl. Das balsamische zartgelbe Holzöl, das zu 90 % aus Indien und daneben auch aus Indonesien stammt, verlässt nur ganz langsam die Flasche, schon an der Fließgeschwindigkeit lässt sich die Basisnote erkennen. Sandelholzbäume produzieren erst nach etwa dreißig Jahren in ihrem Herzholz das wertvolle ätherische Öl, das durch langwierige Wasserdampfdestillation gewonnen wird. Sollten Sie Sandelholzöl besitzen, so müssen Sie keine Sorge haben, dass es schlecht wird, im Gegenteil, Sandelholzöl reift in der Flasche nach. Viele Menschen erinnert der Duft von Sandelholz an Meditationsübungen oder an einen Indienurlaub. Es ist be-

Mischt sich gut mit

Bergamotte
Honigwabe
Jasmin
Nelke
Rose
Vetiver
Ylang-Ylang
Zimt

ruhigend, zu wissen, dass die indische Regierung per Gesetz die Nachpflanzung jedes umgeschlagenen Sandelholzbaumes fordert, wie sie auch genaue Vorgaben zum Gehalt des Wirkstoffs Santalol, nämlich 90 % bei der sehr guten »Agmarked«-Qualität, verlangt. Um den Schmuggel zu unterbinden, werden die Händler zu Exportlizenzen und einer exakten Dokumentation verpflichtet.

*in Indien wird die Produktion von Sandelholzöl überwacht*

Das begehrte Sandelholzöl wird aber immer noch oft als Fälschung auf den Markt gebracht, es handelt sich dabei um Amyrisöl, das auch westindisches Sandelholz genannt wird. Dieses ist jedoch nicht verwandt mit dem ostindischen Santalum album, lassen Sie sich also nicht durch den billigen Ersatz täuschen.
20 kg Sandelholz ergeben 1 kg ätherisches Öl.

## *Eigenschaften und Wirkungen*

Die vielfältigen Eigenschaften von Sandelholzöl sind schon seit Jahrtausenden bekannt: Es wirkt antidepressiv, antiseptisch, entstauend, lymphatisch und ausgesprochen hautpflegend. Eingesetzt wird es bei Angstzuständen, Nervenschmerzen, Schlaflosigkeit, Erkrankungen im Urogenitalbereich, Hautjuckreiz sowie als Aphrodisiakum und bei Impotenz. Es gilt als erotische Duftnote, die die männliche Sinnlichkeit anregt.

## *Meine Erfahrungen*

Sandelholzöl ist eines der beliebtesten Holzöle in der Geburtshilfe. Bei den Duftprofilbeschreibungen gefällt es den Hebammennasen allerdings nicht immer, was ich gut verstehen kann, denn mir ging es in den ersten Jahren ebenso. Es ist ein Öl, das rund um Schwangerschaft und Geburt verwendet wird. Zudem bevorzugen werdende Mütter meist Düfte, die blumig und kraftvoll sind. Die balsamische Note wirkt auf uns weich und einschläfernd. Manche Kolleginnen bezeichneten den Sandelholzduft auch als typischen Windelgeruch von Babys, die eine ganze Nacht nicht gewickelt worden sind. In der *10 %igen Verdünnung in Jojobawachs* wird das Sandelholz jedoch sehr oft als angenehm, beruhigend und ideal für eine verspannte, ängstliche Frau unter der Geburt bezeichnet. Solche Beschreibungen bestätigen immer wieder meine Ansicht: Sandelholz sollte wirklich nur in geringer Dosierung und auch nur bei bestimmten

Bewährte Aromamischungen

- Andere Umstände
- Duschgel
- Entbindungsduft
- Entspannungsbad
- Heimkommen
- Luftikus
- Massageöl blumig
- Trennungsschmerz
- Wintertag

*Rose und Sandelholz – das ideale Paar*

Frauen benutzt werden. Bei zu starker Wehentätigkeit oder einer sehr verspannten Frau kann ein Bad mit Sandelholz sicher gute Wirkung tun. Zarten Sandelholzduft, in Kombination mit ebenso zartem Rosenduft, empfehle ich für solche Geburtsvorbereitungsgruppen, in denen überwiegend Frauen oder Paare sitzen, die sich nicht auf Übungen durch Berührung und Wahrnehmung einlassen können. Gruppen, in denen fortwährend diskutiert wird und wir immer wieder aufs Neue versuchen Gefühlssituationen und Atemfluss mit Worten zu erklären, können sich unter diesem weichen Duft eher auf Atem-, Entspannungsübungen und Gedankenreisen zum Kind einlassen. Bei der Geburt werden die Frau und ihr Partner sich an die Worte der Hebamme und die Übungen erinnern, die Entspannung und Wehenatmung wird trotz Schmerzen gelingen.

Nicht nur während einer Geburt sollten wir über das Erinnerungssystem mit Duft arbeiten, sondern auch in anderen Lebenssituationen ist es durchaus hilfreich, Dufterlebnisse abzurufen. Fröhlichkeit und Ausgelassenheit kommen auf, wenn wir durch Zitrusgeruch wieder den Urlaubsort in Süditalien vor uns sehen. Ruhe und Gelassenheit stellen sich mit Waldduft ein, weil das Gedächtnis uns zu einem Waldspaziergang führt. Lassen Sie als Lehrerin Ihre Schüler beim Lernen ein Lieblingsöl aussuchen, damit der Speicher im Stammhirn durch Duftbilder Erlerntes schneller abrufen kann. Dabei zeigt sich allerdings ebenso, dass mit bewusstem Einsatz von Duft sehr achtsam hantiert werden muss, denn die Manipulation liegt vom sinnvollen Einsatz eines Öls nicht weit entfernt.

Bitte vergessen Sie nicht bei jeder therapeutischen Beduftung die Teilnehmerinnen zu befragen, ob sie den Duft als angenehm oder störend empfinden, und handeln Sie auch danach. Da wir aber alle menschlich und deshalb vergesslich sind, ist es vielleicht idealer, eine Information zur Beduftung gut leserlich in den Behandlungsräumen aufzuhängen oder die Duftlampe so zu dekorieren, dass das Auge hingelenkt wird und jede Person nachfragen kann, was denn mit dieser Lampe bezweckt wird.

*beruhigen Sie Ihren »Zappelphilipp« mit einer Sandelholzmassage*

Bei unruhigen und zappeligen Kindern ist es ratsam, abends ein Bad zuzubereiten oder das Kind noch mit einer Sandelholzmassage zu verwöhnen. Oder Sie geben die »Bewährte Aromamischung« *Luftikus* in die Duftlampe um beim Kind und in der Familie die innere Harmonie wieder herzustellen. Vielleicht erinnert sich sogar das Kind an die Geborgenheit und Entspannung im Mutterleib, als es mit seiner Mutter bei der Hebamme zur Geburtsvorbereitung war.

Menschen, die heute hier und morgen dort unterwegs sind und ständig an wechselnden Orten schlafen, vermissen oft ihr geliebtes Zuhause. Um die innere Ruhe und Ausgeglichenheit nach anstrengenden Tagen wiederzufinden, hilft ein Hotelzimmer mit Wanne für ein Sandelholzbad und auf der Heizung ein nasses Tuch, das mit einer Lieblingsduftmischung beträufelt wurde. Leider gehören Duftlampen noch nicht zum Mobiliar von Hotels.

In Krankenzimmern und in Heimen sollte mit Sandelholz behutsam und nur in Mischungen hantiert werden, denn der erotisierende Duft ist sicherlich nicht überall sinnvoll.

Mischungen mit Sandelholzöl sind übrigens gar nicht so einfach herzustellen, da Sandelholz selbst in Mischungen weiterreift und die Duftnote sich immer wieder verändert.

*Sandelholz besänftigt Haut und Sinne*

Ich muss oft an Marias Bemerkung denken, als wir über Sandelholz sprachen, sie sagte: »Sandelholz wickelt strapazierte Nerven in Samt, polstert unsere überreizten Sinne und glättet Wogen auf der Haut.« Sandelholz hatte auch meine Sinne schon oft beruhigt und besänftigt. Nach diesem Gespräch aber war mir aufgefallen, dass sich bei mir nach zwanzig Jahren an manchen Körperstellen wieder Anzeichen einer Schuppenflechte zeigten. Ich begann die Haut regelmäßig mit Sandelholzöl zu pflegen und nach kurzer Zeit war die Haut besänftigt. Ich erkannte, dass die Flechte eine körperliche Folge strapazierter Nerven war.

Viele Männer lieben den Duft von Sandelholzöl und Paare berichten von schönen erotischen Stunden. Aber auch hier gilt: Weniger ist mehr. Wenn Sie sich also wieder einmal etwas mehr Streicheleinheiten und ein schönes Vorspiel wünschen, dann verwöhnen Sie sich und ihren Liebsten oder ihre Liebste mit Sandelholzduft im Raum oder in einem Massageöl, dem Sie vielleicht noch einen zarten Hauch von Jasmin und Ylang-Ylang hinzufügen. Um solche liebevollen Stunden nicht zu teuer werden zu lassen, können Sie auch meine »Bewährte Aromamischung« *Massageöl blumig* anwenden.

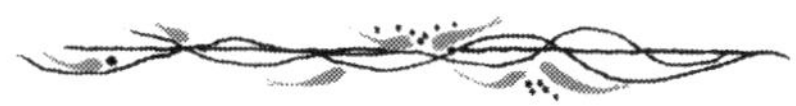

## Schafgarbe – *Achillea millefolium*

*»sich mit Himmel und Erde verbinden«*

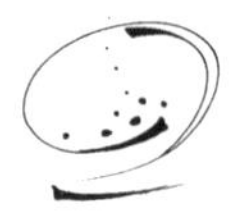

### *Duftprofil*

Das Schafgarbenöl riecht krautig, warm, leicht süßlich und erdig. Gewonnen wird das dunkelblaue, manchmal auch blaugrüne Öl aus dem blühenden Kraut, das zunächst getrocknet wird. Die Wasserdampfdestillationen des Öls stammen aus Ungarn, Frankreich und dem ehemaligen Jugoslawien. Die Farbe und der runde Geruch von Schafgarbenöl lassen es eindeutig den Herznoten zuordnen.
600 kg Schafgarbe ergeben 1 kg ätherisches Öl.

Mischt sich gut mit

Kamille blau
Lavendel
Melisse
Myrte
Rose
Rosengeranie
Zeder

### *Eigenschaften und Wirkungen*

Die stark entzündungshemmenden und zellerneuernden Eigenschaften von Schafgarbenöl haben es in der Wundbehandlung für die Aromatherapie zu einem fast unersetzlichen Öl werden lassen. Es regt die Leber-Galle-Tätigkeit an, wirkt schmerzstillend und senkt hyperaktive Reaktionen des Körpers. In der Duftlampe kommt es allerdings als Einzelöl kaum zum Einsatz.

### *Meine Erfahrungen*

Das Schafgarbenöl ist der blauen Kamille sehr verwandt und es war mir deshalb wichtig, das Öl wegen seiner wundheilenden Eigenschaft in einer meiner ersten Aromamischungen, dem *Sitzbad*, zu verwenden. In der Verbindung mit Totem-Meer-Salz entfalten die Öle einen intensiven Duft und eine zuverlässige Heilkraft. Sein konzentrierter Duft wie auch der Preis ließen mich von Anfang an sparsam mit dem Schafgarbenöl umgehen. Meine Intuition und mein natürlicher Menschenverstand haben mich richtig geleitet, wie sich schließlich aus meinem wachsenden Wissen über die Inhaltsstoffe des Schafgarbenöls ergab.

Aufgrund seines hohen Ketongehalts sollte das Öl nämlich immer gering dosiert werden. Der Warnhinweis, dass es für Schwangere und Kleinkinder nicht geeignet ist, stört mich wenig, denn ich bin mir sicher, dass keine dieser sensiblen Nasen es als Duftöl für den

Bewährte Aromamischungen

- Körperöl festigend
- Lavendel-Zypressen-Öl
- Sitzbad
- Trennungsschmerz
- Wochenbettbauchmassageöl

persönlichen Gebrauch verwenden würde. Es riecht wirklich sehr intensiv und medizinisch. Deshalb ist es mir so wichtig, alle Menschen darauf aufmerksam zu machen, dass sie immer zuerst ihre Nase darüber befragen, ob ein Öl ihnen gefällt.

*Schafgarbe führt zur inneren Mitte, heilt körperliche und seelische Wunden*

In geringen Mengen in eine Mischung eingearbeitet, möchte ich die wertvolle Schafgarbe nicht missen, insbesondere für Lebenssituationen, in denen Menschen tiefe seelische sowie körperliche Verletzungen erlebt haben. Sie führt die Betroffenen zu ihrer inneren, verwundeten Mitte und hilft diese heilen, ob es sich um Operationen oder seelischen Trennungsschmerz handelt. Kinder, die unter der Trennung oder Scheidung der Eltern leiden, die Frau oder der Mann, die mit diesem Zustand noch nicht zurechtkommen, die alte Person, die ins Seniorenheim umgezogen ist oder eben Menschen, denen ein Körperteil amputiert werden musste. Für solche Erlebnisse möchte ich die Wirkung der Schafgarbe in der »Bewährten Aromamischung« *Trennungsschmerz* empfehlen. Selbst bei dieser Mischung werden Sie in der Duftlampe feststellen, dass sich die Schafgarbe nicht gern mit dem dampfenden Wasser verbindet, deshalb ist es sinnvoll, das Öl auf eine Prise Salz zu träufeln und darüber dann gleich heißes Wasser in die Lampe zu geben. Wie alle Herz- und Basisnoten hält der Duft und somit auch die Wirkung des Öls lange an. Wenn Sie also zu Hause oder im Krankenzimmer mit einer Mischung hantieren, in der Schafgarbenöl enthalten ist, achten Sie bitte darauf, dass von dieser Mischung maximal zweimal täglich eine geringe Tropfenzahl in die Duftlampe gegeben werden darf. Krankenschwestern und Pflegerinnen in Heimen, die mit Aromatherapie arbeiten, erhalten von mir den Rat zu klären, welche Schicht für das Befüllen und auch das regelmäßige Säubern der Duftlampen bzw. der Geräte, die dafür im Einsatz sind, zuständig ist. Achten Sie wie immer darauf, ob die Patienten die Mischung wirklich noch einmal wünschen, oder ob die Therapie bereits ausreicht.

*Schafgarbe und Rose lassen den Prozess des Sterbens leistbar werden*

Bei Schwerkranken oder bei Sterbebegleitungen ist die Schafgarbe in der Mischung *Trennungschmerz* oder ein Tropfen reines Schafgarbenöl mit sieben Tropfen *Rose 10% in Jojobawachs* vermischt hilfreich, um durch den mit Schmerzen verbundenen Prozess hindurchgehen zu können. Selbstverständlich können diese Ölmischungen in ein Körperöl oder in eine Salbensubstanz eingearbeitet werden, um die Öle direkt über den Körper auf die betroffene Person wirken zu lassen. Ideal ist hierfür die »Bewährte Aromamischung« *Körperöl festigend* oder das *Kamille-Fenchel-Öl*, wenn es ein wirklich schmerzreicher Prozess ist.

*Schafgarbenöl bringt den Blutfluss in Gang*

Die Fähigkeit des Schafgarbenöls gestautes Blut zum Fließen zu bringen, wird in der Pflanzenheilkunde schon von der heiligen Hildegard beschrieben. Aus diesem Grund wird es auch im *Lavendel-Zypressen-Öl* verwendet. Wie weit Schafgarbenöl tatsächlich Menstruationsblutungen oder Nasenbluten auslösen kann, ist mir nicht bekannt, aber die Verstärkung einer abklingenden Menstruationsblutung konnte ich selbst beobachten. Deshalb ist es sinnvoll, wenn Frauen in der Frühschwangerschaft Schafgarbenöl meiden. Im Wochenbett hingegen konnte ich gute Erfahrungen sammeln, indem es mit anderen Ölen im *Wochenbettbauchmassageöl* zur Rückbildungsförderung eingesetzt wird. Ich habe auch noch nicht erlebt, dass eine Wöchnerin, die regelmäßig das Massageöl anwendet, einen Wochenfluss-Stau erlebt hätte.

Bei diesen Beschreibungen ist unschwer zu erkennen, dass das ätherische Öl der Schafgarbe ein therapeutisch wirksames Öl ist und nur von Menschen mit Fachkenntnissen verordnet werden sollte.

*das Öl lässt sich an der Farbe identifizieren*

Ich benutze Schafgarbenöl unter anderem zur Qualitätskontrolle mir unbekannter Firmen. Es gibt doch tatsächlich Anbieter, deren Schafgarbenöl durchsichtig klar ist. Auf einem Jahrmarkt stellte eine ätherische Ölfirma ein kitschig-hellblaues Schafgarbenöl aus. Wenn Sie dagegen Schafgarbenöl einer renommierten Firma betrachten, dann wird sich Ihnen zum einen sicherlich der tiefblaue Tropfeinsatz des Ölfläschchens einprägen und zum anderen der typische Duft. Sie sollten Ihr Wissen nicht zurückhalten und an solchen Marktständen laut kundtun, dass es sich wohl wirklich nur um synthetische oder eingefärbte Ware handeln kann. Es wird sich im Bereich dieser künstlichen Produkte nur etwas ändern, wenn viele Menschen ihre Meinung äußern. Bedenken Sie, dass wir alle ein Rädchen im großen Rad der Informationskette sind.

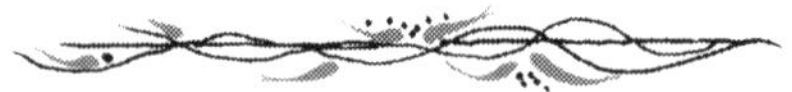

# Teebaum – *Melaleuca alternifolia*

*»die heilende Kraft vom anderen Ende der Welt«*

## *Duftprofil*

Der scharfe, fast stechende, leicht campherähnliche Duft des Teebaumöls gilt als Herznote und hat sich vor einigen Jahren in Windeseile über Europa verbreitet. Beheimatet ist der Teebaum vorwiegend in Australien und auch in Neuseeland, doch wird die Pflanze mittlerweile auch in vielen anderen Ländern kultiviert. Der Geruch erinnert an Medizin und hat sich vermutlich auch deshalb so schnell in der Schulmedizin etabliert. In Australien ist das Allheilmittel so bekannt wie bei uns das Lavendelöl und das Rosenöl. Wie immer, wenn etwas in so großer Menge angepriesen und für eine enorme Verbreitung gesorgt wird, leidet die Qualität. Seien Sie also achtsam beim Kauf von Teebaumöl, es ist sehr viel minderwertige oder veraltete Ware auf dem Markt. Bei guten Teebaum-Destillationen werden nur junge Blätter und Zweige destilliert. Angeboten wird das Öl des Myrtengewächses Melaleuca alternifolia sowohl aus der Bush-Oil-Sammlung, wie wir die Wildsammlung nennen, wie auch aus dem kbA und dem konventionellen Anbau.
70 kg Pflanzenmaterial ergeben 1 kg ätherisches Öl.

Mischt sich gut mit

Cajeput
Lavendel
Niaouli
Palmarosa
Rose
Thymian
Zitrone

## *Eigenschaften und Wirkungen*

Das Öl des Teebaums der Sorte Melaleuca alternifolia ist wissenschaftlich das am besten erforschte ätherische Öl. Es wirkt stark antibakteriell bei Staphylokokken, Koli- und Proteusbakterien, Klebsiellen und verschiedenen Enterobakterien. Seine antivirale, antimykotische und antiparasitische Wirkung ist ebenso nachgewiesen. Darüber hinaus stärkt Teebaumöl das Immunsystem. Die schmerzstillende, nervenstärkende, vitalisierende, venenstärkende und wundheilungsfördernde Wirkung ist unumstritten. Entsprechend dieser vielseitigen Eigenschaften kann das Öl bei unzähligen Erkrankungen eingesetzt werden, ob bei Erkältungen oder bei Erkrankungen der oberen Atemwege sowie des Verdauungstraktes, bei Entzündungen sämtlicher Schleimhäute vom Mund bis zur Scheide oder bei Harnblasenentzündungen, Hämorrhoiden sowie bei der

*Teebaumöl kann gegen vielerlei Erreger eingesetzt werden*

Behandlung von Insektenstichen und Hauterkrankungen aller Art. Ja, es soll sowohl Lustlosigkeit und Ängste beheben als auch unsere Durchsetzungskraft stärken.

*Meine Erfahrungen*

Bewährte Aromamischungen

- Insektenstichöl
- Melisse-Teebaum-Öl
- Rose-Teebaum-Balsam
- Rose-Teebaum-Essenz

Teebaumöl kann wirklich als Allheilmittel bezeichnet werden und – als eine der großen Ausnahmen unter den ätherischen Ölen – wegen seiner guten Hautverträglichkeit auch pur auf der Haut und zur Wundbehandlung angewendet werden, so wie wir es vom Lavendel und dem Rosenöl kennen. Eigentlich benötigen wir das Teebaumöl aus Australien nicht, denn wir haben im Lavendelöl und dem wertvollen Wunderöl der Rose unsere eigenen, europäischen Superheiler, aber da wir weltoffen sind, verwenden wir auch das Teebaumöl aus Australien und das Manukaöl aus Neuseeland, außerdem sind deren heilende Eigenschaften schlichtweg gut. Und somit erhalten wir ein Allheilmittel mit dem Duft der großen weiten Welt – unsere *Rose-Teebaum-Essenz.* Ob in dieser Mischung oder eben doch als reines Teebaumöl, Sie können es für alle Wunden als Desinfektionsmittel, zur Schmerzlinderung und zur Heilungsförderung benutzen. Am besten lesen Sie die Anwendungsbereiche beim Lavendelöl (Seite 128 ff) und bei der *Rose-Teebaum-Essenz* (Seite 285) nach. Dem Einsatz von Teebaumöl sind keine Grenzen gesetzt. Und doch kann ich es nicht unterlassen, Ihnen eine gewisse Achtsamkeit mit auf den Weg zu geben. Duft und Geruch prägen unseren Alltag, und ich möchte nicht, dass unsere Kinder und Jugendlichen erwachsen werden mit dem ausschließlichen Geruch von Teebaum, denn es fehlt ihm einfach an der Lieblichlichkeit und Wärme. Diese aber benötigen wir doch alle immer wieder im Leben. Teebaum riecht nicht »cool«, eher schon wie ein brünftiger Affe – finde ich.

*minderwertige und alte ätherische Öle können problematisch werden*

Immer wieder höre ich von Unverträglichkeiten des eigentlich problemlosen Öls. Bislang konnten wir aber jedesmal feststellen, dass schlechte oder minderwertige Qualität verwendet wurde. In den meisten Fällen handelte es sich um altes Teebaumöl, das zu Hautjuckreiz und Ekzembildung führte. Es zeigt mir deutlich, dass viele Menschen doch nicht so bewusst mit diesen Pflanzensubstanzen hantieren. Denken Sie daran: Ätherische Öle sind lebende, also empfindliche Substanzen. Teebaumöl muss lichtgeschützt und bei ca. 18–20° C gelagert werden und sollte maximal zwei Jahre benutzt werden. Große Vorratspackungen haben im Haushalt nichts zu suchen. Im Klinikalltag oder therapeutischen Rahmen muss darauf geachtet werden, dass Großmengen in kleine Flaschen umgefüllt werden. Je höher der Sauerstoffanteil in der Flasche ist, desto schneller steigt die Peroxidzahl des Öls (siehe S. 342), was zu Unverträglichkeiten und unangenehmen Hautreizungen führen kann.

*der Duft von Teebaumöl ist oftmals gewöhnungsbedürftig*

Zur Behandlung von psychischen Krankheiten und Problemen würde ich immer ätherische Öle mit einem freundlicheren Duft verwenden. Unvorstellbar ist für mich, Teebaum in der Duftlampe im Raum aufzustellen, da müsste ich so krank sein, dass ich überhaupt keinen Geruch mehr wahrnehmen könnte, eine gute Raumdesinfektion wird jedoch allemal damit erreicht. Ideal empfinde ich den gewöhnungsbedürftigen Duft des Teebaumöls zum Fernhalten von Insekten und zur Behandlung unliebsamer Mitbewohner wie Läuse und Flöhe bei unseren Kindern, in Wohnräumen und bei Haustieren. Sie kennen vielleicht den Aufschrei von Müttern: »Hilfe, unser Kind hat Kopfläuse!« Ideal ist bei Kopfläusen eine intensive Haarwäsche mit Teebaumöl. Entweder Sie kaufen sich unser *Teebaum-Shampoo* oder Sie nehmen ein neutrales Shampoo und geben dann 10 bis 15 Tropfen Teebaumöl hinzu, je nach Alter und Haarlänge des Kindes die geringere oder die höhere Menge. Bei Kindern ab etwa sieben Jahren können zusätzlich noch je sieben Tropfen Lavendelöl, Rosmarin und Rosengeranie verwendet werden. Nach der gründlichen Kopfwäsche muss dann unbedingt das Haar mit einem fetten Öl behandelt werden. Ölen Sie nach der Kopfwäsche Haarsträhne für Haarsträhne mit dem speziell zubereiteten Läuseöl ein: In 100 ml Mandel- oder Olivenöl werden je 30 Tropfen Teebaum und Lavendel extra, 20 Tropfen Rosengeranie, 10 Tropfen Rosmarin und noch eventuell 7 Tropfen Eukalyptus vermischt. Auch hier sollte sich die tatsächliche Menge der ätherischen Öle nach dem Alter und der Empfindlichkeit des Kindes richten. Die Situation macht zwar eine hohe Konzentration der Öle notwendig, aber trotzdem muss an die Grundregeln der Aromatherapie gedacht werden: Kinder und sensible Lebensphasen erfordern geringere Dosierungen. Mit dem fetten Öl werden dann also die Haare eingeölt, anschließend wird die Haarpracht am besten über Nacht oder wenigstens einige Stunden lang mit einem Plastikbeutel luftdicht verpackt, dann erfolgt

*mit ätherischen Ölen gegen lästige Kopfläuse*

eine erneute Haarwäsche mit dem Läuseshampoo und nun wird mit einem metallenen Läusekamm, den Sie zwischenzeitlich in der Apotheke besorgt haben, jede Haarsträhne sorgfältig ausgekämmt und nach vorhandenen Nissen, den Läuseeiern, Ausschau gehalten. Bei massivem Läusebefall wird diese Prozedur solange wiederholt, bis die Haare und die Kopfhaut frei sind von den unliebsamen Mitbewohnern. Dass die Bettwäsche und übrige Kleidung sowie das Zimmer des »Lausbuben« einer besonderen Reinigung unterzogen wird, dürfte klar sein. Aber Hysterie und Panik sind wirklich fehl am Platz und allemal die Diskussion, ob die Haare abrasiert oder zumindest gekürzt werden sollten. Manchmal jedoch müssen der Lausbub und die Lausfeel, so nennen wir im Allgäu die Kinder im Alter von 6 – 12 Jahren, tatsächlich Haare lassen. Der Volksmund wird schon wissen, weshalb er den Kindern diese Kosenamen gab.

*zur Desinfektion darf ausnahmsweise hoch dosiert werden*

In Krankenhäusern ist die Hiobsbotschaft auch bekannt: Da ist eine Person mit Begleittierchen in der Aufnahme! Krankenschwestern bereiten solchen Patienten mit den unliebsamen Lebewesen am ganzen Körper am besten ein Bad. Hierbei dürfen Sie ausnahmsweise die Maximaldosis von dreißig Tropfen ätherischem Teebaumöl am besten in eine desinfizierende Lösung einmischen. Oder Sie bitten die Verwaltung, die oben beschriebene wirksamere Rezepturmischung in der Bahnhof-Apotheke zu bestellen. Auf manchen Krankenhausstationen ist ein Vorrat gegen solch ungebetene Gäste vielleicht nicht fehl am Platz.

Wundbehandlungen mit dem reinem Teebaumöl oder unserer *Rose-Teebaum-Essenz* werden bereits in vielen Kliniken mit besten Erfolgen durchgeführt. Die Wundbehandlung kann nach der jeweiligen Situation in Form von purer Betupfung, Wundgazeauflagen, Salzbad oder fetter Ölbehandlung oder auch mit einer Feuchthaltung der Wunde mit Hydrolat oder isotonischer Kochsalzlösung und ätherischem Öl erfolgen. Da sie einen kompetenten Umgang erfordert, sollte eine solche Behandlung immer vom Fachpersonal durchgeführt werden. Erfreulicherweise wird bereits an vielen Krankenhäusern auf ärztliche Anordnung Aromatherapie verordnet, denn von Pflegemaßnahmen kann bei offenen Wunden nicht gesprochen werden. Ich meine, wir in der Pflege tätigen Personen sollten uns alle dieser Verantwortung stellen und uns bewusst sein, dass wir häufig keine Aromapflege ausüben, da der Übergang von der Pflege zur Therapie meist fließend ist, und auf alle Fälle auf einen achtsamen Umgang und bewussten Einsatz der ätherischen Öle zum Wohl des Patienten Wert legen. Wie ich schon öfters erwähnt habe: Achten Sie auf Qualität und Prüfungsverfahren, wenn Sie mit einer Apotheke vor Ort zusammenarbeiten möchten. Nur der Idealismus und die Begeisterung über die Öle hat die Arbeit zwischen mir und dem Apotheker Wolz so fruchtbar werden lassen, Wirtschaftlichkeitsaspekte wären absolut hinderlich gewesen.

Die Ärzteschaft hat ja das gleiche Ziel im Auge und wird den Kranken und dem Personal nicht verwehren können, was zu einer beschleunigten Heilung führt. Zudem gibt es immer mehr Krankenhäuser mit guter Erfahrung in der Aromatherapie.

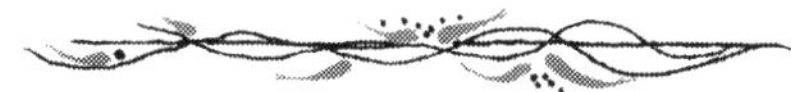

## Thymian – *Thymus-Arten*

*»Kraft und Mut für die Zukunft«*

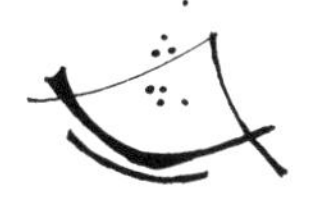

### *Duftprofil*

Thymianöle sind von würzigen, aromatischen, beinahe feurigen bis hin zu zitrusfrischen Düften geprägt. Gewonnen wird die frische Kopfnote des Zitronenthymians bis hin zur tief gehenden Kopfnote des Feldthymians meist vom blühenden Kraut. Das ätherische Öl weist verschiedene Farbnuancen auf, von leicht rötlich über zartgelb bis klar. Der Thymian wächst im gesamten Mittelmeerraum. Kein Wunder also, wenn der Duft die Erinnerungen an einen frühsommerlichen Spaziergang auf einer Mittelmeerinsel wach werden lässt.

Beachtet werden müssen die unterschiedlichen Thymiantypen und deren vielfältige Wirkung. Je nach Bodenbeschaffenheit und klimatischen Bedingungen produziert der Thymian unterschiedliche Wirkstoffe. Je weiter oben der Thymian wächst, also ab 1 000 Meter über dem Meeresspiegel, umso sanfter werden seine Wirkstoffe, während er auf Meereshöhe die mediterrane Hitze in seine feurigscharfen, hautreizenden Inhaltsstoffe aufnimmt.

120 kg Kraut ergeben 1 kg ätherisches Öl.

Mischt sich gut mit

- Bergamotte
- Douglasfichte
- Lavendel
- Melisse
- Myrte
- Rosmarin
- Teebaum

*Thymus vulgaris, Typ carvacrol*

wächst auf Meereshöhe, wird auch Thymian schwarz genannt; Geruch: scharf, feurig; stark hautreizend, nicht für Kleinkinder und hautempfindliche Menschen geeignet.

*die unterschiedlichen Thymianarten zeigen, wie komplex der Einsatz von ätherischen Ölen ist*

*Thymus vulgaris, Typ thymol*

ist ab 250 Meter Meereshöhe zu finden, wird auch roter Thymian genannt; Geruch: riecht scharf, beißend, intensiv; ist ebenfalls stark hautreizend und muss mit Vorsicht und in starker Verdünnung verwendet werden.

*Thymus vulgaris, Typ thujanol*

kommt ab 1000 Meter Meereshöhe vor, wird als blühendes Kraut destilliert und als Winterthymian bezeichnet; Geruch: würzig, krautig, klar; relativ gute Hautverträglichkeit, mit Vorsicht dosiert auch für Kinder geeignet.

*Thymus vulgaris, Typ geraniol*

wächst ab etwa 1250 Meter und wird ebenfalls als Winterthymian bezeichnet; Geruch: krautig, kräftig, klar; auch als Kinderthymian bekannt und gut haut- und schleimhautverträglich.

*Thymus vulgaris, Typ linalool*

wächst in den Bergen ab etwa 1500 Meter. Er wird auch Zitronenthymian genannt; Geruch: mild, süßlich, zitronig, frisch; gut hautverträglich, für Kinder und empfindliche Menschen bestens geeignet.

*Thymus serpyllum*

wird als Feldthymian, türkischer Thymian oder Quendel bezeichnet; Geruch: kräftig, würzig, krautig; ist leicht hautreizend und sollte nur verdünnt und vorsichtig dosiert werden.

Wir arbeiten in der Bahnhof-Apotheke mit dem türkischen Feldthymian, dem Thymian serpyllum, und dem französischen Thymus vulgaris, Chemotyp linalool.

## *Eigenschaften und Wirkungen*

Thymianöle zählen zu den wichtigsten Ölen der Aromatherapie. Die starke antibakterielle und antivirale Eigenschaft des Thymians ist sehr gut bekannt und wird auch in der Schulmedizin gerne genutzt. Die nervenstärkende, schmerzstillende und stark anregende Wirkung auf das Immunsystem ist längst wissenschaftlich erwiesen. Eingesetzt werden die Thymianarten bei sämtlichen Erkältungskrankheiten von Schnupfen über Ohrenschmerzen bis zu spastischer oder chronischer Bronchitis, aber auch bei Schlaflosigkeit, Nervenschwäche, Mundschleimhautentzündungen, Harnwegserkrankungen und bei Entzündungen der Geschlechtsorgane. Zur Behandlung von Feigwarzen wird Thymianöl ebenso empfohlen wie zur Senkung des Blutzuckerspiegels. Bei hohem Blutdruck sollte der rote Thymian aber gemieden werden.

*die Natur übertrifft jedes Öl aus dem Labor*

Interessant finde ich, dass der Thymian bis zu 220 Inhaltsstoffe aufweist und der Phenolkoeffizient der Desinfektionswirkung bei 22 liegt, während er beim synthetischen Thymian nur eins beträgt. Dennoch ist die Schleimhautreizung das echten Thymianöls fast 200fach geringer als bei chemisch hergestelltem. Es zeigt sich, dass die synergetische Wirkung der Naturprodukte im Labor nicht herzustellen ist. Es gäbe sehr viel über die Chemie der Öle zu lernen, aber ich fühle und verhalte mich bei diesem Thema nach wie vor wie ein Kind im Mutterleib. Beim Riechen erkenne ich die scharfen, feurigen Duftstoffe des Thymian thymol sofort und empfinde den Thymian linalool dagegen wie einen sanften Engel. Dabei wird bereits klar, dass der stark duftende Thymian nichts in der Umgebung von sensiblen und temperaturempfindlichen Menschen wie Säuglingen, Schwangeren und Allergikern zu suchen hat. Und da ich als unbedarfter »Fötus im Mutterschoß« weiß, es gibt »draußen« Chemiker und Pharmazeuten, die aufpassen, dass ich mich in meiner Intuition nicht täusche, komme ich mit meinem biochemischen Nichtwissen gut zurecht. Diese Fachleute, die mich bekräftigen weiterhin meiner Nase zu vertrauen, fühlen sich in meiner Welt der Geburtshilfe und Intuition oft ebenso fremd wie ich mich in ihren Labors. Es freut mich deshalb, dass wir uns so gut ergänzen und respektieren und dabei letztendlich auch immer zum gleichen Ergebnis kommen.

## *Meine Erfahrungen*

Bewährte Aromamischungen

- Engelwurzbalsam
- Erkältungsöl befreiend
- Erkältungsöl wärmend
- Gesichtscreme
- Insektenstichöl
- Raumduft Thymian-Zitrone
- Thymian-Angelika-Öl
- Thymian-Myrte-Bad
- Thymian-Myrte-Balsam

Das ätherische Öl des Thymians war mir in den ersten Jahren meiner Duftbegeisterung nicht so wichtig, denn ich hatte nur eine Nase für schöne weibliche, geburtsbegleitende Düfte. An seinen intensiven, krautigen und würzigen Duft aber musste ich mich erst gewöhnen. Dies gelang mir schnell, als ich auf der Suche nach einem geeigneten Behandlungsmittel für meine hustenden Kinder war. Da wir seit Jahren in unserer Familie banale Erkrankungen so weit wie möglich mit homöopathischen Arzneien selbst behandeln, mir aber begleitende Therapien wie Wickel und Bäder immer wichtig erschienen, war es oftmals schwierig, etwas Geeignetes zu finden. Die klassische Homöopathie lässt Campher, Eukalyptus und Minze wegen ihrer Wirkung als Antidote nicht zu. Leider war meine Suche nach einem Fertigpräparat, das frei von diesen Antidoten war, vergebens. Wieder führte mich mein Weg zu Apotheker Wolz. Sein Rat war, es doch einmal mit dem ätherischen Thymianöl vom Typ linalool zu versuchen. Gesagt, getan: Mit dem Öl bereitete ich meinen hustenden Kindern einen Bienenwachswickel. Die darauffolgende Nacht war wesentlich hustenärmer. Da die Nasen meiner Kinder den Duft von Thymian nicht ganz so angenehm fanden, fügte ich noch ein wenig Salbeiöl und das wohlriechende Myrtenöl hinzu. Wie so oft wollte ich meine guten Erfahrungen nicht für mich behalten und gab gerne das Wissen an andere Mütter weiter. Diese wollten ebenfalls ein Einreibemittel für ihre hustenden Kinder, und so experimentierte ich so lange in der Bahnhof-Apotheke, bis der *Thymian-Myrte-Balsam* in seiner Konsistenz so beschaffen war, dass wir mit dem Ergebnis zufrieden sein konnten.

*alle Thymianöle müssen immer vorsichtig dosiert werden*

Das Thymianöl stellt uns regelmäßig vor neue Herausforderungen, denn seine Qualität schwankt ständig und unsere Nasen sind Gott sei Dank so empfindlich geworden, dass wir – ob mit oder ohne Prüfungsergebnisse – wissen, wann wir die Tropfenanzahl des Thymians erhöhen und wann wir etwas geringer dosieren müssen.

Das Thymianöl kann in der Tat zu Hautreizungen führen, selbst unser sanfter Serpyllum-Typ bereitet empfindlicher Kinderhaut manchmal Probleme. Sie sollten bei allen Thymiananwendungen wirklich sparsam sein und nicht überrascht reagieren, wenn die Haut mit einer kleinen Reizung oder zarten Pickeln reagiert, diese verschwinden erfahrungsgemäß nach ein oder zwei Tagen wieder. Die intensive Durchblutung steigert den Entgiftungsprozess des Organismus und fördert das Immunsystem. Vergessen Sie aber nicht, darauf zu achten, dass die Personen nach einer Einreibung mit einer Salbe oder einem Öl atmungsaktive Kleidung tragen, denn sonst kann es zu unangenehmem Juckreiz kommen.

*zur Desinfektion von Räumen darf es etwas mehr Thymianöl sein*

Bei allen grippalen Infekten ist es ideal, wenn eines der Thymianöle oder eine »Bewährte Aromamischung« mit Thymian in der Duftlampe für eine gute Raumdesinfektion sorgt. Um eine wirkliche Keimverminderung zu erreichen muss natürlich eine hohe Dosis verwendet werden, dies geschieht am besten mit dem Aufstellen einer Duftlampe über Nacht. In Wartezimmern, öffentlichen Räumen und Krankenstationen kann so die Ansteckungsgefahr verringert werden. Bitte achten Sie auch auf die empfindlichen Nasen der Säuglinge. Ins Kinderzimmer sollten Sie die Duftlampe nur stellen, während das Kind nicht im Raum liegt.

Nicht zu unterschätzen ist die seelische Wirkung von Thymianöl. Menschen, die sich nach durchlebter Krankheit oder anstrengenden körperlichen Prozessen schwach und leer fühlen, sollten sich eine Zeit lang kurmäßig mit einer Thymianmischung wie dem kräftigenden *Thymian-Angelika-Öl* einreiben. Zur Stärkung der seelischen wie körperlichen Abwehrkräfte möchte ich Ihnen gerne regelmäßige Saunagänge oder Bäder mit Thymianöl empfehlen. Wie bei den anderen Anwendungen erscheint mir auch hier ein sanfter Thymian in der Kombination mit anderen Ölen ideal zu sein. Lesen Sie genaue Informationen dazu auf Seite 298.

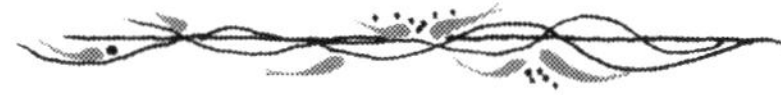

## Tonkabohne – *Dipteryx odorata*

*»bringt harmonischen Einklang«*

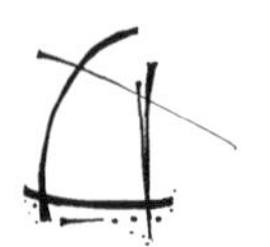

### *Duftprofil*

Der balsamische, süße und warme Duft der Tonkabohne bezaubert im Handumdrehen und erinnert sofort an Mandeln und Marzipan. Das gelbe Absolue wird vornehmlich in Brasilien, Guatemala und Venezuela mittels Alkoholextraktion aus dem bohnenförmigen Samen gewonnen und meist in 85 %igem Weingeist angeboten. Der Tonkabohnenextrakt wird als Basisnote verwendet.
50 kg Bohnen ergeben 1 kg ätherisches Öl.

Mischt sich gut mit

Honigwabe
Jasmin
Orange
Rose
Sandelholz
Vanilleextrakt
Zeder

### *Eigenschaften und Wirkungen*

Tonkaextrakt wirkt entspannend, beruhigend und doch leicht erheiternd. Es hat eine sanft erotische Wirkung und schafft mit anderen Ölen eine wunderbare, gemütliche Harmonie im Raum. Eingesetzt wird es als erwärmende Komponente in Mischungen bei Nervosität und Menstruationsbeschwerden.

### *Meine Erfahrungen*

Leider habe ich dieses warme, süße, vanilleähnlich riechende Öl erst in den letzten Jahren bewusst wahrgenommen. Hätte ich mich früher für dieses Öl interessiert, würden Sie es sicherlich in mehreren »Bewährten Aromamischungen« vorfinden. Inwieweit das Öl wirklich die Lichtempfindlichkeit der Haut erhöht, wie in einigen Schriften erwähnt wird, konnte ich bislang nicht erfahren, aber auch noch nicht selbst feststellen. Den Duft der Tonkabohne können Sie jederzeit unserem Babyöl zufügen, zwei oder drei Tropfen davon genügen, wenn Sie ein erwärmendes, einhüllendes Öl benötigen. Es eignet sich bestimmt gut für Frühgeborene, da diese Winzlinge ja eigentlich noch die konstante Körpertemperatur der Gebärmutter benötigen. Bei Kindern, die schnell frieren und am liebsten auf Mutters oder Vaters Schoß sitzen, sowie Jugendlichen, die noch gerne mit den Eltern kuscheln, weil es bei ihnen so schön warm ist, kann durch regelmäßige Anwendungen mit einem Körperöl, in das

Bewährte Aromamischungen

- Heimkommen
- Körperpflegeöl Harmonia
- Waldspaziergang

Tonkabohne gemischt wurde, die innere Wärme erhöht werden. Mädchen und Frauen, die die Tage während oder vor der Periode am liebsten mit einer Wärmflasche im Bett verbringen, sollten dem *Mens-Massageöl* noch drei Tropfen Tonka-Extrakt hinzufügen. Aber auch Erwachsene, die ständig über Kältegefühl klagen und die warme, vanillige Düfte lieben, werden sich am Tonkabohnenduft erfreuen. In der Alten- wie der Krankenpflege vermittelt der warme Duft den Menschen die mangelnde Zuwendung und bringt ihnen Harmonie in Herz und Seele.

Für einen Familientraum an einem kalten Winterabend bereiten Sie sich doch mal ein Bad aus fünf Tropfen Tonka-Extrakt, einem Tropfen Rosenöl und fünf Tropfen Honig-Essenz. Eine etwas frische und doch gemütliche Stimmung verbreitet der Zusatz von etwa fünf Tropfen Orangenöl oder Mandarine rot, allerdings eignet sich dies nur für hautunempfindliche Personen.

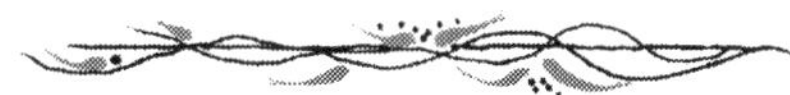

## Vanilleextrakt – *Vanilla planifolia*

*»eingehüllt in süße Geborgenheit«*

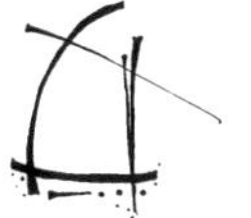

### *Duftprofil*

Der balsamische, liebliche und weiche Duft erinnert uns an unsere Kindheit und an süße Vanillespeisen. Der zähfließende, kaffeebraune Vanilleextrakt wird meist als Alkoholextraktion angeboten. Ursprünglich stammt die Kletterpflanze aus Südamerika und wird jetzt auch in Madagaskar kultiviert. Der Duft von Vanille gilt als klare Basisnote mit Herz.
Aus 1,5 kg Schoten wird 1 kg Extrakt gewonnen.

Mischt sich gut mit

Bergamotte
Honigwabe
Jasmin
Nelke
Orange
Rose
Sandelholz
Ylang-Ylang
Zimt

### *Eigenschaften und Wirkungen*

Die entspannende, beruhigende und aphrodisierende Eigenschaft des Vanilleextrakts ist längst bekannt. Eingesetzt wird es bei Nervosität, Frustration, Unruhe und Missmut. Es lässt allen Ärger und Reizbarkeit verfliegen und stimmt uns rundherum versöhnlich.

*Meine Erfahrungen*

Bewährte Aromamischungen

- Babyöl pflegend
- Geborgenheit
- Weihnachtsduft

Vanilleextrakt eignet sich immer als Zusatz zu einem entspannenden Bad oder Massageöl. Meist reicht ein Tropfen für eine Massage und drei Tropfen für ein Bad. Vanille eignet sich für die Geburt ebenso gut wie für sonstige Anlässe, wenn ein süßer Unterton verwendet werden darf. In den Geburtsvorbereitungskursen erhält der vielleicht bereits verwendete *Entbindungsduft* in der Lampe mit Vanille eine wunderschöne neue samtige Note. Die Worte der Hebamme werden in Verbindung mit diesem Duft dann noch besser vom limbischen System, unserem Riechhirn, das neben unserem Erinnerungshirn sitzt, aufgenommen und mit der Botschaft gespeichert: Ein Neugeborenes benötigt Geborgenheit, Liebe und Sanftmut.

Der wunderbare balsamische Vanilleextrakt durfte in einem Babyöl nicht fehlen, als ich vor etlichen Jahren dabei war Pflegeöle auf natürlicher und hautverträglicher Basis zu mischen. Fast alle Mütter sind sich doch einig, dass ihr Baby einfach süß riecht. Um aber den herrlichen natürlichen Duft eines Neugeborenen nicht zu verändern, war ich sehr vorsichtig mit dem Vanilleöl. Es muss wirklich gut überlegt werden, wann und in welcher Situation wir der zarten Babyhaut einen Duft zuführen sollen. Verwenden Sie ein Körperöl mit Vanille vor allem für Ihr Baby, wenn es bereits krank geboren wurde oder sein Körpergeruch sich schon früh aufgrund von Medikamentengaben verändert hat. Verwöhnen Sie Ihr Baby bei der täglichen Pflege oder einer Babymassage mit Vanilleduft um es mit den ersten Unannehmlichkeiten in seinem Leben zu versöhnen. Ob Neugeborene, Kinder, Erwachsene, Gesunde oder Pflegebedürftige: Sie können Vanille immer verwenden, wenn die Süße des Lebens im Moment nicht greifbar und erkennbar ist. Der Duft kombiniert mit römischer Kamille wird die Haut heilen und besänftigen. Sie können einen Tropfen Vanilleöl in jede »Bewährte Aromamischung« geben, wenn Sie sich eine schöne Kindheitserinnerung oder einfach eine süße Duftnote wünschen und vor allem, wenn es darum geht, dass mit der Pflege innere Harmonie und Entspannung erreicht werden sollen. Wichtig ist im Umgang mit Vanilleextrakt die Sparsamkeit in der Dosierung. Denken Sie daran, dass Basisnoten immer nur in geringsten Mengen verwendet werden.

*verwöhnen Sie Ihre Lieben mit einem Hauch von Vanille*

Den sinnlichen, verführerischen Charakter der Vanille können Sie betonen, indem Sie einen Blütenduft wie Jasmin, Ylang-Ylang oder

Rosenöl mit Vanille vermischen und dann einen Hauch Sandelholzöl dazugeben. Mischen Sie sich und Ihrem Liebsten oder Ihrer Traumpartnerin ein Verwöhnbad daraus. Sollte die Duftmischung, die Sie nur für ein Bad oder eine Abendmassage mischen wollten, zu intensiv oder zu reichlich ausgefallen sein, so lässt sie sich in Jojobawachs für den nächsten zauberhaften Anlass aufbewahren.

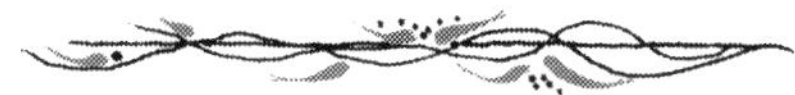

## Vetiver – *Vetiveria zizanoides*

*»mit der Erde in Verbindung sein«*

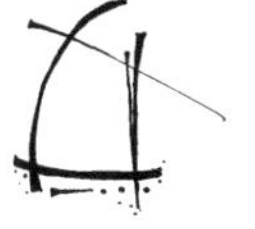

### *Duftprofil*

Ein erdiger, moosiger, fast modriger und doch süßlich-balsamischer Duft prägt Vetiver. Gewonnen wird das ätherische Öl durch Wasserdampfdestillation aus dem gleichnamigen Gras, das überwiegend in El Salvador, Sri Lanka, Indonesien und Südindien wächst. Das zähfließende braune Öl mit seiner extrem langsamen Fließgeschwindigkeit ist eine reine Basisnote, die gerne als Fixativ genutzt wird. 50 kg Wurzeln ergeben 1 kg ätherisches Öl.

Mischt sich gut mit

Bergamotte
Eichenmoos
Honigwabe
Jasmin
Muskatellersalbei
Narde
Orange
Rose
Sandelholz
Tonkabohne
Ylang-Ylang

### *Eigenschaften und Wirkungen*

Die erdende, beruhigende, durchblutungssteigernde und hautpflegende Wirkung von Vetiver ist gut bekannt. Es hilft bei Herzkranzgefäß-Entzündung sowie bei geistigem und körperlichem Erschöpfungszustand, bei einer Unterfunktion der Bauchspeicheldrüse und bei Leberstauung. Seine Wirkung auf den Parasympatikus wie auch auf das endokrine System wird gerne genutzt. Ebenso wird Vetiver bei Frigidität und Impotenz eingesetzt.

### *Meine Erfahrungen*

Lange Zeit habe ich mich dagegen gewehrt, eine Aromamischung mit Vetiveröl herzustellen, zu nachhaltig war mein erstes Erlebnis. Damals führte meine Neugierde mich zum Vetiveröl, ohne dass ich etwas von seiner Intensität und Zähflüssigkeit gewusst hätte. Ich war unachtsam beim Öffnen der Flasche, die mit einem kleinen Dosierspatel versehen war und einige Tropfen des Öls gelangten auf meine Hände. Daraufhin haftete ein solch intensiver, unangenehmer Geruch an meinen Händen, der mich den ganzen Tag wie in Trance durchs Leben gehen ließ. Ich konnte das Öl nämlich weder durch Abreiben noch Abwaschen entfernen, meine Haut hatte es schon teilweise aufgenommen. Seine nachhaltige, beruhigende und leicht aphrodisierende Wirkung konnte ich trotz des lästigen Geruchs jedoch nicht vergessen. Ich stand so bewusst mit zwei Beinen auf der Erde wie schon lange nicht mehr und fühlte mich als Frau rundherum wohl. Irgendwann wagte ich mich mit viel Vorsicht und Bedachtsamkeit wieder an das Öl heran. Aufgrund meines Erlebnisses war mir klar, dass ich es nie als Einzelöl verwenden würde. Selbst ein einziger Tropfen dieses zähen, schweren Öls würde sich nicht in der Duftlampe entfalten. Das Öl läßt sich nur in Honig gut vermischen. Ein Tropfen davon in der Badewanne reicht aus um den Duft von Vetiver im ganzen Raum zu riechen. Es ist einen Versuch wert, sich nach einem gestressten, kopflastigen Tag ein »erdendes« Verwöhnbad zuzubereiten. Geben Sie noch drei Tropfen Sandelholz, zwei Tropfen Tonka, eventuell noch einen Tropfen Jasmin und vielleicht drei Tropfen Muskatellersalbei hinzu.

Bewährte Aromamischungen

- Klimakterium Körperöl
- Körperöl festigend
- PMS-Zyklus-Massageöl

Für ältere Herrschaften, egal ob Mann oder Frau, passt ein Tropfen Vetiveröl eigentlich immer als Zusatz in ein hautpflegendes Körperöl unserer »Bewährten Aromamischungen«. Die ausgleichende und stark beruhigende Wirkung ist für alle Menschen ideal, die unter ungesundem Stress sowie hohem Blutdruck leiden und wenn eine Unterstützung des gesamten Hormondrüsensystems wünschenswert ist. Geben Sie doch in eines unserer Babyöle einen Tropfen Vetiver, betrachten Sie, wie der schwere Tropfen auf den Boden der Glasflasche sinkt und dort in Tropfenform liegen bleibt, dann verstehen sie bestimmt die zentrierende und erdende Wirkung des Öls. Deshalb müssen Sie die Flasche auch einige Male schwenken. Unter Zusatz von Eichenmoos erhalten Sie einen typisch männlichen Duft und unter Zusatz von Jasmin oder Ylang-Ylang eine typisch weibliche Parfümnote. In diesem Fall wird dieses Öl zu einem Herren- oder Damenöl mit einem reifen Duftbouquet. Für die Kindernasen wäre der Geruch zu herb oder zu intensiv, während ältere Menschen gerne eine intensivere Note bevorzugen.

*Vetiveröl macht ein Babyöl zu einem sinnlichen Herrenparfüm*

Für pflegebedürftige alte Menschen, die unter Verwirrtheit leiden oder immer wieder aufstehen wollen, aber dazu alleine nicht mehr fähig sind, kann eine Einreibung mit den ätherischen Ölen Vetiver, Narde, Sandelholz und Tonka in einem fetten Basisöl Ruhe und Schlaf bringen. Sollten Sie dennoch einen leichten frischen Duft hinzufügen wollen, eignet sich die Fruchtessenz von Orange oder Bergamotte. Inwieweit es genügt, nur den Raum damit zu beduften, müssten Sie bei der Pflege Ihrer Patienten selbst herausfinden. Ich bin der Meinung, es ist besser, bei solchen Symptomen über die Haut der betroffenen Personen zu arbeiten, denn dann wirkt das Öl direkter und effektiver. Außerdem kann gerade mit solch schweren Ölen wenig Wirkung über eine Duftlampe erwartet werden, da viele Lampen nicht ausreichend heiß werden und zudem noch die Gefahr besteht, dass Ölreste in die Schale einbrennen, die dann nur mit mühsamer Reinigung beseitigt werden können. Auf Anfrage wird Ihnen diese schwierige Mischung in der Bahnhof-Apotheke in Kempten zubereitet. Mischungen, die sich überwiegend aus Basisnoten und Fixativen zusammensetzen, bedürfen großer Geduld und des Fingerspitzengefühls beim Dosieren. Ich werde mich bemühen eine optimale Rezeptur herzustellen.

*eine balsamische Mischung mit Vetiver lässt Bettlägerige ruhiger werden*

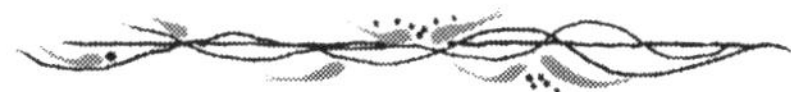

## Wacholderbeere – *Juniperus communis*

*»Körper und Seele von Ballast befreien«*

### *Duftprofil*

Der holzige, krautige und doch fruchtige Geruch von Wacholderöl ist sehr nasenfreundlich. Gewonnen wird das klare Wacholderbeerenöl aus den kleinen getrockneten blauen Beeren der Pflanze. Das ätherische Öl, das zu den tiefen Kopfnoten zählt, wird in Kroatien, Italien, Frankreich und Kanada durch Wasserdampfdestillation gewonnen. Beim Riechen am zarten Duft des Flaschendeckels wird die Erinnerung an Gin, einen Wacholderschnaps, wach.
50 kg Wacholderbeeren ergeben 1 kg ätherisches Öl.

Mischt sich gut mit

Lavendel
Ravensara
Rosengeranie
Rosmarin
Zypresse

*Eigenschaften und Wirkungen*

Die reinigende, desinfizierende, adstringierende, harntreibende, magenwirksame, blähungswidrige und menstruationsfördernde Wirkung des Wacholderöls ist in der Volksheilkunde schon lange bekannt. Eingesetzt wird das Öl aus den Wacholderbeeren ebenso gerne bei Gelenkschmerzen, Ödemen, Rheumatismus wie bei Leberschwäche und einer Unterfunktion der Bauchspeicheldrüse. Inwieweit die Gallen- und Nierenstein auflösende Wirkung des Wacholders schulmedizinisch gesichert ist, entzieht sich meiner Kenntnis. Bei der Anwendung von Wacholderöl muss darauf geachtet werden, dass dem Organismus ausreichend Flüssigkeit zugeführt wird, da es sonst zur Nierenreizung kommen kann.

*Meine Erfahrungen*

Bewährte Aromamischungen

- Cellulite-Bad
- Hallo-Wach-Bad
- Hallo-Wach-Öl
- Kemptener-Öl
- Kreuzbein-Massageöl
- Lavendel-Zypressen-Öl
- Saunaöl
- Wochenbettbauch-massageöl

In sämtlichen Büchern wird im Umgang mit Wacholderbeerenöl bei schwangeren Frauen zu größter Vorsicht geraten. Ich habe dabei immer wieder den Eindruck, dass manche Menschen Aromatherapie mit Phytotherapie verwechseln und sich die Warnungen auf die innere Einnahme der ätherischen Öle beziehen. Die behauptete abortive Wirkung des Öls ist für mich nicht ganz nachvollziehbar, vermutlich ist dabei die Wacholderart Sabina gemeint, die tatsächlich zu den giftigen und abortiven Pflanzen zählt. Zudem ist nicht anzunehmen, dass Frauen in der Schwangerschaft eine bedenkliche Menge ätherischen Öls in die Duftlampe geben, sodass irgendeine Gefahr für die Schwangerschaft oder das Nierensystem der Frau entstehen könnte. Auf die Haut würde eine Frau vermutlich auch niemals so viel Öl auftragen, dass dadurch Nierenprobleme entstehen könnten, schon eher würde die Haut mit Juckreiz reagieren und die Nase würde sich bei den hohen Dosen von einigen Millilitern ziemlich beschweren. Immer wieder wird vergessen, dass gerade schwangere Nasen auf Geruch höchst empfindlich reagieren und dieses körpereigene Warnsystem unbedingt beachtet werden muss. Wichtig ist deshalb, sich wieder häufiger im Leben auf die eigenen Körpersignale zu verlassen, als in Büchern verwirrende Information zu lesen. Vermutlich hat es deshalb auch bei mir einige Jahre gedauert, bis dieses Buch zustande kam, denn eigentlich können wir uns wirklich alle auf unser Riechsystem verlassen und es fällt mir viel schwerer in Worte zu fassen, was Intuition, Seele und Geist längst wissen. Wacholderbeerenöl riecht sehr kraftvoll und intensiv und absolut nicht weiblich, zart oder fein. Ich bin mir sicher, dass keine Kinder- und Schwangerennase es als gefällig empfindet. Es genügen also wirklich immer einige wenige Tropfen des Öls um es einer Mischung zuzufügen. Die heilenden Eigenschaften sind trotzdem vorhanden und die Erfahrung zeigt, dass diese beinahe feinstoffliche Dosis ausreicht um aromatherapeutischen Erfolg zu erzielen. Es ist sicher notwendig über die immens hohen Dosierungen nachzudenken, die leider in manchen Büchern angegeben sind. Meine Vorsicht und sicher auch meine Allgäuer Sparsamkeit haben bislang dazu beigetragen, dass es keine unangenehmen Erfahrungen mit problematischen Ölen gab.

*trinken Sie ausreichend, ehe es Ihnen an die Nieren geht*

Bei Neigung zur Ödembildung und Menschen, denen alles gleich an die Nieren geht, empfehle ich gerne Wacholderbeerfußbäder oder meine »Bewährte Aromamischung« *Kreuzbein-Massageöl.* Oft habe ich den Eindruck, dass die Menschen durch die therapeutische Anwendung von Wacholderbeeröl erkennen, dass sie mehr trinken sollten, nicht nur während der momentanen Therapie, sondern ständig. Ja, oft muss uns erst etwas an die Nieren gehen, bis wir erkennen, dass diese Organe einfach besser gespült werden wollen. Steht bei Ihnen ein Glas Wasser auf dem Tisch? Nein – dann gönnen Sie Ihrer Niere doch endlich täglich etwa 2 – 3 Liter von dem wertvollen Nass. Es reicht einfaches Leitungswasser, das bei uns bekanntlich in Trinkwasserqualität geliefert wird, und in bedenklichen Wohngebieten eben Mineralwasser aus der Flasche. Wechseln Sie bitte öfter die Marke, damit Ihr Organismus immer wieder neu gefordert wird, denn die natürlichen Schwankungen des Mineralwassers werden meist standardisiert, also mit Mineralienzufuhr ausgeglichen.

Im *Wochenbettbauchmassageöl* hilft Wacholderbeerenöl das Bindegewebe zu straffen, die Blasen- und Nierenfunktion anzuregen und es übt eine leicht tonisierende Wirkung auf die Gebärmutter aus, damit sich diese gut zurückbildet.

*zur Entgiftung und Entschlackung*

Wacholderbeerenöl hat eine hervorragende entschlackende Wirkung und unterstützt den Entgiftungsprozess des Körpers. So ist bei der Behandlung von Krampfadern immer wichtig, eine Aromamischung mit Wacholderbeeröl zu benutzen, wie sie im *Lavendel-Zypressen-Öl* enthalten ist. Häufig sind gestaute Venen eine Folge von mangelndem Entgiftungsprozess bzw. einer Schwäche des Leberstoffwechsels. Ebenso ist die Wacholderbeere ein wichtiger Bestandteil beim *Kemptener-Öl*, das sehr erfolgreich bei rheumatischen Beschwerden oder zur Förderung der Durchblutung und Entschlackung eingesetzt wird.

*mit ätherischen Ölen in der Sauna entschlacken*

Ideal ist Wacholderöl für die Sauna; ölen Sie Ihren Körper zwischen Dusche und Saunagang mit einer fetten Ölmischung ein, die Wacholderöl beinhaltet. In Ihrer Privatsauna können Sie aber die »Bewährte Aromamischung« *Saunaöl* verwenden oder Sie geben je fünf Tropfen Wacholderbeerenöl, Rosmarinöl und Weißtanne in die Wasserkelle. Für diesen Zweck können Sie auch das etwas sanftere ätherische Wacholderöl der Zweig- und Fruchtdestillation verwenden. Bewährt hat es sich, anstatt eines Aufgusses einfach eine Wasserschale mit den entsprechenden ätherischen Ölen in der Sauna aufzustellen. Lesen Sie dazu Hinweise ab Seite 392.

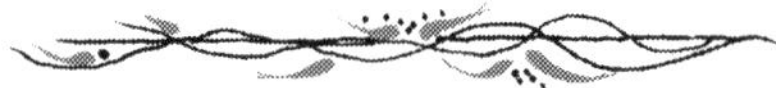

## Weißtanne – *Abies alba*

*»im Schutz des Waldes Erholung finden«*

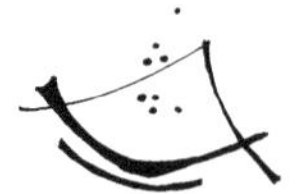

### *Duftprofil*

Der wunderschöne, weiche, waldig-würzige Duft erinnert mich beim Riechen an einen Platz im Wald, an dem soeben Äste von einer gefällten Weißtanne entfernt werden. Der harzige Duft der Weißtanne ist unverkennbar und wird durch eine langwierige Wasserdampfdestillation vorwiegend im Zentralmassiv von Frankreich aus den Zweigen gewonnen, die beim Entasten anfallen. Der Duft zählt zu den runden Kopfnoten.
300 – 400 kg Zweige ergeben 1 kg ätherisches Öl.

| Mischt sich gut mit |
|---|
| Lavendel<br>Myrte<br>Zitrone<br>mit allen Nadelhölzern |

### *Eigenschaften und Wirkungen*

Das antiseptische Öl wirkt stimulierend auf die Atmungsorgane, schleimlösend und durchblutungssteigernd. Es wird bei Bronchitis, Erschöpfungszuständen und Gelenkschmerzen verwendet.

*Meine Erfahrungen*

Bewährte Aromamischungen

• Waldspaziergang

Da ich nichts lieber mache, als durch den Wald zu spazieren, ist es verständlich, dass mir der Weißtannenduft ebenso vertraut ist wie der anderer Nadelhölzer. Deshalb ist dieses wertvolle Öl auch in der »Bewährten Aromamischung« *Waldspaziergang* enthalten. Als Einzelöl können Sie es immer dann in die Duftlampe geben, wenn Sie den Duft des Waldes zu sich nach Hause holen möchten. Er schafft eine reine Raumluft und fordert zum Durchatmen auf. Bei Erkältungskrankheiten und Bettlägerigkeit ist dies immer sehr wichtig, damit die Lunge gut belüftet wird. Das Öl ist deshalb für Krankenzimmer bestens geeignet und trägt bestimmt zur baldigen Genesung bei. Im Kindergarten und der Grundschule könnte es den Kindern gefallen, wenn von den Tieren und dem Leben im Wald erzählt wird. Es ist auch zu überlegen, ob nicht Altenheime mit diesem Duft wieder ein neues Duftkleid erhalten können. Es hat sich gezeigt, dass alte Menschen sich gut am Duft orientieren können und sich auf diese Weise im Haus leichter zurechtfinden. Inzwischen gibt es Versuche, jedes Stockwerk unterschiedlich zu beduften, z. B. Untergeschoss – Waldduft, erstes Obergeschoss – Blumenduft, zweites Obergeschoss – Fruchtessenzen. Dies funktioniert am besten, wenn die Gerüche im Schema Holz-, Blüten- und Fruchtduft verwendet werden und kein offenes Treppenhaus vorhanden ist. Es darf nicht vergessen werden, dass ätherische Öle schnell flüchtige Substanzen sind und sich dann im Treppenhaus vermischen können.

*schenken Sie den Alten und Kranken schöne Erinnerungen mit einem Waldduft*

Bringen Sie kranken und alten Menschen, die sich früher gern und viel in der freien Natur bewegt haben, doch ein Duftgeschenk zur Erinnerung mit. Heimbewohner leiden bestimmt oft darunter, dass sie nun auf die Pflege und ihr Zimmer angewiesen sind oder gar das Bett nur noch mit fremder Hilfe verlassen können. Wie wir wissen, lebt der Mensch im Alter vor allem in seinen Erinnerungen, also können wir ihn mit einem Duft wieder schöne Spaziergänge aus der Vergangenheit erleben lassen.

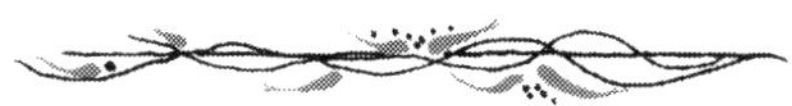

## Ylang-Ylang – *Cananga odorata genuina*

*»sinnlich und betörend weiblich«*

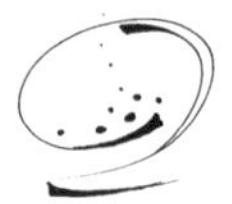

### *Duftprofil*

Ein betörender, süßer und schwerer Blütenduft entströmt dem ätherischen Ölfläschchen. Das zartgelbe, langsam fließende Öl stammt aus der Wasserdampfdestillation der Blüten des immergrünen Ylang-Ylang-Baums, der auf den Philippinen und auf Madagaskar wächst. Die Destillation erfordert viel Zeit, ungefähr 20 Stunden, und gute Kenntnisse um das beste Öl, die Ylang-Ylang komplett Destillation, zu erhalten, die aus mehreren Fraktionen besteht. Bei diesem weiblichen Duftöl handelt es sich um eine eindeutige Herznote, die aber auch als Fixativ verwendet werden kann.
50 kg Blüten ergeben 1 kg ätherisches Öl.

Mischt sich gut mit

Bergamotte
Jasmin
Limette
Muskatellersalbei
Neroli
Orange
Sandelholz

### *Eigenschaften und Wirkungen*

Ylang-Ylang-Öl wird in der Aromatherapie wegen seiner beruhigenden und blutdrucksenkenden sowie ausgleichenden Wirkung geschätzt. Es senkt die Atemfrequenz, hilft bei Depressionen und körperlichen wie seelischen Krampfzuständen, ist schmerzstillend und auch sehr hautpflegend. Eingesetzt wird es zur Behandlung von Impotenz und Frigidität, Prämenstruellem Syndrom, Erschöpfungszuständen und sogar bei Tumorschmerzen. Bei zu hohen Konzentrationen löst es jedoch Kopfschmerzen und Übelkeit aus.

### *Meine Erfahrungen*

Der zauberhafte, vielen Nasen aber viel zu intensiv riechende weibliche Duft darf in der Geburtshilfe natürlich nicht fehlen. Dank meiner empfindlichen Nase war mir schnell bewusst, dass ich mit diesem süßlichen Öl zwar hantieren möchte, es aber niemals zu hoch dosieren darf. Meinen Kursteilnehmerinnen erzähle ich: Wenn Ihr gerne unter Euch Frauen bleiben wollt und einen lustigen Abend verbringen möchtet, dann gebt den Duft von Ylang-Ylang in die Duftlampe. Sobald Männer hinzukommen, wird es entweder heißen: »So ein kichernder Weiberhaufen!« oder: »Hey, bei euch ist

Bewährte Aromamischungen

- Entbindungsduft
- Geburtsöl
- Heimkommen
- Massageöl frisch
- PMS-Zyklus-Massageöl

gute Stimmung und echt was los, ich weiß auch noch ein paar lustige Witze, darf ich da vielleicht mitmachen?«

Ylang-Ylang-Öl in einer ganz zarten Dosierung löst auch bei noch so prüden Menschen ein Schmunzeln aus und bei den Fröhlichen geht es mit der Freude am Leben erst richtig los, es wird über die kleinste Kleinigkeit gelacht. Ich habe noch nicht eine Arbeitsgruppe in meinen Seminaren erlebt, die bei der Beschreibung des Duftprofils ernst blieb. Dieses Öl kann also allen Duftmischungen zugefügt werden, bei denen es um die Unterstützung der Weiblichkeit geht.

*Ylang-Ylang, der Duft der weiblichen Geheimnisse*

Da die Geburt eines Kindes ein freudiges Ereignis ist, darf der Duft von Ylang-Ylang, der »Blume der Blumen«, nicht fehlen. In zarter Note ist es deshalb im *Entbindungsduft* und im *Geburtsöl* enthalten. Zur Geburt bringt es der werdenden Mutter den erwünschten gleichmäßigen Atem, verhindert dadurch eine Hyperventilation und die Frau kann mit dem Wehenschmerz besser umgehen. In den letzen Wochen vor der Geburt oder während der Eröffnungswehen können drei oder vier Tropfen in die Entspannungsbadewanne gegeben werden, sofern die Frau diese süße Duftnote wünscht. Es sollte aber immer nur der Deckel der Flasche zur Riechprobe angeboten werden, da die Duftwolke aus der Flasche den meisten Frauen zu intensiv ist. Bitte denken Sie auch an die werdenden Väter, die vielleicht mit diesem weiblichen, aphrodisischen Duft nicht zurecht kommen. Ebenso ist in der Schwangerschaft Vorsicht angesagt mit dem Öl von Ylang-Ylang, denn nicht alle Paare sind der Meinung, dass Lust und körperliche Liebe dann ein Genuss sind. Bei echten Frühgeburtsbestrebungen sollte es nicht verwendet werden. Ansonsten ist es ein willkommenes Öl um sich der Liebe hinzugeben, das Paar kann entspannt auf weichen Wogen von Gefühlen schweben. Frauen entdecken ihre Freude an der Weiblichkeit, lernen den Atem fließen zu lassen und geben sich der Phantasie der Liebe hin. Die Partner entdecken in der Umarmung einen neuen sinnlichen Genuss und vielleicht bislang unentdeckte Gefühle. Entscheiden Sie selbst, ob Sie ihr Schlafzimmer mit einer romantischen Duftlampe beduften, die Badewanne verzaubern oder ein sinnliches Massageöl verwenden möchten für die Stunden der Liebe. Bedenken Sie aber immer, ätherische Öle sind wie die Liebe selbst, sie möchten mit Behutsamkeit und Sanftheit verwendet werden. Bei zu viel Öl kann Frau und Mann womöglich die Liebe vergehen.

*leben Sie das Leben mit all seiner Süße und Würze*

Ylang-Ylang ist eine Frauennote für die reife Frau, junge Mädchen finden den Duft meist viel zu klebrig-süß, aber in zarter Verdünnung bezeichnen sie ihn als schönen »Kaugummiduft«. Häufiges Kauen von Kaugummi ergibt übrigens einen weichen und nachgiebigen Beckenboden, da es die Reflexzonen anregt und durchblutet. Sollten Sie nicht mehr im jugendlichen Alter sein und eine Beckenbodenschwäche entdecken, also bei lustigen Runden einen vermehrten Druck auf die Blase oder gar eine beginnende Inkontinenz wahrnehmen, dann würde ich erst mal nicht mehr Kaugummi kauen, sondern gutes Beckenbodentraining üben. Erinnern Sie sich an die Stunden der Rückbildungsgymnastik bei der Hebamme oder erkundigen Sie sich, wer solche Kurse auch für Frauen jenseits vom Wochenbett anbietet, und lernen Sie ihre Weiblichkeit zu festigen. Dann können Sie auch weiterhin Ylang-Ylang-Duft genießen und sich am Leben erfreuen. Sollten manchmal dunkle Wolken an Ihrem Stimmungshorizont auftauchen, holen Sie Ihr »Kicheröl« oder eine Mischung, in der es enthalten ist, vergessen Sie den Alltag, in dem die Frau von heute fit, dynamisch, durchtrainiert, sportlich und adrett sein soll, und seien Sie wieder richtig weiblich. Genießen Sie die Süße des Lebens, ohne sich deshalb ständig von Zucker zu ernähren, sondern seien Sie einfach lustig, freuen Sie sich an Kleinigkeiten und ihren weiblichen Polstern, die meist durch unser »Lusthormon«, das Östrogen entstehen. Lieben Sie Ihren Körper so, wie er ist, und akzeptieren Sie seine durch das Mutterwerden veränderte Form, oft eben so richtig weiblich, weich und rund, dafür aber herzlich und fröhlich.

*Ylang-Ylang: Öl für Frauen von der Geburt bis in die Wechselzeit*

Bei allen Zyklusschwankungen, krampfartigen Menstruationsschmerzen, den prä- wie den klimakterischen Stimmungsschwankungen hilft vielen Frauen Ylang-Ylang-Öl. Vermischen Sie es zu gleichen Teilen mit Muskatellersalbei und geben Sie die doppelte Menge Fruchtessenz von Bergamotte oder Limette hinzu, vielleicht noch einen Tropfen *Neroli 10 % in Jojobawachs* sowie einen Hauch Vanille und verwenden Sie es in wenig Jojobawachs als Duftparfüm oder gönnen Sie sich ein Honigbad, und die Welt verwandelt sich in eine lachende Sonne. Sollte Ihnen diese »Zauberfee« in der Eigenmischung nicht gut gelingen oder die Anschaffung der Einzelöle zu teuer sein, dann wird sie Ihnen bestimmt in der Bahnhof-Apotheke auf Wunsch zubereitet. Ich werde eine Rezeptur dort erarbeiten.

Diese Mischung hilft auch der Tochter beim ersten Liebeskummer, und sie wird sich wieder mit der Mutter verbunden fühlen. Ältere Menschen lieben den süßen Duft von Ylang-Ylang ebenso und werden sich freuen, wenn er in der Duftlampe mit anderen Zitrusölen vermischt wird. Am Abend bringt er zusammen mit Sandelholz oder Honig schöne Träume und ruhigen Atem. Alle »Bewährten Aromamischungen« lassen sich mit Ylang-Ylang-Öl ergänzen, wenn ein Einfluss auf das Atemzentrum und/oder eine blutdrucksenkende Wirkung beabsichtigt ist. Denken Sie daran: Wenn eine erotische Note unerwünscht ist, sollte auf dieses Öl besser verzichtet werden und andere ätherische Öle bevorzugt werden.

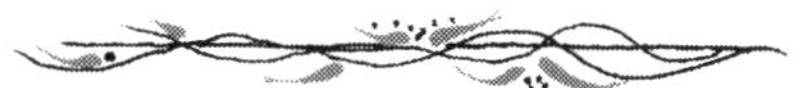

## Ysop decumbens – *Hyssopus officinalis var. decumbens*

*»löst Blockaden – bringt Konzentration«*

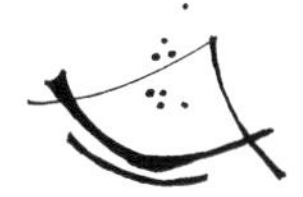

### *Duftprofil*

Der würzige, leicht süßliche, kräftige Duft mit einem Unterton von Honig erinnert häufig an Grippe-Einreibemittel. Das wasserdampfdestillierte Öl wird aus dem blühenden Kraut gewonnen und stammt meist aus Frankreich, wird aber auch in Russland, Ungarn und Albanien angebaut. Das zartgelbe Öl fließt schnell aus der Flasche und wird als Kopfnote eingestuft.
100 kg Kraut ergeben 1 kg ätherisches Öl.

Mischt sich gut mit

Douglasfichte
Lavendel
Myrte
Rosmarin
Salbei
Zirbelkiefer
Zitrone

### *Eigenschaften und Wirkungen*

Die klärenden, schleimlösenden und entzündungshemmenden Wirkungen von Ysopöl werden in der Aromatherapie sehr geschätzt. Es muss aber beachtet werden, dass der Ysop officinalis einen relativ hohen Anteil an Ketonen (teilweise über 50 %) aufweist und deshalb weder bei Kindern in den ersten sechs Lebensjahren noch bei Schwangeren eingesetzt werden sollte. Wir verwenden darum den Ysop decumbens, der eine starke antivirale Eigenschaft besitzt, aber nur einen ganz geringen Anteil an Ketonen (ca. 7 %) enthält.

*Meine Erfahrungen*

Beim Ysopöl handelt es sich um ein in therapeutischer Hinsicht problematisches Öl, das immer einer genauen Prüfung bedarf. Für unser Qualitätsteam in der Bahnhof-Apotheke hat sich neben unseren Grundsätzen das jahrelange Zusammenspiel zwischen Lieferant, Prüfung durch das hauseigene Labor und unseren Nasen bewährt. So können wir von guten Erfahrungen mit dem zwar relativ teuren, aber extrem ketonarmen ätherischen Öl in unseren Erkältungsmischungen berichten. Als Einzelöl erscheint es mir zu streng, trotzdem ist sein Einsatz vor allem bei Erkrankungen der oberen Atemwege bei älteren Menschen denkbar sowie in der Duftlampe, als Aromabad oder in Honig vermischt als Brustwickel. Bei Herpeserkrankungen können Sie es in eine Heilsalbe, so z. B. die *Ringelblumensalbe*, einarbeiten und auf die betroffene Stelle auftragen.

Bewährte Aromamischungen

- Erkältungsöl befreiend
- Konzentrationsöl
- Thymian-Myrte-Bad
- Thymian-Myrte-Balsam

Je vier Tropfen Ysopöl und Zitrone sowie ein Tropfen Muskatellersalbei sind ein gutes »Denkeröl« in der Duftlampe und lassen des Nachts die Worte und Buchstaben schneller aus dem Geist fließen, als die Finger (meine zumindest) schreiben können. Selbstverständlich können Sie damit auch tagsüber ein Büro beduften, insbesondere zu Grippezeiten. Sie erreichen eine angenehm frische Raumdesinfektion und gute Konzentrationsfähigkeit. Gemischt mit einem Öl der Nadelhölzer wird der Saunagang mit Ysopöl zum Genuss.

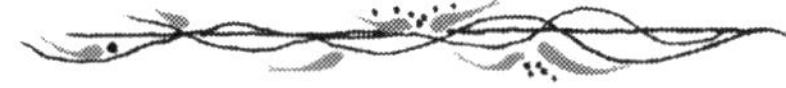

## Zeder – *Cedrus atlantica*

*»majestätisch erhaben zur inneren Mitte«*

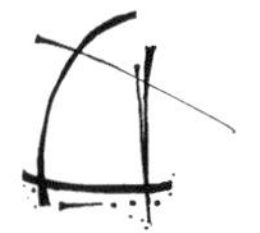

*Duftprofil*

Ein warmer, holziger, leicht süßlicher Geruch prägt das ätherische Öl der Atlaszeder. Das blassgelbe Öl wird aus den Holzspänen des mächtigen Baums gewonnen und vorwiegend in Marokko und Frankreich destilliert. Die schöne Basisnote wird auch gerne als Herznote eingesetzt und erinnert mich immer an eine riesengroße, uralte Zeder in einem englischen Garten. Verwendung findet heute

Mischt sich gut mit

Bergamotte
Jasmin
Lavendel
Neroli

nur noch das ätherische Öl der Atlaszeder. Noch immer wird vom legendären Duft der Libanonzeder berichtet, deren Öl jedoch nicht mehr zu erhalten ist, da die Zedern in Libanon unter staatlichem Schutz stehen.
30 kg Holz ergeben 1 kg ätherisches Öl.

Mischt sich gut mit

Rose
Rosmarin
Wacholderbeere

## *Eigenschaften und Wirkungen*

Die beruhigenden, adstringierenden, antiseptischen, entzündungshemmenden, kräftigenden, stark zellerneuernden Eigenschaften des Zedernöls sind ebenso bekannt wie seine anregende Wirkung auf die Lymphe und die Niere, weshalb es bei Harnwegsinfektionen eingesetzt wird. Selbst eine antiallergische und antihistaminische Wirkung wird dem beliebten Öl zugeschrieben. Erfolgreich wird es zur Insektenabwehr, bei Kopfschuppenbildung, aber auch bei Nervenschmerzen und Hautentzündungen verwendet.

## *Meine Erfahrungen*

Das herrliche Öl der Atlaszeder war eines der ersten Holzöle, mit denen ich mich anfreunden konnte. Zunächst erschien es mir aus geburtshilflicher Sicht nicht wichtig, mich mit ätherischen Ölen aus der Holzdestillation auseinanderzusetzen, da wir mit Blüten- und Kräuterdestillationen bereits gute Erfolge gesammelt hatten. Zudem gilt das ätherische Öl der Zeder im Bereich von schwangeren Frauen nicht als gänzlich unbedenklich. Ich habe trotzdem schon häufig Spezialrezepturen für werdende Mütter anfertigen lassen und bislang noch keine schlechten Erfahrungen damit gemacht. In der Duftlampe verwende ich für Gruppenarbeiten gerne Zeder mit einem Fruchtöl oder einem Hauch Rose sowie auch Neroli und habe nie eine ablehnende Situation oder gar wehenauslösende Wirkung erlebt. Ich bin sicher, dass all die Warnungen vor Zedernöl auf das tatsächlich problematische Zedernblätteröl zurückgehen, das auch Thujaöl genannt wird. Dieses Öl wirkt aufgrund seines hohen Fenchongehalts toxisch und sollte auf keinen Fall verwendet werden. Solche Irrtümer zeigen, wie wichtig es ist, dass ätherische Öle und Mischungen genau deklariert sind, einem gründlichen Prüfungsverfahren unterliegen und unter fachlicher Aufsicht mit genauestens nachvollziehbaren Prüfprotokollen hergestellt werden.

Bewährte Aromamischungen

- Duschgel
- Entspannungsbad
- Insektenabwehr
- Körperöl entspannend
- Körperöl kräftigend
- Raumduft Thymian-Zitrone
- Trennungsschmerz
- Waldspaziergang
- Wintertag

In meiner weiteren Arbeit mit ätherischen Ölen, die sich bald nicht mehr nur auf die Geburtshilfe beschränkte, erkannte ich, dass auch bei ätherischen Ölen eine Ganzheitlichkeit erstrebenswert ist. Viele Mischungen erhalten wirklich erst durch den Zusatz einer Basisnote bzw. eines Holzöls einen runden Duft. Das ätherische Öl der Zeder sollten Sie wie alle Holzdestillate sparsam dosieren und es den »Bewährten Aromamischungen« hinzufügen, wenn Sie eine holzig-süßliche Duftnote ergänzen möchten. Als Einzelöl in der Duftlampe eignet sich die Zeder um am Abend zu entspannen oder ängstlichen Menschen Ruhe und Kraft zu vermitteln.

*Zedernöl gibt Kraft in schwachen Stunden*

Die Zeder bezeichne ich gerne als eine männliche Duftnote, die dann hilfreich ist, wenn wir uns die Kraft, Stabilität und Kondition eines gesunden, kräftigen Mannes wünschen. Sollten Sie also Mutlosigkeit, Instabilität und Schwäche als unangenehme Lebensbegleiter haben, so gönnen Sie sich ein Körperöl mit der Zeder. Oder Sie benutzen die »Bewährte Aromamischung« *Sprachlos* als Ihr Schutzparfüm, ehe Sie morgens das Haus verlassen bzw. wenn Sie in einer Arbeits- oder Alltagssituation einer Aufgabe nicht gewachsen sind. Ihre körperlichen Kräfte müssen Sie zwar schon durch Muskeltraining stärken, aber die mentalen Kräfte werden durch den Einsatz von Zedernöl gestärkt werden. In anstrengenden Auseinandersetzungen, in denen wir Frauen unsere weiblichen Stärken meinen nicht einsetzen zu dürfen, sondern sachliche, männliche bzw. nüchterne Verhandlungen oder Gespräche führen sollen, aber diese Fähigkeit nicht zu besitzen glauben, gibt die Zeder Kraft und Stärke. Männer überfordern sich häufig, da sie meistens denken ihren Mann stehen zu müssen, obwohl Schwäche und Nachgiebigkeit oftmals ihre tatsächlichen Stärken sind.

*Rückenschmerzen haben nicht nur körperliche Ursachen*

Bei Rückenschmerzen im Lendenwirbelsäulenbereich, deren Ursache mangelnde geistige wie körperliche Stabilität zu sein scheint, wird eine regelmäßige Einreibung oder Massage sicher hilfreich sein. Bitte vergessen Sie aber nicht darauf zu achten, wo diese körperliche Schwäche tatsächlich ihre Wurzeln bzw. Ursachen hat. Vielleicht tragen Sie derzeit wirklich eine zu schwere Last und haben deshalb Stabilitätsprobleme entwickelt. Vielleicht hilft Ihnen zur Stabilisierung Ihres Selbstwertgefühls auch das Wissen, dass das ätherische Öl der Zeder diese kleinen ärgerlichen Tücken – und natürlich auch die lebenden Mücken – fernhält. Versuchen Sie doch sich gegen kleine, eigentlich banale Sticheleien zu schützen, indem Sie Zedernöl oder eine »Bewährte Aromamischung« mit Zedernöl benützen. Meine neueste Mischung *Körperöl kräftigend* habe ich insbesondere für solche Situationen angefertigt.

Mit Zedernöl können aufgrund seiner geistigen, seelischen und körperlich stabilisierenden Wirkung in der Kranken- und Altenpflege gute Erfahrungen gesammelt werden. Es gibt den Kranken und Alten Zuversicht und innere Kraft, aufrecht durch das noch verbleibende Leben zu gehen. Sterbenden wird es in Kombination mit Rosenöl oder in der »Bewährten Aromamischung« *Sprachlos* die Kraft geben, das Hier und Jetzt zu verlassen und sich auf den neuen unbekannten Weg ins Jenseits zu machen. Die Zurückbleibenden erhalten mit dem Duft der Zeder im Raum die Stärke, die Person gehen zu lassen. Jede Trennung schmerzt uns alle immer wieder aufs Neue, und jemanden sterben zu lassen kostet genau so viel körperliche und seelische Kraft wie eine Geburt zulassen zu können. Sich vom Mutterschoß zu trennen tut bestimmt so weh wie von dieser Erde gehen zu müssen. Manche empfinden eine Geburt aber auch als einen glücklichen, erlösenden Vorgang und das Sterben ebenfalls als einen erleichternden Prozess. Interessanterweise haben viele Gebärende denselben Wunsch wie viele Sterbende, nämlich dass die Mutter helfen soll. Wir sollten lernen diese Vorgänge wieder mit mehr Achtung und Ehrfurcht und vor allem auch mit Zuversicht zu erleben und nicht die Angst vor dem Ungewohnten in den Vordergrund zu stellen, die uns nur an unserer Natürlichkeit hindert und Unvermeidbares zum extremen Schmerz werden lässt. Denken Sie daran: Angst ist der schlimmste Begleiter.

*im Leben, in der Krankheit und im Sterben ist die Zeder ein starker Duftbegleiter*

Männer lieben den Duft der Zeder als Rasierwasser, z. B. ergibt Orangenhydrolat oder Rosenhydrolat mit zehn Tropfen Zeder und ebensoviel Grapefruit ein frisches Aftershave, dem Sie noch einen Tropfen Eichenmoos zufügen können. Möglicherweise lieben die Frauen den männlichen Duft und Sie können bestätigen, dass Zeder eine aphrodisierende Wirkung besitzt. Nicht zu unterschätzen ist die kopfhautstärkende Eigenschaft der Zeder. Geben Sie dem Haarshampoo bei jeder Haarwäsche einen Tropfen Zeder hinzu, und die Schuppenbildung wird zurückgehen. Sie können ein persönliches Shampoo aus neutraler Seifengrundlage mischen, dem Sie Rosmarinöl und Zedernöl zu gleichen Teilen zufügen.

*für ein Rasierwasser verwenden Sie Hydrolate mit Alkoholzusatz*

# Zimtrinde – *Cinnamomum verum*

*»im Feuer der Geborgenheit«*

## *Duftprofil*

Der warme, würzige, süße, intensive Geruch der Zimtrinde ist vielen gut bekannt. Das hellgelbe Öl wird überwiegend in Sri Lanka aus der Rinde des Zimtbaums gewonnen, aber auch in Madagaskar, China, den Komoren, den Seychellen, Südindien und anderen ostasiatischen Ländern. Die eindeutige Herznote ruft fast immer Erinnerungen an Weihnachtsgebäck hervor.
150 kg Rinde ergeben 1 kg ätherisches Öl.

Mischt sich gut mit

Eisenkraut
Honigwabe
Jasmin
Limette
Mandarine rot
Nelkenknospe
Orange
Sandelholz
Ylang-Ylang

## *Eigenschaften und Wirkungen*

Die erwärmende Wirkung von Zimtrindenöl ist erwünscht, wenn eine starke Durchblutung erreicht werden soll. Es wirkt in hohem Maß antibakteriell, antiviral, antimykotisch, schmerzlindernd und leicht gerinnungshemmend. Zimtöl wird benutzt zur Förderung der Darmperistaltik und soll bei Erkrankungen, die durch Kolibakterien hervorgerufen wurden, eingesetzt werden können, so die Literatur. Bei Kreislaufstörungen, Nervenschmerzen, Muskelkrämpfen, aber auch Erschöpfungszuständen jeder Art wirkt es hilfreich. Allerdings sollte wirklich ein Wärmebedürfnis vorhanden sein. Außerdem darf die hautreizende Wirkung von Zimtrindenöl nicht unterschätzt werden, deshalb muss es immer äußerst sparsam dosiert werden.

## *Meine Erfahrungen*

Von Anbeginn meiner Aromabegeisterung war Zimtrindenöl für mich ein in der Geburtshilfe unersetzliches Öl. Obwohl es zu den Ölen zählt, die Hautreizungen hervorrufen können, habe ich es bei Geburten als Körperöl eingesetzt, bei denen die Frau Wärme, Geborgenheit und gute Durchblutung benötigte und bislang gab es keine nennenswerten Beobachtungen. Als Hebamme habe ich schon immer versucht den werdenden Eltern zu vermitteln, dass sie die Geburt mit der Advents- und Weihnachtszeit gleichsetzen sollten. Alles Geschehen und alle Gerüche rund um die Advents- und Weihnachtszeit stehen in enger Verbindung mit der Erinnerung an die

Bewährte Aromamischungen

- Rumpelstilzchen
- Ut-Öl
- Weihnachtsduft

Kindheit bzw. der Ursehnsucht nach Geborgenheit und dem wärmenden schützenden Schoß der Mutter. So erstaunt es nicht, dass alle Gerüche aus der Weihnachtsbäckerei bzw. die ätherischen Öle der Weihnachtsgewürze eine wehenfördernde Wirkung besitzen. Somit lag es nahe, ein uterustonisierendes Massage-Öl zu mischen, mein sogenanntes *Ut-Öl*. Es ist verblüffend, wie es die Gebärmutter zur Aktivität anregt. Dabei dürfte selbstverständlich sein, dass nur Hebammen und Geburtshelfer dieses Öl einsetzen, denn es bedarf einer guten Fachkenntnis, um zu wissen, zu welchem Zeitpunkt eine stark erwärmende und gefäßerweiternde Wirkung erwünscht ist. Auch eine richtige Uterusfundusmassage will erlernt sein.

*Weihnachtsdüfte wecken die Ursehnsucht nach Geborgenheit*

Warnen möchte ich ausdrücklich vor einem Zimtrindenbad, egal ob für Schwangere, Gebärende oder Menschen jeglichen Alters. Es kann statt einem Badetraum leicht ein Albtraum werden, da Zimtrinde einen hohen Phenolgehalt aufweist. Bitte wenden Sie als unerfahrene Person niemals Zimtrindenöl in eigenen Duftkreationen oder Dosierungen an, es kann in der geringsten Überdosierung zu schrecklichen Hautreizungen oder gar Verbrennungen führen.

Niemals werde ich ein Erlebnis mit meiner damals kleinen Tochter vergessen. Eine Verkäuferin in einem Duftladen schenkte ihr ein Fläschchen, das ich zwar zur Kenntnis nahm, aber ich vertraute dieser angeblichen Fachverkäuferin, dass sie einem Kind nichts Ungeeignetes schenken würde. Zu Hause angekommen, rannte meine Tochter plötzlich schreiend und kreischend aus dem Bad und hielt ihr Fläschchen in der Hand. »Mama, mein schönes Duftparfüm tut so fürchterlich weh!« Sie hatte sich ihr Duftgeschenk hinters Ohr geträufelt und binnen kürzester Zeit eine Brandblase davon erhalten. Mein Schreck war groß, als das vermeintliche Duftparfüm »Only for Kids« sich als eine reine ätherische Ölmischung entpuppte, die nach Zimt duftete. Gott sei Dank konnte ich mit Lavendel extra schnell Abhilfe schaffen. Meine Tochter war wohl ebenso geheilt wie ich, sie benutzte so bald kein Duftparfüm mehr, und ich wusste von da an, dass ich sehr vorsichtig sein musste mit sogenannten Fachleuten und dem Kinder-Lieblingsduft Zimt.

*ätherische Öle sind keine harmlosen Substanzen*

Vergessen Sie bitte nie, dass ätherische Öle lebende, aktive, sich verändernde und voller Überraschung steckende Substanzen sind, die immer mit Vorsicht und Achtsamkeit verwendet werden sollten, so wie eben eine Frau während der Geburt behandelt werden will.

In feinen Nuancen ist das Zimtrindenöl ein hervorragendes Mittel, sowohl in der Duftlampe wie auch einer Körperölmischung zugefügt, um »unterkühlte« Seelen zu erwärmen. Menschen, die ständig frieren, sich leicht erkälten, wenig Selbstvertrauen haben und womöglich unter Heimweh leiden oder einfach so gerne noch von Mama getröstet werden möchten, denen wird Zimt mit Honig und Sandelholz ein willkommener Duft sein. Sie können aber auch in eine Flasche *Babyöl pflegend* von den »Bewährten Aromamischungen« noch ein, maximal zwei Tropfen Zimtrindenöl hinzufügen, so steht Ihnen ein schönes erwärmendes Körperöl zur Verfügung.

*Zimtrindenduft bringt innere Wärme*

Denken Sie daran, dass nicht nur Kinder, sondern zahlreiche Erwachsene, kranke und alte Menschen unter Sehnsucht nach Geborgenheit, dem inneren Heimweh, oder dem Fernweh nach Erlösung leiden. Aber auch bei »banalen« kalten Füßen oder einer erkälteten Blase hilft eine Einreibung mit dem geburtshilflichen *Ut-Öl*.

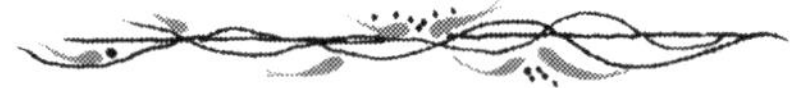

## Zirbelkiefer – *Pinus cembra*

*»Mut und Ausdauer als treuer Begleiter«*

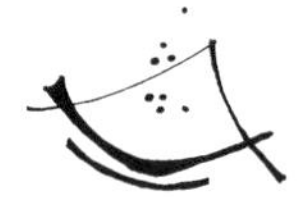

### *Duftprofil*

Ein reiner, frischer und doch holziger Duft kennzeichnet das ätherische Öl der Zirbelkiefer. Gewonnen wird es aus der Wasserdampfdestillation der Zweige, die bei der Entastung der Bäume abfallen. Zirbelkiefer wird zu den tief gehenden Kopfnoten gezählt und erinnert an Fichtennadeleinreibungen.
100 kg Pflanzenmaterial ergeben 1 kg ätherisches Öl.

Mischt sich gut mit

Angelikawurzel
Lavendel
Myrte
Thymian
Zitrone

### *Eigenschaften und Wirkungen*

Die antibakterielle, schleimlösende und durchblutungsfördernde Wirkung der Kiefernnadel ist schon lange bekannt. Die Alpenbewohner nutzen die schmerzlindernde Wirkung bei rheumatischen Beschwerden und bei Muskelschmerzen. Auch zur Behandlung von Husten und Nebenhöhlenerkrankungen wird es gerne eingesetzt.

## *Meine Erfahrungen*

Kiefernnadelöl schätze ich wie alle Nadelholzdestillationen in den Mischungen zur Behandlung von Grippeerkrankungen. Insbesondere in der Umgebung von Kindern und Asthmatikern kann das Öl relativ bedenkenlos eingesetzt werden. Als Einzelöl eignet es sich zur Inhalation in der Duftlampe wie auch in der Sauna. Geben Sie es in Mischungen, die eine frische Herznote benötigen und der Seele des Betroffenen Kraft und ein bisschen mehr Mut für den Alltag verleihen sollen.

Nicht zu unterschätzen ist die luftreinigende Wirkung der Zirbelkiefer in Krankenzimmern, in denen Patienten mit einem unangenehmen Krankheitsgeruch liegen. Nicht nur die Erkrankten, sondern auch das Personal und die Besucher werden sich freuen, wenn Sie Ihre Leihgabe, eine elektrische Duftlampe auspacken. Sie können aber auch ein Raumspray mischen, womit die kranke Person die Bettwäsche oder die Vorhänge besprühen kann. Ich finde es übrigens eine schöne Geste, dem Pflegepersonal nicht immer Kaffee oder Geld, sondern »Bewährte Aromamischungen« oder praktische Gebrauchsgegenstände aus der Aromatherapie zu schenken, denn es kann mancherorts noch lange dauern, bis im Verwaltungsbudget Geld zur gesunden Beduftung von Patientenzimmern und den Kranken gar heilende ätherische Öle und »Bewährte Aromamischungen« zur Verfügung stehen. Sollte es aber doch nach Wald oder Zitronenhain riechen, achten Sie darauf, dass es sich um reine, unverfälschte Öle handelt, denn im medizinischen Bereich regiert oft der Preis und nicht die Qualität. Außerdem kann nicht vorausgesetzt werden, dass schon überall die schädliche Wirkung von billigen, künstlichen Ölen bekannt ist.

Bewährte Aromamischungen

- Erkältungsöl befreiend
- Sandmännchen
- Saunaöl
- Thymian-Angelika-Öl
- Thymian-Myrte-Bad
- Thymian-Myrte-Balsam
- Trennungsschmerz

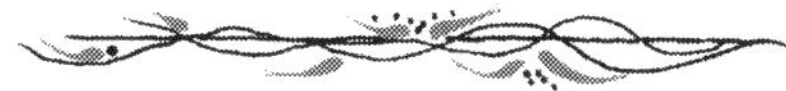

# Zitrone – *Citrus limon*

*»frisch und reizend männlich«*

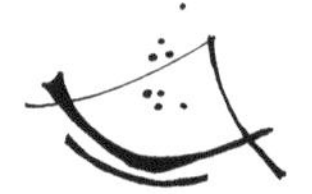

## *Duftprofil*

Der Duft der frischen Zitrone wird immer wieder als spritzig und ermunternd beschrieben. Das ätherische Öl der Zitrone ist in den Schalen der Früchte eingelagert und wird mittels Kaltpressung gewonnen, weshalb es korrekterweise als Essenz bezeichnet werden muss. Zitronenöl ist die männliche, klare Kopfnote der Agrumenöle, sein Duft erinnert viele Menschen leider immer noch zuerst an ein bekanntes Putzmittel.
Die Schalen von 2000 Früchten ergeben 1 kg ätherisches Öl.

Mischt sich gut mit

Lavendel
Myrte
Neroli
Wacholderbeere
Thymian
Zypresse
allen
Zitrusessenzen

## *Eigenschaften und Wirkungen*

Die desinfizierende Wirkung der Zitrone ist schon sehr lange bekannt, insbesondere die antibakterielle Wirkung bei Streptokokken, Pneumokokken und Meningokokken, aber auch ihre antivirale Wirksamkeit ist keine neue Erkenntnis. Zitronenöl fördert die Ausscheidung, senkt Fieber, regt das Immunsystem, die Lymphe und die Leberfunktion an. Als Muntermacher, zur Konzentrationsförderung sowie zur Raumdesinfektion wird Zitronenöl vielerorts geschätzt und längst benutzt.

## *Meine Erfahrungen*

Das ätherische Öl der Zitrone setze ich am liebsten über die Duftlampe ein, da es in den Körperölen gern zu Juckreiz auf der Haut führt. Leider machen auch immer noch viele Menschen den Fehler, das ätherische Öl der Zitrone, wie auch andere ätherische Öle, pur in der Badewanne zu benutzen. Bitte vermeiden Sie solche schmerzhaften Versuche, denn sie können tatsächlich mit verbrennungsähnlichen Zuständen enden. Selbst bei vorschriftsmäßiger Anwendung in einem Emulgator vermischt kann die Zitronenessenz zu Juckreiz führen. Dagegen lässt sich mit Zitronenöl in der Duftlampe gut bis in die Abendstunden Schreibarbeit erledigen. In der »Bewährten Aromamischung« *Raumdesinfektion* schätze ich das Öl jährlich aufs

Bewährte Aromamischungen

- Cellulite-Bad
- Gesichtscreme
- Konzentrationsöl
- Raumduft Thymian-Zitrone
- Sommerfrische

Neue, denn Grippewellen halten sich in unserem Haus nur kurz auf. Stellen Sie eine Duftlampe oder einen Diffuseur so auf, dass entweder alle Räume beduftet werden oder wechseln Sie den Standort häufig, damit Sie auch tatsächlich eine Keimverminderung erreichen. In Kindergärten, Heimen, Schulen, Krankenhäusern oder sonstigen Einrichtungen sollte am besten über Nacht beduftet werden um morgens wieder in einem gesunden Klima arbeiten zu können.

*mit Duftlampen gegen Grippewellen*

Geburtshilflich und therapeutisch verwende und empfehle ich das Zitronenöl ebenfalls zur Raum- und Feindesinfektion, als Zusatz im Putzwasser oder als Sprühdesinfektion in 30 %igem Alkohol. Gut geeignet ist eine Kombination mit Lavendel fein. Zitronenöl auf einen Duftstein geträufelt wirkt auch angenehm und ist gut zur Beduftung von Toiletten und Umkleideräumen geeignet.

Kinder sollten erst ab dem Schulalter mit der anregenden Wirkung von Zitrone Bekanntschaft machen dürfen, z. B. wenn noch »sooo viele« Hausaufgaben anstehen und sich die Begeisterung dazu auf der »Nullbock-Linie« bewegt. Unterwegs auf Reisen, im Auto oder Zug, ist ein selbst hergestelltes Raumspray (siehe Seite 413) mit Zitrone oder anderen Zitrusessenzen sicher eine willkommene Dufterfrischung und gibt das notwendige Durchhaltevermögen, bis das Reiseziel erreicht ist. Außerdem verhindert es so manche Reiseübelkeit oder gar Schwindel bei Schiffsreisen.

Die oft beschriebene, entzündungshemmende Wirkung bei Venenentzündungen trifft zwar zu, dennoch rate ich das Zitronenöl nur als kurzfristige Erstmaßnahme mangels besser wirksamer Aromamischungen anzuwenden, da es eben zu Hautreizungen führen kann. In solchen Fällen empfiehlt es sich das ätherische Öl in Speisequark einzurühren und als Auflage anzuwenden. Sollte kein Zitronen- oder Lavendelöl vorrätig sein, kann mit frischen, ungespritzen Zitronen ein Wickel zubereitet werden. Es wäre schön, wenn so bewährte Hausmittel wieder etwas häufiger Einzug halten würden, statt gleich zu fiebersenkenden oder entzündungshemmenden Arzneien zu greifen. Werden solche hilfreichen Maßnahmen richtig und rechtzeitig angewendet, kann bestimmt auch die Rate der Antibiotikagaben wieder geringer werden, was insbesondere für die Kinder wünschenswert wäre. Die steigende Anzahl antibiotikaresistenter Erwachsener sollte sehr zum Nachdenken anregen und Eltern dazu veranlassen, häufiger auf Hausmittel zurückzugreifen.

*Zitronenöl kann Hautreizungen hervorrufen*

# Zypresse – *Cupressus sempervirens*

*»kraftvoll und aufrecht stehen«*

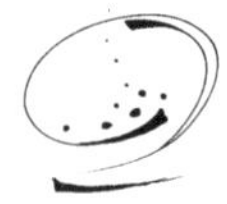

## *Duftprofil*

Herb, harzig, holzig und klar ist die Duftnote von Zypressenöl. Die klare Herznote wird durch Wasserdampfdestillation der Nadeln, Zweige und Zapfen dieser Koniferenart gewonnen und stammt meist aus Frankreich und den Mittelmeerländern. Der Duft erinnert an den verwandten Wacholder und wird zunächst von vielen Nasen als unangenehm eingestuft, in Mischungen riecht es angenehm.
70 kg Holz ergeben 1 kg ätherisches Öl.

Mischt sich gut mit

Kamille blau
Kamille römisch
Lavendel
Majoran
Myrte
Pfefferminze
Wacholderbeere
Ysop
allen Nadelhölzern

## *Eigenschaften und Wirkungen*

Die venenstärkenden, adstringierenden, blutstillenden, entstauenden und schleimlösenden Eigenschaften des Zypressenöls sind weit bekannt. Eingesetzt wird es bei Husten, zur Venenpflege, bei Hämorrhoiden, Ödemen, zur Bindegewebsstärkung, bei Konzentrationsstörungen sowie Erschöpfungszuständen geistiger und körperlicher Natur. Bewährt hat es sich auch zur Insektenabwehr.

## *Meine Erfahrungen*

Schon beim Riechen an der Flasche wusste ich, dass dieses Öl für die Begleitung von Schwangerschaft und Geburt ungeeignet ist. Es riecht streng, alles zieht sich zusammen, anstatt sich – z. B. für ein Kind – zu öffnen. Aber für die Zeit nach der Geburt konnte ich mir den Duft in geringer Dosierung für eine Frau vorstellen, die Stabilität und Unterstützung benötigt. Dann, wenn Bauchmuskulatur, Bindegewebe und Beckenboden haltlos und der Frau als unendlich überdehnt erscheinen, ist die Wirkung von Zypressenöl genau richtig. Deshalb habe ich es dem *Wochenbettbauchmassageöl* zugefügt. Natürlich kann diese »Bewährte Aromamischung« auch für andere Lebensphasen, die eine straffende körperliche Wirkung und geistige Konzentration erfordern, eingesetzt werden.

Bewährte Aromamischungen

- Cellulite-Bad
- Cellulite-Öl
- Hamamelis-Myrte-Balsam
- Insektenabwehr
- Klimakterium Körperöl
- Körperöl festigend
- Konzentrationsöl
- Lavendel-Zypressen-Öl
- Wochenbettbauchmassageöl

Als Einzelöl erscheint Zypressenöl meiner Nase eher zu herb. Aber in Kombination mit Lavendel und Ysop ergibt sich ein herrlicher Duft um wichtige Gespräche zu führen oder konzentriert am

Schreibtisch zu arbeiten. In der Verbindung mit Zeder, Geranie oder Eukalyptus ist es ein hilfreiches Öl um Insekten fernzuhalten. Bei Cellulite wird es nicht gerade Wunder bewirken, aber es wird eine angenehme Wirkung auf das Lymphsystem ausüben, den Entwässerungsprozess fördern und somit bei allen Stoffwechselstörungen Erleichterung bringen. Wenn Sie das *Lavendel-Zypressen-Öl* nicht zur Verfügung haben, können Sie bei schmerzhaften Krampfadern zunächst Quarkauflagen mit Zypressenöl anwenden, dies hilft auch bei schmerzhaften Hämorrhoiden hervorragend. Sollten Sie keinen Quark zur Hand haben, da dieser gerade wieder einmal aufgebraucht ist und die Tankstelle um die Ecke noch keinen Supermarkt hat, der rund um die Uhr alles anbietet, können Sie auch eine Heilsalbe, am besten *Ringelblumensalbe* oder *Beinwellsalbe*, mit einem Tropfen Zypressenöl mischen und die betroffene erkrankte Körperstelle mit einem Salbentupfer versorgen.

*Zypresse bindet unangenehme Gerüche auf den Krankenstationen*

Als Geruchsbinder, zu gleichen Teilen mit anderen Nadelhölzern oder auch mit Lavendelöl oder mit Myrte vermischt, ergibt Zypressenöl einen idealen Duft auf Krankenhaus- oder Pflegestationen um unangenehme Körperausdünstungen zu überdecken. Natürliche Geruchsbinder sind für krankhafte Prozesse immer besser als künstliche Geruchsfresser, die Patienten und Personal Kopfschmerzen bereiten und somit Medikamentenverbrauch und Krankenstand erhöhen. Vielleicht sollte bei Diskussionen über Anschaffungskosten dieser Aspekt besser bedacht werden. Durch künstliche Erzeugnisse können unvorhergesehene Folgekosten entstehen und Einsparungen durch Naturprodukte werden oft missachtet, da sie zunächst oftmals teurer sind.

Wie alle anderen Nadeldestillationen ist Zypressenöl ein willkommenes ätherisches Öl für Saunagänge. Bei diesem Duft konzentrieren die Schwitzenden sich auf sich und ihren eigenen Körper anstatt andere Körper zu betrachten. Ja, Düfte und Gerüche bewirken wirklich allerhand und sollten deshalb immer mit viel Bedacht und »Nasenweisheit« eingesetzt werden.

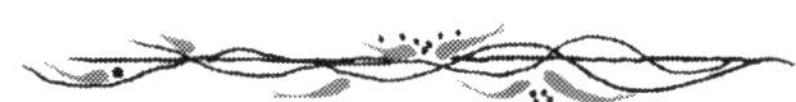

# *Bewährte Aromamischungen*

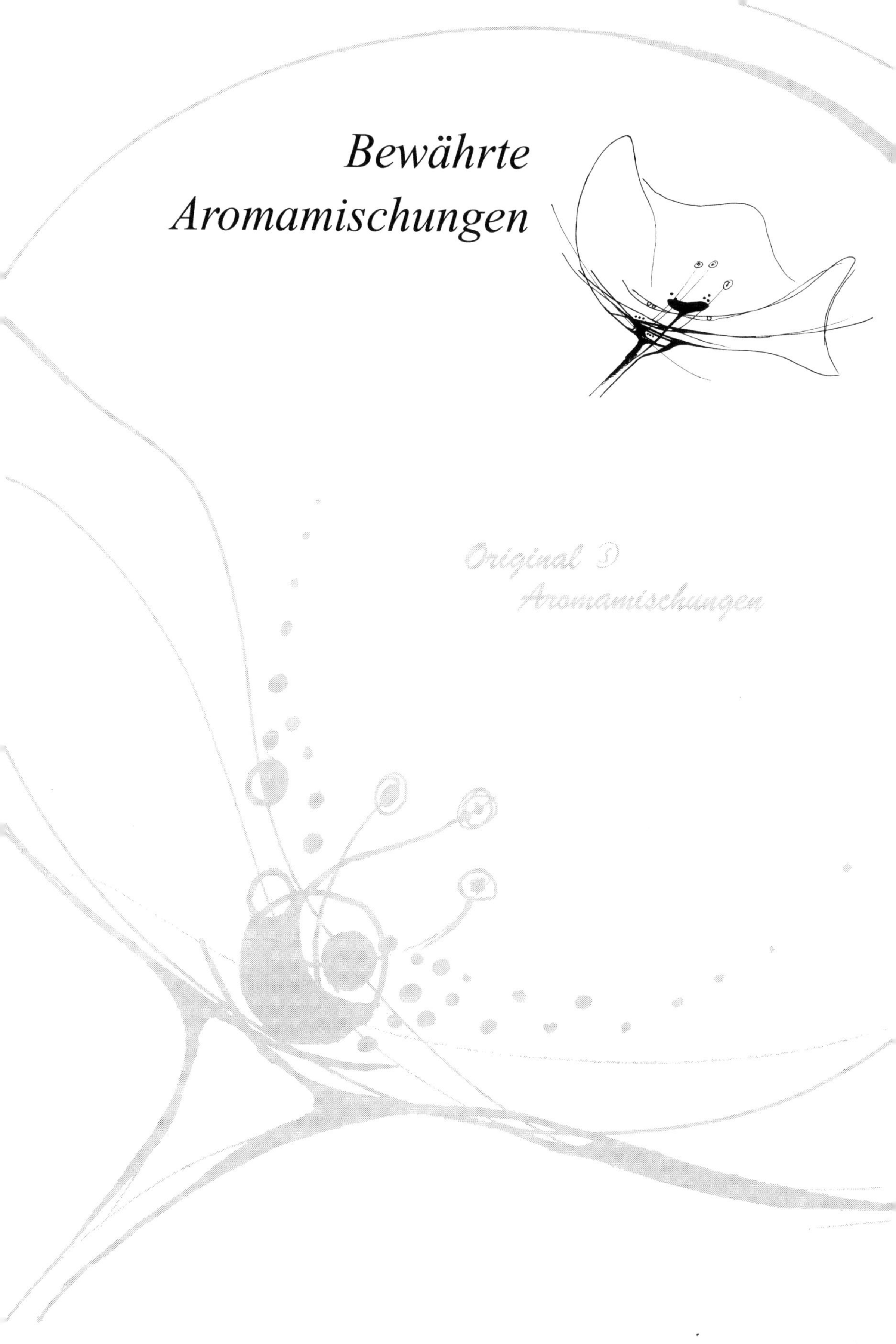

Das nun folgende Kapitel ist das Herzstück dieses Buches. Die »Bewährten Aromamischungen« standen Ende der 1980er Jahre am Anfang einer neuen Ära: dem Einzug der Aromatherapie in die Geburtshilfe. Unerfahren und intuitiv waren meine ersten Ölmischungen entstanden. Aus einer inneren Getriebenheit heraus wollte ich alles tun, damit Frauen unverletzt aus der Geburt ins Wochenbett gehen konnten. Ich hatte nur ein Ziel vor Augen: Diese wunderbaren und wertvollen, teuren Substanzen sollten allen Frauen die Geburt eines Kindes erleichtern, und nicht nur einer Gruppe finanziell besser Stehender. Das *Dammmassageöl* war meine erste und bis heute wohl bekannteste sowie vermutlich erfolgreichste aromatherapeutische Mischung. Leider gibt es mittlerweile viele schlecht kopierte Nachahmungen von minderwertigster Qualität. Mit meinem Dammöl konnten bereits unzählige Frauen die Geburt ihres Kindes ohne Dammschnitt erleben, das Öl hat maßgeblich zu einer niedrigeren Schnittrate beigetragen.

*alle Frauen sollen die Chance haben unverletzt durch die Geburt zu gehen*

Mit der Sorge, etwas Unbekanntes, ja Geheimnisvolles zu verwenden, und dem Wissen, dass ich selbst keine Heilmittel herstellen darf, ging ich erwartungsvoll zu dem mit mir befreundeten Apotheker Wolz, der meine Gedanken und Nöte kannte: Ich wollte allen Frauen eine leistbare und gute Geburt ohne Verletzung ermöglichen, aber mit Mitteln, die einerseits für alle erschwinglich waren (und möglichst von den Kassen erstattet wurden) und die andererseits auf naturreiner Basis hergestellt wurden. So entstand das *Dammmassageöl* ganz im Gedanken daran, dem wertvollen Gut der Geburt ebenso kostbare Grundsubstanzen mit dem echten naturreinen ätherischen Öl der türkischen Rose zur Seite zu stellen. Ich wollte für die Gebärenden eine gebrauchsfertige Mischung aus der Apotheke beziehen können um nicht ins Kreuzfeuer der Medizinkritik zu geraten, denn die Produkte einer anerkannten Apotheke werden von Ärzten längst nicht so infrage gestellt wie irgendwelche Mischungen oder Zubereitungen einer Hebamme. Ich spürte damals die vermeintlich längst vergangene Hexenverfolgung als Hebamme so deutlich, dass ich Angst hatte, diese wirksamen ätherischen Öle und meine »Machenschaften« würden der Kritik der Mediziner nicht standhalten. Aber das Fachwissen des Apothekers und der korrekte, von den Augen des Gesetzes überwachte Herstellungsprozess ließen keine Zweifel an der guten Wirksamkeit und hochwertigen Qualität des *Dammmassageöls* aufkommen. Schnell sprach sich der Erfolg des Öls bei den Frauen und im Kreis der Kolleginnen herum. Bald mischte ich weitere Öle für die Geburtshilfe, beflügelt vom Erfolg der duftenden Essenzen. Es entstand ein Massageöl zur besseren Verarbeitung der Geburtswehen und eine Aromamischung zur Unterstützung der Wundheilung. Wenn eine Frau schon eine Verletzung ertragen muss, so soll sie wenigstens eine angenehme Therapie zur Heilung erhalten. Die Wöchnerinnen schwärmten vom Duft und Heilerfolg des *Sitzbads*. In den darauf folgenden ein bis zwei Jahren machte ich mich an immer neue hilfreiche Mischungen für die Zeit rund um Schwangerschaft, Geburt, Wochenbett und Kleinkindzeit, die sich wie ein Lauffeuer verbreiteten. In meiner Familie und im Freundeskreis ergaben sich ständig neue Möglichkeiten, die Eigenschaften und Wirkung von ätherischen Ölen kennen zu lernen, und bald schon beschränkte ich die Mischungen nicht mehr nur auf meinen geburtshilflichen Alltag. Mein 1994 erschienenes Buch »Die Hebammen-Sprechstunde« trug das Seine zur Verbreitung der Kemptener Aromamischungen bei. In den vergangenen Monaten habe ich mir nun die Mühe gemacht und für Sie meine unzähligen Erfahrungen aus den letzten Jahren aufgeschrieben, damit Sie nachlesen können, was Sie beispielsweise mit dem *Dammmassaegöl* und dem *Sitzbad* sonst noch behandeln können. Mittlerweile habe ich auch meinen angestammten beruflichen Tätigkeits- und Beratungsbereich als Hebamme verlassen und halte zahlreiche Seminare zur Aromatherapie, aber ich bin einfach so erfreut über den unerwarteten Erfolg der »Bewährten Aromamischungen«, dass ich Sie gerne daran teilhaben lassen will.

*beflügelt vom Duft und dem Erfolg mit den ätherischen Ölen entstanden viele neue Mischungen*

Für mich stellen die »Bewährten Aromamischungen« eine Ganzheit aus vielen einzelnen wertvollen Naturprodukten dar. Sie sind eine Synergie gut harmonierender Einzelöle und stehen Ihnen in allen Lebenslagen schnell und gebrauchsfertig zur Verfügung. Aus meiner eigenen Erfahrung weiß ich, dass eine Mutter des Nachts keine Zeit und Lust hat, einen Balsam für ihr hustendes Kind anzurühren. Auch im Berufsalltag einer Hebamme oder einer Pflegekraft ist oft einfach keine Zeit und es stehen meist keine geeigneten Substanzen zur Verfügung um noch schnell ein Öl für den Dammschutz zu mischen oder für eine Bauchmassage im Wochenbett oder gar eine Salbe für eine kranke Person herzustellen. Ebenso wenig steht uns

*die »Bewährten Aromamischungen« helfen in allen Lebenslagen*

Hebammen unendlich Zeit zur Verfügung, außerdem warten die Kinder nicht bis wir fertig sind. Und unser Rücken freut sich, wenn in der Hausbesuchstasche nur eine Mischung anstatt vieler Einzelsubstanzen getragen werden muss, die dann womöglich durch unsachgemäße Lagerung oder Sommerhitze viel zu schnell kaputt gehen würden. Sehr viele Gründe sprachen also damals wie heute dafür, kostengünstige und arbeitserleichternde Mischungen herzustellen. Den großen Erfolg und Verbreitungsgrad meiner Öle hätte ich jedoch niemals für möglich gehalten und freue mich deshalb nun umso mehr, dass der alte Spruch Wirklichkeit wurde: Gut Ding verbreitet sich von ganz allein und ohne Hintergedanken.

*die Mischungen lassen sich individuell ergänzen*

Im nun folgenden Kapitel finden Sie zu jeder meiner »Bewährten Aromamischungen« eine kurze Beschreibung der Duftnote und der Wirkung. Wichtige Hinweise und Kontraindikationen sollen Ihnen die Benutzung der Ölmischung erleichtern, während die Empfehlungen zeigen, was Sie zu der Mischung noch hinzufügen können um eine individuelle Situation zu behandeln oder wie sie mit den entsprechenden Ergänzungen neue Nuancen wagen können. Anhand der liebevollen Symbole, die meine Freundin Torill gezeichnet hat, erkennen Sie auf den ersten Blick, wozu sich die Mischung eignet. Die Hinweise in der Randspalte enthalten genauere Informationen zu den einzelnen Inhaltsstoffen, um verständlich zu machen, weshalb ich die Öle für die jeweilige Mischung ausgewählt habe. Sollten Ihnen die Anwendungen einmal nicht ganz klar sein, so lesen Sie bitte im Kapitel Anwendungshinweise ab Seite 367 nach, dort finden Sie auch die verwendeten Symbole erläutert.

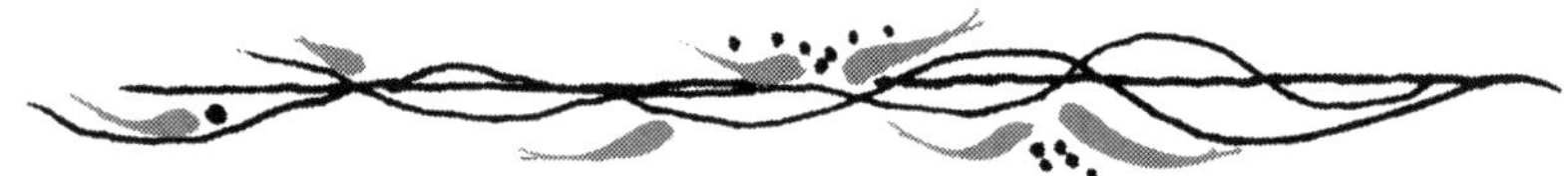

# Andere Umstände

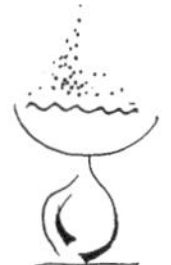

Ein ausgleichender frischer Duft, er wirkt ermunternd und kreislaufstabilisierend bei Schwangerschafts- und Reiseübelkeit.

*wohltuend in der Schwangerschaft und auf Reisen*

Inhaltsstoffe

Limette
Neroli
Rosmarin
Sandelholz

Die Duftnote der reinen ätherischen Ölmischung *Andere Umstände* empfinden »nichtschwangere Nasen« manchmal als unharmonisch. Da aber Frauen in den ersten Monaten einer Schwangerschaft ihren Zustand ohnehin oftmals als disharmonisch empfinden, habe ich bewusst die Kombination dieser ätherischen Öle gewählt. Die Anwendung der Mischung hat sich bei Schwangerschaftsübelkeit bewährt und kann der Frühschwangeren Erleichterung bringen.

Am besten benutzen Sie es wie die früheren Riechfläschchen und halten es in Ihrer Jackentasche oder am Nachttischchen bereit. Sollte es nicht ausreichen, daran zu riechen, dann geben Sie einige Tropfen (Dosierung siehe Seite 370 ff) in eine Duftlampe oder tragen es in ein fettes Öl gemischt am Oberbauch, im Nacken oder noch besser auf der Handgelenkinnenseite auf. Eine häufige Anwendung ist dabei empfehlenswert.

Bei Übelkeit, Kreislaufschwäche und niedrigem Blutdruck, zu Hause oder unterwegs ist die ätherische Ölmischung für Menschen jeden Alters gut geeignet. Ihre Nase sagt Ihnen, ob der Duft für Ihre Beschwerden der richtige ist. Sollte Ihnen die Mischung nicht zusagen, lassen Sie sich beraten oder wählen Sie ein anderes Öl.

**Wichtiger Hinweis:**

•nicht bei Bluthochdruck oder Epilepsie anwenden

**Meine Empfehlung:**

Bei Reiseübelkeit, ob bei Kindern oder Erwachsenen, hat es sich ebenfalls bewährt. Eine andere Anwendung von *Andere Umstände* ist ein Duftwasser: Verschütteln Sie ca. zehn Tropfen der ätherischen Ölmischung in ein Orangenblütenhydrolat und Sie erzielen eine erfrischende Wirkung. Eine willkommene Hilfe ist dieses Duftwasser in einer Warteschlange, am Flugplatz oder im stickigen Reisebus. Meine Freundin Maria schlägt vor, einige Tropfen Zimtöl in die Aromamischung zu geben, dies ergibt eine schöne Wintermischung für die Duftlampe oder für ein erwärmendes Sahnebad. Hautempfindliche Menschen sollten dieses Öl im Badezusatz jedoch vorsichtig dosieren, da Zimt hautreizend wirken kann.

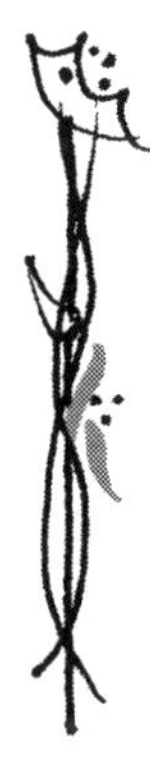

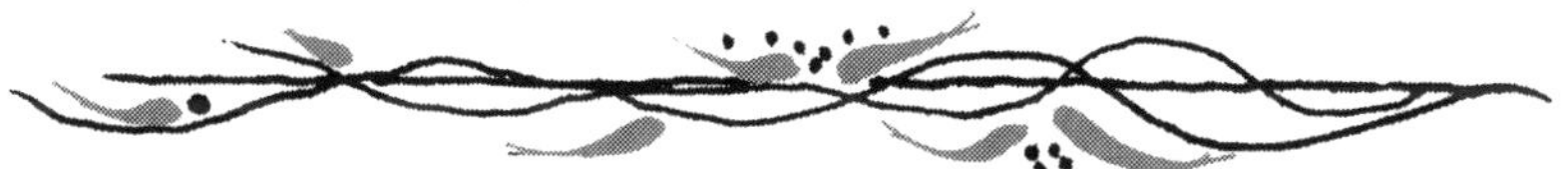

# Babyöl angegriffene Haut

Diese fette Ölmischung ist nicht nur für Babys geeignet, sondern für alle Menschen in anstrengenden Lebenssituationen eine Wohltat.

*bei gereizter und irritierter Haut*

Inhaltsstoffe

Kamille römisch
Rose
Calendulaöl
Nachtkerzenöl

Urspünglich hatte ich dieses Babypflegeöl für Kinder gemischt, die bereits in den ersten Lebenswochen mit gereizter Haut reagieren. Mütter, die zwar Rosenduft lieben, aber die Duftnote der Rose nicht im Vordergrund haben wollen, verwenden die Ölmischung zur Hautpflege ihres Kindes. Größere Geschwister lassen sich am Abend natürlich ebenfalls gerne mit dem Körperöl einreiben.

Durch die Duftkomponente der römischen Kamille erhält diese Ölmischung eine leicht herbe und krautige Note. Das fette Trägeröl mit in Olivenöl mazerierten Ringelblumen und dem Zusatz von Nachtkerzenöl ist wohltuend für die sensible Babyhaut, lässt sich gut einmassieren und hilft gereizten Körperpartien schneller abzuheilen. Das Öl wirkt entspannend und beruhigt in nervösen und gestressten Lebenssituationen, die auch Babys schon erleben.

Es kann anstelle von Rizinusöl verwendet werden, wenn die Kleinen unter Milchschorf leiden. Ölen Sie den Kopf des Kindes abends gut ein, lassen das Öl unter einem Mützchen einziehen und kämmen den abgelösten Schorf am nächsten Morgen vorsichtig aus.

Das Körperöl kann selbstverständlich von der ganzen Familie als Pflegeöl benutzt werden. Ein Esslöffel der Ölmischung mit zwei Esslöffel Honig vermischt ergibt ein entspannendes Familienbad.

Das Öl eignet sich besonders gut zur Hautpflege bei alten oder kranken Menschen. Es empfiehlt sich, das Öl in einer Schale mit einem Hydrolat oder temperiertem Wasser zu vermischen, um der Haut Feuchtigkeit zuzuführen.

**Meine Empfehlung:**

Die Ölmischung hilft bei Reizüberflutung, Überanstrengung und Überlastung sowie bei beginnender Magenschleimhautreizung. Geben Sie dann pro Anwendung zusätzlich fünf Tropfen *Kamille römisch 10 % in Jojobawachs* hinzu. Mit einem Tropfen Sandelholz wird die entspannende und beruhigende Wirkung noch verstärkt. Am besten reiben Sie sich das Sonnengeflecht bzw. den Oberbauch von oben nach unten ein. Sie können die Wirkung des Öls und der Einreibung mit einem feuchtwarmen Wickel oder einem warmen Kirschkernsäckchen intensivieren.

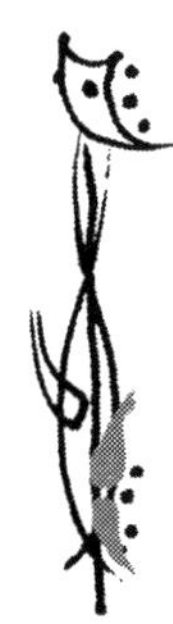

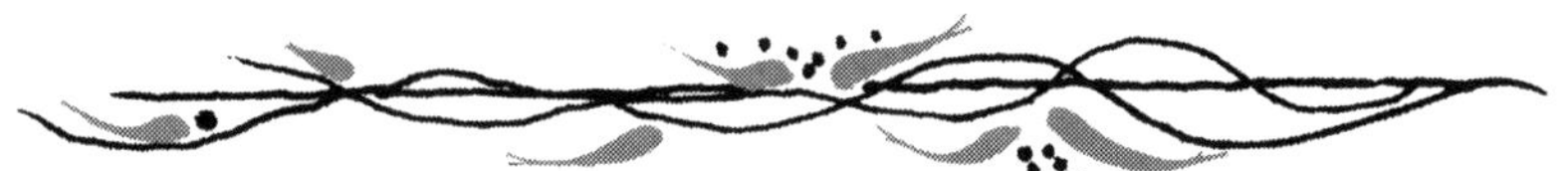

# Babyöl empfindliche Haut

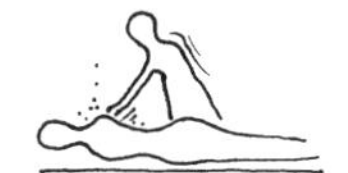

Mandelöl mit Rose ist ein sehr beliebtes Ganzkörperpflege- und Massageöl, verwendbar von der Geburt bis zum Sterben.

*ein Körperöl fürs ganze Leben*

Dieses Pflegeöl mit echtem türkischem Rosenöl wird Sie und Ihr Baby an die Geburt und das Liebesthema erinnern, aus dem das Kind entstanden ist. Sollte es jedoch nicht unbedingt ein Kind der Liebe sein, wird der Rosenduft vielleicht helfen sich zu versöhnen. Die tägliche Körperpflege oder eine wohltuende Babymassage wird Sie mit Ihrem Kind innig verbinden. Während meiner Hebammentätigkeit ist es für mich fast ein Ritual geworden, die Neugeborenen mit dem Öl zu massieren. Sie entspannen sich sichtbar und schlafen danach meist gut ein.

Inhaltsstoffe

Rose
Jojobawachs
Mandelöl
Nachtkerzenöl

Das Rosen-Körperöl kann von jedem Menschen zur täglichen Hautpflege benutzt werden, es gibt keine Altersgrenze. Hilfreich und unterstützend wirkt es bei hormoneller Instabilität. Gerne verwendet wird dieses Körperöl auch in der Altenpflege, denn alte Menschen sind dankbar für jeden Hautkontakt.

Bei trockener Haut von Neugeborenen, kranken oder alten Menschen empfehle ich Hebammen und dem Pflegepersonal das Rosen-Mandelöl mit reichlich angefeuchteten Händen oder in die nasse Haut einzumassieren. Bitte warmes bis heißes Wasser verwenden, da sonst Verdunstungskälte entstehen kann.

**Meine Empfehlung:**

Mit einem zusätzlichen Tropfen Rosenöl und einem Tropfen Vetiver zur Aromamischung (50 ml) schenken Sie Liebe. Insbesondere die Nasen älterer Menschen haben meist das Bedürfnis nach einem etwas intensiveren Duft. Mit diesem Öl gepflegt zu werden ist eine Wohltat für Körper und Geist, es wirkt ausgleichend und einhüllend. Der Tag eines kranken Menschen wird mit Liebe und Zuwendung erfüllt sein. Und denken Sie daran: »Was Babies lieben, tut auch im Alter gut.«

Wenn zarter Rosenduft die Grundlage sein darf, eignet sich diese Babyöl ebenso für eigene Mischungen. Geben Sie dann noch einen Lieblingsduft hinzu, z. B. drei Tropfen Sandelholz für eine sinnliche Mischung oder fünf Tropfen *Iris 1 % in Jojobawachs* als Pflegeöl für einen Schwerkranken. Auf diese Weise können Sie im Handumdrehen ein ganz persönliches Geschenk zubereiten.

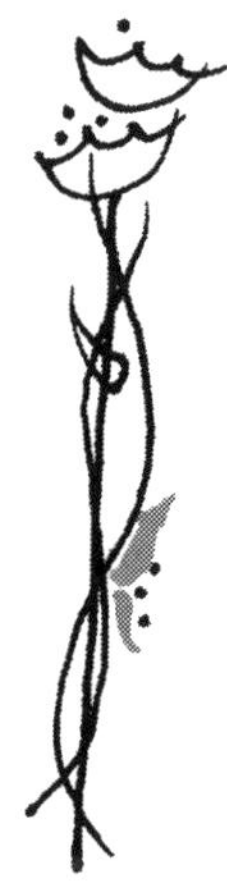

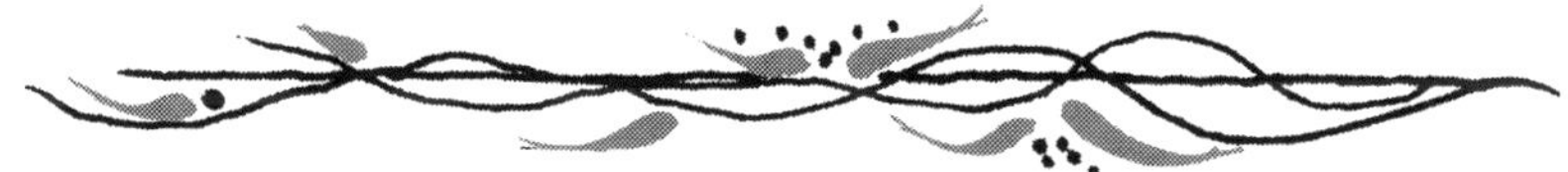

# Babyöl pflegend

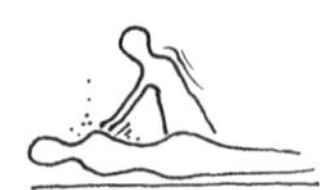

Das Hautpflegeöl mit seinem schmeichelnden süßen, vanilligen Duft eignet sich sowohl als Ganzkörperöl als auch zur Massage bei empfindlicher Haut jeden Alters.

*ein Massageöl für die ganze Familie*

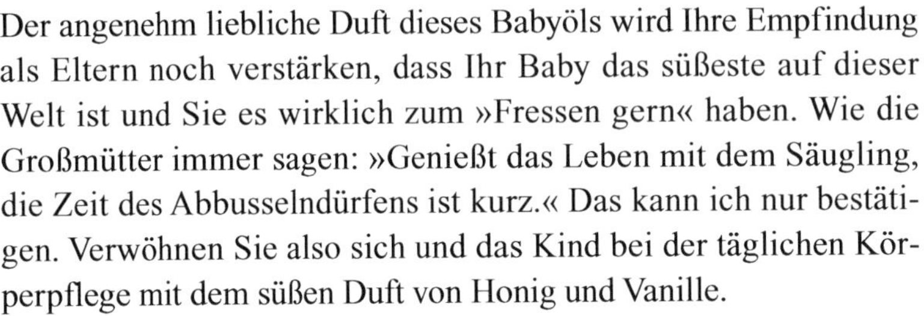

Der angenehm liebliche Duft dieses Babyöls wird Ihre Empfindung als Eltern noch verstärken, dass Ihr Baby das süßeste auf dieser Welt ist und Sie es wirklich zum »Fressen gern« haben. Wie die Großmütter immer sagen: »Genießt das Leben mit dem Säugling, die Zeit des Abbusselndürfens ist kurz.« Das kann ich nur bestätigen. Verwöhnen Sie also sich und das Kind bei der täglichen Körperpflege mit dem süßen Duft von Honig und Vanille.

Inhaltsstoffe

Honigwabe
Vanilleextrakt
Calendulaöl
Jojobawachs
Nachtkerzenöl

Dieses Babyöl wirkt pflegend, entspannend und ist Balsam für die von Phototherapie oder Inkubator strapazierte Haut. Die Basis des Pflanzenöls besteht aus einem Mazerat aus Ringelblumenblüten, in Mandelöl ausgezogen. Sie können mit einer sanften Babymassage Verbindung zu Ihrem Kind aufnehmen, auch wenn Sie es aufgrund einer Therapie oder Frühgeburtlichkeit nicht ständig bei sich haben dürfen. Aber nehmen Sie sich ausreichend Zeit für die Pflege und bitten Sie darum, das Kind auf dem Arm und an der Brust haben zu dürfen. In den ersten Lebenswochen ist jede Minute Geborgenheit und Hautkontakt mit den Eltern unersetzlich.

Auch für größere Kinder ist dieses Körpermassageöl ein Genuss, und ein frecher Dreikäsehoch lässt sich gern wieder mal mit Schwesterchens süßduftendem Babyöl verwöhnen. Für Erwachsene, die sich nach Zuneigung sehnen, eignet es sich ebenso wie in der Altenpflege bei trockener und strapazierter Haut.

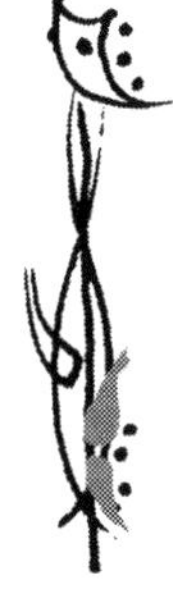

**Meine Empfehlung:**

Ergänzt mit einem Tropfen Patchouli- und drei bis fünf Tropfen Muskatellersalbeiöl, pro 50 ml-Flasche, verwendet ein pubertäres Mädchen dieses Öl ebenfalls gerne. Für die Hautpflege von jungen Mädchen und Erwachsenen können der täglichen Ölmenge 2–3 Tropfen eines Zitrusöls zugesetzt werden. Heute Bergamotte, da die Sonne sich hinter Wolken versteckt, morgen Grapefruit, weil's ein lustiger Tag werden soll, oder doch Orange, weil es Ihr Lieblingsduft ist?

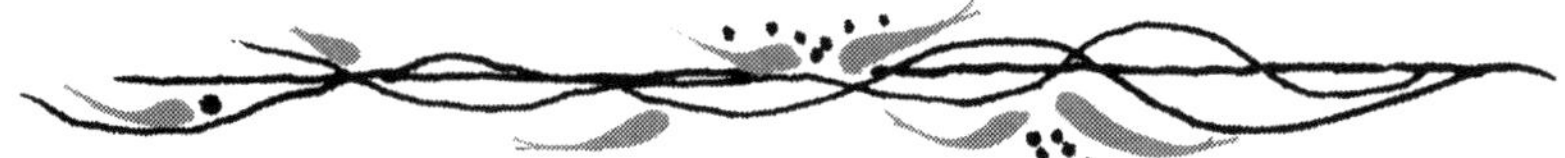

# Beinwellsalbe (PA-frei)

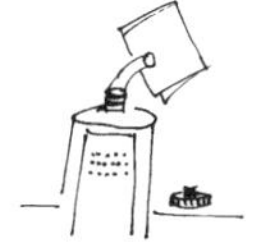

Die bewährte Heilsalbe wirkt heilungsunterstützend bei allen tieferen und schlecht heilenden Wunden sowie bei Prellungen, und sie fördert die Kallusbildung bei Knochenbrüchen.

*zur Wundpflege anstelle von Ringelblumensalbe*

Zur Heilung von tiefen, mit Wundsekret belegten Wunden ist die *Beinwellsalbe* gut geeignet. Oberflächliche Wunden an strapazierten Hautstellen können ebenfalls mit der Salbe behandelt werden. Am besten tragen Sie die *Beinwellsalbe* dünn auf eine sterile Mullkompresse auf und bedecken die Wunde damit.

Gute Erfahrungen haben Mütter und Hebammen bei wunden Brustwarzen, sekundären Dammnähten und wunden Kinderpopos gesammelt. In der Hausapotheke hat sich die gute *Beinwellsalbe* zur Behandlung von offenen Wunden nach Stürzen bewährt. Selbst bei offenen Beinen (Ulcus cruris) hat die Salbe bereits geholfen, wie Krankenschwestern berichten.

Inhaltsstoffe

Beinwelltinktur
Calendulaöl
Johanniskrautöl
Propolistinktur
Adeps Lanae SP (Wollwachs)
Bienenwachs
Sheabutter

Die außergewöhnlichen Heilerfolge der *Beinwellsalbe*, die frei von Pyrrolicidinalkaloiden ist, lassen sich durch die optimale Zusammensetzung von unbehandelten, naturreinen Grund- und Basisstoffen erklären. Zu diesen gehören die Tinktur der Beinwellwurzel, Calendula- und Johanniskrautöl, Propolistinktur und ein pestizidfreies Wollwachs. Letzteres wird mit Jojobawachs verflüssigt und nicht, wie sonst häufig in der Kosmetik und Pharmazie üblich, mit Paraffinöl. All diese guten Einzelsubstanzen zusammengenommen, die noch ergänzt werden durch Bienenwachs und Sheabutter, ergeben die beliebte Heilsalbe. Ein ganz herzliches »Vergelt's Gott« an Susanne Fischer-Rizzi, die uns die Rezeptur in den Grundzügen schon vor vielen Jahren zur Verfügung gestellt hat.

**Meine Empfehlung:**

In alle Wundsalben auf der Basis von natürlichen Substanzen können Sie selbstverständlich geeignete ätherische Öle Ihrer Wahl zur Heilungsunterstützung einarbeiten (z. B. Lavendelöl oder *Rose-Teebaum-Essenz*; siehe Seite 127-131, 285).

Bei Prellungen und Knochenbrüchen unterstützt Lavendel extra in einer Salbenkompresse den Heilungsprozess.

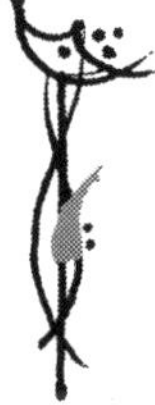

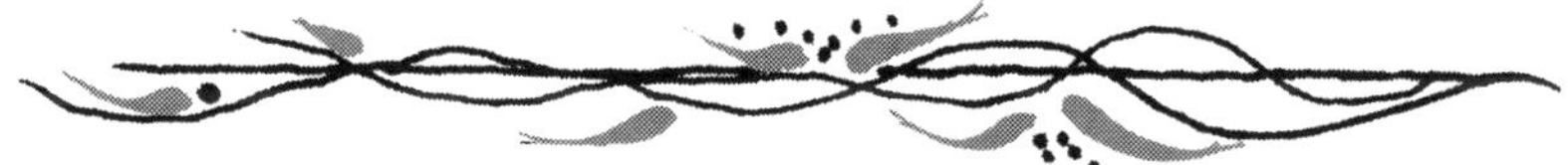

# Bruno's Babymassageöl

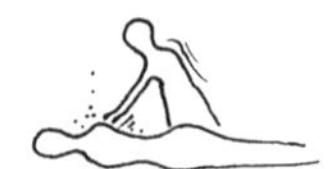

Das Babymassageöl riecht zart, fruchtig und krautig. Es beruhigt, gleicht aus und entspannt die Muskulatur.

*für die harmonische Babymassage*

Die Zusammensetzung dieses Öls stammt von dem erfahrenen Masseur Bruno Walter, der auch Seminare zur Babymassage leitet und Bücher über dieses Thema geschrieben hat.

Die harmonische oder indische Babymassage ist nicht nur für die Kinder ein Genuss, sondern eine wunderbare Möglichkeit für Eltern und Kind, sich kennenzulernen. In einem Kurs, der meist ab der sechsten Lebenswoche besucht wird, können Sie lernen, wie Ihr Säugling auf Bewegung, Massage und Zuwendung reagiert. Nützliche Hinweise und praktische Übungen zum Umgang mit Blähungen oder unruhigen Babys fehlen in keinem Kurs. Neben dem Erlernen von Massagehandgriffen und Tragehinweisen erleben Sie, wie Musik auf Ihr Kind wirkt.

| Inhaltsstoffe |
|---|
| Lavendel<br>Mandarine rot<br>Calendulaöl<br>Johanniskrautöl |

Es ist schon als Zuschauerin immer wieder etwas Besonderes, das Zusammenfinden der massierenden Hände mit den wohligen Körperbewegungen und den Stimmäußerungen der Neugeborenen zu sehen und zu hören. Es freut mich, dass auch immer mehr Väter sich der Babymassage widmen.

Größere Geschwisterkinder freuen sich übrigens nicht nur bei Muskelverspannungen über eine einfühlsame Massage mit diesem Öl. Ergreifen Sie auch einmal die Chance und massieren Sie Ihrem Schulkind die Füße, wenn es auf dem Sofa vor der »Glotze« liegt. Sie werden feststellen, dass Sie auf diesem Weg unerwarteten Zugang zu Ihrem Kind finden, das sonst ja schon »sooo groß« ist und leider keine Streicheleinheiten mehr zulässt.

**Meine Empfehlung:**

Eine schöne Abrundung erhält das Babymassageöl durch den Zusatz weniger Tropfen eines Holzöls wie Zeder oder Linaloeholz pro 50 ml-Flasche. Insbesondere für die Massage von Jugendlichen oder Erwachsenen bekommt das Öl dann eine persönliche, leicht holzige Note. Zwei Tropfen Sandelholzöl z. B. passen gut zu dieser Altersgruppe und geben dem Massageöl einen samtigen Duft.

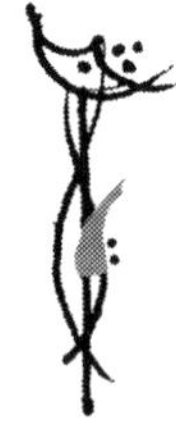

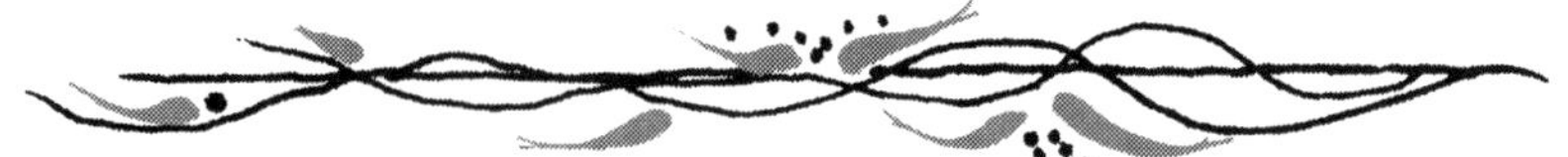

# Brustmassageöl

Ein herb-krautiger Duft prägt das *Brustmassageöl*, das außerhalb der Stillzeit das Bindegewebe der Brust stärkt.

*zur Festigung und Formgebung; erst nach dem Abstillen*

Durch die Schwangerschaft und Stillzeit verändert sich hormonell bedingt die Form und Konsistenz der weiblichen Brust. Um das Gewebe wieder zu straffen, lohnt sich der Versuch, mit diesem Öl eine tägliche und intensive Brustmassage durchzuführen. Die Massage wird zunächst sternförmig in Richtung Brustwarze ausgeführt und dann in kleinen Kreisen mit der flachen Hand über die ganze Brust.

Eine Anwendung über mehrere Wochen, manchmal Monate, ist auf jeden Fall ratsam, danach stellt sich bei etlichen Frauen tatsächlich ein Erfolg ein. Es ist bestimmt wichtig für Sie zu wissen, dass sich die Form der weiblichen Brust bis zum Beginn der Wechselzeit aufgrund hormoneller Umstellung ohnehin wieder festigen kann. Wir Frauen durchlaufen tatsächlich mehrere Phasen der Veränderung, die es so spannend machen, Frau zu sein.

Sollten Sie mit der Anwendung des *Brustmassageöls* keinen sicht- und spürbaren Erfolg erzielen, so haben Sie dennoch eine nützliche Maßnahme ergriffen, denn die Inhaltsstoffe der Angelikawurzel besitzen eine immunstimulierende Wirkung. Dies ist vor allem nach einer langen Stillzeit sinnvoll, denn viele Mütter erkranken einige Monate nach der Geburt häufig an banalen, aber lästigen Infekten.

Inhaltsstoffe

Angelikawurzel
Grapefruit
Myrte
Palmarosa
Rosengeranie
Jojobawachs
Mandelöl
Nachtkerzenöl
Weizenkeimöl

**Wichtige Hinweise:**

- für Schwangere und Säuglinge zur Selbsttherapie ungeeignet
- zur Anwendung bei Kindern mit einem Pflanzenöl verdünnen

**Meine Empfehlung:**

Bevorzugen Sie eine eher süßliche Duftnote, dann mischen Sie drei bis fünf Tropfen Ylang-Ylang oder ein bis zwei Tropfen Jasmin in das Massageöl (50 ml-Flasche). Damit erhält das *Brustmassageöl* eine aphrodisische Nuance und Ihr Partner übernimmt vielleicht gerne die Massage.

Die Aromamischung eignet sich gut für andere Bindegewebsmassagen. Sollte Ihnen die Duftnote des *Cellulite-Öls* nicht angenehm sein oder sind Überempfindlichkeitsreaktionen auf dieses Öl aufgetreten, dann ist das *Brustmassageöl* einen Versuch wert. Es empfiehlt sich dann jedoch, dem *Brustmassageöl* ca. fünf Tropfen gewebestraffendes und ausleitendes Wacholderbeeröl zuzugeben.

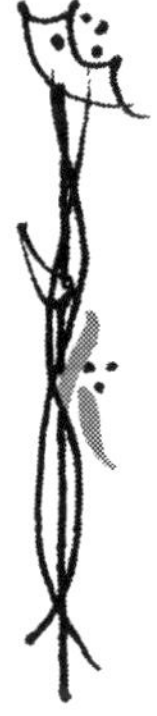

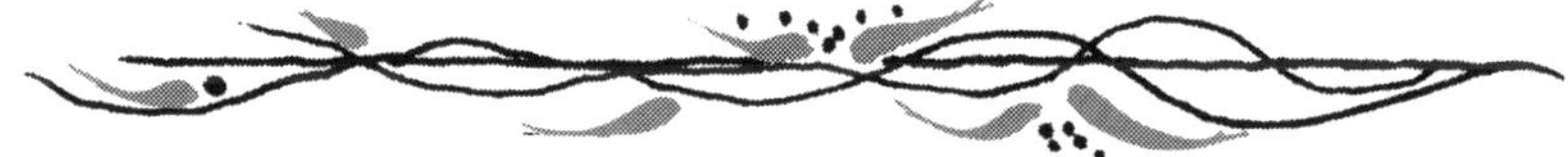

# Cellulite-Bad

Das aromatisch riechende Bad mit seiner holzig strengen Note wirkt durchblutungsfördernd, entschlackend und gewebestraffend.

*entschlackend, durchblutungsfördernd*

Inhaltsstoffe

Orange
Wacholderbeere
Zitrone
Zypresse
Totes-Meer-Salz

Zusammen mit dem *Cellulite-Öl* ist eine kontinuierliche Anwendung erforderlich. Sie sollten ein- bis zweimal wöchentlich ein nicht zu heißes Vollbad nehmen. Empfehlenswert ist es, den Salzgehalt des Bades unter Zusatz von Totem-Meer-Salz (TMS) auf 1 % zu ergänzen, d. h. bei einem Vollbad mit 100 Liter Wasser 1 kg TMS. Das kann für Ihre Badewanne zwar eine gewisse Belastung darstellen. Ihr Organismus allerdings erfährt angeregt durch Wacholderbeeren- und Zypressenöl eine wesentliche Unterstützung, um Giftstoffe auszuschwemmen. Durch das Zitronen- und Orangenöl kann in Verbindung mit einem heißen Bad eine Hautrötung entstehen. Sie können dann die durchblutungsfördernde Wirkung nicht nur spüren, sondern auch sehen. Die leicht gereizte Haut beruhigt sich durch kaltes Abduschen am Ende des Bades wieder. Ideal ist im Anschluss an das Bad dann eine Massage mit dem *Cellulite-Öl* in Kombination mit Salbeihydrolat, siehe nächste Seite.

Nach einer Geburt und dem Ende der Stillzeit können Sie das Bad zur Straffung des Bindegewebes anwenden. Aber bedenken Sie, Sie sind Mutter geworden und Ihr Körper hat sich verändert. Durch die Schwangerschaft entstandene Besenreißer könnten verschwinden und eine schlaffe Haut aufgrund der Hormonumstellung erfährt durch das *Cellulite-Bad* eine intensivere Durchblutung.

**Wichtige Hinweise:**

- für Zitrus-Allergiker, Schwangere und Säuglinge zur Selbsttherapie ungeeignet
- zur Anwendung bei Kindern mit einem Pflanzenöl verdünnen

**Meine Empfehlung:**

Sollte Ihnen der Duft des Bads zu stark sein, können Sie bei jeder Badeanwendung noch drei Tropfen Manukaöl mit dem Salz mischen. Lieben Sie aber eine noch intensivere Duftnote, kann Ingweröl mit seiner verdauungsfördernden Wirkung zugegeben werden.

Wenn Sie einen zu niedrigen Blutdruck haben, geben Sie ca. fünf Tropfen Rosmarinöl zusätzlich in die Badewanne. Allerdings würde ich Ihnen dann ein morgendliches Bad empfehlen.

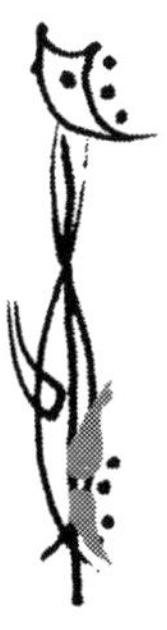

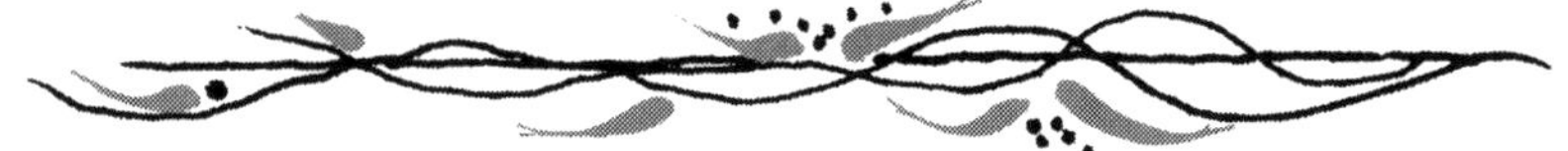

# Cellulite-Öl

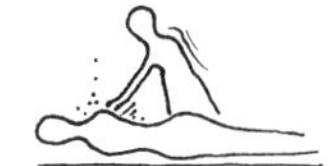

Ein frischer und holziger Duft entfaltet sich auf der Haut. Das Massageöl wirkt durchblutungsfördernd und entschlackend.

*entstauend und Bindegewebe straffend*

Das Öl sollte, wie auch das Bad, regelmäßig über einen längeren Zeitraum, am besten täglich morgens und abends, angewendet werden. Kräftiges Einmassieren ist unbedingt erforderlich.

Entstanden ist das Öl auf Wunsch einiger Frauen nach einer Ergänzung zum *Cellulite-Bad*. Der Duft des Öles ist zarter und fruchtiger. Es ist für mich schon erstaunlich, wie unterschiedlich das Öl wirkt. Manche Frauen schwören auf regelmäßige Anwendungen, andere wiederum erreichen keine Veränderung ihres Hautbilds. Wunder kann das *Cellulite-Öl* natürlich nicht bewirken, aber den Stoffwechsel und die Entschlackung des Gewebes anregen. Das rein weibliche Phänomen »Orangenhaut« ist unter anderem hormonell bedingt. Ein erhöhter Östrogenspiegel und Bindegewebsschwäche sind die Verursacher der Cellulite, die einen ganzheitlichen therapeutischen Ansatz erforderlich macht. Eine gesunde Ernährung gehört ebenso dazu wie reichlich Bewegung an der frischen Luft.

Sie sollten unbedingt darauf achten, täglich 2–3 Liter Wasser zu trinken. Nach einem Bad und einer Körpermassage benötigt der Körper Ruhe, ausreichend Zeit und Flüssigkeit, um angesammelte Giftstoffe auszuschwemmen.

Inhaltstoffe

Efeuextrakt
Orange
Palmarosa
Zypresse
Aloe-Vera-Öl
Nachtkerzenöl
Weizenkeimöl

**Wichtige Hinweise:**

- für Zitrus-Allergiker, Schwangere und Säuglinge zur Selbsttherapie ungeeignet
- zur Anwendung bei Kindern mit einem Basisöl verdünnen

**Meine Empfehlung:**

Vorausgesetzt, Sie trinken genügend, können Sie dem Öl zusätzlich noch zehn Tropfen Wacholderbeer- und Limettenöl zugeben, dadurch wird die entwässernde und ausleitende Wirkung auf den Organismus verstärkt. Allerdings wird diese Mischung dann einen eher herben Geruch entwickeln.

Bei unbedenklichen Blutdruckwerten können Sie noch einige Tropfen Rosmarinöl zugeben. Wie beim Bad beschrieben, ist es ratsam, das Öl immer auf eine mit Hydrolat befeuchtete Haut einzumassieren; ideal ist Salbeihydrolat.

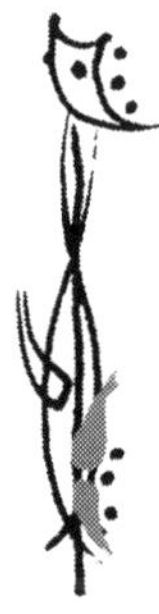

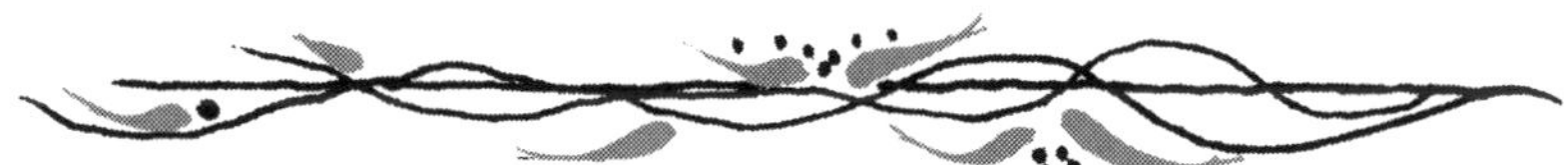

# Cistrosenbad

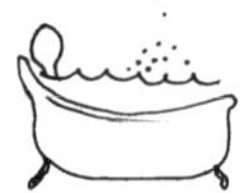

Das intensiv krautig-herb duftende Bad wirkt entzündungshemmend und beruhigend bei Hautjuckreiz, Ekzemen und Neurodermitis. Es eignet sich für Kinder und Erwachsene.

*für die wunde, raue und neurodermitische Haut*

Inhaltsstoffe

Cistrose
Immortelle
Lavendel extra
Neroli
Totes-Meer-Salz

Wenn Sie unter sehr starkem Juckreiz oder entzündeten Hautpartien leiden, geben Sie am besten noch zusätzlich 500 – 1 000 g TMS in jedes Vollbad. Kaltes Abduschen am Ende des Badegenusses ist unbedingt erforderlich, da es sonst aufgrund der zurückbleibenden Salzkristalle auf der Haut zu erneutem Juckreiz kommt. Bei leichten Hautekzemen wird ein Voll- oder Teilbad nach Bedarf ausreichend sein und von den betroffenen Menschen meist als hilfreich und wohltuend empfunden.

Nicht alle Neurodermitiker erfahren mit diesem Bad eine Heilung. Jedoch haben viele betroffene Menschen dadurch eine enorme Linderung und manche gar eine Abheilung der gereizten Haut erlebt. Sie sollten das Cistrosenbad anfangs im Sinne einer Kur regelmäßig anwenden, (allgemeine Dosierungshinweise beachten, siehe ab Seite 367). Das blumige und wertvolle ätherische Öl der Orangenblüten (Neroli) bringt sozusagen als »Erste-Hilfe-Öl« Linderung und Beruhigung. Die Cistrose und Immortelle helfen Ihre Seele zu wärmen. Sie können die Zeit in der Wanne nutzen um sich mit Ihrer juckenden Haut zu versöhnen. Vielleicht entdecken Sie bei einer gemütlichen Stimmung mit Musik und Kerzenschein im Bad, dass Sie so manche andere Dinge im Leben auch jucken. Durch die Entspannung kommen Sie dann möglicherweise zu der Erkenntnis, dass da ein Thema unter Ihren Nägeln brennt, das sich anders viel besser klären lässt, als durch Kratzen. Es wäre doch schön, wenn ein Aromabad zu innerer Harmonie und Ausgeglichenheit führt und Sie wieder gerne in Ihrer Haut stecken.

**Meine Empfehlung:**

Eine schöne Ergänzung ist ein Tropfen Rosenöl pro Bad. Sollten Sie aber gerade wieder einmal von Ängsten begleitet werden, dass nichts bei Ihrer kranken Haut hilft, so wirkt ein Tropfen der echten Melisse bestimmt beruhigend. Angenehm ist der Zusatz von ca. zehn Tropfen *Sprachlos*, das in Honig oder Sahne verrührt und dann dem Badewasser zugegeben wird.

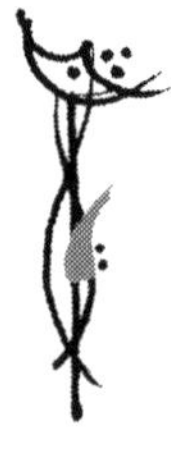

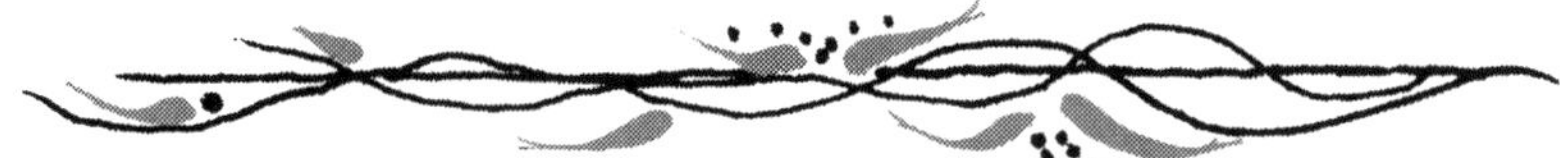

# Cistrosencreme für Kinder und Erwachsene

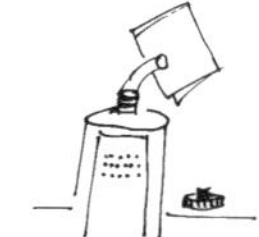

Die Creme auf natürlicher Basis riecht herb und krautig, ist frei von chemischen Substanzen, wirkt entspannend, klärend und heilend.

*zur Pflege empfindlicher und neurodermitischer Haut*

Die *Cistrosencreme* wird von Menschen benutzt, die nicht gerne Öl anwenden. Interessanterweise höre ich oft von Neurodermitikern, dass sie sich ungerne einölen. Fällt es wirklich schwer, die kranke Haut, die durch Kratzen und Reiben verletzt und gekränkt wurde, zu streicheln? Sollte Ihnen die Creme ebenfalls lieber sein, dann tragen Sie diese bitte dünn auf und streichen Sie sie sanft in die mit Rosenhydrolat befeuchtete Haut ein. Schenken Sie Ihrer Haut Zeit und Zuneigung, versuchen Sie die Wundheit zu akzeptieren, auch wenn es noch so schwer fällt. Als Eltern sollten Sie versuchen das Aussehen und die Haut Ihres Kindes so anzunehmen, wie sie sind. Stellen Sie sich vor, jemand würde Ihre Arbeit oder das Glück mit Ihrem Kind so kritisch betrachten, wie Sie es mit den betroffenen Hautpartien vielleicht schon eine ganze Zeit lang tun. Würde das Verhalten der Mitmenschen Sie nicht auch jucken? Ich selbst habe ebenfalls lange gebraucht, bis ich verstanden habe, dass ich mein Kind so – mit seinem Pickelgesicht, seinen verkratzen Backen und dem blutigen Po – annehmen muss wie es ist. Von da an konnte ich mich wieder über meinen Sonnenschein freuen und das Beschwerdebild besserte sich von da an zusehends.

Inhaltsstoffe

Cistrose
Immortelle
Lavendel extra
Rosenhydrolat
TMS-Lösung
Nachtkerzenöl
Adeps Lanae SP (Wollwachs)

Bei Hauterkrankungen ist eine ganzheitlich orientierte Behandlung empfehlenswert. Dazu gehört eine bewusste Ernährung, das Überdenken Ihrer Lebenssituation und -gewohnheiten, eine klassische homöopathische Konstitutionsbehandlung sowie eventuell eine zusätzliche Behandlung aus der traditionellen chinesischen Medizin wie z. B. Fußreflexbehandlung oder Akupunktur. Die Aromatherapie wird ein wichtiger Teilfaktor sein. Heilerfolge kann Ihnen zwar niemand versprechen, zumindest aber berichten unzählige betroffene Menschen von einer großen Linderung.

**Meine Empfehlung:**

Zur Hautbefeuchtung hat sich anstelle von Rosenhydrolat die Verwendung von Melissenhydrolat bewährt. Jugendliche bevorzugen gerne Teebaumhydrolat.

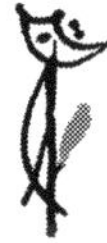

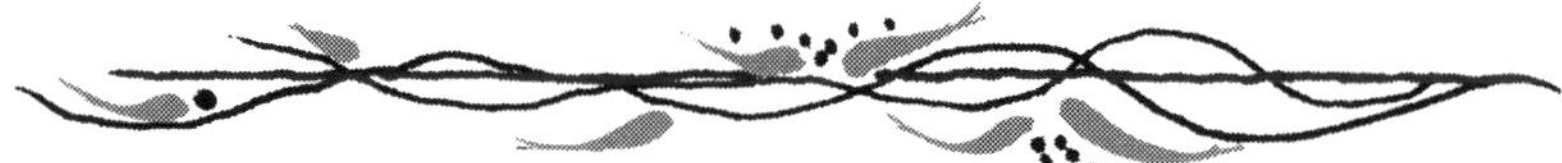

# Cistrosenöl für Erwachsene und Kinder

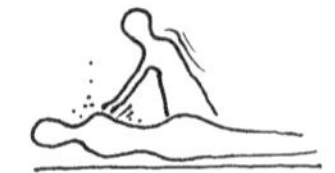

Die entspannende und juckreizlindernde Wirkung des herb riechenden Öls beruhigt neurodermitische und ekzematische Haut. Das Öl für Kinder beinhaltet einen geringeren Anteil an ätherischen Ölen.

*eignet sich gut zur Pflege ekzematischer und neurodermitischer Haut*

Mit dem *Cistrosenöl* konnte ich sogar schon bei Wickelkindern mit extrem empfindlicher Haut, d. h. also mit Neigung zu ekzematischer Haut, gute Erfahrungen sammeln. Außerdem möchte ich mich entschieden dafür einsetzen, diese Kinder nicht von vornherein zu Neurodermitikern abzustempeln! Solche Wertungen, gar Diagnosen, begleiten die Kinder oft ein Leben lang und selten im positiven Sinne. Sehr häufig verändert sich das Hautbild bereits im Kindesalter oder die Probleme verschwinden gänzlich. Nach meinen Beobachtungen tritt bei hautempfindlichen Menschen etwa alle sieben Jahre eine Reaktion auf. Sind die Personen seelisch stabil und leben in Harmonie, sind die wiederkehrenden Hautprobleme meist nur kurze Erscheinungen.

| Inhaltsstoffe |
|---|
| Cistrose |
| Immortelle |
| Lavendel extra |
| Nachtkerzenöl |

Bei Menschen mit Hautproblemen hat sich auch die regelmäßige Anwendung von Nachtkerzenöl bewährt. In Anbetracht seiner heilenden Eigenschaften (S. 57) und der verwendeten ätherischen Öle überrascht mich die erstaunlich hohe Erfolgsrate des *Cistrosenöls* nicht. In der Apotheke, aus Leserbriefen und auf Seminaren erfahren wir oftmals vom erfolgreichen Einsatz des Öls vor allem in Kombination mit dem *Cistrosenbad.* Diese positiven Rückmeldungen geben dem Apotheken-Team und mir immer wieder neue Motivation und die Bestätigung, auf dem richtigen Weg zu sein.

**Meine Empfehlung:**

Dorothee, eine befreundete Ärztin, empfiehlt das *Cistrosenöl* aromainteressierten Patientinnen mit Brustkrebserkrankungen zur Behandlung während und nach der Strahlentherapie. Die strapazierte Haut zeigt dann oft einen Elastizitätsverlust, eine liebevolle Hautpflege nimmt die kranke Haut meist dankbar an. Macht die von der Krankheit gezeichnete Person den Eindruck eines »zerknitterten Rösleins«, dann schenken Sie doch zur Rekonvaleszenz ein Fläschchen *Cistrosenöl.* Vielleicht geben Sie jeweils noch ein bis zwei Tropfen türkisches Rosenöl und Melissenöl 100 % zu. Damit schenken Sie nicht nur Freude, sondern auch Hilfe.

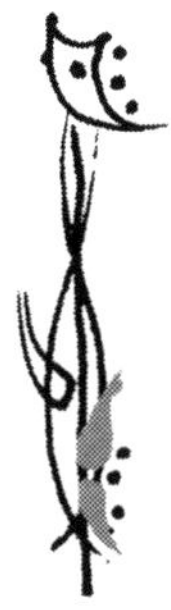

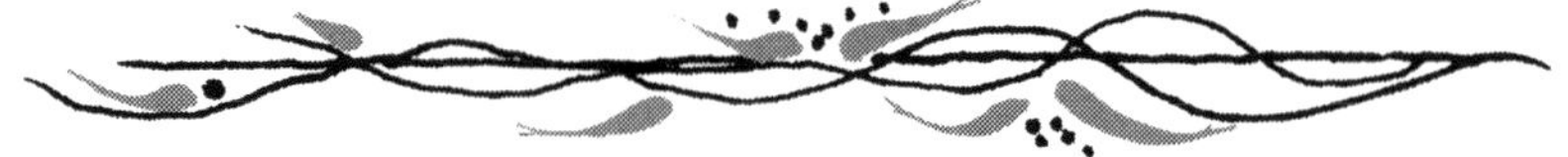

# Dammmassageöl

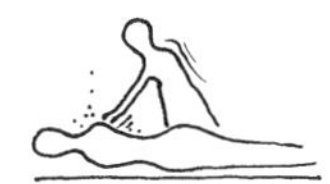

Das zart blumig duftende Massageöl fördert die Dehnungsfähigkeit des Damms, wirkt anästhesierend und leicht erwärmend.

*zur Dammvorbereitung und zum Dammschutz*

*zur Pflege des Damms nach der Geburt*

*zur Narbenbehandlung*

Inhaltsstoffe

Muskatellersalbei
Rose
Johanniskrautöl
Weizenkeimöl
Nachtkerzenöl

Hebammen, Frauen und auch viele Ärzte schwören auf das *Dammmassageöl*. Unter Verwendung dieser Aromamischung blieb schon unzähligen Frauen ein Dammschnitt erspart. »Überlassen Sie als werdende Mutter Ihren Damm nicht dem klinischen Personal und nicht dem Zufall, nehmen Sie Ihre Unversehrtheit selbst in die Hand!«, diese Botschaft vermittle ich schon seit Jahren mit Erfolg.

Zur genauen Anwendung des Öls in der Schwangerschaft lesen Sie bitte in meinem Buch »Die Hebammen-Sprechstunde« nach oder besprechen Sie es mit Ihrer Hebamme. Meine Kolleginnen wissen bestimmt, wie das *Dammmassageöl* auch bei hartnäckigen Muttermundsbefunden, bei Übertragungen und während der Eröffnungsphase einzusetzen ist.

Sollte bei der Geburt dennoch ein Dammschnitt erforderlich geworden oder ein Dammriss entstanden sein, behandeln Sie die entstandene Narbe einige Zeit lang mit dem *Dammmassageöl*. Eltern rate ich seit Jahren vor dem ersten sexuellen Kontakt nach der Geburt das Öl anzuwenden, es macht das Narbengewebe nachgiebig und die entspannende Wirkung wird nicht ausbleiben.

Narben, auch wenn diese bereits älter sind, egal welcher Art und Ursache, werden unter Anwendung des Dammöls geschmeidig und dehnfähig. Ebenso lösen sich Muskelverhärtungen bei einer Massage mit diesem Öl. Diese Wirkung wurde von Masseuren und Krankengymnastinnen bestätigt.

Selbst anstehende Phimosenoperationen konnten unter regelmäßiger Anwendung des *Dammmassegeöles* vermieden werden.

**Meine Empfehlung:**

Bei älteren Narben und solchen, die nicht im Schleimhautbereich liegen, wird der Duft des *Dammmassageöls* am besten mit drei Tropfen reinem Neroliöl oder mit zehn Tropfen *Neroli 10 % in Jojobawachs* verfeinert.

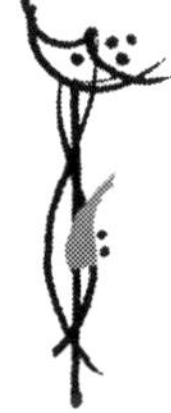

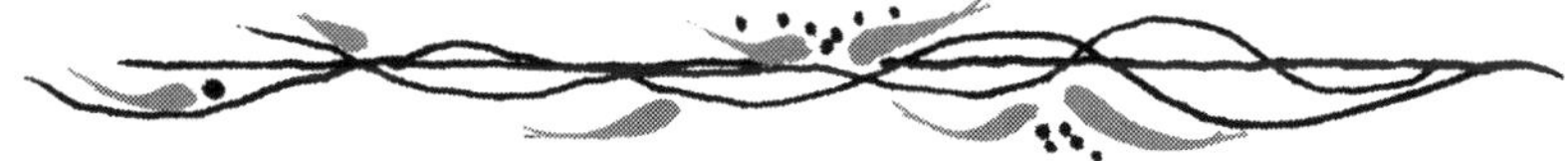

# Duschgel

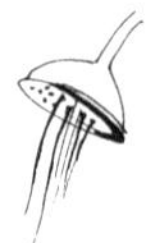

Ein frisch riechendes Duschgel, das morgens müde Geister weckt.

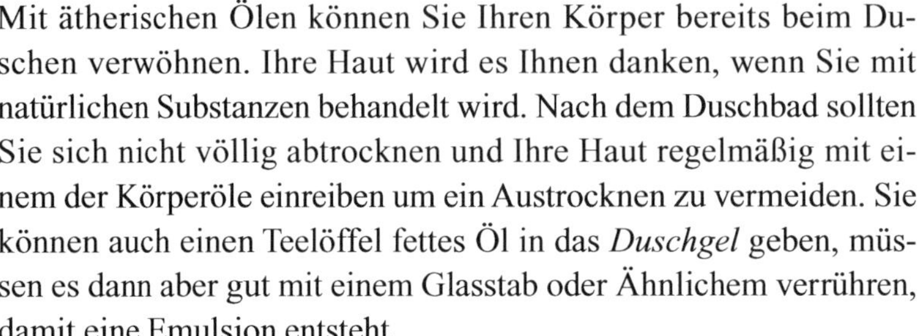

Mit ätherischen Ölen können Sie Ihren Körper bereits beim Duschen verwöhnen. Ihre Haut wird es Ihnen danken, wenn Sie mit natürlichen Substanzen behandelt wird. Nach dem Duschbad sollten Sie sich nicht völlig abtrocknen und Ihre Haut regelmäßig mit einem der Körperöle einreiben um ein Austrocknen zu vermeiden. Sie können auch einen Teelöffel fettes Öl in das *Duschgel* geben, müssen es dann aber gut mit einem Glasstab oder Ähnlichem verrühren, damit eine Emulsion entsteht.

*erfrischend, auch als schäumender Badezusatz und Shampoo geeignet*

Inhaltsstoffe

Citronella
Litsea
Orange
Sandelholz
Zeder
biologisch abbaubare Grundlage

Wenn Kleinkinder das *Duschgel* verwenden, sollte es mit einer neutralen Grundlage verdünnt werden. Am Abend würde ich Kinder wegen der anregenden Wirkung ohnehin nicht darin baden. Besorgen oder bestellen Sie in der Bahnhof-Apotheke doch einfach einmal die neutrale Duschgelgrundlage um ein Duschgel oder Bad mit einer eigenen Note zuzubereiten. Selbst gemischte Badezusätze mit einem persönlichen Duft sind willkommene Geschenke, die sich lange im Voraus oder in letzter Minute zubereiten lassen (Dosierung ab Seite 367). Jedoch sollten Sie Ihre erste Komposition in Ruhe und mit Zeit herstellen, damit Sie am Ende nicht doch ohne Duftgeschenk außer Haus gehen. Oft hört sich die Rezeptur einfacher an, als es der Nase dann gefällt. Oder Sie fordern eine meiner Varianten an wie das *Duschgel Palmarosa*, dem ich anstelle von Litsea und Citronella das blumig-grasig duftende Palmarosaöl hinzugefügt habe, das dadurch eine anregende Wirkung erhalten hat. Schwangere mit vorzeitigen Wehen sollten das *Duschgel* nicht benutzen.

**Wichtiger Hinweis:**

- zur Anwendung bei Kindern mit einer neutralen Grundlage verdünnen

**Meine Empfehlung:**

Geben Sie in die benötigte Tagesmenge einfach Ihren persönlichen Lieblingsduft, so haben Sie immer wieder eine Abwechslung. Steht das Stimmungsbarometer wegen der anstehenden Menstruation auf Tief, eignet sich Muskatellersalbei. Wachen Sie mit gereiztem Magen auf, dann hilft die römische Kamille, oder nehmen Sie einfach einige Tropfen schönen Rosendufts in Jojobawachs verdünnt.

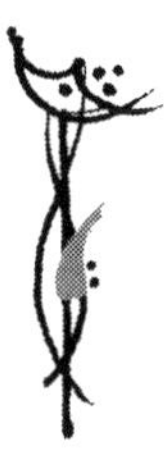

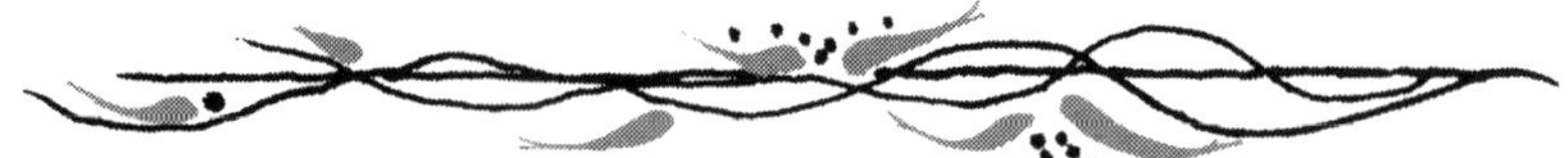

# Engelwurzbalsam

Eine intensiv krautig und erdig riechende Salbe, die bei Stock- und Fließschnupfen gute Dienste leistet.

*pflegend bei empfindlicher Schnupfennase*

Diese Salbe ist eines der meistgelobten Erzeugnisse meiner Aromamischungen aus der Bahnhof-Apotheke. Ich wollte sie vor vielen Jahren unbedingt für Neugeborene zur Verfügung haben, die bereits in ihren ersten Lebenstagen und -wochen Schnupfen entwickelt hatten. Auch dieses Produkt hat sich aufgrund seiner zuverlässigen Wirkung einfach durch Mund-zu-Mund-Propaganda weiterverbreitet. Ich selbst bin immer wieder erstaunt über die vielfältigen Erfolgsberichte. Dass ätherische Öle hilfreich sind, wusste ich, aber mit diesen enormen Erfolgen hatte ich anfangs nicht gerechnet.

Inhaltsstoffe

Angelikawurzel
Majoran
Thymian
Bienenwachs
Johanniskrautöl
Adeps lanae SP (Wollwachs)
Sheabutter

Wir Hebammen empfehlen ihn zur Anwendung bei Neugeborenen, Säuglingen und Kindern. Erwachsene schätzen seine hilfreiche Wirkung ebenso. Bei Neugeborenen genügt es meist, ein Tüchlein mit dem Balsam zu bestreichen (0,5 cm aus der Tube) und in die Wiege zu hängen. Bei Säuglingen bitte sparsam verwenden, also nur dünn auf die Nasenflügel auftragen. Sollte Ihr Säugling oder Ihr Kind erste Anzeichen von Husten zeigen, hat es sich bewährt, die Brust und den Rücken mit dem Balsam einzureiben.

Kinder und Erwachsene können die Naseneingänge und die Oberlippe bestreichen, um die Öle zusätzlich zu inhalieren. Sparsames Auftragen des Balsams auf den Nasenrücken vor dem Schlafengehen oder auch mal tagsüber wird die Schnupfenbeschwerden bald lindern. Bei einer beginnenden Stirnhöhlenentzündung werden Sie spürbare Besserung erreichen, bzw. die Schleimhäute beruhigen sich und die Nase beginnt zu fließen. Selbst bei Kieferhöhlenvereiterungen hat der *Engelwurzbalsam* schon gute Hilfe geleistet.

**Meine Empfehlung:**

Bei Stauungen im Lymphsystem kann eine sanfte Massage oder eine Lymphdrainage mit dieser Salbe Linderung bringen; je ein Tropfen Wacholderbeer- mit Zedernöl beigemischt, wird die Wirkung unterstützen. Fußreflextherapeuten erzählen von guten Wirkungen beim Einsatz von *Engelwurzbalsam*. Bei Halsschmerzen oder geschwollenen Lymphknoten rate ich sowohl bei Erwachsenen als auch bei Kindern einen Wickel mit dem Balsam anzulegen.

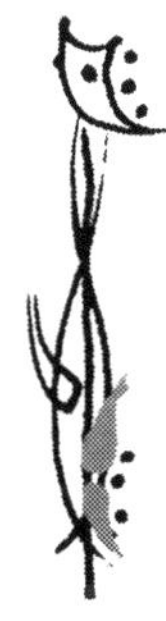

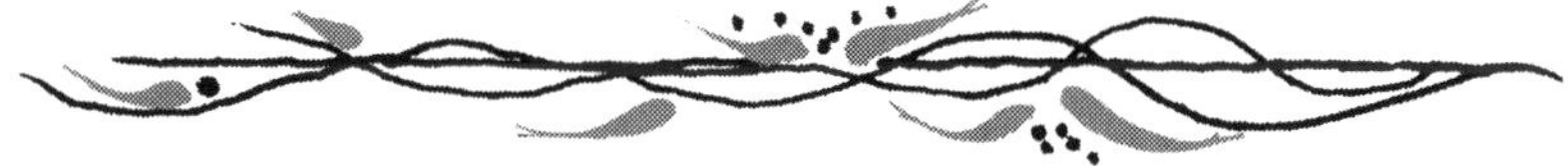

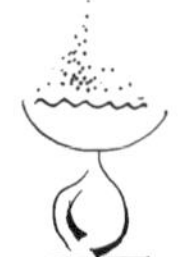

# Entbindungsduft

Die weiblich-süße Duftnote bringt Entspannung und Harmonie in allen Lebensbereichen, wenn es darum geht, Weiblichkeit und Sinnlichkeit zu leben und sich im Loslassen zu üben.

*beruhigende Mischung für die Geburtsvorbereitung und im Entbindungszimmer*

Auf Wunsch vieler Hebammen ist diese schöne, weibliche ätherische Ölkomposition *Entbindungsduft* entstanden, denn im Berufsalltag stehen meist andere Aufgaben an, als eine ätherische Ölmischung zu zaubern. Mit dieser blumigen Aromamischung in der Duftlampe begrüßen unzählige Geburtshäuser und Kliniken die Eltern und das Neugeborene. Umgeben von dieser sinnlichen Duftkreation kann sich die Gebärende wohlfühlen und den Begleitpersonen wird bewusst, dass hier »das Ergebnis einer Liebe« erwartet wird. Die Mischung verströmt Ruhe, Besinnlichkeit und Harmonie. Einige Tropfen davon in die Badewanne (S. 384), werden der Gebärenden gefallen und Entspannung verschaffen. Sollte das Kind im Wasser geboren werden dürfen, wird es mit einer weiblichen Duftnote begrüßt, die zum Thema Geburt und Frau passt. Allerdings sollte das Öl dann mit Totem-Meer-Salz vermischt werden.

*eine schöne, harmonisierende, sinnliche Duftnote*

Inhaltsstoffe

Benzoe Siam
Grapefruit
Jasmin
Linaloeholz
Mandarine rot
Rose
Sandelholz
Ylang-Ylang
(Pumpspray Ethanol)

Jede Gebärende entwickelt einen körpereigenen, individuellen und auch intensiven Körpergeruch, der geprägt ist von einem hohen Endorphin- und Oxytocinspiegel. Mit dem *Entbindungsduft* wird dieser persönliche Körpergeruch nicht verfremdet, sondern eher noch weiblicher. Ich setze natürlich immer voraus, dass die empfohlenen Dosierungen (ab Seite 367) eingehalten werden. Die verwendeten ätherischen Öle haben keinen Einfluss auf die Wehenstärke, sondern auf die hormonproduzierende Hypophyse, die Mischung unterstützt die Produktion der Östrogene und Endorphine.

Aber nicht nur rund um die Geburt, sondern auch in der Schwangerschaft kann der *Entbindungsduft* Anwendung finden. Werdende Mütter genießen gerne ein Bad damit und fühlen sich wohl in einem Raum, der mit dem Öl beduftet wird. Viele Hebammen geben den *Entbindungsduft* während den Geburtsvorbereitungskursen in die Duftlampe, um die werdenden Mütter und Väter auf das bevorstehende Ereignis des Elternwerdens einzustimmen. Die entspannende Wirkung dieser Ölmischung ist für die Frauen nach einem anstrengenden Arbeitstag hilfreich um sich in der Gruppe oder dann zu Hause den Atemübungen widmen zu können.

Ylang-Ylang fördert die Ausatmung, ermöglicht in Verbindung mit Sandelholz eine bessere Körperwahrnehmung und hilft einen gleichmäßigen Atem zu finden. Die konzentrierte, fließende Bauchatmung ist eine der wichtigsten Vorbereitungen auf die Geburt. Lesen Sie dazu in meinem Buch »Die Hebammen-Sprechstunde«. Das Linaloeholz wirkt muskelentspannend auf den durch einen arbeitsintensiven Tagesverlauf oft erhöhten Tonus der Gebärmutter.

*Duft weckt Erinnerungen und hilft Erlebtes aufzuarbeiten*

Wochen oder Monate nach der Geburt Ihres Kindes kann ein Hauch des *Entbindungsduftes* in der Duftlampe oder einige Tropfen davon in ein Massageöl gemischt den Eltern die Erinnerung an die erlebte Geburt wiederbringen. Auf diese Weise trägt die ätherische Ölmischung dazu bei, das Erlebnis Geburt aufzuarbeiten und bei unglücklich verlaufenen Geburten entsteht so die Chance, dass Eltern mit dem Thema Frieden schließen und ihre Liebe wiederfinden.

Unabhängig vom Thema der Elternschaft wird diese weibliche Duftmischung im Bad oder im Massageöl eine schöne aphrodisierende Aromafreude verbreiten. Doch vielleicht weckt der Duft auch den Kinderwunsch und unterstützt zusätzlich die Bildung von Fruchtbarkeitshormonen.

Wenn Sie die ätherische Ölmischung in ein Bad oder Massageöl einarbeiten, sollten Sie zunächst in der Armbeuge einen Hauttest machen, denn aufgrund des hohen Anteils der Fruchtessenzen kann es zu Unverträglichkeiten kommen.

**Meine Empfehlung:**

Für die Gruppenarbeit oder im Vorraum von Kliniken und Geburtshäusern hat es sich bewährt, dem *Entbindungsduft* in der Duftlampe einige Tropfen eines Zitrusöls wie Limette, Grapefruit, Bergamotte oder Orange zuzugeben. So kann immer ein gewünschter Situationsduft erzielt werden bzw. ein Lieblingsöl der Hebamme oder der Frauen beigemischt werden. Die Mischung erhält dann eine fruchtige Note, die sinnliche bleibt im Hintergrund erhalten.

Unter Zusatz von Ingwer oder einer ganz geringen Menge Pfeffer erhält die Mischung eine männliche, feurige Note und bringt Abwechslung in eine Beziehung, wenn Sie sie in ein Massageöl einmischen oder in die Duftlampe geben.

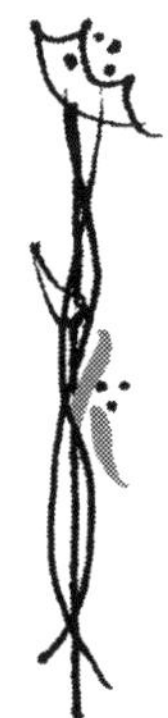

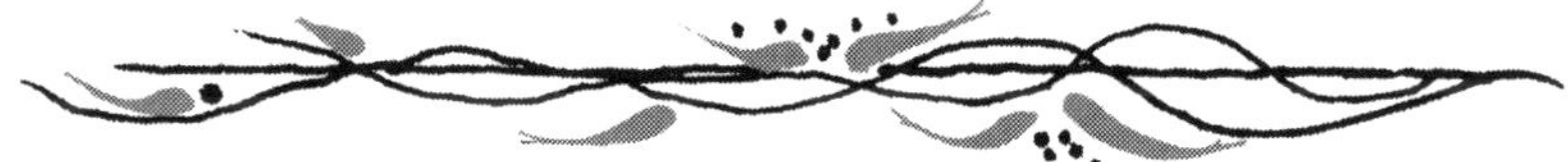

# Entspannungsbad

Eine beruhigende, krautig-blumig riechende Salzmischung um einen stressreichen Tag zu beenden.

*vor und während der Geburt*

*bei Alltagsstress und Unruhe*

Inhaltsstoffe

Kamille römisch
Lavendel
Mandarine rot
Rosengeranie
Sandelholz
Zeder
Totes-Meer-Salz

Das *Entspannungsbad* bieten Hebammen den Gebärenden gerne als Badezusatz für die Entspannungswanne während der Eröffnungswehen an. Empfehlenswert ist, noch mindestens 500 g Totes-Meer-Salz zusätzlich zuzugeben, um die tragende Wirkung des Wassers zu unterstützen und die schmerzerleichternde Komponente zu verstärken.

Die römische Kamille, Lavendel und Sandelholz sind geeignete Öle um bei den ersten Anzeichen einer Harnwegsinfektion Erleichterung zu verschaffen. Als unterstützende Therapie bei Blasenerkrankung von Kindern oder Erwachsenen haben sich ein warmes Sitzbad oder ein warmer Unterbauchwickel bewährt.

Die Bademischung hat sich durch die entspannende Wirkung der ätherischen Öle von Kamille römisch, Mandarine rot und Sandelholz auch in vielen anderen Lebenslagen bewährt. Die klärende Wirkung von Lavendel, Rosengeranie und Zeder gibt Halt und Zuversicht für das, was kommt.

Der Duft des *Entspannungsbads* gefällt Kinder-, Frauen- und Männernasen. Ob der Arbeitsalltag, der Familien- und Kindergeburtstag oder die Reise anstrengend war, ein Bad am Abend wird Sie versöhnen. Kinder können vielleicht etwas ruhiger und schneller einschlafen, beispielsweise nach einem ereignisreichen Sonntag. Am Vorabend einer Prüfung bringt Ihnen das *Entspannungsbad* Ruhe und Zuversicht und hilft abzuschalten.

**Meine Empfehlung:**

Die entspannende Wirkung der Badesalzmischung können Sie durch die Zugabe von einem Tropfen Narde pro Anwendung verstärken. Eine wunderschöne Idee von Maria möchte ich Ihnen noch gerne verraten: Durch das Beimischen von einem Tropfen Tolu- oder Tonkaöl, in einem Becher Sahne verrührt, erfährt das Bad eine samtige Verfeinerung und erhält eine besonders harmonisierende Wirkung. Laden Sie Ihre Liebsten doch mal zu einem Gespräch in die Badewanne ein, oder geben Sie das Duftbad ins laufende Badewasser. Der durch die Wohnung strömende Duft spricht für sich und es ergibt sich von ganz allein eine entspannte Situation.

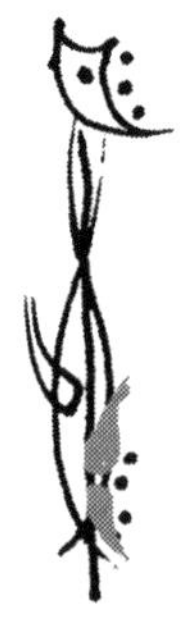

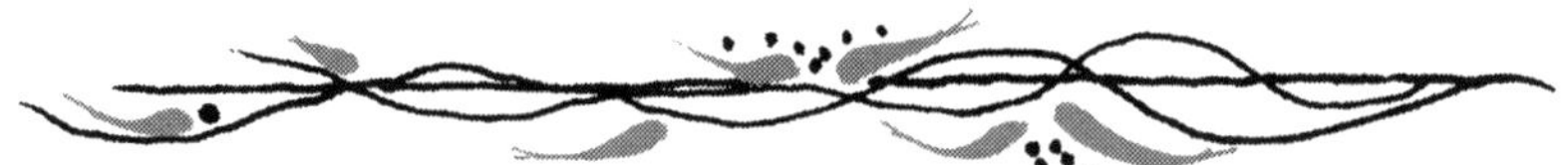

# Erkältungsöl befreiend

Ein intensiver, frischer Duft, der kühlend, bakterizid und viruzid wirkt; erleichtert die Atmung und fördert die Schleimlösung.

*für Jugendliche und Erwachsene*

Inhaltstoffe

Myrte
Niaouli
Salbei
Thymian
Ysop decumbens
Zirbelkiefer

Das *Erkältungsöl befreiend* hat eine frische, befreiende, krautige Note und besitzt im Verhältnis zu den sonst marktüblichen Minz- oder Eukalyptusölen doch auch einen sanften Duft.

Nachdem meine geburtshilflichen Erfahrungen mit der Aromatherapie so erfolgreich waren, wurde es mir ein Bedürfnis, den Einsatz der ätherischen Öle auch auf andere Lebensbereiche auszudehnen. So z. B benötige ich eine Mischung in Schnupfenzeiten, um sie in der Duftlampe zur Inhalation benutzen zu können. Sie sollte bedenkenlos für größere Kinder und begleitend zu einer homöopathischen Behandlung anzuwenden sein. Das *Erkältungsöl befreiend* hat sich sehr bewährt und wird in zahlreichen Familien eingesetzt, wenn es darum geht, Erkältungszeiten gut zu überstehen. Das Öl in der Duftlampe oder auf einem Papiertuch auf den Heizkörper gelegt erleichert das Durchatmen bei Erkältungen und Sie erreichen damit gleichzeitig eine Raumdesinfektion. Eine wirklich wohltuende Erste-Hilfe-Maßnahme bei verstopfter Nase ist einen Tropfen des Öls auf ein kleines Stückchen Papiertaschentuch zu geben, dieses zusammenzuknüllen und in eine Nasenöffnung zu stecken. Der Tipp ist nur für Erwachsene und Jugendliche gedacht.

Mangels eines fertig gemischten Erkältungsbads können Sie das *Erkältungsöl befreiend* selbst in eine Grundlage einarbeiten, z. B. in zwei Esslöffel Honig. Bei Husten ersetzen wenige Tropfen in ein fettes Öl gemischt fürs Erste ein fehlendes Brustöl.

**Wichtiger Hinweise:**

• für Schwangere und Säuglinge zur Selbsttherapie ungeeignet

**Meine Empfehlung:**

Erwachsene, die keine Homöopathie anwenden, können immer einen Tropfen Eukalyptusöl in die anzuwendende Menge der Mischung geben, wenn die Duftnote zu sanft sein sollte. Auch Pfefferminzöl ist geeignet, dies würde vor allem den kühlenden Effekt verstärken.

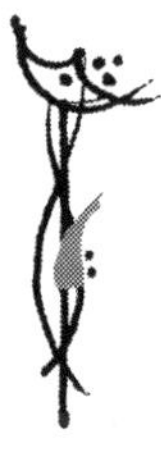

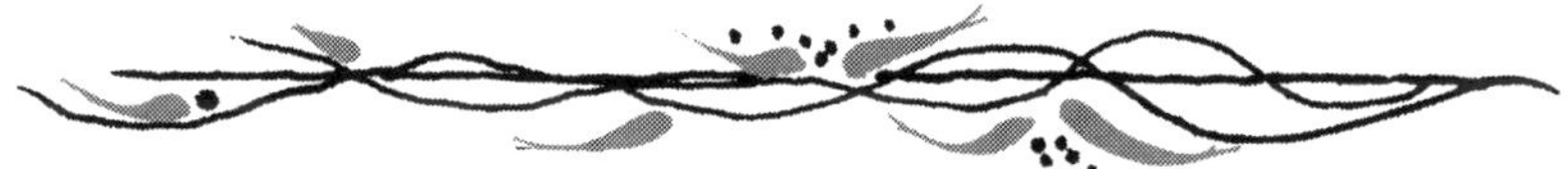

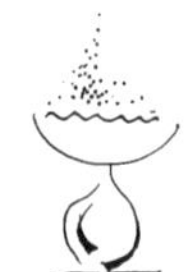

# Erkältungsöl wärmend

Die balsamisch duftende, wärmende und schleimlösende ätherische Ölmischung wirkt befreiend auf die Atemwege, entzündungshemmend und keimvermindernd.

*ideal für Säuglinge und Schwangere*

Diese Erkältungsmischung ist aus dem Wunsch heraus entstanden, empfindlichen Menschen in sensiblen Lebensphasen ein sanftes, aber hilfreiches Erkältungsöl empfehlen zu können. Es ist von mir speziell für die Neugeborenen und Schwangeren entwickelt worden. Erwachsene benutzen es dann gerne, wenn sie während einer Erkältung zum Frösteln neigen und einen warmen Raum oder ein erwärmendes Bad einem Frischluftspaziergang vorziehen.

Inhaltsstoffe

Benzoe Siam
Lavendel
Lavendelsalbei
Linaloeholz
Melisse
Ravintsara
Thymian linalool

Mit gutem Gewissen habe ich das *Erkältungsöl wärmend* sogar schon bei der Behandlung von Frühgeborenen vorgeschlagen, die noch mit Sauerstoff versorgt werden oder gar beatmet werden müssen – mit dem Ergebnis, dass diese Kleinen weniger Sauerstoff benötigten und sich rasch von dem Schnupfen erholten.

Es ist eine recht sanft duftende, aber wunderbar schleimlösende ätherische Ölmischung. Die anregende Note von Ravintsara und dem bronchienentspannenden Thymian linalool erhält durch die reine Melisse eine beruhigende Wirkung.

Selbstverständlich können Sie sich mit der Mischung ein Bad oder eine Einreibemischung herstellen. Mit wenig fettem Öl oder Honig vermischt sowie einem Bienenwachswickel wird sich hartnäckiger Husten lösen und die Anwendung wirklich Balsam für die kranken Bronchien sein.

Selbst Asthmatiker können einen Versuch mit dem *Erkältungsöl wärmend* wagen, vorausgesetzt ein Riechtest wurde gemacht.

**Meine Empfehlung:**

Wenn Sie einen holzigen Geruch vermissen, können Sie pro Anwendung ca. drei Tropfen Latschenkiefernöl dazumischen. Das erleichtert die Atmung und Sie haben das Gefühl, sich mitten im Wald zu erholen.

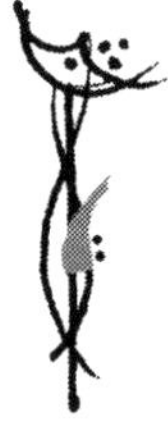

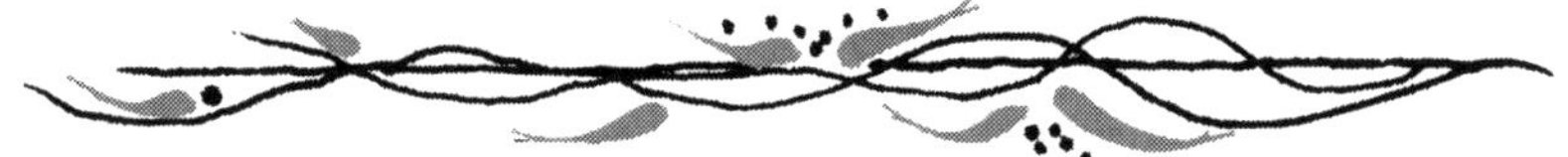

# Fenchel-Kümmel-Öl

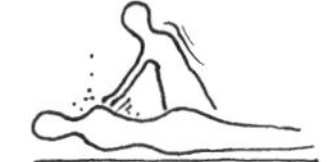

Der bekannte, würzige Duft der verdauungsanregenden und wärmenden Samenöle prägt den Geruch des »Vier-Winde-Öls«.

*für eine wohltuende Bauchmassage bei Jung und Alt*

Haben Sie in Ihrer Erinnerung den Duft von Anis, Fenchel, Kümmel und Koriander ebenfalls in Verbindung mit einem von Blähungen geplagten Säugling gespeichert? Ja, es ist altbekannt, dass die ätherischen Öle der Samen bei Verdauungsproblemen sehr hilfreich sind. Unser Kemptener *Fenchel-Kümmel-Öl* haben bestimmt schon zahlreiche Babynasen und Erinnerungssysteme verinnerlicht. Das bewährte Bauchmassageöl wird im Uhrzeigersinn (!) am Bauch einmassiert. Bei empfindlichen Säuglingen ist es ratsam, das Öl mit einem fetten Öl nach Wahl zu verdünnen. Bei der Verwendung von Papierwindeln müssen Sie darauf achten, dass das Öl gut einmassiert wird. Da es einen stark erwärmenden Effekt besitzt, kann die Anwendung bei mangelnder Belüftung zu einer ganz normalen Hautreizung führen. Das liegt nicht an der Qualität der Öle, sondern am Hitzestau aufgrund nicht atmungsaktiver Materialien. Gleiches gilt auch bei gleichzeitiger Anwendung eines Bauchwickels.

Inhaltsstoffe

Anis
Fenchel
Koriander
Kreuzkümmel
Mandelöl
Nachtkerzenöl

Ob schwanger, im Wochenbett oder einfach so, das überall beliebte *Fenchel-Kümmel-Öl* hilft Frauen und Männern, Alten und Jungen bei Verdauungsproblemen. Krankenschwestern berichten mir von guten Erfolgen bei frischoperierten Patienten. Sie ölen den Bauch der Person in den ersten postoperativen Tagen ein und die oft lästigen und schmerzhaften Verdauungsprobleme der Kranken bleiben aus. In der Pflege von bettlägrigen Menschen sollte diese Behandlung zur täglichen Routine gehören.

Auch unterwegs ist das *Fenchel-Kümmel-Öl* nützlich, denn fremde Ernährung und langes Sitzen bringen gerne so manches Verdauungsproblem mit sich.

**Meine Empfehlung:**

Wenn die Blähungen durch Ärger oder Zorn entstanden sind, ist es sinnvoll, bei jeder Anwendung zusätzlich fünf Tropfen *Kamille römisch 10 % in Jojobawachs* zu verwenden. Frauen, die an den Tagen vor den Tagen unter einem Blähbauch leiden, können in die Flasche einen Tropfen bulgarisches Rosenöl geben und pro Anwendung noch je zwei Tropfen Muskatellersalbei und Bergamotte untermischen.

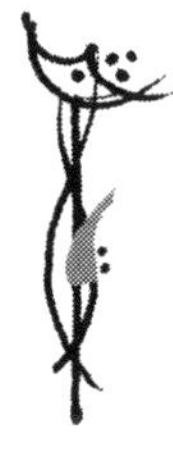

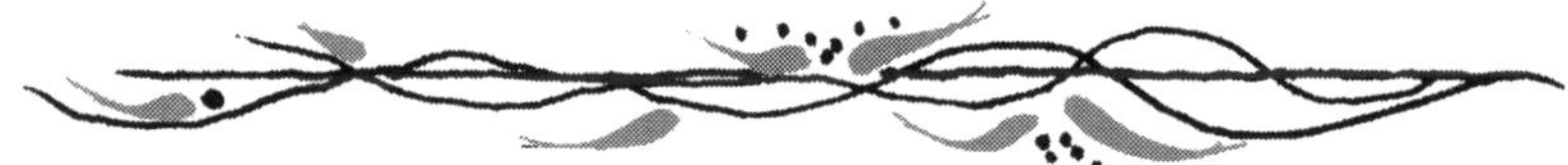

# Geborgenheit

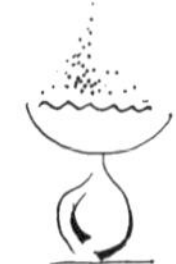

Ein blumiger, samtig-einhüllender und lieblicher Duft lässt die beruhigende und stärkende Wirkung sofort erahnen.

*bei Heimweh und Burn-out-Syndrom*

*als Schutzöl*

Inhaltsstoffe

Benzoe Siam
Iris
Jasmin
Lemongrass
Melisse
Orange
Vanilleextrakt

Dieser kostbare Duft ist für Menschen gedacht, die Sehnsucht nach zu Hause, nach Geborgenheit und Frieden haben, Personen, die das Gefühl haben, ausgelaugt und ausgebrannt zu sein. Mit dem Duft von Iris und Melisse schöpfen Sie neue Zuversicht und Kraft. Die ätherischen Öle Benzoe, Jasmin, Orange und Vanilleextrakt lassen die Sehnsucht nach Großmutters liebevoller Umarmung und ihrem köstlichen Vanillepudding wach werden. Der Duft hilft Ihnen, sich dem Alltag zu entziehen und doch wenigstens für kurze Zeit von Geborgenheit zu träumen, auch wenn sich eine liebe, verständnisvolle Person nicht mit einer Aromamischung ersetzen lässt. In der Duftlampe vermittelt dieser Duft Ihnen aber zumindest die notwendige Erholung und innere Ruhe.

Fünf bis sieben Tropfen dieser Mischung in 5 ml Jojobawachs gegeben und davon einen Tropfen als Naturparfüm hinterm Ohr oder auf den Puls am Handgelenk aufgetragen, können Ihnen Schutz und Zuversicht vermitteln. Womöglich fällt es Ihnen dann leichter, »Nein« zu sagen zu zusätzlicher Arbeit und weiteren Aufgaben, denen Sie sich aber im Moment nicht gewachsen fühlen. Sollten Sie in solch einer ausgebrannten Lebensphase stecken, dann gönnen Sie sich doch regelmäßig abends ein Bad mit fünf bis sieben Tropfen *Geborgenheit* in Honig verrührt und erleben Sie die wohltuende Wirkung der ätherischen Öle.

Haben Sie ein Kind zu Gast, das von Heimweh geplagt ist, wird ihm das Einschlafen mit dem Duft in der Duftlampe vielleicht leichter fallen und schöne Träume bringen. Alte und auch kranke Menschen erfreuen sich an diesem einhüllenden Duft, die langen Tage ohne Besucher werden etwas erträglicher und die Zuversicht wächst.

**Meine Empfehlung:**

Gönnen Sie Ihrem Partner eine Massage mit einigen Tropfen des Öls und er wird erkennen, dass auch Sie gerne mehr Zuneigung und eine Umarmung hätten.

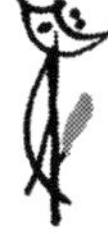

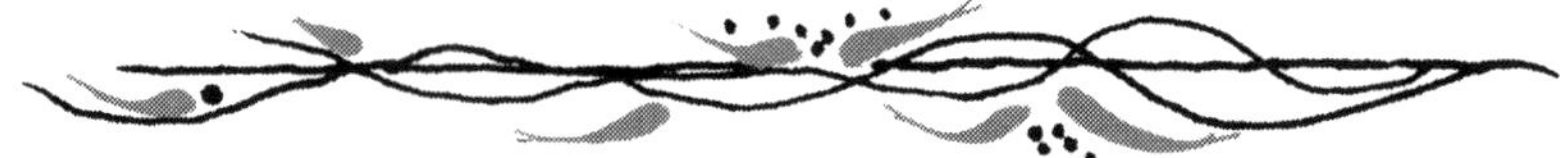

# Geburtsöl

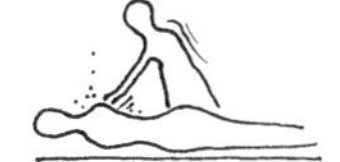

Der blumige Duft hilft zuversichtlich und ruhig in die Geburt zu gehen, aber auch diese aufzuarbeiten. Es wirkt hormonregulierend und bringt Ausgeglichenheit bei allen Wechselstimmungen.

*Massageöl für die Geburtsarbeit*

*bei Stimmungsschwankungen*

Inhaltsstoffe

Jasmin
Muskatellersalbei
Rose
Ylang-Ylang
Jojobawachs
Mandelöl

Das wohltuende Geburtsmassageöl hat sich bereits in Kliniken, bei unzähligen Hebammen und Frauen bewährt. Durch die hilfreiche Massage erfährt die Gebärende Zuwendung und erlebt dank der anästhesierenden Wirkung der ätherischen Öle auch eine Schmerzerleichterung. Die begleitenden Hände des Partners wie auch der Hebamme, die die Frau im Kreuzbeinbereich, am Unterbauch oder an der Oberschenkelinnenseite damit massieren, sind fast allen Frauen eine willkommene Hilfe. Lesen Sie in meinem Buch »Die Hebammen-Sprechstunde« Details zum *Geburtsöl* nach.

Die aromatherapeutisch erfahrene Hebamme kann aber auch bei Notwendigkeit wehenfördernde ätherische Öle beimischen. Für die Geburtsbadewanne eignet sich das Öl unter Verwendung eines Emulgators recht gut. Selbst im Wasser lässt sich das *Geburtsöl* zur Massage verwenden, denn Dank des hohen Anteils an Jojobawachs haftet es gut auf der Haut. Meine Erfahrung zeigt, dass auch Frauen, die sich für eine Wassergeburt entschieden haben, gerne eine mit dem *Geburtsöl* massierende Hand annehmen.

Sollten Sie das Öl bei der Geburt nicht aufgebraucht haben, da Ihr Kind zu schnell war, können Sie es später noch benutzen. Genießen Sie eine schöne Partnermassage, wenn Sie den Duft des Öls lieben, sich an die Geburt erinnern wollen und diese aufarbeiten möchten. Das Öl eignet sich gut für den ersten sexuellen Kontakt nach der Geburt und kann bedenkenlos auch im vaginalen Schleimhautbereich Verwendung finden.

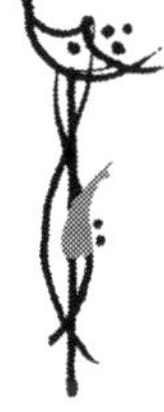

**Meine Empfehlung:**

Für die Zeit nach der Geburt kann die Duftmischung verändert werden: Unter Zusatz von zwei Tropfen Sandelholz erhält es eine samtige Note. Oder lassen Sie sich mit drei Tropfen Ingweröl in 10 ml *Geburtsöl* in das Land der Liebe verführen.

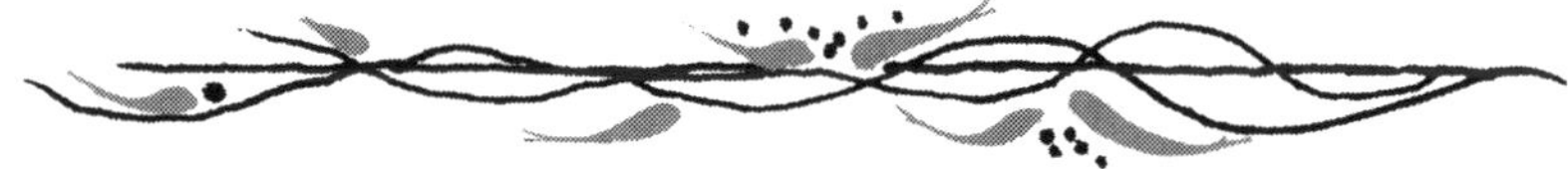

# Gesichtscreme

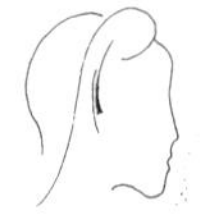

Die Kosmetikcreme hat einen blumigen und doch herben Geruch, eignet sich für jedes Alter und jedes Geschlecht.

*für die empfindliche und trockene Haut*

Mit dieser beliebten *Gesichtscreme* wollte Apotheker Wolz die Fragen seiner Kundinnen nach einer hauseigenen Creme beantworten. Frauen wie auch Männer mit trockener und empfindlicher Haut verwenden diese *Gesichtscreme* gerne, auch als Nachtcreme. Kinder und Jugendliche kommen mit dem Duft der Creme erstaunlich gut zurecht. Sie eignet sich besonders für die junge Haut, die zur Pubertätsakne neigt.

Da die Creme konservierungsmittelfrei und ohne synthetische Zusatzstoffe ist, habe ich sie schon öfters Allergikern empfohlen. Bei irritierter Haut wirkten vor allem das Rosenhydrolat und der Lavendel extra, beide wirken klärend und regenerierend. Neroli hat einen ausgeprägten Bezug zur Haut und wird seit der Jahrhundertwende in der Kosmetik eingesetzt. Das Orangenblütenöl, wie Neroli auch genannt wird, fördert die Durchblutung und regt die Funktionsfähigkeit der Haut an. Lavendelöl besitzt ebenfalls eine anregende wie auch eine zellerneuernde Wirkung. In der kalten Jahreszeit und nach längerer Sonneneinstrahlung pflegt und beruhigt die *Gesichtscreme* die strapazierte Haut.

Inhaltsstoffe

Lavendel extra
Neroli
Rose
Thymian
Zitrone
Rosenhydrolat
Jojobawachs
Nachtkerzenöl
Wollwachs-alkoholsalbe

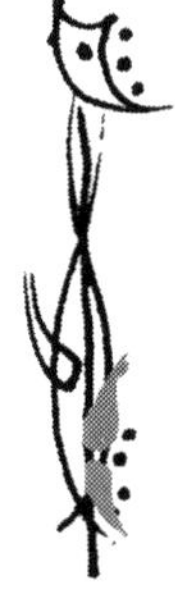

**Meine Empfehlung:**

Sollten Sie einen blumigeren Duft bevorzugen, können Sie mit einem ausgekochten Glasstab einen zusätzlichen Tropfen echtes türkisches Rosenöl einarbeiten. Zur Reinigung und Feuchtigkeitsregulierung der Haut eignet sich Orangenblüten- und Rosenhydrolat. Myrtenhydrolat unterstützt die herbe Duftnote der *Gesichtscreme*. Lesen Sie ab Seite 34 mehr zu den Hydrolaten. Die *Gesichtscreme* kann in ganz sparsamer Anwendung auch zur Babypflege benützt werden.

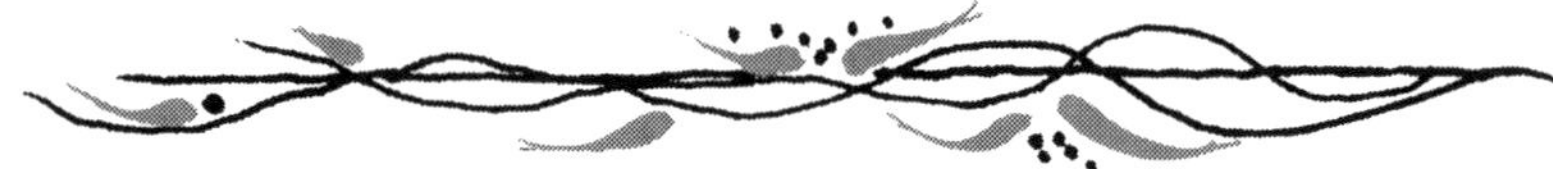

# Hallo-Wach-Bad

Eine intensiv krautige Wolke entsteigt dem Durchblutungsbad, das den Blutdruck steigert und die Nierenausscheidung fördert.

Die Mischung dieses Badesalzes ist sehr vielseitig anzuwenden und wird von einer großen Erfolgsquote begleitet.

Hebammen empfehlen das *Hallo-Wach-Bad* als Fußbad bei Ödembildung – natürlich nur bei stabilem oder eher niederem Blutdruck. Bewährt hat sich dabei, pro Liter Badewasser zusätzlich einen Esslöffel Totes-Meer-Salz hinzuzufügen. Das Teilbad wirkt anregend, entschlackend und steigert die Durchblutung, daher ist es besser morgens und am Nachmittag anzuwenden. Bei zweifelhaften Blutdrucksituationen habe ich den Frauen während des Fußbads den Blutdruck kontrolliert und bislang keine auffälligen Befunde erlebt.

Empfehlenswert ist das Bad ebenso bei Kreislaufschwäche, zur allgemeinen Durchblutungsförderung und bei beginnender Grippe zur Stärkung des Immunsystems in der kalten Jahreszeit. Nach durchgemachter Krankheit und längerer Bettlägerigkeit empfiehlt es sich den Tag mit einem *Hallo-Wach-Bad* zu beginnen, um damit den gesamten Stoffwechsel anzukurbeln.

*entschlackend, wohltuend bei dicken Füßen*

*abwehrstärkend in der kalten Jahreszeit*

Inhaltsstoffe

Angelikawurzel
Limette
Rosmarin
Wacholderbeere
Totes-Meer-Salz

**Wichtiger Hinweis:**

• bei Bluthochdruck und Epilepsie nur unter Rücksprache anwenden

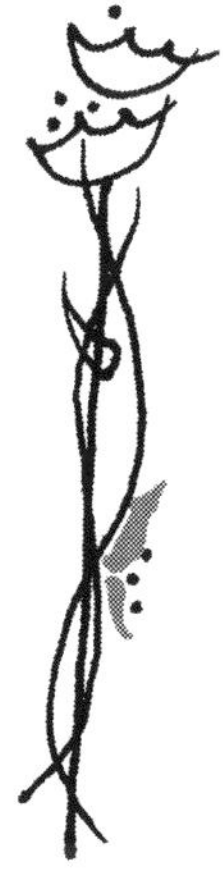

**Meine Empfehlung:**

Droht die Geburtseinleitung wegen Ödembildung, eignet sich dieses Bad hervorragend um Wehen anzuregen, dann allerdings sollte die Hebamme noch Eisenkraut-, Ingwer- und/oder Muskatellersalbeiöl zufügen. Die richtige Dosierung wird die aromatherapeutisch erfahrene Hebamme kennen. Bitte machen Sie damit keine Selbstversuche, diese Mischung ist nur unter Hebammenbetreuung anzuwenden!

Bei hypertonen Menschen und Nicht-Schwangeren mit Neigung zu Ödemen empfiehlt sich, in das 250-Gramm-Glas Badesalz fünf Tropfen Karottensamenöl und ebensoviele Tropfen römische Kamille zu mischen. Damit wird nach meiner Erfahrung die blutdrucksteigernde Wirkung von Rosmarinöl verringert, bzw. die entspannenden Komponenten der anderen Öle überwiegen, ohne die nieren- und leberanregende Wirkung zu beeinträchtigen.

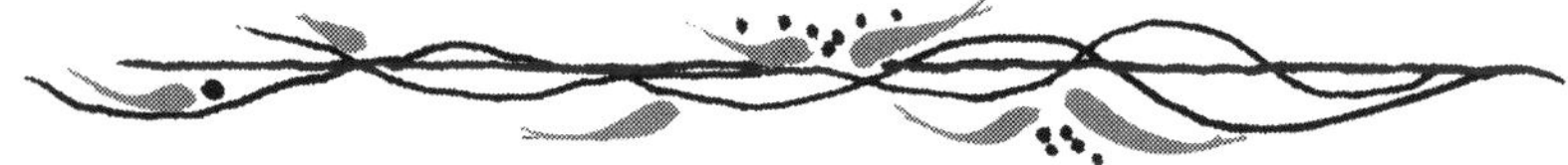

# Hallo-Wach-Öl

Der interessante, frisch-krautige und doch herbe Duft der ätherischen Ölmischung wirkt anregend, aufmunternd und entschlackend.

*wenn Sie nicht in die Gänge kommen oder noch mehr vorhaben*

Inhaltsstoffe

Angelikawurzel
Karottensamen
Limette
Litsea
Rosmarin
Wacholderbeere

*Hallo-Wach-Öl* ist eine durchblutungsfördernde ätherische Ölmischung, die sich im geburtshilflichen Bereich noch mehr etablieren könnte. Bei schwangeren Frauen, die zu Ödemen neigen, wird die ausschwemmende Wirkung der Öle von Angelikawurzel, Limette und Litsea nicht auf sich warten lassen. Rosmarin, Karottensamen und Wacholderbeere unterstützen die Leberfunktion, indem einige Tropfen in ein fettes Öl gemischt im Oberbauchbereich einmassiert werden. Bei Neugeborenenikterus kann es in zarter Dosierung (ein Tropfen mit Pflanzenöl vermischt) als unterstützende Maßnahme benutzt werden. Diese Mischung sollte jedoch in der Schwangerschaft und im Wochenbett nur auf Empfehlung einer Hebamme oder einer Ärztin zur Anwendung kommen. Ihre Nase muss dann natürlich auch noch einverstanden sein.

*Hallo-Wach-Öl* eignet sich gut an trüben, müden Tagen um die Stimmung und den Kreislauf zu wecken. Ich benutze es gerne unterwegs als Riechfläschchen oder auf einem Duftvlies im Auto. Wenn Sie am Abend noch etwas vorhaben, werden die bereits eingeschlafenen Geister durch diese Aromamischung als Badezusatz wieder wach. Ein bis vier Tropfen, mit einer Handvoll Rosmarinhydrolat vermischt und in Unterschenkel oder Nacken eingeklopft, erfrischen und geben neues Durchhaltevermögen im Nachtdienst oder am Schreibtisch.

Nicht zu unterschätzen ist die immunstimulierende Wirkung der Angelikawurzel in dieser Mischung.

**Wichtiger Hinweis:**

- bei Bluthochdruck und Epilepsie nur unter Rücksprache anwenden

**Meine Empfehlung:**

Sollte Ihnen der Duft zu nasenunfreundlich sein, geben Sie bei der Anwendung in der Duftlampe einfach noch einige Tropfen Limette hinzu.

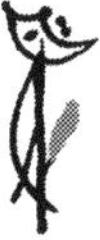

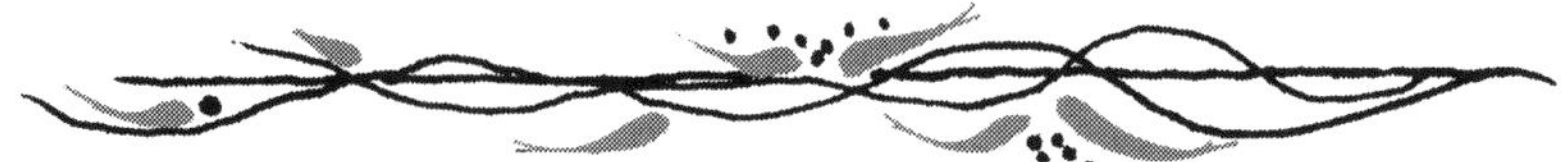

# Hamamelis-Myrte-Balsam

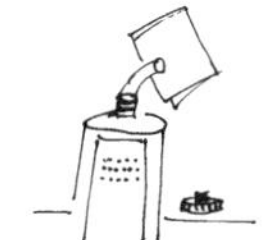

Die angenehm, aber intensiv krautig riechende »Hämorrhoidensalbe«, wie ich sie oft nenne, wirkt bei akuten Beschwerden schmerzlindernd. Zur Pflege bei länger bestehenden Problemen ist die Salbe ebenfalls gut geeignet.

*bei gestauten Gefäßen zusammenziehend, entschlackend, wohltuend*

*zur Pflege bei Hämorrhoiden*

Inhaltstoffe

Lavendel extra
Myrte
Zypresse
Hamameliswasser
Johanniskrautöl
Adeps Lanae SP (Wollwachs)
Sheabutter
Totes-Meer-Salz

Vor allem bei Hämorrhoiden, die unmittelbar nach der Geburt entstanden sind, konnte ich mit dieser Salbe bislang sehr gute Erfolge verzeichnen. In der Wochenbettbetreuung ist sie so für unzählige Hebammen ein wichtiges Hilfsmittel geworden.

Aber auch viele andere Menschen haben den *Hamamelis-Myrte-Balsam* schätzen gelernt und erhalten ihn auf Rezept ihres Arztes.

Wenden Sie diese Heilsalbe unbedingt sparsam an. In akuten Schmerzsituationen empfehle ich die Salbe gekühlt anzuwenden oder gar kurz ins Gefrierfach zu legen. Allerdings müssen Sie die Salbe dazu vorher portionsweise (haselnußgroß) auf kleine Kompressen geben.

Bei einer beginnenden Venenentzündung eignet sich die Salbe in Quark eingerührt gut als Kompressenauflage.

Empfehlenswert ist es, den *Hamamelis-Myrten-Balsam* in Quark einzuarbeiten und somit die kühlende und entzündungshemmende Wirkung zu unterstützen. Ich lasse bei Bedarf die ätherische Grundölmischung in Zäpfchen in der Bahnhof-Apotheke zubereiten, die Wöchnerinnen gekühlt verwenden. Wie alle aromatherapeuthischen Produkte kann diese Salbe auch von Menschen benutzt werden, die weniger die Hilfe von Hebammen benötigen. Erstaunlicherweise reagieren aber schwangere Frauen und stillende Mütter immer sensibler und schneller auf meine Mischungen, so habe ich es in den letzten Jahren zumindest oft beobachtet. Einige Frauen berichteten mir, dass sie den *Hamamelis-Myrte-Balsam* später wieder einmal benutzt haben, aber die Wirkung sei nicht so schnell eingetreten wie damals im Wochenbett. Aber ich denke, nicht die Zeit, sondern der Erfolg einer Behandlung sollte zählen. Nicht wenige Väter waren übrigens froh, dass es endlich »eine ordentliche Salbe« im Hause gab, die sie ebenfalls benutzen konnten. Hebammen sind eben doch Familientherapeutinnen!

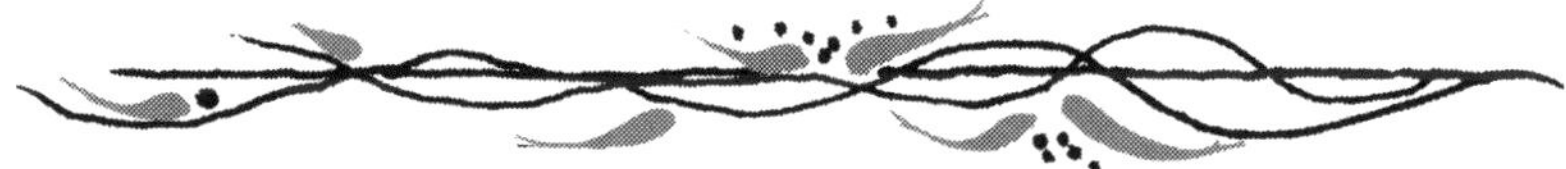

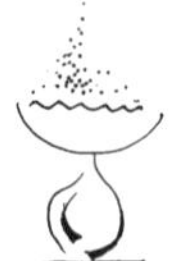

# Heimkommen

Eine fruchtig-süße, balsamische, weibliche Duftmischung, die entspannend, beruhigend und besänftigend wirkt.

*zum Entspannen, Abschalten und Sichwohlfühlen*

Schon seit Jahren ist diese einfache, aber wunderbare Duftmixtur eine Lieblingsmischung, die ich in fast allen Seminaren vorstelle. Auf vielfachen Wunsch ist sie nun als fertige Mischung erhältlich. Sie eignet sich für Geburtsvorbereitungskurse um die Frauen auf das Loslassen einzustimmen, gleichzeitig ist ein fruchtiger Willkommensgruß im Raum. Doch *Heimkommen* hilft nicht nur den schwangeren Frauen und werdenden Vätern sich auf eine Meditation einzulassen. Andere Gruppen fühlen sich in diesem von Sandelholz geprägten balsamischen Duft ebenso wohl, Entspannung und Ruhe kehren ein. Wer freut sich nicht darauf, nach Hause zu kommen und sich daheim zu fühlen? Vielleicht vermittelt Ihnen dieser Duft auch im einsamen Hotelzimmer mehr Geborgenheit – was aber mit Ylang-Ylang schon fast zur Qual werden kann, denn dieser erotische Duft wird die Sehnsucht nach Ihrem Liebsten wachrufen. Die warme Note der Tonkabohne wiederum schenkt Ihnen angenehme Gedanken und schöne Träume.

Der weiche süße Duft eignet sich hervorragend für die Winter- und Adventszeit, wenn im Ofen das Feuer prasselt, die Familie auf dem Sofa zusammenrückt und sich freut daheim zu sein.

Inhaltsstoffe

Orange
Sandelholz
Tonkabohne
Ylang-Ylang

**Wichtiger Hinweis:**

• kann im Aromabad Hautreizungen auslösen

**Meine Empfehlung:**

Mit je einem Tropfen Jasmin und Rose wird ein wunderschönes Verwöhnbad daraus. Unter Zusatz von zwei Tropfen Muskatellersalbei in der Duftlampe oder in der Badewanne entwickelt die Ölmischung eine hormonstimulierende Wirkung, die vor der Geburt oder bei Stimmungstiefs am Zyklusanfang manchmal willkommen ist – oder aber, weil sich die Oma gerne an das Muttersein erinnert und ein bisschen traurig ist, dass diese Zeit vorbei ist. Die Enkel werden sich mit diesem Duft und zusätzlicher Mandarine rot bei den Großeltern sehr wohl fühlen und Oma und Opa sehen den kommenden Stunden mit den quirligen Kleinen gelassen entgegen. Mit zwei Tropfen Zimt und fünf Tropfen Vanilleextrakt in der Flasche ergibt sich ein wunderschöner Duft, den Kinder bestimmt gerne riechen.

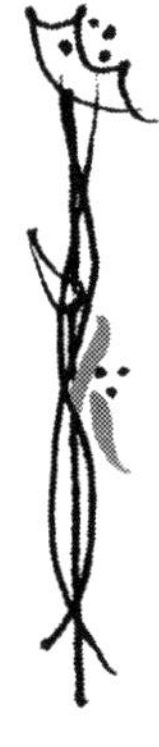

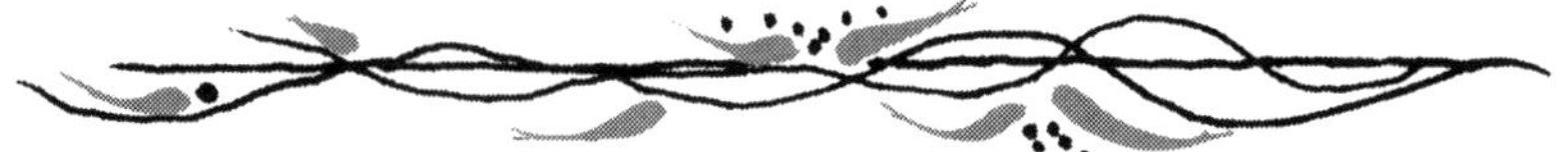

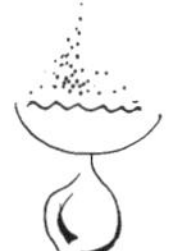

# Insektenabwehr

Eine frisch und stark krautig-grasig riechende ätherische Duftmischung, die lästige Insekten fern halten soll.

*hält vielerorts lästige Mücken fern*

Einige Insekten können diesen Duft tatsächlich nicht ertragen, es »stinkt« ihnen und sie suchen das Weite, andere lassen sich nicht davon abhalten, sich an unserem Blut zu ergötzen. Einen Versuch aber könnte es sicherlich wert sein, einige Tropfen der ätherischen Ölmischung in die Duftlampe zu geben, ehe Sie zur chemischen Keule greifen. Allerdings muss mit einer Höchstdosis in der Duftlampe gearbeitet werden (siehe Seiten 370 ff).

In der Umgebung von Kleinkindern ist es deshalb schwierig, die unliebsamen Tiere mit ätherischen Ölen erfolgreich zu vertreiben, da bei Säuglingen und Kleinkindern auf sparsame Dosierung geachtet werden muss. Am besten ist bei den Kleinsten noch immer, das Bett bzw. den Kinderwagen mit einem Mückengitter zu bedecken.

Das Pumpspray eignet sich gut zum Besprühen von Vorhängen und Fliegengittern um die Eindringlinge abzuweisen. Bitte besprühen Sie Ihre Haut und die Ihrer Kinder nur in Ausnahmefällen und wenn es wirklich erforderlich ist. Besser ist es, z. B. bei einem Spaziergang durch ein Mückengebiet, die Kleidung zu besprühen. Damit konnte ich selbst gute Erfahrungen sammeln.

Inhaltsstoffe

Eukalyptus
Lemongrass
Rosengeranie
Zeder
Zypresse
(Pumpspray Ethanol)

**Wichtiger Hinweis:**

- während einer homöopathischen Behandlung nur in Absprache anwenden

**Meine Empfehlung:**

Für Kinder und für Menschen in homöopathischer Behandlung habe ich eine ätherische Ölmischung mit Citronellgras in der Bahnhof-Apotheke zubereiten lassen, die *Insektenabwehr »eukalyptusfrei«*. Eukalyptus- und Zypressenöl wird in der sanften Insektenabwehr nicht verwendet. Dieses krautig riechende Öl reicht hoffentlich aus um die Plagegeister von Kindern fern zu halten. Eine alte, häufig hilfreiche Methode ist, noch einige Tropfen Nelke in die Mischung zu geben. Oft jedoch mögen die Nasen vieler Menschen den Nelkengeruch im Sommer nicht. Testen Sie, was Ihrer Nase gefällt.

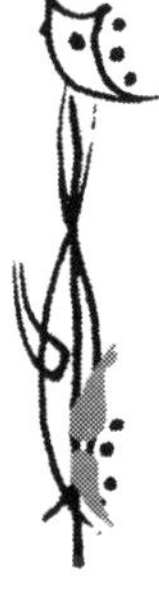

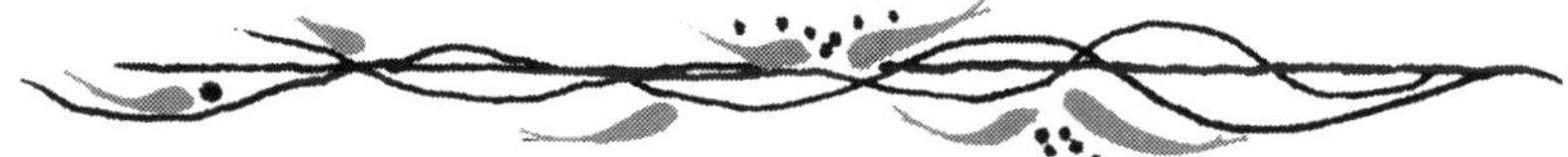

# Insektenstichöl

Eine krautige, intensiv würzig riechende Ölmischung. Sie wirkt entzündungshemmend, schmerzlindernd und beruhigend, nicht nur bei Insektenstichverletzungen.

*mehrmals unverdünnt auftragen*

Wenn Sie von Insekten gestochen werden und das *Insektenstichöl* so schnell wie möglich auf die Einstichstelle träufeln, werden Sie hoffentlich nicht nur Schmerzerleichterung empfinden, sondern es wird auch keine Rötung und keine Schwellung entstehen. Es empfiehlt sich anfangs eine häufige, unverdünnte Anwendung oder eine Auflage mit ca. drei bis fünf Tropfen *Insektenstichöl* in einem Esslöffel Quark oder Heilerde. Unterwegs in der freien Natur habe ich statt Heilerde auch schon ganz normale Erde verwendet. Bei zunehmendem Schmerz immer wieder einen Tropfen nachträufeln. Sobald der Schmerz nachlässt, werden Sie vermutlich vergessen bzw. wird Sie Ihr Kind nicht mehr auffordern etwas gegen den Schmerz zu unternehmen. Bei direkter Sonneneinstrahlung sollten Sie darauf achten, dass die betroffene Körperstelle abgedeckt bleibt, solange mit dem *Insektenstichöl* behandelt wird, denn eine häufige Anwendung von Lemongrass kann zu einer Hautirritation führen. Bei hartnäckigen oder entzündeten Stichstellen tragen Sie am besten zusätzlich eine geringe Menge *Rose-Teebaum-Balsam* auf.

Inhaltsstoffe

Citronella
Lavendel extra
Lemongrass
Thymian
Teebaum

Insbesondere bei Säuglingen und bei Stichen im Augenbereich sollten Sie die Ölmischung nicht pur auftragen, sondern besser verdünnt in fettem Pflanzenöl wie Oliven- oder Aloe-Vera-Öl benutzen.

Für andere schmerzhafte Prozesse wie kleine Wunden oder auch Abschürfungen eignet sich die Mischung ebenfalls, Sie sollten es dann allerdings mit Aloe-Vera-Öl verdünnen.

**Meine Empfehlung:**

Wie immer ist es natürlich wichtig, die Nase des betroffenen Menschen mitentscheiden zu lassen. Wenn die Mischung als zu streng empfunden wird, unbedingt das ätherische Öl mit Lavendel extra oder einem fetten Pflanzenöl wie z. B. Aloe-Vera-Öl verdünnen. Sollten Sie kein fettes Pflanzenöl zur Hand haben, so verwenden Sie Ihr Salatöl, am besten Olivenöl. Natürlich können Sie bei solchen Verletzungen auch immer die *Rose-Teebaum-Essenz* benutzen.

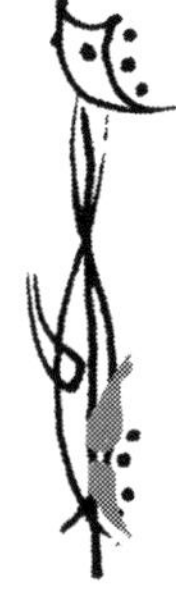

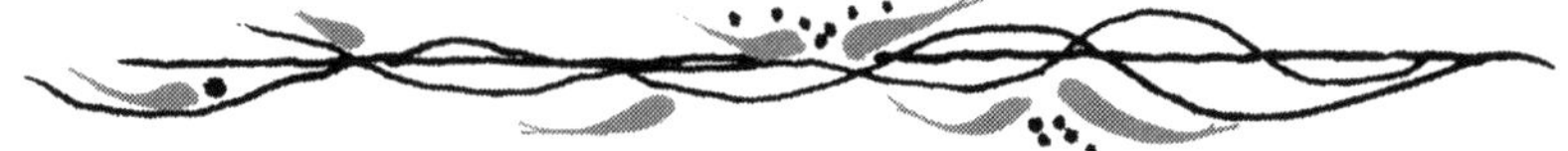

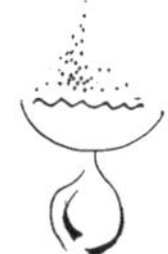

# Iris 1 % in Jojobawachs

Ein betörender, leicht blumiger und doch holziger Geruch, der sich erst in dieser Verdünnung richtig schön entfaltet. Der kostbare Duft wird somit für alle erschwinglich, die den Duft der »Botin des Himmels« lieben, schätzen und genießen möchten.

*»der edle Duft«, eine wertvolle Bereicherung für alle Mischungen*

Jahrelang habe ich das kleine Fläschchen reinen Irisöls wie einen Goldschatz gehütet und einfach nur ab und zu daran geschnuppert. Der Duft genügte mir und eigentlich war er mir zu intensiv um ihn zu genießen. Erst wichtige persönliche Ereignisse ließen mich die »göttliche« Wirkung der Iris spüren und noch mehr schätzen lernen. Mit der Verdünnung in Jojobawachs können auch Sie sich mit diesem unbeschreiblichen Duft verwöhnen, sich mit besonderen Lebenssituationen versöhnen und lernen Gegebenheiten dem Leben zu überlassen. Als Erste-Hilfe-Maßnahme können Sie es empfehlen, wenn Sie als Therapeutin keinen anderen Rat wissen. Wer unter einem Burn-out-Syndrom sowie einem ausgeprägten Helfer-Syndrom oder einer schutzlosen Situation leidet, dem wird *Iris 1 % in Jojobawachs* wertvolle Unterstützung sein.

| Inhaltsstoffe |
|---|
| Iris<br>Jojobawachs |

Bei der Begleitung von Sterbenden haben Sie mit der wertvollen *Iris 1 % in Jojobawachs* nicht nur einen wunderbaren Begleitduft für die dem Tod nahe Person, sondern auch für sich selbst ein Schutzparfüm. Die Iris wird Ihnen beiden das Unvermeidliche ermöglichen, der einen das Gehen und Ihnen das Bleiben. Sie wird Sie über den Tod hinaus mit der geliebten Person verbinden.

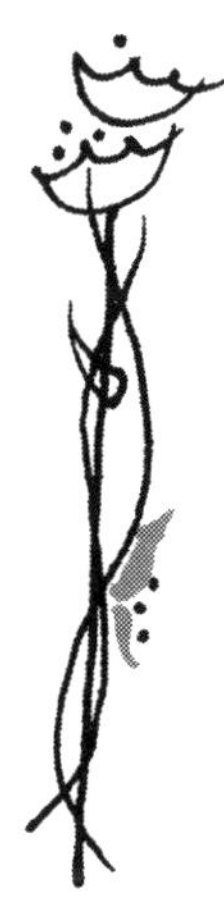

**Meine Empfehlung:**

Gönnen Sie sich ein Bad der Himmelsbotin und mischen Sie je zehn Tropfen der ätherischen Ölverdünnungen *Iris 1% in Jojobawachs, Rose 10 % in Jojobawachs* und *Sandelholz 10% in Jojobawachs* in einen Becher Sahne. Die materiellen Sorgen werden geringer und die Sicht für das Wesentliche auf dieser Erde, nämlich hier sein zu dürfen und das Leben mit all seinen Herausforderungen zu spüren und zu leben, wird das Bewusstsein durchdringen.

Wagen Sie einen Versuch bei Ihrem Körperöl: Entweder fünf bis zehn Tropfen der fertigen Ölmischung hinzufügen oder täglich einen Tropfen *Iris in Jojobawachs* zum Körperöl dazugeben. Einige Tropfen in das *Babyöl empfindlich,* und Sie erhalten ein wunderbares Frauenkörperöl für die erfahrene Frau und Großmutter.

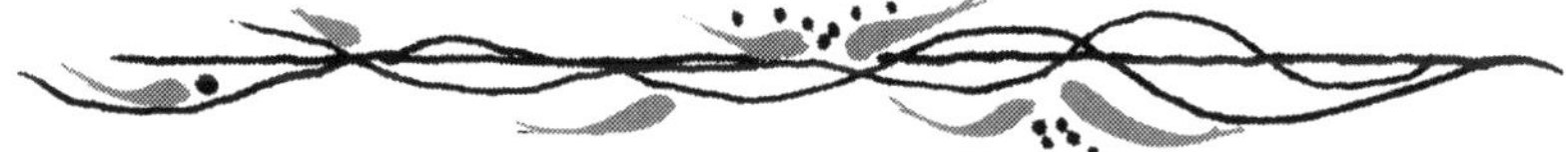

# Kamille-Fenchel-Öl

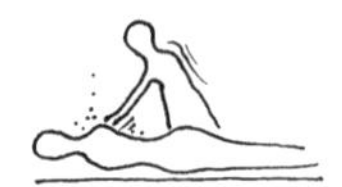

Der typisch krautig-süße Duft der römischen Kamille prägt das Massageöl. Es entspannt die Muskulatur und beruhigt die Sinne.

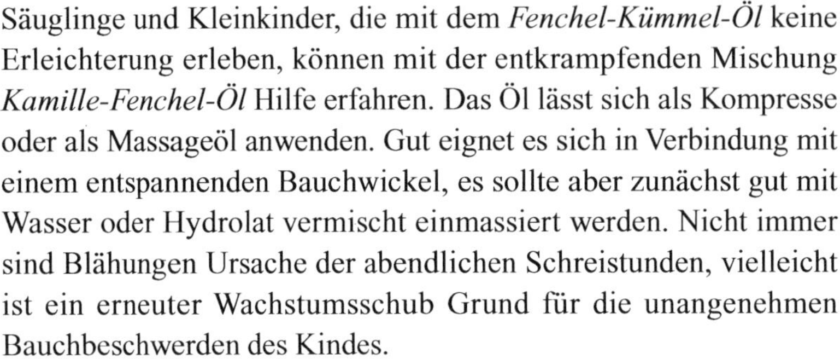

*für eine entspannende, entkrampfende, beruhigende Massage an stressigen Tagen*

Säuglinge und Kleinkinder, die mit dem *Fenchel-Kümmel-Öl* keine Erleichterung erleben, können mit der entkrampfenden Mischung *Kamille-Fenchel-Öl* Hilfe erfahren. Das Öl lässt sich als Kompresse oder als Massageöl anwenden. Gut eignet es sich in Verbindung mit einem entspannenden Bauchwickel, es sollte aber zunächst gut mit Wasser oder Hydrolat vermischt einmassiert werden. Nicht immer sind Blähungen Ursache der abendlichen Schreistunden, vielleicht ist ein erneuter Wachstumsschub Grund für die unangenehmen Bauchbeschwerden des Kindes.

Die entspannende Wirkung des Öls haben auch Mädchen und Frauen bestätigt, die Eisprung- oder Regelschmerzen haben. Eine Bauchmassage oder warme Kompresse, oder ein Esslöffel in Honig oder Sahne vermischt als erwämendes Sitzbad, tut bestimmt gut. Sicherlich wäre es einen Versuch wert, wenn pubertäre Mädchen das Öl regelmäßig über einige Wochen benutzen.

Das *Kamille-Fenchel-Öl* bringt allen Altersgruppen Linderung bei Bauchschmerzen, wenn die Beschwerden sich infolge von Stress, Nervosität, hastigem oder spätem, schwer verdaulichem Abendessen einstellen. Hinter Schmerzen in der Nabelgegend verstecken sich übrigens oft versteckte Sehnsüchte und der Ruf nach liebevoller Zuwendung. Nackenverspannungen durch Schreibarbeit lösen sich unter einer liebevollen Massage mit *Kamille-Fenchel-Öl*.

Inhaltsstoffe

Bergamotte
Fenchel
Kamille römisch
Linaloeholz
Jojobawachs
Mandelöl

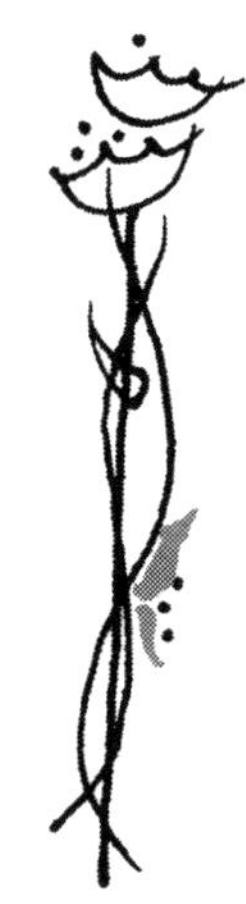

**Meine Empfehlung:**

Bei präpubertären Kindern kann das Wachstum der inneren Geschlechtsorgane Ursache von Bauchschmerzen sein. Es wäre dann ratsam, der fertigen Mischung noch zusätzlich fünf bis sieben Tropfen Muskatellersalbeiöl und zwei bis drei Tropfen Sandelholzöl beizumischen.

Das Öl eignet sich auch bei überreizten pubertierenden oder unter Schulstress leidenden Jugendlichen. Eine abendliche Bauch- oder Fußmassage stellt die innige Verbindung zwischen Kind und Mutter oder Vater wieder her, bringt Ruhe und Entspannung. Vermutlich wird die Mischung unter Zusatz von Grapefruit- oder Limettenöl bei dieser Altersgruppe noch eher Gefallen finden. Als Badezusatz (Seite 384 – 389) ist sie bei Kindern und Jugendlichen beliebt.

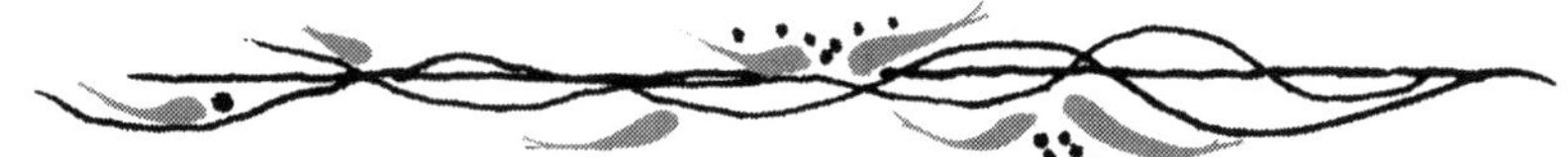

# Kemptener-Öl

Der intensive krautige Geruch des »Knochenöls«, wie die Mischung auch genannt wird, entfaltet sich erst so richtig in Verbindung mit der Körpertemperatur. Die erwärmende Wirkung ist sofort spürbar.

*erwärmend, lockert die verspannte Muskulatur nach anstrengender Knochenarbeit*

Mit diesem intensiv durchblutungsfördernden Massageöl werden Sie vielleicht ein kleines aromatherapeutisches Wunder erleben. Zumindest wird mir häufig von solchen berichtet. Eine Einreibung bei Muskelschmerzen, Verspannungen, Verrenkungen oder rheumatischen Beschwerden bringt Ihnen eine angenehme Unterstützung und oftmals wirkliche Linderung. Für die müden, schmerzenden Glieder körperlich arbeitender Menschen ist das *Kemptener-Öl* ebenso hilfreich wie zur Durchblutungsförderung bei Sportlern. Zur Nachbehandlung bei Brüchen und Knochenverletzungen wird es von Masseuren und im Hausgebrauch ebenfalls gerne benutzt.

Alte Menschen mit Gelenkschmerzen erfahren Besserung und manchmal sogar Beschwerdefreiheit. Bei akuten Problemen kann das Öl mehrmals täglich angewendet werden, idealerweise in der Verbindung mit einer warmen Auflage oder einem Wickel. Für die Weiterbehandlung empfiehlt es sich, die betroffene Körperpartie zweimal täglich mit einem nassen Leinenwaschlappen einzureiben.

Bei gleichzeitiger Verwendung homöopathischer Arzneien rate ich, Tiefpotenzen zu benutzen und diese zeitlich versetzt zur Ölanwendung einzunehmen. Auf diese Weise konnte ich bei mir selbst Heilerfolge erzielen, trotz dem verwendeten Eukalyptusöl, einem homöopathischen Antidot.

Inhaltsstoffe

Eukalyptus
Latschenkiefer
Lavendel
Rosmarin
Wacholderbeere
Arnikaöl
Johanniskrautöl

**Wichtige Hinweise:**

- bei Bluthochdruck und Epilepsie nur unter Rücksprache anwenden
- während einer homöopathischen Behandlung nur in Absprache anwenden
- für Schwangere und Säuglinge zur Selbsttherapie ungeeignet
- nicht bei intensiver Sonneneinstrahlung anwenden

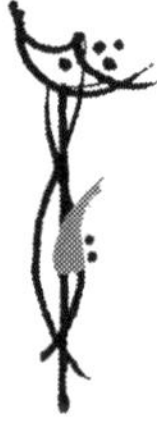

**Meine Empfehlung:**

Beim *Kemptener-Öl* empfiehlt es sich ganz besonders, dieses auf nasse Haut aufzutragen. Die Wirksamkeit des Öls verstärkt sich mit einem Hydrolat, morgens Rosmarinhydrolat und abends Melissenhydrolat.

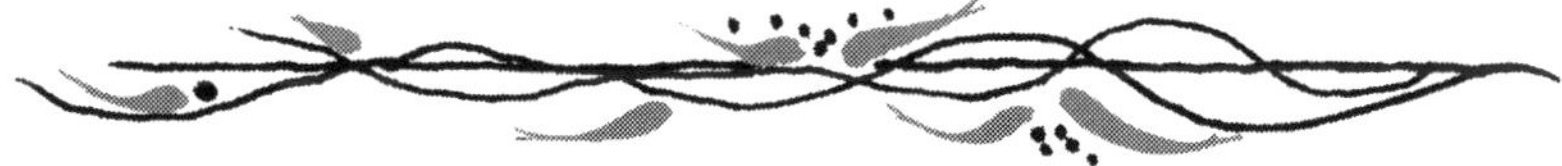

# Klimakterium Körperöl

Ein krautig-runder und doch blumiger Duft strömt Ihnen entgegen, wenn Sie es auf die Haut auftragen; es wirkt hormonell ausgleichend und hautpflegend.

*zur täglichen Bauch- und Körpermassage vor und während den Wechseljahren*

Es ist mir hier eine runde und harmonische Duftmischung gelungen. Mut zu dieser Rezeptur habe ich von einer Frauengruppe erhalten, in der wir gemeinsam Erfahrungen zum Thema »Älterwerden« austauschten. Mit dem *Klimakterium Körperöl* können Sie einen angenehmen Einfluss auf Ihr Hormonsystem ausüben. Durch die tägliche Verwendung im Unterbauchbereich oder als Ganzkörperöl werden Sie einen sanften Ausgleich erleben. Ihr Hormonhaushalt stabilisiert sich durch den hohen Anteil von Nachtkerzenöl und das Bindegewebe festigt sich dabei auch noch. Erwachsene aller Altersgruppen können diese Ölmischung verwenden, besonders wenn sie unter Stimmungsschwankungen leiden.

Alle gewählten ätherischen Öle wirken auf die Hypophyse, unsere hormonbildende Hirnanhangdrüse. Massieren Sie doch ebenso Ihren Mann damit, denn Männer leiden ebenfalls unter Stimmungsschwankungen und Wechseljahren, außerdem freut sich auch das »starke« Geschlecht über Zuwendung und eine Massage.

Bitte beachten Sie den Hinweis, dass fette Pflanzenöle sparsamer und effektiver wirken, wenn sie gemeinsam mit Hydrolaten benutzt werden. Für diese Mischung eignen sich Rosen- und Orangenblütensowie Zypressen- und Kamillenhydrolat.

Inhaltsstoffe

Fenchel
Rosengeranie
Kamille römisch
Muskatellersalbei
Rose
Vetiver
Zypresse
Jojobawachs
Nachtkerzenöl

**Meine Empfehlung:**

Sollte Ihr Mann das Öl wirklich gerne benutzen, können Sie ihm eine persönliche Duftnote zaubern, indem Sie noch einen Tropfen Eichenmoos in die Flasche geben. Sie müssen dann allerdings den Flascheninhalt gut vermischen, da sich der Tropfen Eichenmoos sonst nur am Boden der Ölflasche absetzt.

Sollten Sie für sich oder als Paar einen exotischen, aphrodisierenden Duft lieben, so geben Sie doch bei der nächsten Anwendung zur gewohnten Ölmenge zwei Tropfen Ylang-Ylang in Ihren Handteller oder ins Massageölschälchen und lassen Sie sich überraschen. Keine Sorge, das Öl kann problemlos im Schleimhautbereich Verwendung finden. Frauen im Wechselalter haben es ausprobiert und von einer guten Gleitfähigkeit berichtet, aber solange sie fruchtbar sind, sollte es nicht mit Verhütungsmitteln aus Latex in Kontakt kommen, da diese porös werden könnten. Mit dem Öl können Sie gleichzeitig leichtem Bluthochdruck entgegenwirken.

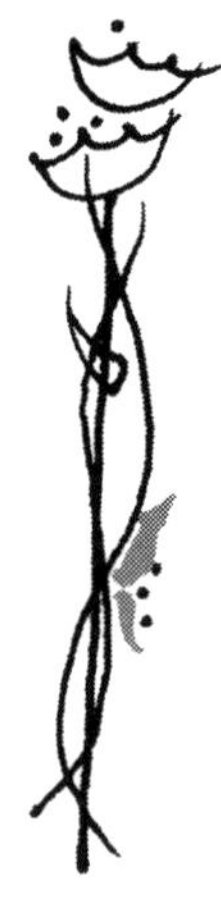

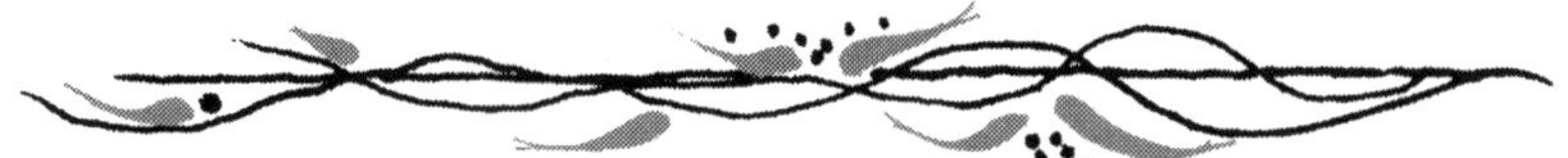

# Körperpflegeöl Harmonia

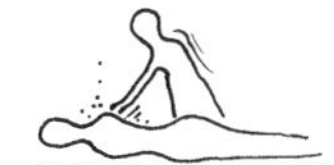

Das Körperöl mit seiner krautig-herben und doch weichen Duftnote wirkt hautpflegend und harmonisierend.

*harmonisierendes Wohlfühlöl für jedes Lebensalter*

»Ingeborg, wir brauchen endlich für unsere älteren Menschen ein schönes Pflegeöl.« Diesen Satz musste ich lange Zeit von Ulrike hören, einer Mitarbeiterin in der Bahnhof-Apotheke, bis wir dann gemeinsam diese harmonische Mischung geschaffen hatten. Es ist eine sanft duftende, leicht erwärmende Mischung, die sich zur täglichen Hautpflege insbesondere älterer Menschen eignet.

Inhaltsstoffe

Cistrose
Lavendel
Myrte
Tonkabohne
Aloe-Vera-Öl
Mandelöl

Im Buch »Ätherische Öle« von Michael Kraus ist über die psychische Wirkung der Tonkabohne der Satz zu finden: »Ein kleines Stück Schlaraffenland, in dem man keinen Finger mehr rühren muss«. Dies wünschen wir doch unseren älteren Mitmenschen von Herzen, sollten aber wissen, dass die Haut auch gerne streichelnde Finger spürt. Mit dem Aloe-Vera-Öl als Hauptbasisöl haben wir ein feuchtigkeitsspendendes Pflanzenöl gewählt, das die pflegende und zellregenerierende Wirkung von Myrte und Cistrose unterstützt. Es sollte zum Selbstverständnis werden, dass insbesondere die Haut von kranken und älteren Personen mit einem guten Körperöl gepflegt wird. Am besten wird ein passendes Hydrolat mit dem *Körperpflegeöl Harmonia* in einer Massageölschale gemischt. Das Körperöl eignet sich auch bestens zur Behandlung von Gewebe nach strapaziösen Strahlentherapien.

Junge Haut freut sich ebenso über so ein zart duftendes Pflegeöl. Es wäre eine willkommene Abwechslung für Neurodermitiker, die statt dem *Cistrosenöl* einmal etwas anderes benutzen möchten. Nur durch Versuche wird Ihr Erfahrungsschatz reicher, und auch meiner, wenn Sie mir eine kurze Mitteilung zukommen lassen. Danke.

**Meine Empfehlung:**

Sollte die Nase diese Mischung als zu wenig intensiv duftend empfinden, geben Sie noch zwei Tropfen Tonkabohne hinzu. Mit einem Tropfen Zypressenöl pro Anwendung wird dann auch gleich noch eine venenstärkende Wirkung erzielt. Bei Menschen, die leicht frieren und etwas Seelenbalsam benötigen, würde ich in die Flasche noch ca. drei Tropfen Benzoe Siam mischen. Denken Sie daran, dass sich mit den Mischungen auch ein Bad zubereiten lässt.

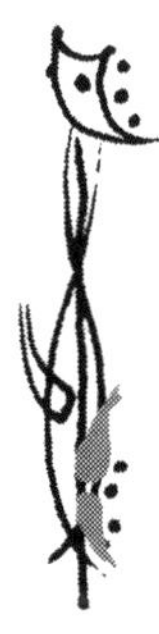

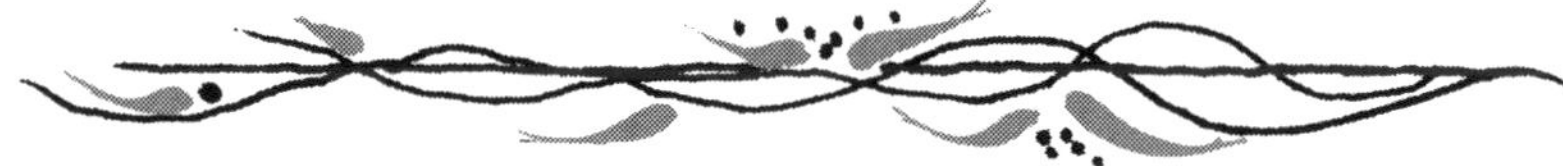

# Körperöl entspannend

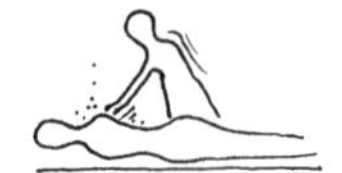

Ein blumig-weicher Duft, der beruhigt und entspannt, verteilt sich bei der Anwendung dieses Öls angenehm auf dem Körper.

*bei Aufregung und Gereiztheit*

Das *Körperöl entspannend* können Sie täglich benutzen, wenn Sie ständig unter Anspannung oder hoher Anforderung stehen.

*zur Vermeidung von Schwangerschaftsstreifen*

Schwangere Frauen nehmen dieses Öl gerne als Schwangerschaftsstreifenöl (Seite 289), insbesondere dann, wenn gleichzeitig Gereiztheit, Anspannung oder Stress ihren Alltag bestimmen. Vielleicht auch nur, weil ihrer Nase dieses Öl besser zusagt, da es blumiger duftet. Die zarte Duftnote von Neroli entfaltet sich erst beim zweiten »Hinriechen« und wirkt zusammen mit Rose und Kamille römisch einhüllend und schützend.

Inhaltsstoffe

Kamille römisch
Neroli
Rose
Zeder
Jojobawachs
Mandelöl
Weizenkeimöl

Für Säuglinge empfiehlt sich dieses Öl zur Bauchmassage bei Unruhe und Ängstlichkeit. Nicht immer kommen die Schreistunden der Babys von Verdauungsbeschwerden, sondern manchmal ist vielmehr Angst die Ursache. Oder sie sind auch die Folgen von langer stationärer Betreuung mit Hektik, grellem Licht und häufigen Untersuchungen. Vielleicht aber hat Ihr Kind noch immer unangenehme Erinnerungen an die anstrengende Geburt, dann wird ihm eine liebevolle Massage mit dem *Körperöl entspannend* helfen, die Erlebnisse rund um die Geburt aufzuarbeiten.

Menschen jeden Alters, die unter krampfhaften Bauch- oder gar Magenschmerzen leiden, haben mir von der entspannenden und beruhigenden Wirkung dieses Körperöls berichtet. Es freut mich immer, wenn ich Briefe erhalte, die meine Erfahrungen bestätigen.

**Meine Empfehlung:**

In akuten Situationen, z. B. nach einem späten, schweren Abendessen geben Sie zusätzlich zwei Tropfen römische Kamille und einen Tropfen Fenchel zu dem Öl und verteilen es gleichmäßig mit einer Strichbewegung von rechts nach links auf Ihrem Oberbauch. Bei heftigen Magenschmerzen können Sie diese Anwendung mit einem feuchtwarmen Tuch als Auflage unterstützen. Möchten Sie eine Fruchtnote ergänzen, können Sie je nach Stimmungslage in die benötigte Körperölmenge Bergamotte oder Limette mischen.

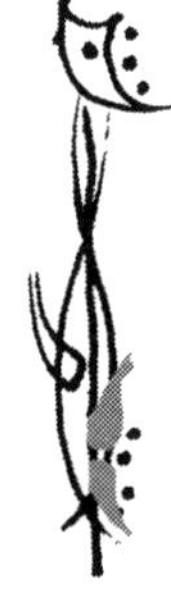

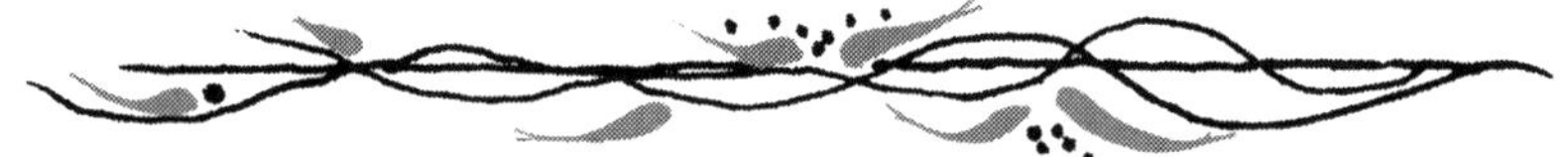

# Körperöl festigend

Der Duft von Blumen und Kraut entströmt dieser Ölmischung, die ausgleichend, körperlich und seelisch festigend wirkt.

*seelisch und körperlich stabilisierend*

Mit dem *Körperöl festigend* verwenden Sie ein intensiv wirksames Aromatherapeutikum. Es hilft die seelischen wie auch körperlichen Folgen von Verletzungen oder einer Schwächephase aufzuarbeiten und unterstützt gleichzeitig den Heilungsprozess. Es war mir ein Anliegen, mit dieser Mischung neuen Lebenssituationen eine Unterstützung zu geben, damit diese mit Zuversicht angenommen werden können und wieder seelische und körperliche Stabilität entsteht.

Nach dem Wochenbett wünschen manche Frauen eine andere Duftnote. Dieses Öl ist als Ergänzung zum *Wochenbettbauchmassageöl* gedacht. Insbesondere dann, wenn in der Stillzeit ein Gefühl der Schwäche und Orientierungslosigkeit vorliegt, aber das Gefühl des Ausgelaugtseins überwiegt. Zur Stärkung des Beckenbodens empfiehlt es sich, das Öl regelmäßig im Unterbauch- und Rückenbereich, sowie an den Oberschenkelinnenseiten anzuwenden.

Das *Körperöl festigend* bietet nach Operationen sowohl für Frauen wie für Männer eine ganzheitliche Hilfe. Die Tiefenheilung wird gefördert, eine Stimulation des Hormonsystems erfolgt ebenso wie eine muskel- und bindegewebsstärkende Wirkung. Selbst bei Blasenbeschwerden kann das Öl in Form einer Einreibung, einer warmen Auflage oder eines Wickels angewendet werden. Das Öl sollte immer organbezogen einmassiert werden und bei seelischer Instabilität am Solarplexus (zwischen Magengrube und Brustbeinspitze).

Reflextherapeuten erzielen gute Erfolge mit einer Aroma-Reflexmassage bei psychisch instabilen Patienten.

Solche Aroma-Kompositionen mit einer hohen Anzahl ätherischer Öle bedürfen ständiger Pflege. Da alle ätherischen Öle einer steten klimabedingten Veränderung unterliegen, sind wir in der Apotheke immer wieder gefordert die Rezeptur anzugleichen.

Inhaltsstoffe

Eisenkraut
Rosengeranie
Jasmin
Muskatellersalbei
Myrte
Schafgarbe
Vetiver
Zypresse
Jojobawachs
Mandelöl
Nachtkerzenöl

**Wichtige Hinweise:**

- für Schwangere und Säuglinge zur Selbsttherapie ungeeignet
- zur Anwendung bei Kindern mit einem Pflanzenöl verdünnen

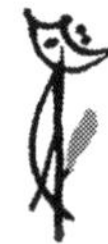

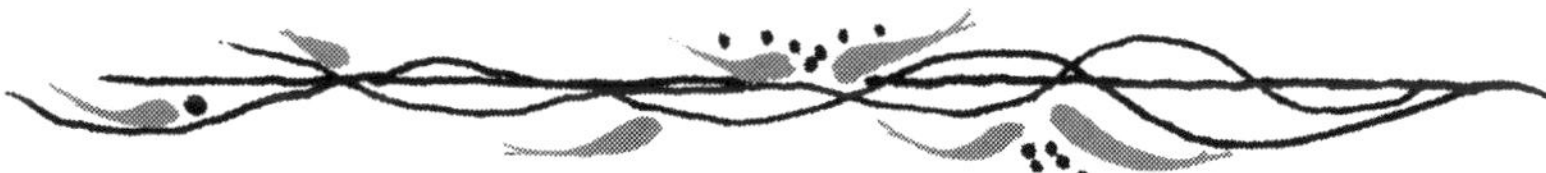

# Körperöl kräftigend

Ein herber, frischer und kräftiger Geruch prägt dieses Massageöl. Es wirkt stabilisierend, nervenstärkend und muskelentspannend.

*gibt Kraft und seelische Stütze*

Das *Körperöl kräftigend* entstand aus dem Bedürfnis heraus, Menschen in belastenden Lebensphasen ein körperlich stärkendes, aber auch seelisch ermutigendes Massageöl empfehlen zu können. Es sollte eine leicht herbe und zart männliche Duftnote erhalten. Die Zeder, der majestätische Baum, stand mir als Vorbild Pate. Es ging darum, einem Menschen etwas von dieser Kraft und Stabilität zukommen zu lassen. Eigentlich wollte ich mit dieser Mischung die bezüglich meiner »Bewährten Aromamischungen« doch etwas vernachlässigte Männerwelt mit einem Körperöl verwöhnen, wenn die täglich anstehende Arbeit und Belastung bereits morgens schon zu erdrücken scheinen. Ebenso ist sie für Mütter im späten Wochenbett und in der säftezehrenden Stillzeit gedacht, um die nötigen Kraftreserven aufzufüllen, und allgemein für Menschen, deren Rücken unter der Last des Alltags schmerzt und deren Wirbelsäule Stabilität benötigt. Die Myrte und der Muskatellersalbei helfen genau hinzuschauen und mit Klarheit neue Wege zu finden, um Ballast und Spannung abzubauen. Die frische Grapefruit und das zarte Neroli lassen belastete Menschen trotzdem fröhlich werden und die Sonne im Leben sehen und so manche Anstrengung wieder mit Freude verrichten. Das hautpflegende Calendula-Mazerat in Olivenöl verstärkt die käftigende Wirkung. Es lohnt sich, das Körperöl regelmäßig morgens über einen längeren Zeitraum anzuwenden, idealerweise in Kombination mit Myrten- oder Rosenhydrolat.

Inhaltsstoffe

Grapefuit
Muskatellersalbei
Myrte
Neroli
Zeder
Calendula/Olivenöl

**Wichtige Hinweise:**

- bei Hautempfindlichkeit sparsam verwenden
- nicht unmittelbar nach der Massage die Körperpartie der Sonne aussetzen

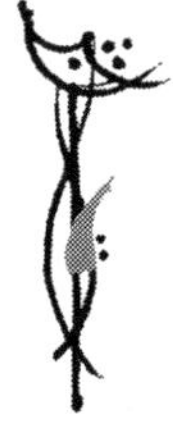

**Meine Empfehlung:**

Abends in Kombination mit einem warmen Wickel oder Kirschkernsack eine wahre Wohltat. Sollte Ihnen der Duft der Zeder zu intensiv sein, so geben Sie einfach pro Anwendung zwei Tropfen Lavendel fein oder extra hinzu.

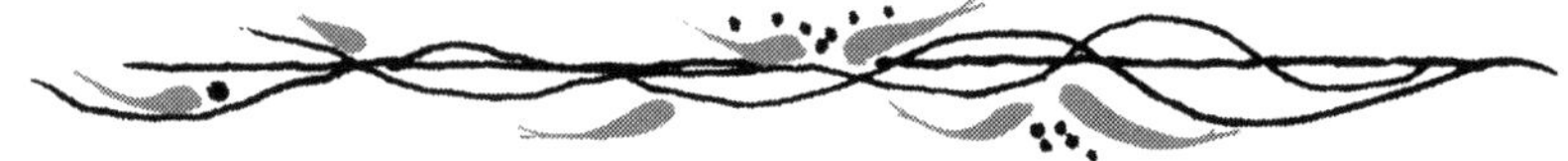

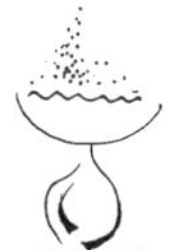

# Konzentrationsöl

Die erfrischende, krautige Mischung wirkt belebend, anregend und fördert die mentale wie auch die körperliche Konzentration.

*im Büro, im Nachtdienst, zum Durchhalten*

Hebammen benutzen das *Konzentrationsöl* nicht nur in ihrem Bereitschaftszimmer, sondern auch erfolgreich zu geburtshilflichen Zwecken. Als Badezusatz oder mit einigen Tropfen in ein Massageöl gemischt kann es eingesetzt werden, wenn es darauf ankommt, die Geburt mit Konzentriertheit und Kraft zum ersehnten Ende zu bringen. Wir Hebammen wissen, dass das Öl nur bei genauer Indikation angewendet werden darf, und zwar trotz Rosmarin- und Ysopöl. Diese beiden Öle werden häufig als Kontraindikation aufgeführt, dürfen aber von Fachpersonen selbstverständlich bei normaler Kreislaufsituation und zu schwachen Wehen therapeutisch genutzt werden. Sie, liebe Leserin, sollten diese ätherische Ölmischung in der Schwangerschaft jedoch nicht eigenhändig verwenden.

Inhaltsstoffe

Eisenkraut
Muskatellersalbei
Rosmarin
Ysop decumbens
Zitrone
Zypresse

Während Ihrer Arbeit werden Sie mit dem *Konzentrationsöl* in der Aromalampe ein besseres Durchhaltevermögen entdecken. In der Nachtarbeit hat sich die Mischung schon oft bewährt. Zur Vorbereitung auf Prüfungen erleben Sie mit der ätherischen Ölmischung eine angenehme Konzentrationsförderung. Auch im Auto, im Zug oder im Flugzeug begleitet mich dieser Duft häufig, er hält wach und lässt konzentriert neue Dinge erleben. Unterwegs geben Sie einige Tropfen dieser Mischung auf ein Taschentuch und legen es auf die Heizung bzw. Lüftung. Mit einer Nadel läßt es sich an einem Vorhang oder am Schutzgitter eines Ventilators befestigen.

**Wichtiger Hinweis:**

- bei Bluthochdruck und Epilepsie nur unter Rücksprache anwenden

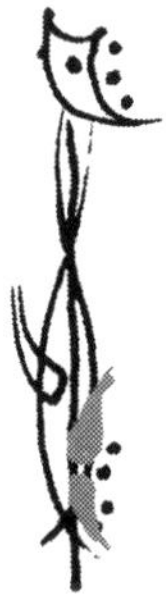

**Meine Empfehlung:**

Da das *Konzentrationsöl* einen stark krautigen Duft aufweist, können Sie jederzeit noch einige Tropfen eines Agrumenöls in die Duftlampe zugeben. Gut eignet sich Zitronen- oder Grapefruitöl im Verhältnis 1:1. Ohne Zusatz von Zitrusölen eignet sich das Öl natürlich gut zum Einarbeiten in eine neutrale Duschgelgrundlage, um morgens mit Elan in den Tag zu gehen.

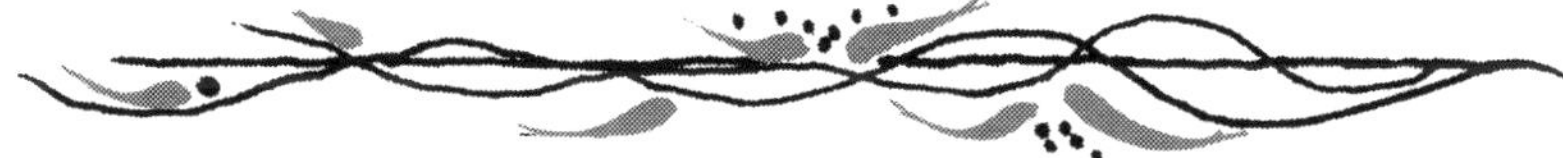

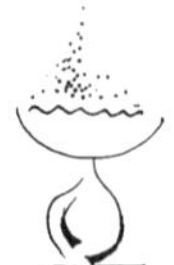

# Konzentrationsöl frisch

Ein frischer, minziger Geruch steigt beim Riechen direkt in die Nase, auf dass alle müden Geister wach werden.

»Hier riecht's nach Pfefferminz-Kaugummi!«, sagte ein Kind spontan, als dieses Duftöl in der Lampe war. Vielleicht werden auch Sie an heißen Tagen den Duft in der Lampe oder auf einem Duftvlies lieben lernen. Jugendliche bevorzugen das *Konzentrationsöl frisch* vor allem während ihrer Hausaufgaben und Studienzeiten.

*im Wartezimmer*

*beim Lernen*

*an heißen Tagen und auf Reisen*

Schwangere Frauen in der Frühschwangerschaft können bei enormer Übelkeit und Schwindelgefühl, die von reichlich Speichelfluss begleitet werden, die ätherische Mischung als Riechfläschchen vorsichtig versuchen. Meist genügt eine kurze Anwendungsdauer. Bitte lassen Sie wirklich Ihre Nase entscheiden.

Inhaltsstoffe

Linaloeholz
Myrte
Nanaminze
Pfefferminze

In Arzt- oder Therapeutenpraxen freuen sich Patienten, wenn ein frischer Minzduft aus dem Wartezimmer strömt, der Sauberkeit und Frische vermittelt. Allerdings wird von den Patienten eine lange Wartezeit deshalb bestimmt nicht geduldiger ertragen, jedoch erfährt der Patient eine Kreislaufstabilisierung. Um eine Keimverminderung im Raum zu erreichen, kann die ätherische Ölmischung hoch dosiert über Nacht in der Duftlampe oder einem Zerstäuber wirken. Krankenschwestern erzählen, dass die Patienten diesen minzigen Duft im Krankenzimmer mögen und aufgrund des Linaloeholzöls trotzdem nicht unruhig werden.

**Wichtiger Hinweis:**

- während einer homöopathischen Behandlung nur in Absprache anwenden

**Meine Empfehlung:**

An heißen Tagen können Sie sich erfrischen, indem Sie zwei bis drei Tropfen dieser Ölmischung in eine Hand voll kühles Wasser geben oder besser noch in Pfefferminzhydrolat. Verteilen Sie das Wasser im Nacken und »frischer Wind«, von einer Begleitperson gepustet oder gefächert, wird Ihnen neue Konzentrationsfähigkeit vermitteln. Heiße Tage werden erträglicher, wenn Sie eine Hand voll Hydrolat, bestehend aus 30Tropfen *Konzentrationsöl frisch* in 100 ml Myrten- oder Pfefferminzhydrolat gemischt, in den Kniekehlen verteilen.

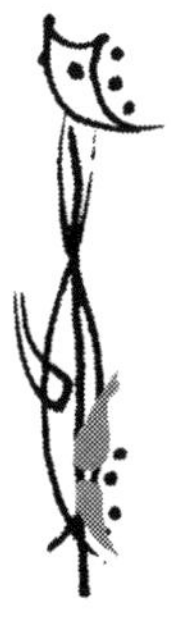

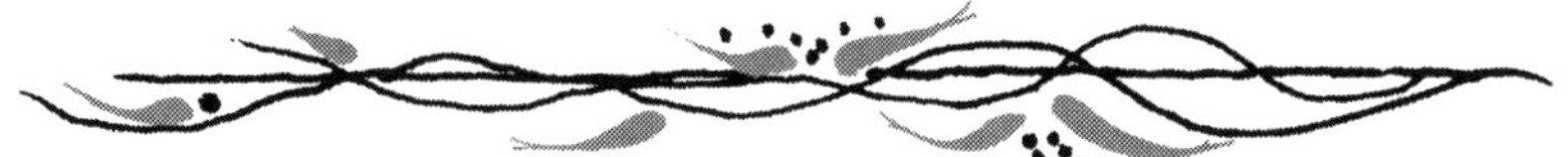

# Kreuzbein-Massageöl

Ein bewährtes Massageöl mit sinnlichem Jasminduft, das durch seine durchblutungsfördernde, krampflösende und entschlackende Wirkung Kreuzbeinschmerzen und Ischialgien lindert.

*einmassieren oder als warme Auflage*

*wenn der Ischias nervt*

Inhaltsstoffe

Jasmin
Mandarine rot
Rosmarin
Wacholderbeere
Calendulaöl
Jojobawachs
Nachtkerzenöl

Zunächst habe ich bei dieser Mischung nur an schwangere Frauen gedacht, die unter Rückenschmerzen oder Schmerzen des Ischiasnervs leiden. Gerade dann darf nämlich Rosmarin- und Wacholderbeeröl auch in der Schwangerschaft eingesetzt werden. Regelmäßiges Einmassieren des Kreuzbeingelenkes vertreibt tatsächlich die Beschwerden. Ab und zu ist es auch außerhalb der Schwangerschaft »ein Kreuz mit unserer Weiblichkeit«, dann können Sie die leicht erwärmende Wirkung des Öles bestimmt ebenfalls genießen. Frauen mit einer kreuzbeinwärts verlagerten Gebärmutter berichten von guten Erfahrungen, dadurch bedingtes Druckgefühl im Rücken vor ihren Tagen kann mit dem weiblich duftenden *Kreuzbein-Massageöl* besser ertragen werden. Nach dem Einreiben mit dem Öl wird ein warmer Kirschkernsack aufgelegt oder ein Wollschal um die Hüften gewickelt, und ein Kohlblatt auf dem schmerzenden Bereich verschafft hoffentlich die ersehnte Linderung. Aromatherapie wirkt in Verbindung mit Wickeln und Auflagen doppelt so gut (ab S. 404) und gibt Ihnen außerdem das Recht, sich auf dem Sofa liegend Ihren Beschwerden zu widmen. Bei sonstigen schmerzhaften Körperpartien oder Neuralgien, die Wärme und Durchblutung benötigen, kann das Massageöl ebenfalls angewendet werden.

Das *Kreuzbein-Massageöl* eignet sich auch dann, wenn Ihnen unser *Kemptener-Öl* zu stark riecht oder nicht blumig genug erscheint.

**Meine Empfehlung:**

Für körperliche Beschwerden von Männern würde ich raten noch einige Tropfen Zedernöl in die Flasche zu geben. Männer wie Frauen erhalten dadurch eine kräftigende Unterstützung. Möchten Sie dem Öl noch eine frischere Note verleihen, eignet sich der Zusatz von Limetten- oder Litseaöl.

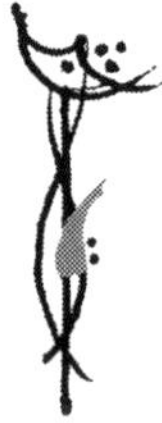

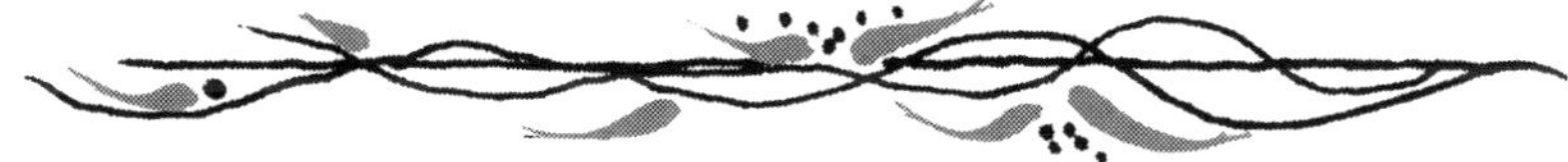

# Lavendel-Zypressen-Öl

Der krautige Geruch des Venenöls riecht nicht nur gesund, sondern beruhigt schmerzhafte Venen. Es wirkt durchblutungsfördernd, gefäßstabilisierend, entschlackend und heilend.

*wohltuend bei schweren und dicken Beinen*

*bei berührungsempfindlichen Venen*

Entstanden ist diese Rezptur auf Wunsch vieler Frauen, die in der Schwangerschaft zunehmende Beschwerden mit Krampfadern hatten. Wohl aufgrund der guten Erfahrungen verbreitete es sich schnell bei ebenso vielen Nichtschwangeren. Heute schwören bereits zahllose Menschen auf das *Lavendel-Zypressen-Öl* und erzählen von »kleinen Wundern« des Öls aus Kempten. Die Berichte reichen von einer Linderung über Schmerzerleichterung bis zur Reduzierung betroffener Venen. Diese Wirkung ist auf die Inhaltsstoffe der hoch dosierten einzelnen ätherischen Öle zurückzuführen.

Wichtig bei der Anwendung des *Lavendel-Zypressen-Öls* ist es, dieses Öl regelmäßig ein- bis zweimal täglich herzwärts einzureiben und die Haut unbedingt vorher anzufeuchten bzw. die Ölmischung mit nassen Händen einzustreichen. Anstelle von Wasser empfehle ich Hamamelis- oder Myrtenhydrolat zu verwenden, das sowohl als Feuchtigkeitsregulator als auch adstringierend wirkt. Bei akuten Beschwerden und einer beginnenden Entzündung rate ich das Öl in Quark einzuarbeiten und als Umschlag auf die schmerzhaften Venen zu legen. Diese Anwendung kann auch bei Hämorrhoiden erfolgen. Selbst Blutergüsse erfahren mit der Verwendung von *Lavendel-Zypressen-Öl* Linderung.

Inhaltsstoffe

Lavendel extra
Lemongrass
Myrte
Schafgarbe
Wacholderbeere
Zypresse
Calendulaöl

**Wichtiger Hinweis:**

• während einer homöopathischen Behandlung nur in Absprache anwenden

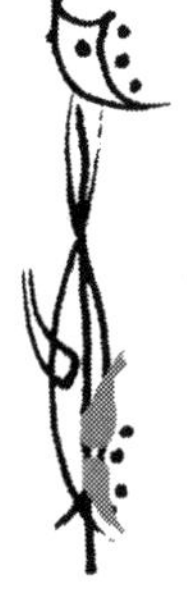

**Meine Empfehlung:**

Nichtschwangeren Frauen empfehle ich morgens, und an heissen Tagen auch abends, noch einige Tropfen Pfefferminzöl zuzugeben. Das gibt dem Öl einen leicht kühlenden Effekt und verstärkt die zusammenziehende Wirkung. Bedenken Sie bitte, dass Sie bei einer homöopathischen Begleittherapie auf die Minzöle verzichten sollten. Bei Krampfadernbeschwerden aufgrund von allgemeinem Hypotonus ist es ratsam, der Ölmischung ca. zehn Tropfen Rosmarinöl zuzugeben.

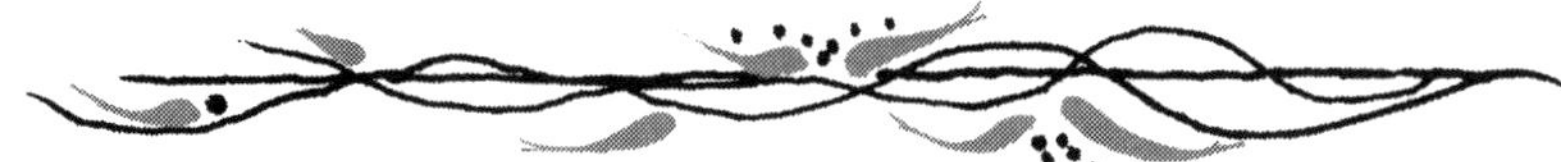

# Lippenbalsam

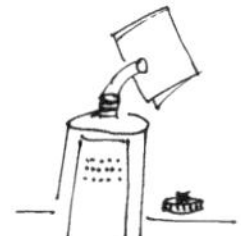

Der hautpflegende, angenehm krautig duftende *Lippenbalsam* wird oft auch als »Melissen-, Herpes- oder Wundbalsam« bezeichnet.

Bei regelmäßiger Pflege mit dem *Lippenbalsam* werden Sie ohne raue Lippen durch die kalte Jahreszeit kommen. Sie können den Balsam sparsam anwenden, er ist auf absolut hochwertigen Salbengrundlagen hergestellt und deshalb sehr ergiebig. Wenn Sie einen Lippenherpes entwickeln, sollten Sie bei den ersten Anzeichen sofort den *Lippenbalsam* auftragen und dies in kurzen Abständen häufig wiederholen. Viele Menschen bestätigten mir, dass der Herpes dann nur schwach auftritt, die unangenehmen Schmerzen weitaus geringer sind und eine rasche Heilung eintritt. Sollten Sie zu Beginn des Herpesausbruchs das reine Melissenöl oder die *Rose-Teebaum-Essenz* zur Verfügung haben, so lohnt es sich, davon einen Tropfen zusätzlich pur aufzutragen. Bei häufig wiederkehrendem Lippenherpes ist es natürlich ratsam, die kleine Tube in der Jacken- oder Handtasche immer dabei zu haben.

Der Balsam wird von vielen Hebammen als Wund- und Heilsalbe eingesetzt. Ich habe ihn mit guter Erfahrung schon oft stillenden Frauen zur Behandlung ihrer wunden Brustwarzen empfohlen. Der Balsam kann immer dann als Heilsalbe angewendet werden, wenn Sorgen und Ängste jeglicher Art die Wundheilung stören könnten. Zuversicht ist die beste Selbstheilungskraft, genau diese wird Ihnen das ätherische Öl der echten »Melissae officinalis« geben.

*zur Pflege rauer, empfindlicher Haut*

*wohltuend bei Herpes*

*für die Brustwarzenpflege in der Stillzeit*

Inhaltsstoffe

Melisse
Melissenhydrolat
Aloe-Vera-Öl
Jojobawachs
Propolistinktur
Bienenwachs
Sheabutter

**Meine Empfehlung:**

Ein bis zwei Tropfen der *Rose-Teebaum-Essenz* wirken zusätzlich zu dem Balsam auf einer offenen Wunde entzündungshemmend, wundreinigend, schmerzstillend und heilungsfördernd. Geben Sie ca. 1 cm des Balsams auf eine sterile Kompresse und tränken Sie diese mit der bewährten Wundessenz aus Rose, Lavendel, Teebaum und Manuka. Auf diese Weise lassen sich viele Wunden behandeln. So bietet sich rasch eine gute Erste Hilfe, denn das Fläschchen und die Tube können in allen Taschen noch Platz finden, ob auf Reisen, beim Skifahren oder beim Wandern.

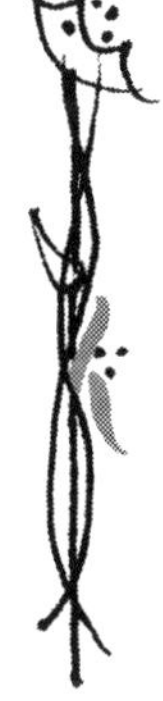

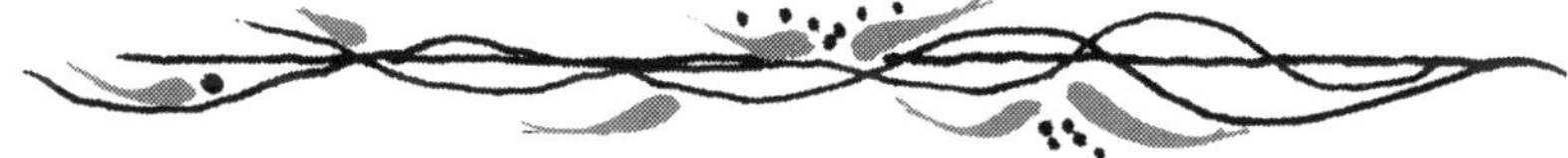

# Luftikus

Eine Aromamischung mit süßem, samtig-weichem Duft, die eine beruhigende, entspannende Wirkung verströmt.

*für leicht ablenkbare Kinder und im Säuglingszimmer*

*allgemein beruhigend*

Inhaltsstoffe

Honigwabe
Kamille römisch
Mandarine rot
Sandelholz
Narde

Die ätherische Ölmischung *Luftikus* ist entstanden, um Eltern eine kleine Unterstützung in ihrem lebhaften Alltag mit Kindern anzubieten. In der Duftlampe oder im Kuschelkissen bringt die Mischung an belebten Tagen und Abenden mit anstrengenden und unruhigen Säuglingen Ruhe. Oftmals habe ich den Eindruck, dass diese Kinder nur ungern außerhalb des Mutterleibs leben, sie sehnen sich nach Ruhe und Geborgenheit. Das Duftöl hilft überreizten Babys vielleicht auch leichter in den Schlaf zu finden. Selbstverständlich eignet sich diese Duftmischung ebenso für Klein- und Schulkinder, oder vielleicht benötigen es manchmal sogar die Eltern selbst. Bereiten Sie doch einmal ein Familienbad mit anschließender Massage vor: einige Tropfen Öl in Honig für die Wanne und in einem fetten Öl als Massageöl. Danach wird Gelassenheit einkehren und aufgeregte Nerven beruhigen sich. Einige Tropfen in wenig fettem Öl auf dem Sonnengeflecht (Magengrube) eingerieben helfen sogar bei nervösen Magenbeschwerden.

Während der Hausaufgaben schaut auch ein »Hans-guck-in-die-Luft« eine Zeit lang in die Schulhefte, und sollte sich dann nochmal ein Geschwisterchen angekündigt haben, eignet sich diese Duftmischung auch zur Geburtsvorbereitung oder bei kräftigen Wehen gar als Bad, emulgiert in Salz oder Honig.

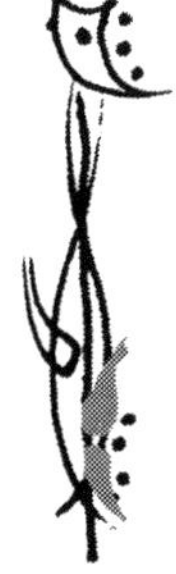

**Meine Empfehlung:**

Unter Zusatz von zwei Tropfen Tolu wird dieses Öl ein richtiger Seelenbalsam zum Entspannen und zur inneren Einkehr für gestresste Menschen. Sie können mit wenig fettem Öl gemischt damit die Fußsohlen massieren und es im Pulsbereich oder am Handgelenk auftragen. Zusammen mit Honig oder Sahne ergibt das Öl ein erholsames Wohlfühlbad, aber wundern Sie sich nicht über Besuch in der Wanne, es duftet sehr einladend.

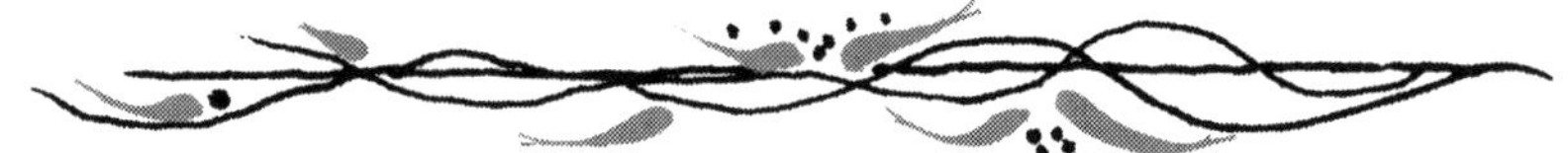

# Massageöl blumig

Ein wunderschönes Massageöl mit blumigem Duft und einer verzaubernden, aphrodisischen Wirkung.

*für eine sinnliche Partner-Massage*

Inhaltsstoffe

Bergamotte
Jasmin
Rose
Sandelholz
Jojobawachs
Nachtkerzenöl

Wir Hebammen freuen uns nicht nur, wenn Paare schwanger werden, sondern auch, wenn es den Menschen außerhalb dieser Monate gut geht. Oft habe ich das Gefühl, eine Lebensberaterin zu sein, die am Glück zweier Menschen teilhaben darf, aber auch Rat weitergeben soll, damit diese Liebe anhält. Bekanntlich belasten die Kinder eine Beziehung, und nicht immer ist ausreichend Zeit sich auf die Liebe vorzubereiten. Aber eine Partnerschaft lebt von einer guten und auch unbeschwerten Sexualität. Allerdings ist dies nach der Geburt eines Kindes oftmals nicht so einfach umzusetzen. Deshalb ist dieses Massageöl enstanden, vielleicht auch als Versöhnung zwischen Hebamme und Eltern, wenn alles anders kam mit dem Kind, als es geplant war, vor, während und nach der Geburt.

Verwöhnen Sie sich und Ihren Partner mit diesem Massageöl, Sie werden den Duft und das Öl genießen und lieben lernen. Gönnen Sie sich dieses Aromaerlebnis für zärtliche Stunden. Jungen Vätern empfehle ich das Öl als Massageöl, wenn sie nach der Geburt eines Kindes ihre Frau mit einer zärtlichen Massage verwöhnen möchten und die Liebe wieder neu erwacht.

Maria berichtete mir, dass das *Massageöl blumig* bei Liebeskummer und Herzschmerz hilft, sofern der süßliche Duft erwünscht ist. Ebenso weiß sie, dass Männer mit diesem Öl ihre Anima in sich entdecken können.

**Meine Empfehlung:**

Zur Abwechslung können Sie einmal einige Tropfen Muskatellersalbei in das Ölschälchen geben, ein andermal zwei Tropfen Ingwer. Probieren Sie es einfach aus.

Ältere Paare schwärmen von diesem Aphrodisiakum, da es nicht nur die Lust verstärkt, sondern auch gut geeignet ist bei trockenem Scheidenmilieu.

Sollten Sie sich gerne an die 1960er und 1970er Jahre erinnern, dann geben Sie einfach mal einen Tropfen Patchouli dazu. Mit Ylang-Ylang-Öl erhält das Massageöl einen sinnlich-süßlichen Duft, der Ihnen vielleicht gefallen wird. Versuchen Sie zunächst nur einen Tropfen pro Anwendung, um zu testen, ob Ihnen dieser Duft zusagt.

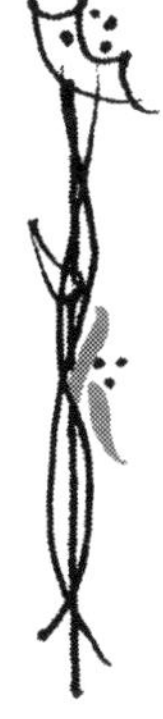

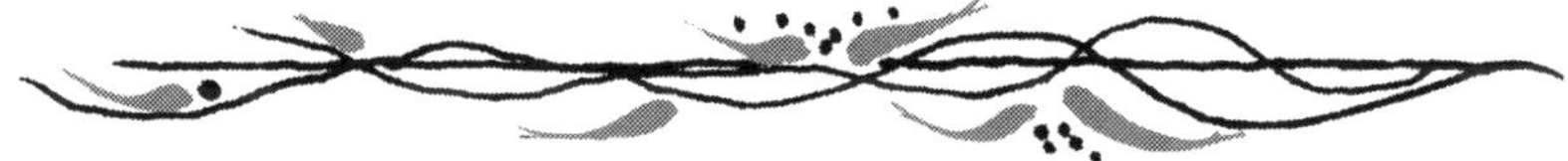

# Massageöl frisch

Der interessante Duft reicht von frisch über blumig bis würzig und wirkt sinnlich, libido- und potenzsteigernd.

*für eine sinnlich anregende Massage zu zweit*

Die Frische der Grapefruit und der sinnliche Duft von Jasmin und Ylang-Ylang unterdrücken zwar die herbe Note des Ingwer, hindern ihn aber nicht an seiner anregenden Wirkung. Dieses Massageöl habe ich für die Paare gemischt, die es nicht ganz so süßlich mögen. Das *Massageöl frisch* ist ebenfalls sehr beliebt als aphrodisierendes Öl. Gönnen Sie sich bei Kerzenschein schöne Stunden der Zärtlichkeit und lernen Sie sich bei einer gegenseitigen liebevollen Massage wieder neu kennen.

Inhaltsstoffe

Grapefruit
Ingwer
Jasmin
Ylang-Ylang
Jojobawachs
Nachtkerzenöl

Paaren mit unerfülltem Kinderwunsch sei das *Massageöle blumig* oder *frisch* über einige Zeit als tägliche Unterbauchmassageöle empfohlen. Mindestens in den ersten zwei Wochen des weiblichen Zyklus sollte das Öl regelmässig täglich zweimal benutzt werden. Geben Sie auf alle Fälle zwei Tropfen Sandelholz und zehn Tropfen Muskatellersalbei zusätzlich in die Flasche, egal welches Massageöl sie gewählt haben. Auf Anfrage wird Ihnen das Öl in der Bahnhof-Apotheke gleich fertig gemischt. Die Anwendung des Öls wird nicht nur einen Versuch wert sein, sondern einfach auch Freude bereiten. Genießen Sie die Zeit zu zweit und vielleicht gelingt es, den Gedanken an den »Erfolg der Liebe« zu vergessen. Lassen Sie sich beide fallen und entdecken Sie sich mit einer intimen Partnermassage gegenseitig aufs Neue. Denn Zeit, Zuneigung, Zuwendung und Liebe füreinander kann ein noch so schönes Öl doch nicht ersetzen.

**Meine Empfehlung:**

Unter Zusatz von einem Tropfen Pfefferöl können Sie »neue Würze« in Ihrem Liebesleben entdecken. Mit einem Tropfen Moschuskörneröl erhält das Massageöl einen dem menschlichen Pheromon ähnlichen Duftstoff. Ob Sie dann tatsächlich unwiderstehlich werden, müssen Sie schon selbst prüfen.

Dieses Öl bewirkt eine Steigerung der Libido, was automatisch eine Zunahme der Fruchtbarkeitshormone nach sich zieht. Denken Sie daran, für die Verhütung sind Sie selbst zuständig.

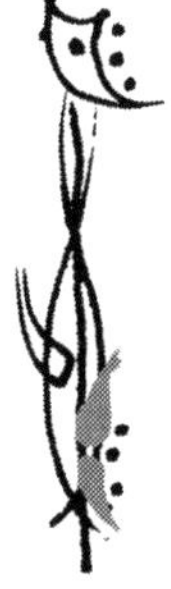

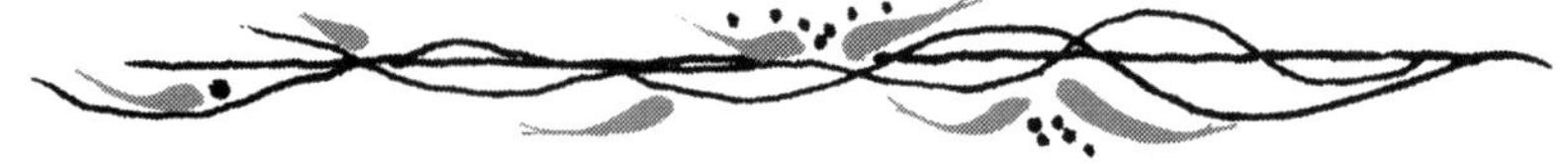

# Melisse-Teebaum-Öl

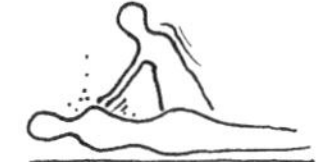

Eine krautige, frische Duftnote prägt das »Windpockenöl«, wie ich es nenne, weil es den Juckreiz bei dieser Erkankung lindert. Es wirkt viruzid, entzündungshemmend und heilend.

Bei vielen Viruserkrankungen hat sich diese Ölmischung bewährt. Rastlose, an Windpocken erkrankte Kinder schlafen besser, der Juckreiz lässt nach und auch die Unruhe legt sich. Menschen, die an Herpesinfektionen erkrankt sind, klagen meist über eine innere Getriebenheit, Kribbeln und Ruhelosigkeit. Benutzen Sie dieses Öl entweder lokal zur Schmerz- und Entzündungsbehandlung oder als Ganzkörperöl. Denken Sie daran, die Haut oder kranken Körperstellen mit Rosen-, Melissen-, Teebaum- oder Lavendelhydrolat zu befeuchten. Mit einer Kombination von ätherischem Öl, fettem Pflanzenöl und einem Hydrolat erreichen Sie dann eine wirklich angenehme ganzheitliche Behandlung.

Hilfreich kann die Mischung als Körperöl auch bei ängstlichen und unsicheren Menschen sein, denn es lässt nicht nur kranke Haut, sondern auch erkrankte Seelen zur Ruhe kommen. Melisse fördert den inneren Frieden. Bevor Sie vor lauter Unruhe und Sorgen am liebsten aus Ihrer Haut fahren würden oder sich wegen Juckreiz zu Tode kratzen könnten, gönnen Sie sich lieber ein Bad. Verrühren Sie einen Esslöffel des Öls mit Honig und dann noch ganz verschwenderisch mit einem Becher süße Sahne. Genießen Sie dieses Wohlfühlbad. Überlassen Sie sich Ihren Gefühlen und klären Sie, ob es die Situation wirklich wert ist, sich aufzuregen.

*pflegend, beruhigend, entspannend, wohltuend*

*bei zu Juckreiz neigender, empfindlicher Haut; »bevor Sie aus der Haut fahren«*

Inhaltsstoffe

Lavendel extra
Melisse
Teebaum
Aloe-Vera-Öl

**Meine Empfehlung:**

Mit einigen Tropfen türkischem Thymianöl verstärkt sich die viruzide Wirkung des Öls. Es gibt dann noch mehr innere Kraft und Stärke. Allerdings sollte es dann nicht für Kinder und Menschen mit empfindlicher Haut benutzt bzw. erst einmal vorsichtig und sparsam eingesetzt werden. Zur Verwendung bei Herpesinfektionen von Erwachsenen wäre es ratsam, noch drei Tropfen Melisse beizumischen. Um innere Ruhe und Stabilität zu erlangen ist es sinnvoll, das Öl eine Zeit lang täglich anzuwenden und pro Anwendung zwei Tropfen Zeder hinzuzufügen. Einige Tropfen der wunderschönen *Iris 1 % in Jojobawachs* hilft bei schwerstkranken oder sterbenden Menschen die wunde Seele zu streicheln.

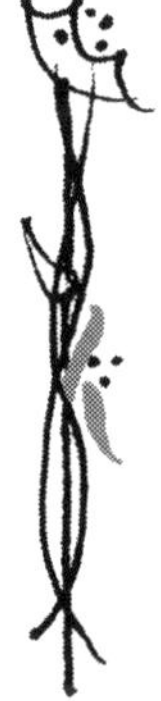

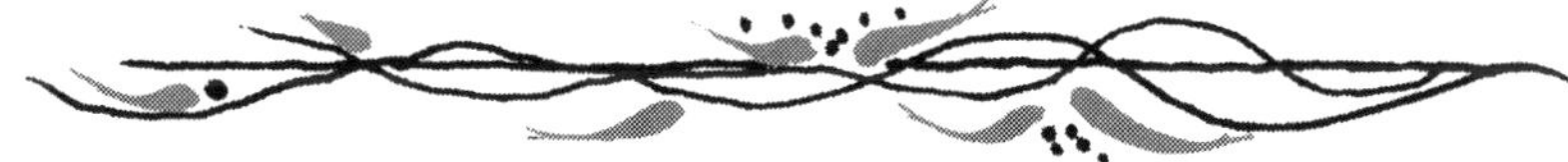

# Mens-Massageöl

Ein krautig-blumiges Körperöl, das auf der Haut einen Duft von frisch geschlagenem Holz entwickelt. Es wirkt beruhigend und entkrampfend bei Regelschmerzen.

*vorbeugend; erleichtert »die Tage«*

Menstruationsbeschwerden sind für viele Frauen eine unangenehme Last. Als Hebamme höre ich häufig: »Sind Wehen so wie die Schmerzen bei meiner Mens?« oder: »Hilft das *Geburtsöl* denn auch mal bei meinen Beschwerden an den Tagen?« So lag es nahe, ein Öl zu mischen für Frauen, die ihre monatlichen Periodenbeschwerden mit ätherischen Ölen behandeln möchten. Völlig beschwerdefrei jedoch wird die Menstruation nie sein können, denn eine kleine Vorwarnung auf die kommenden Tage ist gut, und ich denke auch sinnvoll. Mit dem *Mens-Massageöl* hoffe ich, dass Sie Ihre Bauch- und Rückenschmerzen etwas reduzieren können, oder zumindest lernen damit umzugehen. Am besten ist es, wenn Sie bereits einen Tag vor dem Einsetzen der Periode mit der Behandlung beginnen und bei den ersten Anzeichen der Beschwerden Ihren Unterbauch und Rückenbereich mehrmals täglich einölen. Bei heftigen Schmerzen sollten Sie eine stündliche Einreibung vornehmen und zusätzlich eine warme Kompresse bzw. einen warmen Kirschkern- oder Kräutersack auflegen. Hilfreich ist ebenso, den Bauch zuerst mit warmem Wasser oder körperwarmem Rosenhydrolat zu befeuchten. Viele Frauen empfinden ein warmes Sitzbad oder Vollbad als angenehm, dem sie einen Esslöffel des *Mens-Massageöls* – in einen natürlichen Emulgator, z. B. Honig, gemischt – beigeben.

Das Öl wirkt auch gut bei Bluthochdruck. Magenschmerzen, die aufgrund von Anspannung und Ärger enstanden sind, klingen mit einer warmen Ölkompresse sicher wieder ab.

Inhaltsstoffe

Kamille römisch
Linaloeholz
Majoran
Melisse
Muskatellersalbei
Calendulaöl
Jojobawachs
Nachtkerzenöl

**Meine Empfehlung:**

Für pubertäre Mädchen, die bereits menstruieren, wird das Öl angenehmer riechen, wenn Sie ca. 12 Tropfen Mandarine rot in die Flasche mischen. Bedenken Sie als Mutter, dass die Tochter nicht immer nur unter körperlichen Schmerzen leidet. Vielleicht hilft ein Gespräch von Frau zu Frau über Gefühle, Sexualität und Fruchtbarkeit so manches Unbekannte aufzuklären. Betrachten Sie auch einmal Ihre Vorbildhaltung: Ist die Menstruation für Sie etwas Gutes oder Lästiges?

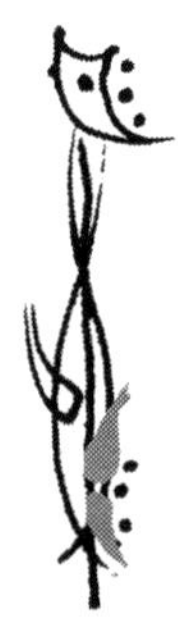

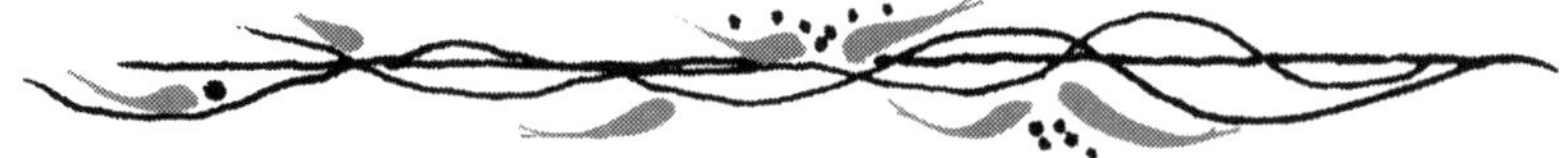

# PMS-Zyklus-Massageöl

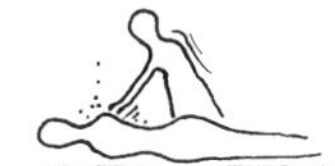

Das hormonell wirksame Körperöl mit seinem blumigen Duft hilft bei Stimmungsproblemen, macht fröhlich und gleicht aus.

*bei Stimmungsschwankungen; vor der Menstruation; im Klimakterium*

Als Hebamme werde ich auch um Rat gefragt bei so typisch weiblichen Problemen wie prämenstruellen Stimmungsschwankungen (PMS) oder Niedergeschlagenheit vor und während der Wechselzeit. Ich rate den Frauen dann, das *PMS-Zyklus-Massageöl* am besten bereits bei den ersten Anzeichen aufzutragen. Noch besser wäre es aber, das Öl zumindest im Unterbauchbereich kurmäßig einige Wochen lang zu benutzen. Sie können sich an den schlimmen Tagen, an denen Ihnen die Depression näher ist als jeder Gedanke an Fröhlichkeit, ein Bad zubereiten, denn meistens verlangt die Seele dann nach Balsam. Da die Ölmischung stimulierend auf die Hypophyse wirkt, kann eine Regulierung des Hormonsystems erreicht werden.

Die ätherischen Öle im *PMS-Zyklus-Massageöl* wirken stimmungsaufhellend und helfen etwas fröhlicher zu sein in diesen Tagen vor den Tagen oder vor bzw. während der Zeit des Wechsels. Bedenken Sie aber, dass unser Körper uns mit diesem Stimmungswechsel mitteilen will, dass die Menstruation bald einsetzen wird, und das ist doch oftmals eine frohe Botschaft. Außerdem hilfreich, um dann gut »gepolstert« außer Haus zu gehen oder gar Termine zu verschieben um sich Zeit zu nehmen für die Menstruation. Ältere Frauen werden von ihrem Körper darauf vorbereitet, dass die Zeit der Fruchtbarkeit zu Ende geht und sie sich darüber Gedanken machen sollen bzw. sich verabschieden müssen von diesem Frauenthema. Die Natur macht eigentlich keine Fehler, nur müssen wir wieder lernen mit diesen natürlichen Prozessen umzugehen und sie zu verstehen.

Inhaltsstoffe

Bergamotte
Grapefruit
Muskatellersalbei
Neroli
Vetiver
Ylang-Ylang
Jojobawachs
Nachtkerzenöl

**Meine Empfehlung:**

An depressiven Tagen ist Bergamotte in der Duftlampe eine gute Ergänzung. Andere Familienmitglieder riechen eine Fruchtnote meist gerne. Einen Versuch wert ist es, das Öl bei stimmungsgeladenen Männern anzuwenden, vor allem dann, wenn die Hypertonie ein Problem darstellt. Ein oder zwei Tropfen Sandelholzöl sind dann eine gute Ergänzung. Auch ein Tropfen des ätherischen Öls Vetiver oder Narde verleiht dem Massageöl eine tief-erdige Note, die entspannend und beruhigend wirkt. So können Mann und Frau wieder Ruhe und Gelassenheit finden.

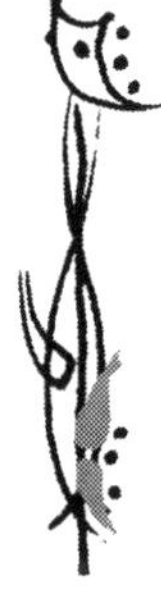

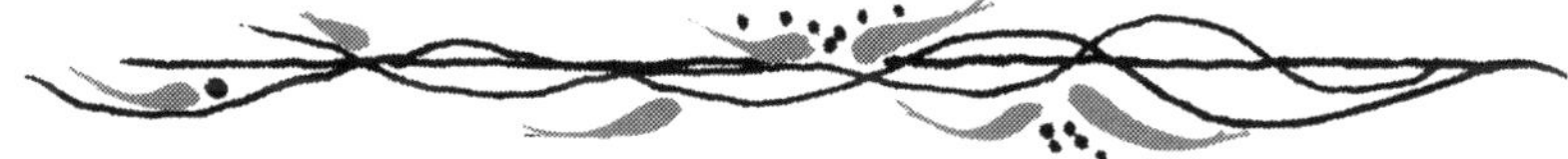

# Raumduft Thymian-Zitrone

Ein herber, krautiger Geruch prägt das desinfizierende Öl.

*zur Keimminderung in der Wohnung, in Praxen und am Arbeitsplatz*

Inhaltsstoffe

Angelikawurzel
Douglasfichte
Lavendel
Thymian
Zeder
Zitrone

Die Duftnote von *Raumduft Thymian-Zitrone* verrät, welcher Gedanke Pate gestanden hat: Mit den ätherischen Ölen soll eine Keimverminderung im Raum erreicht werden. Deshalb riecht die Mischung relativ stark nach Thymianöl, da dieses eben sehr stark antiseptisch wirkt und virusabtötende Inhaltsstoffe besitzt. Kinder rümpfen oft die Nase, wenn der *Raumduft Thymian-Zitrone* in der Duftlampe ist. Ein Jugendlicher meinte: »Gut, dass ich krank bin und nicht riechen kann, wenn Mama das stinkige Gesundmacheröl in die Lampe tut.«

Als Mutter oder Therapeutin aber kennen Sie sicherlich auch das Problem: Wie bekomme ich die Bazillen und Keime wieder aus meiner Wohnung oder meiner Praxis? In Grippezeiten füllen sich die Räume durch Besucher, Kursteilnehmerinnen oder Kunden schnell mit krankhaften Erregern. Eine ausreichende Dosis der ätherischen Ölmischung *Raumduft Thymian-Zitrone* in der Duftlampe oder einem Aromastreamer wird hier Abhilfe schaffen. Krankenschwestern berichten, dass die Patienten den Duft gerne annehmen. Zu Hause ist eine Duftlampe so aufzustellen, dass der Duft durch alle Zimmer ziehen kann, oder alle Zimmer werden im Wechsel einzeln beduftet. Ich lasse gerne eine elektrische Duftlampe über Nacht brennen. Damit ist zum einen die Brandgefahr gebannt und zum anderen eine ausreichende Beduftung gewährleistet. Gründliches Lüften muss im Krankenzimmer aber natürlich trotzdem regelmäßig erfolgen.

**Meine Empfehlung:**

Eine gute Desinfektion erreichen Sie mit zehn Tropfen *Raumduft Thymian-Zitrone* und ca. sieben Tropfen Zitrone im Putzwasser. Sollten Sie einfach unangenehmen Raum-geruch vertreiben wollen, können Sie zu vier Tropfen *Raumduft Thymian-Zitrone* entweder vier Tropfen Douglasfichte, Kiefernadel-, Tannen- oder Fichtennadelöl dazugeben.

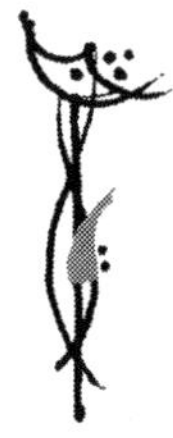

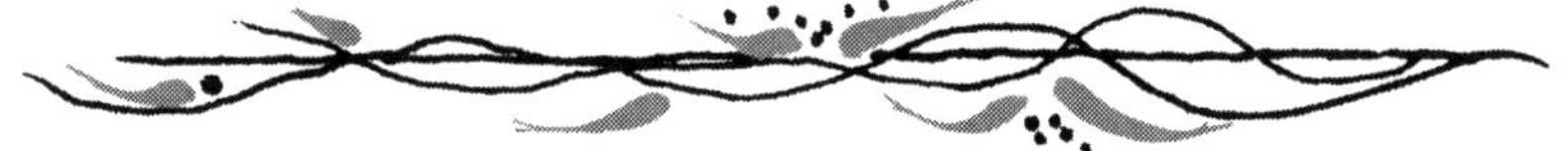

# Ringelblumensalbe

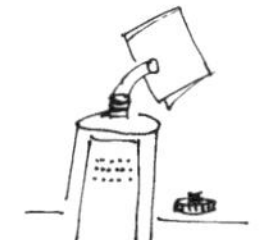

Die traditionelle *Ringelblumensalbe* pflegt empfindliche Haut und heilt Wunden aller Art.

*nicht nur zur Pflege des empfindlichen Babypopos*

Auf der Grundlage der bekannten, altbewährten Heilwirkung der Ringelblume haben wir eine hervorragende Heilsalbe auf rein natürlicher Basis und völlig frei von Konservierungsstoffen erhalten. Auch bei den Salben war es ein Anliegen des Apothekers Dietmar Wolz, Grundsubstanzen auf naturbelassener Basis zu verwenden, wie das Wollwachs, das frei von Pestiziden (SP = sine pestizide) ist und mit einem Mazerat von Calendulaöl verflüssigt wird – und nicht mit billigem Mineralöl, wie meist auf dem Kosmetikmarkt sowie in der Pharmazie üblich. Durch den Zusatz der entzündungshemmenden und leicht antibiotischen Propolistinktur verstärkt sich die Heilkraft der Ringelblume noch.

Inhaltsstoffe

Calendulaöl
Propolistinktur
Calendulatinktur
Bienenwachs
Adeps lanae SP (Wollwachs)

In einer Hausapotheke darf die *Ringelblumensalbe* für die alltäglichen kleinen Wunden, die in einer Familie behandelt werden müssen, eigentlich nicht fehlen. Von der Baby- bis zur Kranken- und Altenpflege oder aber ebenso als Schutzsalbe bei kalter Witterung kann die *Ringelblumensalbe* eingesetzt werden. Mit dieser Heilsalbe steht Ihnen ein Pflegeprodukt zur Verfügung, das Sie wie alle Produkte aus der Bahnhof-Apotheke sparsam verwenden sollten.

Sobald im Pflegebereich eine leichte Hautrötung auftritt, können Sie zur *Ringelblumensalbe* greifen. Bei offenen Wunden nicht warten, bis sich diese entzünden, sondern sofort mit der Heilsalbe behandeln. Auch bei bereits aufgetretenen Entzündungen wird sie noch helfen – oder Sie greifen dann doch zur *Beinwellsalbe*.

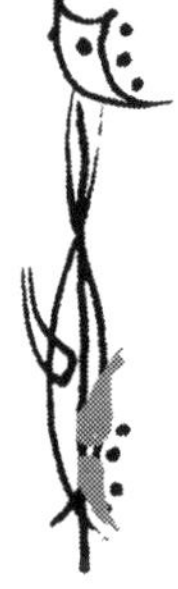

**Meine Empfehlung:**

Die *Ringelblumensalbe* kann als Grundlage dienen um ätherische Öle wie z. B. Teebaum, Kamille blau, Schafgarbe, Geranie oder *Rose-Teebaum-Essenz* für eine ganz persönliche Heilsalbe einzuarbeiten. Geben Sie die Salbe auf eine Kompresse und tränken Sie diese dann mit einem oder wenigen Tropfen ätherischem Öl. Eine zweimalige Anwendung pro Tag ist meist ausreichend.

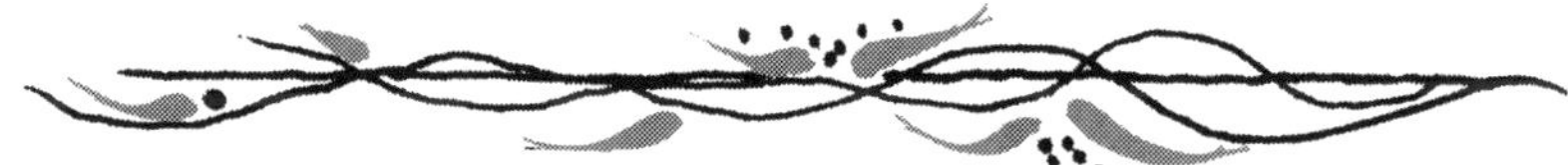

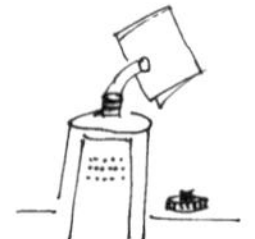

# Rose-Teebaum-Balsam

»Meine Wundsalbe« hat einen stark krautigen, würzigen Geruch, verfügt über eine hohe antibakterielle, gute viruzide, stark antimykotische, entzündungshemmende und epithelisierende Wirkung.

*äußerlich dünn auftragen, bei Babys nur zweimal täglich*

Was ich auf der gegenüberliegenden Seite bei der *Rose-Teebaum-Essenz* beschreibe, trifft ebenso für den Balsam zu. Es wäre für mich unvorstellbar, diese Wundsalbe nicht in der Hausapotheke zu wissen. Unzählige Kolleginnen schätzen den Balsam zur Wundpflege im Wochenbett und bei wunden Babypopos. Wie so oft, verbreitet sich gut Ding von allein, so erstaunt es mich nicht, dass die »Wundersalbe aus Kempten« überall weiterempfohlen wird. Der *Rose-Teebaum-Balsam* ist bei allen denkbaren Behandlungen anwendbar, bei Hautpilzbehandlungen ebenso wie auf offenen, frischen oder alten Wunden. Aber bitte sparsam und dünn auftragen, meist genügt ein- bis zweimal täglich, nur bei akuten Anlässen kann zunächst eine häufigere Anwendung erfolgen. Die Salbe hat einen hohen ätherischen Ölgehalt, doch die Erfahrung hat mir gezeigt, dass bei der Wundbehandlung mit einem solch hohen Anteil ätherischer Öle hantiert werden kann. Auch Ärzte verordnen die gut wirkende Salbe schon mal bei problematischen Wunden.

Inhaltsstoffe

Kamille blau
Lavendel extra
Rose
Teebaum
Johanniskrautöl
Calendulaöl
Adeps lanae SP
(Wollwachs)

Wie bei allen Krankheiten gibt es auch bei Wunden einen Selbstheilungsprozess, dazu gehört sicherlich, dass wir unseren Körper mit all seinen Besonderheiten annehmen und lernen damit zu leben. Durch Selbstakzeptanz und mit einer positiven Einstellung wird jede Heilung aktiviert. Wenn Sie den *Rose-Teebaum-Balsam* irgendwo auftragen, müssen Sie zu Ihren Wunden bzw. Problemen stehen, denn alle werden die Salbe riechen und manche werden fragen: »Sag mal, hast Du was?«

**Meine Empfehlung:**

Sollte der *Rose-Teebaum-Balsam* regelmäßig bei Kleinkindern benutzt werden müssen, ist es ratsam, ihn im Wechsel mit der *Ringelblumen-* oder *Beinwellsalbe* zu verwenden. Bei allen Wunden ist eine kombinierte Anwendung mit diesen Salben empfehlenswert, sobald eine sichtbare Besserung in der Heilung eintritt.

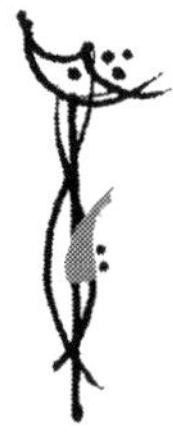

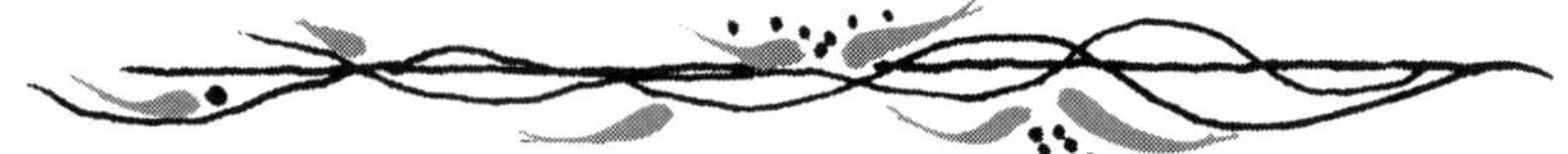

# Rose-Teebaum-Essenz

Das krautig, herb-erdig duftende All-Heil-Mittel, »Wundessenz« von mir genannt, wird eingesetzt bei Warzen, Aphten, zur Pilzbehandlung, bei Verbrennungen, bei Insektenstichen und vielem mehr.

*gehört in jede Hausapotheke; unverdünnt anwendbar*

Für mich ist die *Rose-Teebaum-Essenz* ein All-Heil-Erste-Hilfe-Öl geworden, auf das ich nicht mehr verzichten möchte. Die Aromamischung enthält die vier wichtigsten Heilöle: Den europäischen Lavendel extra aus der Wildsammlung mit seinem klaren Duft, der leider jedes Jahr knapp wird; den australischen Teebaum, der fast schon im Überfluss Verwendung findet und dessen erdig würziger Duft vielen Menschen allzu bekannt geworden ist; das neuseeländische Manuka, das dem Öl mit seinem dunklen, erdigen Geruch die Erdenschwere gibt; und natürlich das unbeschreibliche Rosenöl, das allein eigentlich alles heilen würde, jedoch im wahrsten Sinne des Wortes zu kostbar ist, aber in dieser Verdünnung doch zum Heilen zur Verfügung steht.

Inhaltsstoffe

Lavendel extra
Manuka
Rose
Teebaum

Diese »Wundessenz« hat aufgrund ihrer Inhaltsstoffe den Vorteil, dass sie – eine Ausnahme unter den ätherischen Ölen – bedenkenlos pur angewendet werden kann. Ein Tropfen der Mischung auf Haut- oder Schleimhautwunden getupft wirkt anästhesierend, desinfizierend und wundheilend. Bei akuten Schmerzzuständen können Sie das Öl anfangs in kurzen Abständen und dann zwei- bis dreimal täglich pur auf die Wunde träufeln oder auf den Wundverband geben.

Mit Rosenhydrolat verschüttelt eignet es sich hervorragend zur Aknebehandlung, ebenso wie für die Intimpflege und zur Feuchthaltung von Wunden. Egal, ob es sich um Brandwunden, Prellungen, Schürfungen, infizierte Wunden, schlecht heilende Operationswunden oder Pilzinfektionen handelt, *Rose-Teebaum-Essenz* kann tatsächlich für und gegen alles eingesetzt werden.

**Meine Empfehlung:**

Zur Behandlung von Frauenkrankheiten empfehle ich zusätzlich ein bis zwei Tropfen bulgarisches Rosenöl in die fertige Mischung zu geben.

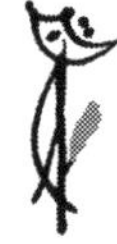

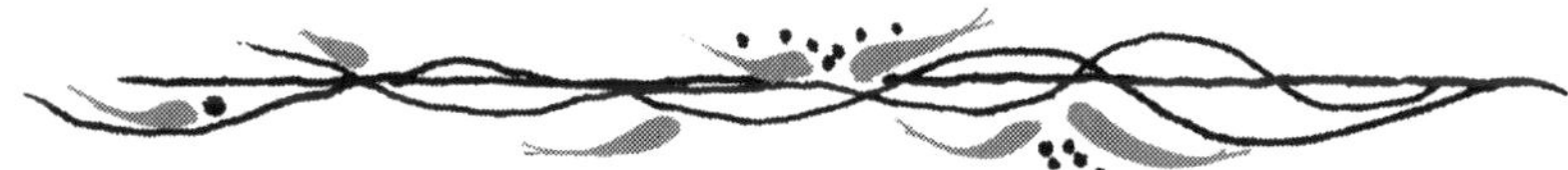

# Rumpelstilzchen

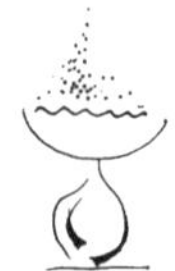

Die ätherische Ölmischung verströmt einen warmen, fröhlichen Duft, wie ihn Kinder lieben.

*für Kindergarten, Kinderfeste und andere lustige Gelegenheiten*

Entstanden ist diese Aromamischung durch die Nachfrage einer Kindergärtnerin, ob es nicht ein Öl gebe, das eine »Meute kleiner Rabauken« zähmt. Wunder dauern natürlich immer länger und die Charaktere der kleinen Persönlichkeiten lassen sich Gott sei Dank nicht einfach ändern, aber mit diesem Öl in der Duftlampe könnte doch ein bisschen Ruhe einkehren. Kindergartenneulinge gewöhnen sich damit möglicherweise auch etwas schneller in die noch fremde Umgebung ein.

Inhaltsstoffe

Grapefruit
Mandarine rot
Zimtrinde

Viele Kinder lieben diese Mischung in der Lampe für ihre Kinderfeste zu Hause. Die Mütter erhoffen sich mit dem Duft vielleicht, dass die kleinen Besucher sich wohl fühlen und zwischendurch beim Geburtstagskuchen ruhig am Tisch sitzen.

*Rumpelstilzchen* eignet sich ebenso für ein aufwärmendes Bad, wenn die Kleinen und natürlich auch die Großen mit kalten Füßen und roten Nasen von draußen kommen. Bitte verwenden Sie die Duftmischung sparsam, denn Zimt kann in einer Überdosierung Hautreizungen hervorrufen. Hautempfindliche Personen sollten besser ein Bad mit der ätherischen Ölmischung *Luftikus* zubereiten, um Rötung oder Juckreiz gänzlich zu vermeiden. So schön die Mischung in der Duftlampe sich entfaltet, so zurückhaltend sollte sie im Hautbereich eingesetzt werden.

**Wichtiger Hinweis:**

- kann im Aromabad Hautreizungen auslösen

**Meine Empfehlung:**

Die ätherische Ölmischung *Rumpelstilzchen* können Sie auch einem Punsch zugeben, wenn Ihnen frische Früchte und Gewürze fehlen sollten. Aber Vorsicht mit der Dosierung, meist reichen dem Gaumen zwei bis drei Tropfen auf 1 Liter Getränk. Falls Sie Nelkenöl im Haus haben, geben Sie davon noch einen Tropfen hinzu, aber wirklich nur einen, denn Nelkenöl ist sehr intensiv. Zu viel könnte den Geschmack verderben und Sie haben den Punsch für den Abfluss zubereitet. Natürlich würde auch Orangen- bzw. Blutorangenöl die Mischung gut ergänzen. Eine Vanilleschote oder ein Tropfen Vanilleextrakt runden den Geschmack ab.

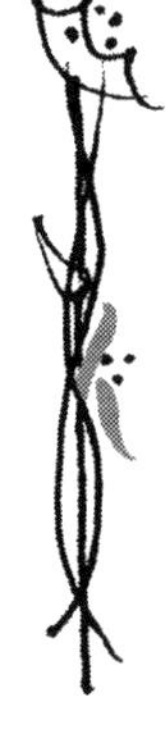

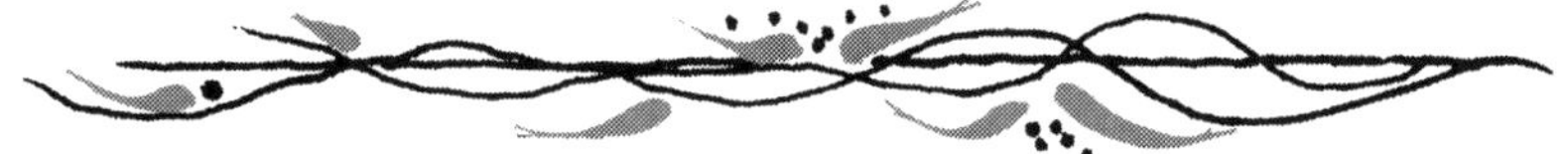

# Sandmännchen

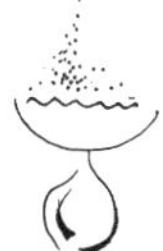

Eine fruchtig-frische, kunterbunt krautig duftende ätherische Ölmischung, die die Verdauung anregt und die Sinne besänftigt.

*entspannend, beruhigend*

*hilft den Tag zu verdauen*

Inhaltsstoffe

Fenchel
Lavendel
Orange
Zirbelkiefer

Eine Stunde vor dem abendlichen Schlafengehen die Duftlampe im Kinderzimmer angemacht, kann dem kleinen Erdenbürger vielleicht helfen etwas schneller in den Schlaf zu finden. Wenn das Bäuchlein vom vielen Trinken noch drückt, hilft das *Sandmännchen-Öl* die Verdauung anzuregen. Oft genügt nur ein Tropfen auf einem Tüchlein, das ins Kuschelkissen gesteckt wird. Selbstverständlich kann die Mischung in einem fetten Öl als Bauchmassageöl angewendet werden. Bedenken Sie jedoch bitte immer die sparsame Dosierung (siehe Seite 367–373) für Säuglinge.

Bei Schulangst oder Angst vor neuen Ereignissen wie dem ersten Aufenthalt im Schullandheim kann *Sandmännchen* als Mutmacher und gleichzeitig als beruhigendes Öl benutzt werden. Es hilft klare Gedanken zu fassen und ermutigt, nach neuen Taten zu streben. Vielleicht erlauben es ja die Klasse und die Lehrerin, vor einer Klassenarbeit eine Duftlampe anzumachen.

Erwachsene können sich bei Völlegefühl mit einer warmen Bauchkompresse oder einem Wickel Erleichterung verschaffen, aber auch durch eine Einreibung mit wenigen Tropfen (ca. drei) der in fettes Pflanzenöl gemischten ätherischen Ölmischung.

**Meine Empfehlung:**

Eine angenehme Duftabrundung erfährt die Aromamischung durch den Zusatz von Citronellgras. Im Mischverhältnis 1:1 bleibt der Kopf bei Schulaufgaben klar und der Ärger über nicht verstandene Aufgaben hält sich vielleicht in Grenzen. Größere Schulkinder oder Erwachsene können am Vorabend von Prüfungen zu einigen Tropfen *Sandmännchen* noch ein, maximal zwei Tropfen Muskatellersalbei in die Duftlampe geben. Aber auch durch die Beigabe von Majoran werden sich die kreisenden Gedanken beruhigen und der Schlaf sich einfinden. Im Verhältnis 2:1 mit Cajeput vermischt ist *Sandmännchen* ein sanftes Erkältungsöl für Babys.

Ja, das Experimentieren mit ätherischen Ölen macht Spaß und bringt immer neue Erkenntnisse! Genauso groß wie die Erfolge können jedoch die Misserfolge sein, wenn die gewählten Düfte nicht harmonieren. Das kann dann im wahrsten Sinne des Wortes auch noch kostspielig werden.

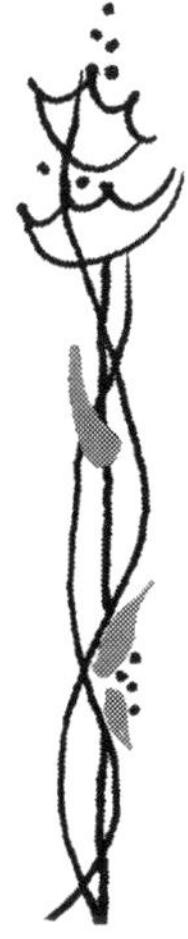

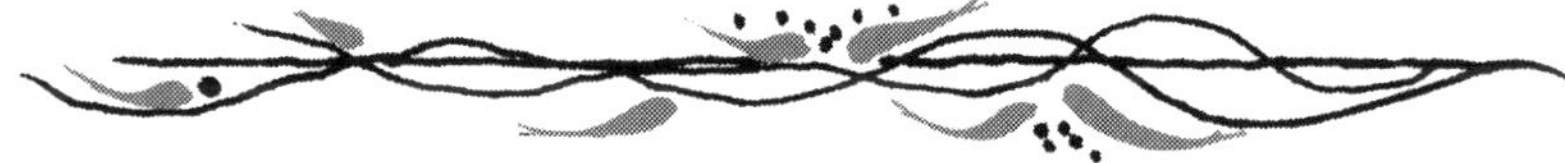

# Saunaöl

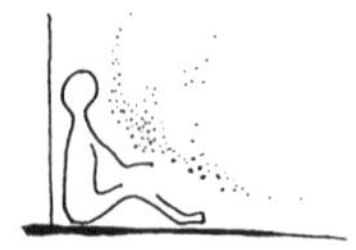

Ein intensiv krautig-würziger, leicht holziger Duft steigt aus der Flasche hoch, der zum Durchatmen anregt, entschlackt und belebt.

*einige Tropfen davon in die Wasserkelle geben*

Ruhe und Erholung in der Sauna: Wer dieses zu schätzen weiß, wird das *Saunaöl* gerne für einen Aufguss oder in einer Wasserschale zum Verdunsten benutzen. Durch das Eisenkraut wirkt der Saunagang nicht so schnell ermüdend und im Grapefruitduft ergibt sich bestimmt ein nettes Gespäch. Mit Salbei kommt der Schwitzprozess schneller in Gang und durch das Wacholderbeerenöl wird die Entschlackung gut angeregt.

Inhaltsstoffe

Eisenkraut
Grapefruit
Salbei
Wacholderbeere
Zirbelkiefer

Diese schöne ätherische Ölmischung kann natürlich auch außerhalb der Sauna als stärkende, erfrischende Duftnote benutzt werden, z. B. in der Duftlampe, im Büro oder auf dem Vlies im Auto. Ein selbst zubereitetes Duschgel mit *Saunaöl* gefällt Ihnen bestimmt.

Natürlich können Sie viele andere ätherische Mischungen für die Sauna benutzen (ab Seite 392). Fragen Sie doch Ihre Nase, welche Aromamischung aus Ihrer Duftapotheke Sie in das Saunavergnügen begleiten soll, z. B. der *Entbindungsduft* für einen nicht zu heißen Saunagang mit Ihrem Partner, das *Erkältungsöl befreiend* zum besseren Durchatmen, die *Sommerfrische* um Urlaubserinnerungen zu genießen, der *Trennungsschmerz* um Erlebtes aufzuarbeiten, der *Waldspaziergang,* weil er Ihnen einfach gefällt, der *Wintertag,* weil beim Frischluftgang der Schnee silbern im Vollmond glitzert.

Hier muss ich wieder einmal Danke sagen an die Mitarbeiterinnen in der Bahnhof-Apotheke, dieses Öl war ihr Wunsch. Gerne denke ich an die Anfänge unserer kreativen Dufterfahrungen zurück. Mit dem *Saunaöl* ist uns schon eine richtige Duftmelodie gelungen.

**Wichtige Hinweise:**

- für Schwangere und Säuglinge zur Selbsttherapie ungeeignet
- zur Anwendung bei Kindern mit einem Pflanzenöl verdünnen

**Meine Empfehlung:**
Zur Steigerung Ihres Immunsystems vor Grippezeiten können Sie zusätzlich zwei oder drei Tropfen Angelikawurzelöl in die Wasserkelle geben.

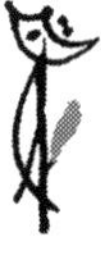

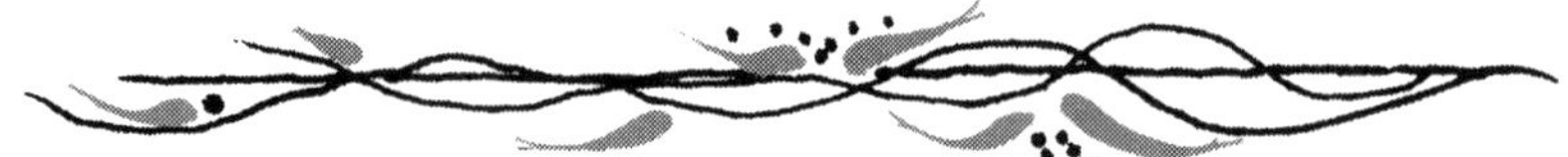

# Schwangerschaftsstreifenöl

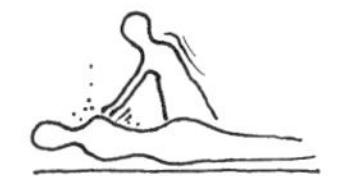

Das frische, krautige, leicht blumig duftende Massageöl wirkt entspannend, klärend und fördert die Elastizität der Haut.

*zur Vorbeugung, regelmäßige Massage erforderlich*

»Kennen Sie etwas Hilfreiches um Schwangerschaftsstreifen zu verhindern?« – »Nein«, ist dann meine Antwort, »aber ein Öl, damit Sie lernen, sich mit Ihrem Bauch und Ihrem Kind auseinanderzusetzen und beide zu nehmen, so wie sie eben sind.« Mutter werden heißt nicht nur runden Zeiten entgegenzugehen, sondern auch so mancher »Zerreißprobe« ausgesetzt zu werden. Im körperlichen Sinne erleben das viele Frauen als Schwangerschaftstreifen, eine Form von Bindegewebsschwäche. Um diesen Streifen etwas vorzubeugen, zumindest um sie nicht so breit werden zu lassen, hat sich diese Ölmischung bewährt. Lesen Sie darüber auch in meinem Buch »Die Hebammen-Sprechstunde«.

Inhaltsstoffe

Lavendel extra
Linaloeholz
Neroli
Rose
Mandelöl
Nachtkerzenöl
Weizenkeimöl

Sie dürfen mit dem regelmäßigen Einmassieren des *Schwangerschaftsstreifenöls* beginnen, sobald es Ihnen zum Bedürfnis wird, meist geschieht das ab der 20. Schwangerschaftswoche. Sollte Ihre Nase nicht damit einverstanden sein, dann warten Sie eben noch eine Zeit lang oder weichen auf ein anderes Öl aus, z. B. *Körperöl entspannend*, *Massageöl blumig* oder *Kamille-Fenchel-Öl.* Letzterem können Sie noch zwei Tropfen Neroli zugeben, dann riecht die Mischung etwas frischer, und verdünnen Sie sie mit Weizenkeimöl, dessen Vitamin-E-Gehalt die Hautelastizität fördert.

**Meine Empfehlung:**

Es spricht natürlich nichts dagegen, wenn Sie das Bedürfnis haben, diesem Öl noch einen Tropfen türkische Rose hinzuzufügen. Zwei Tropfen Zeder eignen sich, wenn Sie das Gefühl haben, nicht stark genug zu sein für die kommenden Monate – aber denken Sie daran, nicht in der Stärke, sondern im Loslassen liegt das Ziel des Lebens. Sehr ratsam ist es, das Massageöl in die mit Rosenhydrolat gut befeuchtete Haut einzumassieren. Oder Sie vermischen die beiden vor dem Auftragen in einem Massageölschälchen, das es ja auch in der Apotheke gibt.

Eine wunderschöne Mischung entsteht, wenn Sie in das *Schwangerschaftsstreifenöl* mit oder ohne Rose noch fünf Tropfen *Iris 1 % in Jojobawachs* geben. Schenken Sie es der werdenden Oma, sie wird zwar keine Streifen am Bauch behandeln müssen, aber ihre Seele wird vielleicht hin- und hergerissen sein von all den Gefühlen, die sie nun durchlebt. Fragen Sie sie doch einmal.

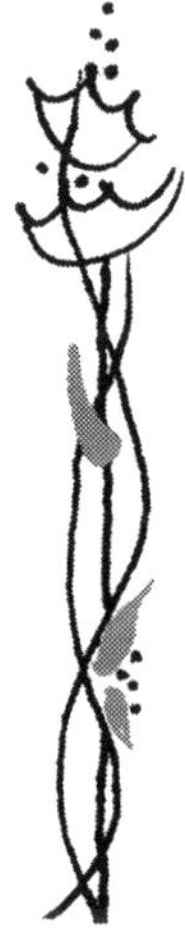

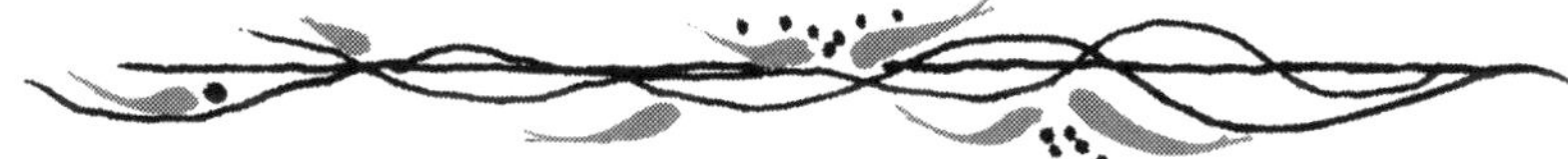

# Stillöl

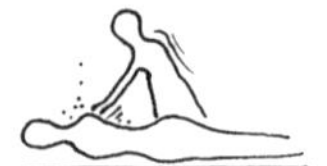

Der würzige Duft des »Milchbildungsöls«, wie ich es immer wieder nenne, lässt nicht nur die Milch fließen, sondern regt auch Speichelfluss und Verdauungsenzyme an.

*fördert die Milchbildung und pflegt die Brust*

*verdünnt auf Babys Bauch nach zu reichlichem Milchgenuss*

Inhaltsstoffe

Anis
Fenchel
Karottensamen
Koriander
Kreuzkümmel
Lavendel extra
Rose
Calendulaöl
Jojobawachs
Nachtkerzenöl
Walnussöl

Es dürfte verständlich sein, dass mir als aromabegeisterter Hebamme ein Massageöl zur Unterstützung der stillenden Frau am Herzen lag. Mit dem *Stillöl* habe ich unzählige gute Erfahrungen sammeln können, denn es hilft nicht nur die notwendige Muttermilch zu bilden, sondern auch, diese bei ausreichender Produktion ins Fließen zu bringen und die gesamte Stillzeit im Fluss zu halten.

Beachten Sie bitte, dass dieses Öl zur Anregung und Förderung des Milchflusses dient und deshalb erst nach der Geburt anzuwenden ist. Außerdem ist das *Stillöl* eine sehr konzentrierte Mischung und sollte deshalb sparsam verwendet werden. Wenn Sie den Geruch als zu intensiv empfinden, können Sie es mit einem fetten Öl, wie z. B. Mandel- oder Weizenkeimöl, verdünnen.

Am besten massieren Sie Ihre Brust vor dem Stillen gut ein, insbesondere in den ersten Tagen nach der Geburt bzw. bis die Milch ausreichend fließt (bitte lesen Sie hierzu ebenfalls in meinem Buch »Die Hebammen-Sprechstunde«). Achten Sie bitte darauf, dass Sie unbedingt den Warzenhof aussparen, wenn Sie das Öl vor der Stillmahlzeit einmassieren, denn Ihr Kind soll Ihren Hautgeruch riechen und aufnehmen können. Das *Stillöl* hat sich auch schon oft bei einem Milchstau bewährt. Ihre Hebamme wird Sie mit Rat und Tat betreuen und Ihnen hilfreiche Anweisungen geben können.

Übrigens, es ist kein Ammenmärchen, dass Männer den Duft des *Stillöls* nicht so sehr lieben, denn es hat alles andere als einen weiblichen oder gar erotischen Duft.

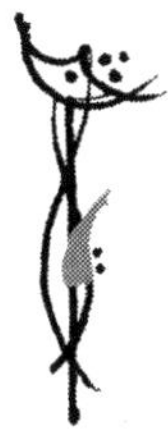

**Meine Empfehlung:**

Sollten der Säugling oder andere Familienmitglieder unter Verdauungsbeschwerden leiden, können Sie mangels *Fenchel-Kümmel-Öl* das *Stillöl* mit einem anderen fetten Öl verdünnen und damit den Bauch massieren.

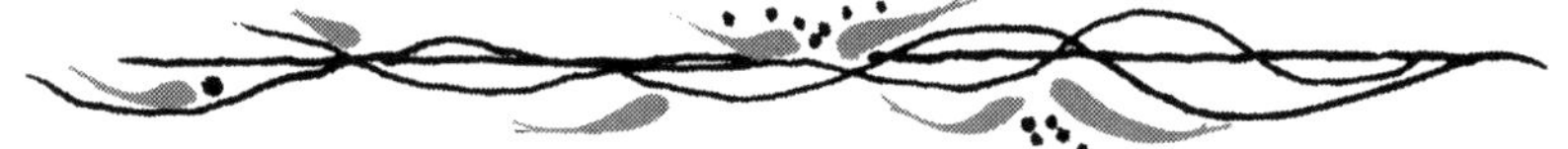

# Sitzbad

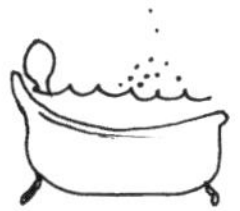

Der blumige, krautig-intensive Duft des Wundbadesalzes wirkt entzündungshemmend, zellregenerierend und blutstillend.

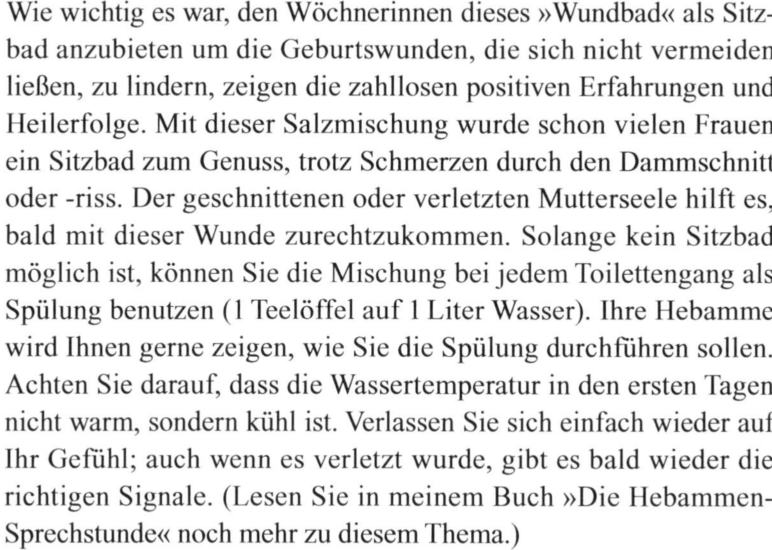

Wie wichtig es war, den Wöchnerinnen dieses »Wundbad« als Sitzbad anzubieten um die Geburtswunden, die sich nicht vermeiden ließen, zu lindern, zeigen die zahllosen positiven Erfahrungen und Heilerfolge. Mit dieser Salzmischung wurde schon vielen Frauen ein Sitzbad zum Genuss, trotz Schmerzen durch den Dammschnitt oder -riss. Der geschnittenen oder verletzten Mutterseele hilft es, bald mit dieser Wunde zurechtzukommen. Solange kein Sitzbad möglich ist, können Sie die Mischung bei jedem Toilettengang als Spülung benutzen (1 Teelöffel auf 1 Liter Wasser). Ihre Hebamme wird Ihnen gerne zeigen, wie Sie die Spülung durchführen sollen. Achten Sie darauf, dass die Wassertemperatur in den ersten Tagen nicht warm, sondern kühl ist. Verlassen Sie sich einfach wieder auf Ihr Gefühl; auch wenn es verletzt wurde, gibt es bald wieder die richtigen Signale. (Lesen Sie in meinem Buch »Die Hebammen-Sprechstunde« noch mehr zu diesem Thema.)

*beruhigend, entspannend, klärend, wohltuend, regenerierend*

*besonders im Wochenbett bewährt*

Inhaltsstoffe

Kamille blau
Lavendel extra
Rose
Rosengeranie
Schafgarbe
Totes-Meer-Salz

Das *Sitzbad* ist in Form von Teilbädern ebenso zur Behandlung von wunden Brustwarzen und wunden Kinderpopos empfehlenswert. Eigentlich gibt es keine Wunde, bei der diese Salzmischung nicht schon angewendet wurde bzw. werden könnte. Haben Sie Mut, vor allem denken Sie daran: Was im weiblichen Intimbereich hilft, wirkt auch bei anderen Verletzungen. Ob für Klein oder Groß, Jung oder Alt, von Kopf bis Fuß können Sie das *Sitzbad* als Teilbad, Kompresse oder Spülung einsetzen. Benutzen Sie es nach der auf Seite 386 angegebenen Dosierung, denn es ist sehr konzentriert. Bei großflächigen Wunden können Sie natürlich ein Ganzkörperbad nehmen oder feuchte Wundauflagen zubereiten.

Kinder wie Erwachsene können die Salzmischung bei Harnwegserkrankugen für ein warmes Sitzbad benutzen

Ein ganzes Buch könnte ich füllen mit den unzähligen Berichten und Briefen von Patientinnen, Kolleginnen, Krankenschwestern und Ärzten, ja selbst aus der Tierheilkunde, die den großen Heilerfolg des Wundbadesalzes bestätigen.

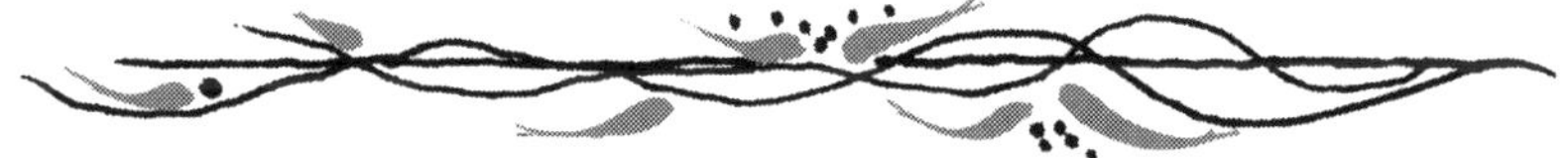

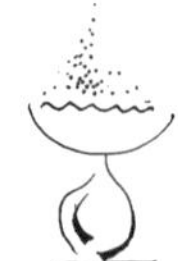

# Sommerfrische

Ein besonders fruchtig-frischer Duft prägt diese Mischung, entsprechend belebend und stimmungsaufhellend ist ihre Wirkung.

*frischer Duft für Wartezimmer, Station und Pflege*

Die fruchtige Aromamischung ist entstanden um muffige Räume für ein fröhliches Fest zu verzaubern. Sie können mit dieser reinen ätherischen Ölmischung aber auch das Wartezimmer erfrischen und aus dem Stationszimmer eines Krankenhauses einen frischen und doch beruhigenden Duft verströmen lassen. Im Altenheim freuen sich sicherlich alle über das sonnige Aroma, das uns an einen unbeschwerten Urlaub im Süden erinnert. Große und kleine Leute werden den Duft zu Hause, im Auto, im Zug, im Flugzeug oder im Hotelzimmer ebenso genießen wie Kranke, Wartende oder Kunden.

Mit der Familie der Zitrusfrüchte in dieser Mischung verwandeln Sie Ihr Heim in einen südlichen Obstgarten. Eisenkraut verstärkt die fruchtigen Noten der Agrumenöle und Eichenmoos wirkt als Fixativ, damit der Duft sich nicht so schnell verflüchtigt.

Ich finde, es ist ein Duft, der so vielfältig ist wie das Leben, und beides möchte ich nicht missen, weder die Vielfältigkeit noch die *Sommerfrische*. Sollte Ihnen an trüben Tagen die Sonne im Herzen fehlen, um die Buntheit des Lebens sehen zu können, geben Sie einige Tropfen der *Sommerfrische* in die Duftlampe. Mit dem Wohlgeruch der vielen Früchte kehrt dann vielleicht auch bei Ihnen eine fröhliche Stimmung ein.

Inhaltsstoffe

Bergamotte
Eichenmoos
Eisenkraut
Grapefruit
Lavendel
Limette
Mandarine rot
Melisse
Orange
Zitrone

**Wichtige Hinweise:**

- für Schwangere und Säuglinge zur Selbsttherapie ungeeignet
- zur Anwendung bei Kindern mit einem Pflanzenöl verdünnen

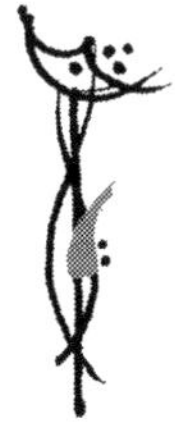

**Meine Empfehlung:**

Zusätzlich zur *Sommerfrische* können Sie einige Tropfen *Neroli 10% in Jojobawachs* in die Lampe geben, dann erhält die Mischung eine wunderbare blumige Mitte, die Ihre ängstliche Psyche an trüben Tagen stabiler werden lässt.

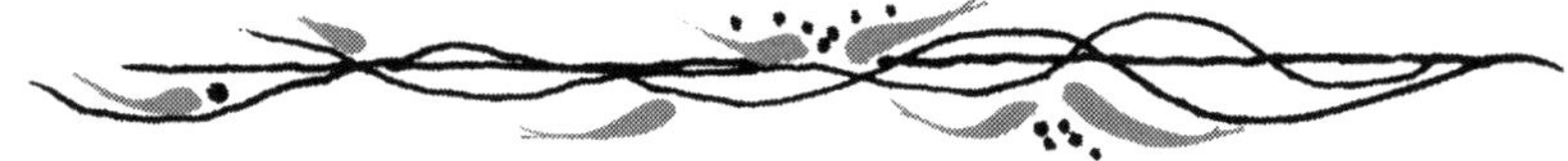

# Sonnenöl

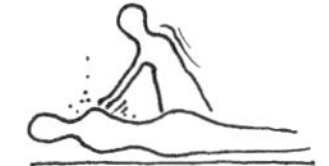

Ein wunderschöner nussiger Geruch verbreitet sich auf dem Körper, vermischt mit einem erdig-krautigen Duft. Das Öl schützt die Haut auf natürliche Weise vor der Sonne.

*LSF 3 – 4*

*mehrmaliges Auftragen erhöht den Lichtschutzfaktor nicht*

Inhaltsstoffe

Karottensamen
Linaloeholz
Jojobawachs
Walnussöl
Weizenkeimöl

Da es mir ein Bedürfnis war, eine Sonnenpflegeserie auf natürlicher Basis anzubieten, habe ich das *Sonnenöl* kreiert. Wichtig zu wissen ist hierbei, dass auf natürliche Weise kein höherer Lichtschutzfaktor als 4 zu erreichen ist. Die Natur scheint ganz einfach der Auffassung zu sein, ein Lichtschutzfaktor von 3 – 4 reicht aus um die menschliche Haut zu schützen. Das sollten wir als Hinweis nehmen, uns keiner längeren intensiven Sonneneinstrahlung auszusetzen. Mutter Natur meint wohl, es wäre besser, die Haut stattdessen mit Kleidung zu schützen. Nicht immer ist es einfach, die »Sprache« der Natur zu verstehen, wo es doch gerade in unseren weniger verwöhnten Breitengraden so schön ist, die Sonne zu genießen. Aber Genuss ist bekanntlich nicht immer mit »gesund« gleichzusetzen. Also bietet sich nur die Alternative, entweder natürlichen Schutz mit dem *Sonnenöl* aus der Aromatherapie zu wählen und dann ins Haus zu gehen oder langärmelige, dünne Kleidung zu tragen oder schließlich doch ein Produkt chemischer oder mineralischer Herkunft mit höherem Lichtschutzfaktor zu benutzen.

Das *Sonnenöl* reicht aus, sobald sich die Haut akklimatisiert hat oder schon vorgebräunt ist. Es hat den wunderbaren Nebeneffekt, dass die Haut zugleich gepflegt wird und nicht austrocknet. Durch das wiederholte Einölen der nassen Haut erhöht sich zwar der Lichtschutzfaktor nicht, aber die Haut bleibt trotz intensiver Sonneneinstrahlung und oft austrocknender Meeresluft geschmeidig.

**Meine Empfehlung:**

Bei Säuglingen und Kleinkindern müssen Sie besonders vor direkter Sonneneinstrahlung auf der Hut sein. Die Haut der Babys ist noch sehr empfindlich und bedarf eines besonderen Schutzes. Allerdings sind gängige Sonnenschutzmittel nicht unbedingt hautfreundlich und unbedenklich. Besser ist es, die Sonne, insbesondere die intensive Mittagssonne, zu meiden. In den ersten sechs Lebensmonaten, bei empfindlichen Kindern bis zum ersten Lebensjahr, empfehle ich das *Sonnenöl* zur Hälfte mit Walnusskernöl zu verdünnen. Sie müssen dann aber das Öl unbedingt kühl lagern, da es nur eine kurze Haltbarkeit aufweist.

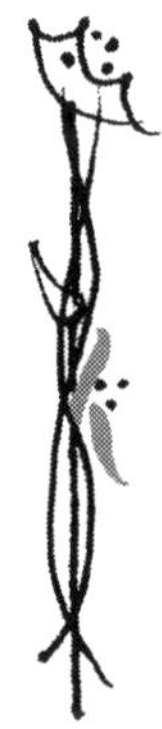

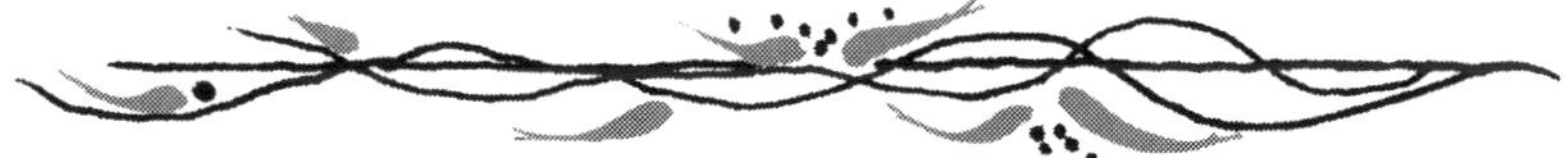

# Sonnenpflege intensiv

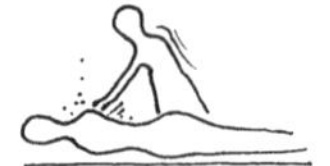

Ein Hautöl mit einer krautig-weichen Note, das bei Sonnenbrand entspannend und schmerzlindernd wirkt.

*nach zu reichlichem Sonnengenuss*

Inhaltsstoffe

Karottensamen
Lavendel extra
Aloe-Vera-Öl

Die oft empfohlene Therapie, bei Verbrennungen Lavendel extra pur aufzutragen, funktioniert bei großflächigem Sonnenbrand natürlich nicht, da sie dann zu einer Überdosierung des reinen Lavendelöls führen würde. In dieser Mischung jedoch können Sie die Heilwirkung von Lavendel extra trotzdem sehr gut zum Einsatz bringen. Das Pflanzenöl der Aloe-Vera und das ätherische Öl des Lavendels, verstärkt durch Karottensamenöl, ergänzen sich hervorragend und ergeben ein wunderbares Heilöl gegen Verbrennungen.

Mit dem *Sonnenpflegeöl intensiv* können Sie sonnenstrapazierte Haut verwöhnen und besänftigen. Sollten Sie sich zu lange der Sonne ausgesetzt haben und einen Sonnenbrand erlitten haben, ist es wichtig, das Öl so bald wie möglich auf die nasse Haut aufzutragen. Am besten, Sie duschen sich und ölen die noch nassen betroffenen Körperpartien ein. Diese Methode hat sich bestens bewährt. Im Bedarfsfall sollten Sie das nasse Einölen einige Male wiederholen, also auch eventuell nachts aufstehen und die gespannte, empfindlich gerötete Haut pflegen.

Bei entzündlichen Prozessen, z. B. bei einem Milchstau oder einer beginnenden Brust- oder Venenentzündung, rühren Sie das *Sonnenpflegeöl intensiv* in Quark ein (siehe Seite 408) und machen damit eine Auflage. Sobald der Quark trocken und krümelig wird, erneuern Sie die Auflage. Natürlich sollte bei solchen Problemen und Anwendungen immer eine erfahrene Hebamme, eine Ärztin oder Therapeutin hinzugezogen werden.

**Meine Empfehlung:**

Anstatt die Haut mit Wasser zu befeuchten, ist es natürlich noch hilfreicher, die Haut mit Rosenhydrolat nass zu sprühen und dann mit der *Sonnenpflege intensiv* einzuölen. Ihre Haut wird es Ihnen danken, indem der Sonnenbrand ohne Schwierigkeiten verschwindet.

Sollten Sie ein Fan von Teebaumöl sein, können Sie noch ca. zehn Tropfen davon in die Flasche mischen.

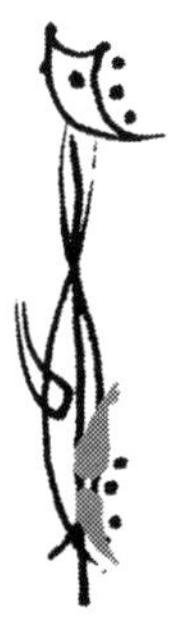

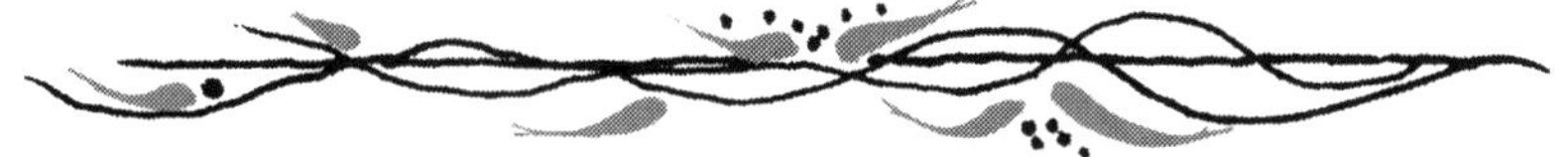

# Sonnenpflegeöl

Das herb-krautig riechende Körperöl nährt, beruhigt und pflegt die sonnenstrapazierte Haut.

*zur Pflege nach dem Sonnenbad*

Selbst wenn Sie ausreichend für Sonnenschutz gesorgt haben, ist es trotzdem notwendig, die Haut nach dem Sonnenbaden zu pflegen. Auch hier empfiehlt es sich, das Öl auf Aloe-Vera-Basis auf die nasse Haut aufzutragen, denn so wird der Feuchtigkeitsmantel der Haut reguliert bzw. genügend Flüssigkeit zugeführt. Die meisten Menschen trinken im Sommer zu wenig Wasser und versäumen es so, den Organismus mit der fehlenden Flüssigkeit zu versorgen.

Inhaltsstoffe

Immortelle
Lavendel extra
Aloe-Vera-Öl
Jojobawachs

Sollten Sie sich trotz aller Vorsichtsmaßnahmen einen Sonnenbrand zugezogen haben, können Sie nach Gebrauch der *Sonnenpflege intensiv* die beruhigte Hautpartie mit dem *Sonnenpflegeöl* weiter pflegen. In sehr heißen Ländern mit ständiger und intensiver Sonneneinstrahlung habe ich mit der täglichen Anwendung von herkömmlichen Sonnenschutzmitteln und natürlichem Pflegeöl gute Erfahrungen gesammelt. Die strapazierte Haut nimmt das *Sonnenpflegeöl* gierig auf.

Das *Sonnenpflegeöl* läßt sich darüber hinaus ebenso bei entzündlichen Prozessen einsetzen. Auch bei großflächigen oder schlimmen Verbrennungen eignet sich das Öl zur Narbenbehandlung recht gut. Sobald die Wunde abgeheilt ist und sich eine neue Haut entwickelt hat, können Sie regelmäßig mit dem *Sonnenpflegeöl* die verbrannte Hautpartie pflegen.

**Meine Empfehlung:**

Mit dem Zusatz von Pfefferminzöl wirkt das *Sonnenpflegeöl* kühlend und gefäßverengend, bedenken Sie jedoch, dass während einer homöopathischen Behandlung kein Pfefferminzöl verwendet werden darf. Entweder Sie geben pro Anwendung einen Tropfen Minze dazu oder mischen ca. zehn Tropfen in die Flasche. Natürlich eignet sich auch Pfefferminzhydrolat bzw. die Kombination aus beidem, dem Hydrolat und dem ätherischen Öl der Minze, um der heißen Haut und dem erhitzten Organismus Kühlung zu verschaffen. Ich weiß nicht, wie ich bei einer Reise in subtropische Gefilde die Hitze sonst überstanden hätte, wenn ich diese herrliche Möglichkeit der Erfrischung nicht gehabt hätte.

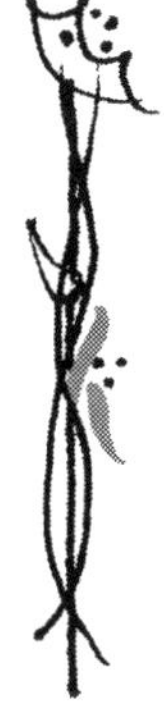

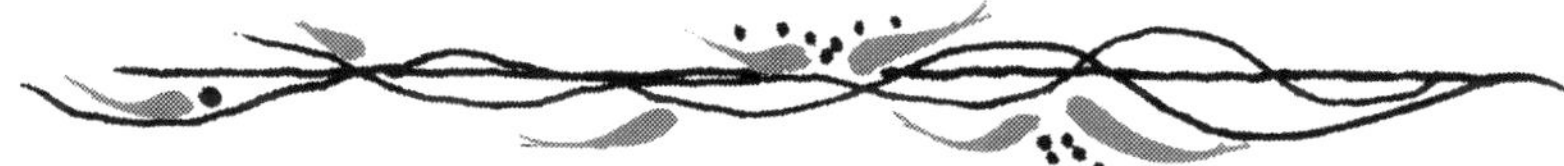

# Sprachlos

Ein blumig-rosiger, fast unbeschreiblicher Duft entweicht der Flasche und legt sich wie ein Schutzmantel um die Haut.

*zur Trauerbegleitung*

*ein schützender Duft für schwerkranke Patienten*

Inhaltsstoffe

Iris
Melisse
Rose
Jojobawachs

Mit dieser Grundmischung möchte ich Ihnen ein ganz besonderes Öl vorstellen, es war mir ein großes Bedürfnis, seine wertvollen Einzelöle allen Menschen zugänglich zu machen. Wirkung und Duft der Kombination Rose, Iris und Melisse sind schlichtweg unbeschreiblich – daher der Name *Sprachlos*. Kolleginnen in meinen Seminaren, die die Aufgabe hatten, die Duftbotschaft dieser intensiven Mischung zu beschreiben, bestätigten mich. Jedes Mal saßen alle Gruppenteilnehmerinnen im Kreis, waren still, in sich gekehrt und mit sich und der Welt zufrieden – es fehlten ihnen die Worte, das Duftprofil mit geeigneten Begriffen wiederzugeben.

Immer dann, wenn Ihnen in einer Situation die richtigen Worte fehlen, wird Ihnen diese Aromamischung eine Hilfe sein. Ob zur Sterbebegleitung, bei Schwerstkranken, Burn-out-Syndrom oder als Auraschutzöl. Schenken Sie es Menschen, die in schwierigen Lebenssituationen hilflos sind. Das Öl lässt sich als Parfüm, als Ganzkörperöl (1 ml in 100 ml fettes Öl geben) oder in einer Duftlampe verwenden (Jojobawachs hinterläßt Fettflecken in der Lampe, die Sie mit Alkohol entfernen können). Als Badezusatz ist es ebenfalls hilfreich. Verwenden Sie dieses kostbare Öl besonders sparsam, aber denken Sie daran, es zu benutzen, wenn Sie meinen einer Situation nicht gewachsen zu sein.

Das Öl hilft »ES« zuzulassen. Schenken Sie es den Sterbenden, den Trauernden und denen, die einfach nicht mehr können, es wird sie wie eine Schutzhülle umgeben.

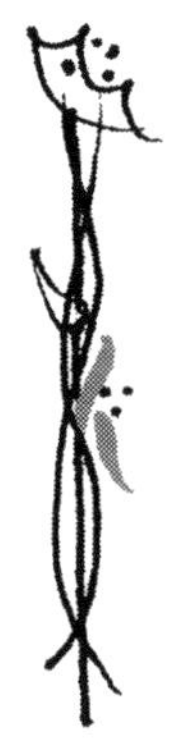

**Meine Empfehlung:**

Durch die Zugabe von ca. zehn Tropfen Neroliöl erhält die Mischung einen frischen Duft, der leicht anregend wirkt. Mit dem zusätzlichen Duft von Neroli werden Sie sich in oder nach schwierigen Lebenssituationen wieder unter Menschen wagen und die Angst vor ungewollten Begegnungen wird geringer werden. Benötigen Sie jedoch Kraft und Stabilität, sind zehn Tropfen Zeder eine hilfreiche Beigabe in *Sprachlos*. Sollten Sie alles zu verkrampft und verbissen betrachten, so werden Sie mit einigen Tropfen Kamille römisch in der Mischung gelassener in den Tag gehen können.

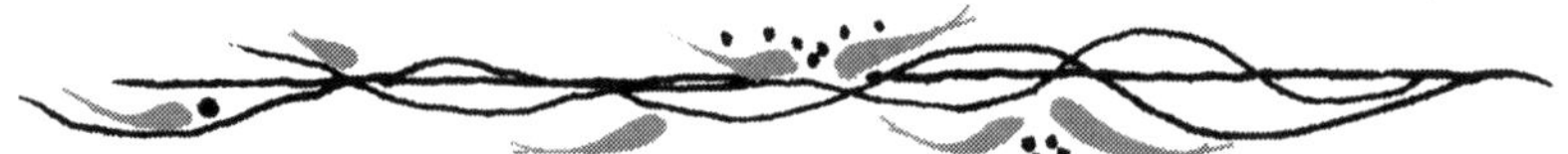

# Thymian-Angelika-Öl

Das bewährte Hals- und Brustöl mit seinem würzigen, intensiven Duft stärkt das Immunsystem, beruhigt die Bronchien und lässt die Atmung besser fließen.

Mit dem *Thymian-Angelika-Öl* sind Sie gut gewappnet für die nächste anrollende Grippe. Das etwas herbkrautig riechende Öl, bei dem der Duft der Angelikawurzel im Vordergrund steht, ist für manche Nase gewöhnungsbedürftig. Viele Menschen benötigen eine Zeit lang, bis sie sich mit dem Duft von Angelikaöl anfreunden, lieben es dann aber doch umso mehr. Durch den zarten Thymian, den frischen Cajeput und den so betörenden Muskatellersalbei erhält das Öl eine ganz besondere Duftnote. Eigentlich hatte ich die Ölmischung urspünglich für einen Mann hergestellt, daher auch der eher herbe Duft. Das Öl hat ihm so gut geholfen, dass er mir erlaubte, die persönliche Mischung etwas abgeändert allen zur Verfügung zu stellen.

*sanfte Mischung; auch für Kinder und Säuglinge geeignet*

Inhaltsstoffe

Angelikawurzel
Cajeput
Muskatellersalbei
Thymian linalool
Zirbelkiefer
Calendulaöl
Jojobawachs
Mandelöl

Bei den ersten Anzeichen einer Grippe empfiehlt es sich Hals, Brust und Rücken regelmäßig mit dem *Thymian-Angelika-Öl* einzumassieren, um das Immunsystem zu stärken. Sollten Sie an häufig wiederkehrender Angina mit oder ohne Ohrenschmerzen leiden oder an Lymphstauungen, ist es ratsam, das Öl kurmäßig über einen längeren Zeitraum anzuwenden. Männer mit starker Brustbehaarung ziehen das Öl dem *Thymian-Myrte-Balsam* vor.

Zur Behandlung von Husten und Bronchialleiden bei empfindlichen Personen, Säuglingen und Kleinkindern empfehle ich die Anwendung des Öls mit Brust- oder Bienenwachswickeln zu ergänzen. Dieses Öl enthält keine campherähnlichen Inhaltsstoffe und kann deshalb auch bei atemwegsempfindlichen Menschen Verwendung finden – natürlich nur, wenn die Nase der Person damit einverstanden ist. Asthmatiker können einen Versuch mit dem Öl wagen, aber achten Sie bitte auf eine wirklich sparsame Anwendung!

**Meine Empfehlung:**

Zur Anwendung bei hautempfindlichen Säuglingen geben Sie bitte ein Drittel fettes Öl hinzu. Bei Viruserkrankungen ist es hilfreich, pro Anwendung fünf Tropfen echter *Melisse 10 % in Jojobawachs* zuzugeben.

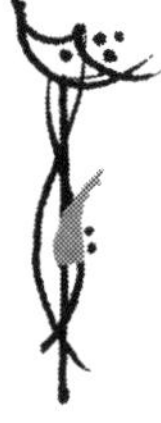

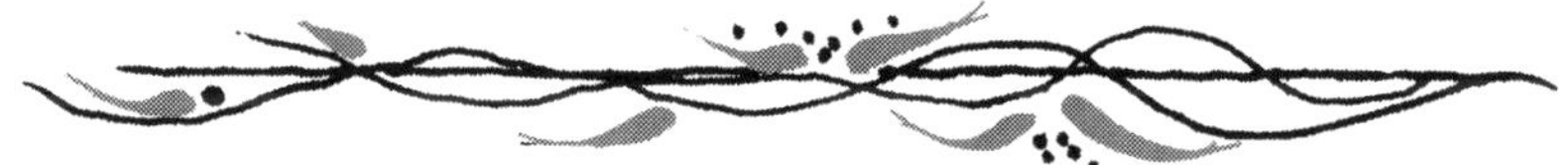

# Thymian-Myrte-Bad

Das intensiv krautig riechende Salzbad sollten Sie wirklich sparsam dosieren. Es wirkt atembefreiend, beruhigt die Bronchien und hat eine leicht fiebersenkende Wirkung.

*beruhigend und schleimlösend bei einer Erkältung*

Besonders während der Grippezeiten sind die aromatherapeutischen Öle und Bäder aus vielen Familien nicht mehr wegzudenken. Andere Medikamente werden häufig erst gar nicht erforderlich, wenn Sie gleich zu Beginn einer nahenden Grippe ein Bad nehmen. Deshalb ist es ratsam, das *Thymian-Myrte-Bad* vorrätig zu haben, denn eine Grippewelle wartet nicht auf die Post.

In der halben Dosierung (Seite 386) kann das Bad auch Schwangeren und Kleinkindern helfen. Achten Sie aber bitte immer darauf, was Ihr ungeborenes Kind Ihnen während des Bades und ca. zwei Stunden danach »mitteilt«, d. h. ob es sich ruhig verhält oder extrem kräftig strampelt. Denken Sie als werdende Mutter daran, dass Ihr Wohlbefinden auch den Zustand Ihres Kindes widerspiegelt. Sie sind nicht nur in der Schwangerschaft, sondern auch in den ersten drei Lebensjahren das Sprachrohr Ihres Kindes, und eine intensive Mutter-Kind-Verbindung ist der beste Schutz für das Kind.

Der Vorteil eines Bades ist, dass wir uns Zeit nehmen müssen um uns mit der nahenden Krankheit auseinanderzusetzen. Denken Sie in der Badewanne darüber nach, was und wer Ihnen den Atem raubt oder es im Hals eng werden lässt. Oder Sie kommen doch zu der Erkenntnis, dass ein- oder zweimal im Jahr eine Generalreinigung der Atemwege notwendig ist, vor allem bei der ständig wachsenden Luftverschmutzung. Wenn Sie nicht regelmäßig in der Sauna Giftstoffe ausgeschwitzt haben, ist eine solche Reinigung geboten.

Inhaltsstoffe

Myrte
Salbei
Thymian
Ysop decumbens
Zirbelkiefer
Totes-Meer-Salz

**Meine Empfehlung:**

Unter Zusatz von zwei Tropfen reiner Melisse oder Benzoe Siam erhält das Bad einen weicheren Duft und beruhigt die Seele. Bei zu hohem Blutdruck ist es ratsam, ca. fünf Tropfen Majoran mit in die Badesalzmenge zu mischen. Bei instabilem Kreislauf und Schwächezuständen können Sie pro Bad drei Tropfen Rosmarin ins Badesalz mischen. Möchten Sie ein körpererwärmendes Bad, so geben Sie einen Tropfen Zimtrinde in das volle 250 g-Glas *Thymian-Myrte-Bad* oder mischen dem Salz für jedes Bad fünf Tropfen Ingwer bei.

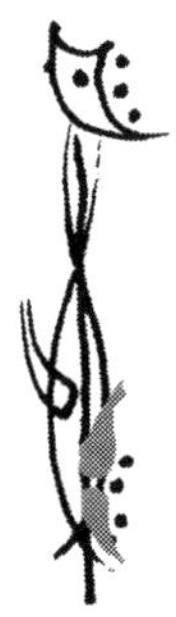

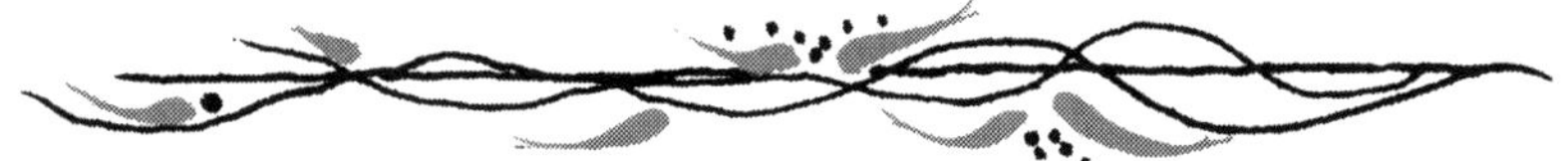

# Thymian-Myrte-Balsam für Erwachsene

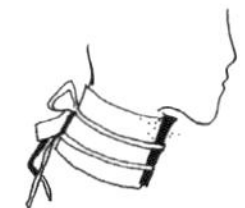

Der beliebte »Bronchialbalsam« für Erwachsene riecht kräftiger und wirkt intensiver, da er einen höheren Anteil an ätherischen Ölen enthält als der Balsam für Kinder.

*zur Pflege bei Husten*

Der *Thymian-Myrte-Balsam* ist bereits für Kinder ab ca. 10 Jahren geeignet. Sollte der oder die Hustenkranke hautempfindlich sein, ist es besser, den eigens für die Kinder gemischten Balsam zu benutzen (siehe nächste Seite). Streichen Sie die hustenlösende und atembefreiende Mischung auf Brust oder Rücken und bedecken diese mit einem warmen Kirschkernsäckchen oder Wolltuch, sofern die kranke Person nach einer wärmenden Anwendung verlangt. Ob Kinder oder Erwachsene, es tut den Familienmitgliedern bei schmerzhaftem Husten oder einem Bronchialkatarrh einfach gut, wenn sie eine liebevolle Einreibung erhalten. Kranke brauchen Zuwendung, egal wie alt sie sind. Im Gegenteil, ich habe oft den Eindruck, dass gerade Erwachsene gerne besser gepflegt werden würden. Es heißt zwar oft: »Er will nur seine Ruhe« – oder »sie liegt im Bett und schläft«, doch überraschen Sie den Kranken einfach mit einer Einreibung mit dem wohlriechenden *Thymian-Myrte-Balsam* und einem Wickel und fragen Sie nicht erst lange. Kranke Menschen möchten meist nicht soviel reden, insbesondere wenn die Atemwege und Stimmbänder betroffen sind. Im Laufe der Jahre habe ich festgestellt, dass ein Brustwickel gleich zu Beginn einer Erkrankung oft weitere Maßnahmen und Mittel gar nicht erst erforderlich macht. Für die Person passend gewählte homöopathische Arzneien waren nach meinen Beobachtungen in ihrer Wirkung nicht eingeschränkt.

Die Häufigkeit der Anwendung richtet sich immer nach dem Bedürfnis der Einzelnen. Asthmatiker und chronisch Lungenkranke haben mir von wohltuenden Erfahrungen berichtet.

Inhaltsstoffe

Myrte
Niaouli
Salbei
Thymian
Ysop decumbens
Zirbelkiefer
Spitzwegerichtinktur
Bienenwachs
Johanniskrautöl
Jojobawachs
Mandelöl
Adeps lanae SP (Wollwachs)
Sheabutter

**Meine Empfehlung:**

Ein Teelöffel des *Thymian-Myrte-Balsam* in heißem Wasser verrührt ergibt ein wohltuendes Erkältungsbad oder kann im Inhalator verdampft werden. Unter Zugabe von drei Tropfen Angelikawurzelöl wird die Widerstandskraft gestärkt. Sollte die kranke Person ängstlich und unruhig sein, können Sie fünf Tropfen der reinen *Melisse 10 % in Jojobawachs* zugeben.

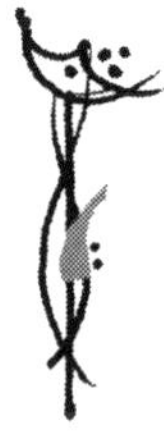

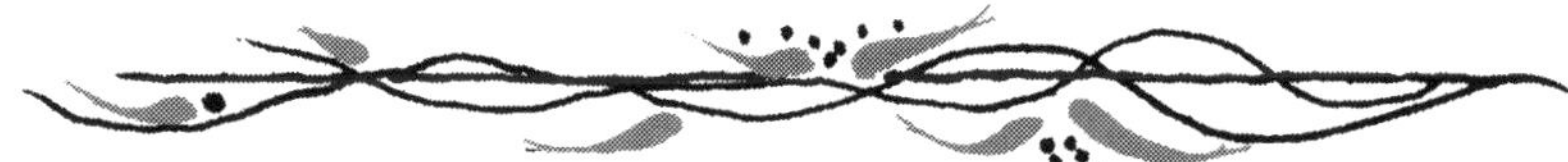

# Thymian-Myrte-Balsam für Kinder

Der »Hustenbalsam« – wie ich ihn viel lieber nenne – mit seinem balsamischen, krautigen Duft wirkt beruhigend und schleimlösend und gehört in jede Hausapotheke.

Den *Thymian-Myrte-Balsam* für Kinder haben wir eigens in einer zarten Dosierung hergestellt, da die Kleinen doch meist eine empfindliche Haut aufweisen. Der Balsam ist aus dem Bedürfnis entstanden, während einer homöopathischen Behandlung (campher-, eukalyptus- und minzfrei) auf ein zuverlässiges Einreibemittel zurückgreifen zu können. Die vor vielen Jahren gemachte Bemerkung eines Homöopathen, dass eine Kombination von verschiedenen Heilmethoden die Homöopathie außer Kraft setze und Brustwickel altmodisch und unwirksam seien, waren für mich als Mutter einfach nicht akzeptabel. (Inzwischen haben sich solche Meinungen geändert.) Kranke Kinder lieben es, verwöhnt zu werden und außerdem gibt es nichts Hilfreicheres als einen Hustenwickel (S. 404 ff). Allerdings war die Suche nach campherfreier Phytopharmaka im normalen Apothekenbedarf zunächst ernüchternd – es gab keine.

Mit dem beliebten *Thymian-Myrte-Balsam* steht Ihnen ein Hustenbalsam zur Verfügung, den Kinder gerne riechen und der wirklich hilft. Unzählige Mitteilungen bestätigen mir dies seit vielen Jahren. Bei zusätzlicher Verwendung des Bienenwachswickels sollten Sie den Balsam nur sparsam anwenden und den erwärmten Wickel erst einige Minuten nach dem Einreiben auflegen. Denken Sie daran, alle Utensilien immer zu Hause zu haben, eine Krankheit meldet sich selten rechtzeitig an.

*wohltuend als Wickel in der Erkältungszeit*

Inhaltsstoffe

Myrte
Niaouli
Salbei
Thymian
Ysop decumbens
Zirbelkiefer
Spitzwegerich-tinktur
Johanniskrautöl
Jojobawachs
Mandelöl
Bienenwachs
Adeps lanae SP (Wollwachs)
Sheabutter

**Meine Empfehlung:**

Soll der Balsam bei Neugeborenen oder Säuglingen bis zum dritten Lebensmonat eingesetzt werden, muss er unbedingt verdünnt werden. Dazu eignet sich ungesalzenes Schweineschmalz oder Olivenöl. Außerdem ist es ratsam, bei der empfindlichen Babyhaut zunächst nur den Rücken einzureiben.

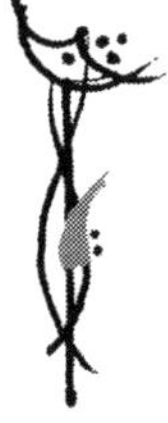

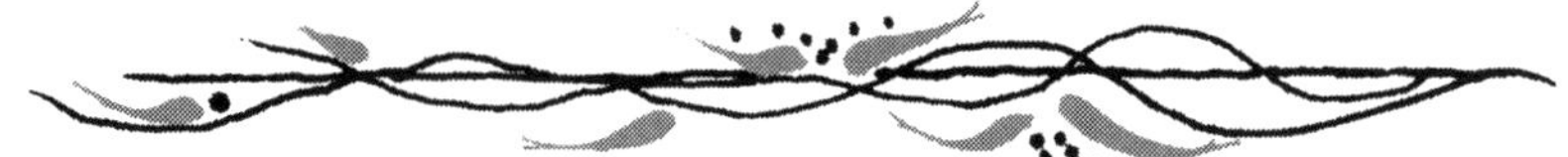

# Trennungsschmerz

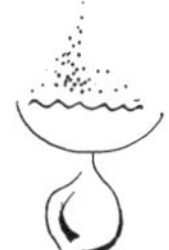

Der krautige, leicht blumige, erdige Duft mit seinem balsamischen Hintergrund hat eine beruhigende und ausgleichende Wirkung.

*bei Trennung, Umzug, im Krankenhaus*

*zur Sterbebegleitung*

Diese reine ätherische Ölmischung, der das Öl der Schafgarbe eine intensive blaue Farbe verleiht, ist wie *Sprachlos* für ganz besondere Lebenssituationen gedacht. Es riecht jedoch krautiger und soll psychische wie physische Schmerzen lindern, die körperlich spürbar sind. Der *Trennungsschmerz* ist entstanden um Frauen beizustehen, die sich verletzt und missbraucht fühlen, die kraftlos, haltlos und einsam sind. Ich wollte den Frauen mit diesem Öl helfen, mit einem schmerzhaften Thema, unabhängig davon, ob es sich um körperlichen, seelischen oder räumlichen Verlust handelt, Frieden schließen zu können.

Die ätherische Ölmischung lässt sich in einem Körpermassageöl und in der Duftlampe anwenden. Die Wirkung ist sehr tiefgehend und hält relativ lange an, sowohl im Raum wie auch bei den betroffenen Personen.

Das Öl kann auch in der Trauerbewältigung, bei Depressionen und bei Ehescheidung eingesetzt werden; beim Trennungsschmerz infolge eines Umzugs sowie bei alten Menschen, die in einem Heim untergebracht werden und daraufhin in eine verhaltene Stimmung geraten. Personen, die unter der Amputation eines Körperglieds leiden, können das Öl in Johanniskraut- und Weizenkeimöl mischen. Damit kann die Narbe gepflegt werden, der Wundschmerz wird erträglicher werden und die Heilung wird unterstützt. Der Schmerz wird der Zuversicht Platz machen.

Inhaltsstoffe

Benzoe Siam
Grapefruit
Iris
Melisse
Sandelholz
Schafgarbe
Zeder
Zirbelkiefer

**Wichtiger Hinweis:**

- Vorsicht, das Öl kann blaue Flecken auf Möbeln und Gegenständen hinterlassen!

**Meine Empfehlung:**

Es empfiehlt sich, in der Duftlampe die persönliche Tagesduftnote eines Zitrusöls zuzugeben. Sehr gut eignet sich Bergamotte, für Kinder besonders Mandarine rot oder Clementine. Mit dem Zusatz von Linaloeholz erhält das Öl eine frische Duftnote ohne anzuregen, vielmehr unterstützt es die entspannende Wirkung.

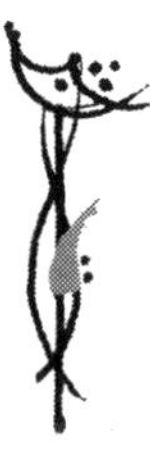

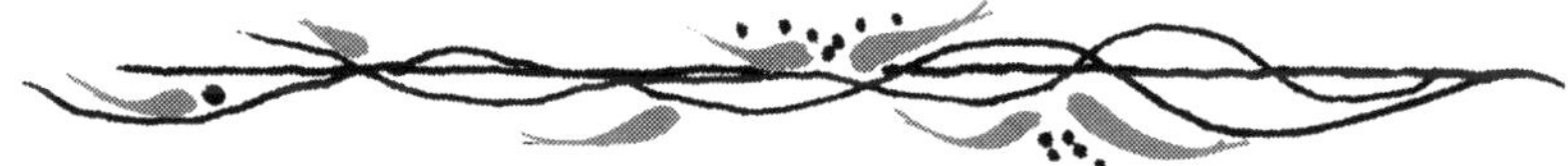

# Toko-Öl

Das Körperöl mit seinem frischen, krautigen Charakter weckt die Zuversicht, beruhigt die Sinne und entspannt die Muskulatur.

*wehenhemmend*

*entspannende, beruhigende Streichelpflege für die Schwangere*

Der schönste Platz auf Erden ist im Mutterschoß! Werdende Mütter machen sich oft große Sorgen, dass ihr Kind zu früh geboren werden könnte, denn der Urinstinkt sagt jeder Frau: Nie wieder wird das Kind sich so geborgen fühlen wie in meinem Bauch. Lassen Sie sich vor allem nicht von anderen Menschen beunruhigen und haben Sie Vertrauen, Ihr Kind weiß manchmal wirklich besser, ob und wann es geboren werden will. Lesen Sie in meinem Buch »Die Hebammen-Sprechstunde« mehr darüber.

*nur unter Hebammenbegleitung anwenden*

Schon unzählige Ungeborene haben sich unter den Streicheleinheiten mit dem *Toko-Öl* trotz frühzeitiger Wehen dann doch entschlossen, noch viele Wochen in utero zu bleiben. Hebammen sowie Frauenärztinnen und -ärzte setzen das Öl mit großem Erfolg im ambulanten wie stationären Bereich zur Tokolysebehandlung ein. Ich selbst hätte vor einigen Jahren nicht geglaubt, dass Aromatherapie tatsächlich so erfolgreich bei vorzeitigen Wehen wirkt und sich sogar im Klinikalltag verbreitet.

Inhaltsstoffe

Lavendel extra
Linaloeholz
Majoran
Mandelöl
Nachtkerzenöl
Weizenkeimöl

Wenden Sie das Öl bitte nicht ohne Anordnung und nur in Absprache mit einer geburtshilflich erfahrenen Therapeutin an. In akuten Situationen streichen Sie das Öl stündlich und danach je nach Bedarf auf Ihren Bauch. Zur Behandlung von Kontraktionen genügt dies zwei bis dreimal täglich. Bleiben Sie in Kontakt mit Ihrer Hebamme oder der Ärztin, die die Naturheilkunde akzeptiert. Meistens wird das Öl abgesetzt, wenn die Kontraktionen unwirksam sind oder die letzten vier Wochen der Schwangerschaft erreicht wurden.

Hebammen empfehlen Wöchnerinnen mit starken Nachwehen das Öl in Verbindung mit einem Wickel. Solche Maßnahmen sollten aber nur unter Absprache stattfinden.

**Meine Empfehlung:**

Ideal ist es, das *Toko-Öl* mit Rosen- oder Sandelholzhydrolat vermischt anzuwenden. Bei Bluthochdruck ist das Öl hilfreich, wenn es mehrmals täglich im Pulsbereich oder in der Herzgegend auftragen wird. Sie können dann noch ca. drei Tropfen Narde dazugeben oder einige Tropfen des süßen Ylang-Ylang.

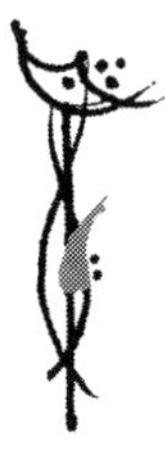

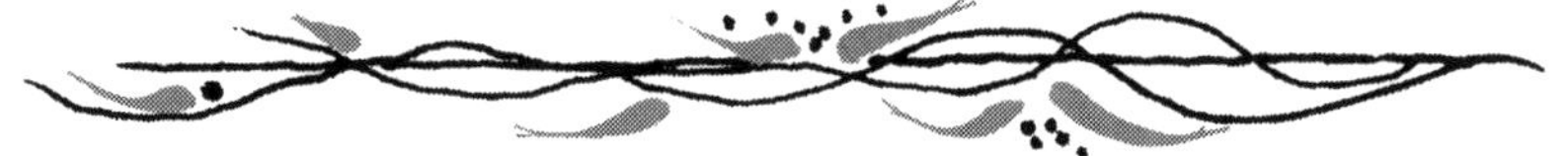

# Ut-Öl

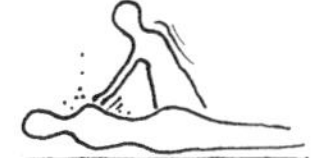

Ein würzig riechendes Massageöl, das auf die Muskulatur durchblutungsförderndernd wirkt und angenehm erwärmt.

*unter Hebammenbegleitung zur wehenanregenden Therapie*

Mit Hilfe des *Ut-Öls,* das von mir auch »Uterustonikum« genannt wird, haben viele Kinder erkannt, dass es nun nur noch den Weg nach draußen in die große weite Welt gibt.

In der Geburtshilfe kann tatsächlich oftmals auf wehenfördernde Hormongaben verzichtet werden, wenn die Gebärende mit dem Öl massiert wird. Es ist allemal einen Versuch wert, bei primärer wie auch sekundärer Wehenschwäche das Öl als Bauch- und Rückenmassageöl, zur Fußreflexbehandlung, als Badezusatz oder warme Bauchkompresse anzuwenden. Bei primärer Wehenschwäche muss das Öl meist über einige Tage wiederholt angewendet werden. Bei sekundärer Wehenschwäche hat sich eine Uterusfundusmassage oder eine heiße Kompresse bewährt, eventuell mit der Zugabe von einem zusätzlichen Tropfen Eisenkraut und Nelke. Wenn Globuli antidotiert werden sollen oder die Homöopathie gar nicht zur Anwendung kommt, dann können noch zwei Tropfen Minzöl pro Anwendung zugegeben werden, vor allem an heißen Sommertagen oder bei Frauen, die nach Kälteanwendungen verlangen.

| Inhaltsstoffe |
|---|
| Eisenkraut<br>Ingwer<br>Nelkenknospe<br>Zimtrinde<br>Weizenkeimöl |

Mit wenigen Tropfen Muskatellersalbei kann eine bestehende MM-Dystokie bei nachlassender Wehentätigkeit vorsichtig behandelt werden. Ja, sogar vaginale Prostaglandinebehandlungen können durch das *Ut-Öl* ersetzt werden. Bitte, liebe Kollegin, lassen Sie aber immer die Nase der Schwangeren entscheiden und verwenden Sie die ätherischen Öle aus der Mischung niemals pur, sondern eben in dieser Mischung. Sollten Sie selbstgemischte ätherische Ölmischungen verwenden, überzeugen Sie sich von deren Echtheit und Reinheit und mischen Sie sie immer mit einem fetten Pflanzenöl wie z. B. Nachtkerzenöl.

Ich bin jedes Mal aufs Neue erstaunt, mit welchem Erfolg Kolleginnen das *Ut-Öl* anwenden und der Uterus wirklich einen erhöhten Tonus entwickelt. Natürlich gibt es auch geburtshilfliche Situationen, in denen eine aromatherapeutische Behandlung nicht wirkt. Meist liegt dann aber eine Pathologie vor und es ist notwendig, dass schulmedizinische Maßnahmen ergriffen werden.

Für mich als Hausgeburtshebamme gilt: Wenn Öle und homöopathische Arzneien nicht wirksam sind, dann hat die Schulmedizin ihre Daseinsberechtigung und sollte ohne Zögern eingesetzt werden.

Natürlich wirkt das *Ut-Öl* nicht, wenn die Geburt noch nicht reif ist. Es darf also noch Zeit vergehen, solange es Mutter und Kind gut geht. Auch dazu können Sie in meinem Buch »Die Hebammen-Sprechstunde« nachlesen.

Es dürfte verständlich sein, dass Sie als werdende Eltern das Öl nicht ohne einen fachlichen Rat anwenden. Dann aber, wenn doch die Geburtseinleitung droht und Sie keine aromatherapieerfahrene Hebamme befragen können, dürfen Sie sich mit dem Öl fleißig einmassieren. Es kann dann ja nur in der Nacht vorher schon losgehen, und es wäre doch schön für Sie, wenn die Natur selbst mit Wehen einsetzt und ein schöner Duft dem Kind vermittelt: »Komm aus deiner Geborgenheit in dein neues frisches Nest, wir warten auf dich.«

*vielleicht lässt sich das Ungeborene mit einem schönen Duft endlich ans Erdenlicht locken*

Viele Hebammen massieren bei verzögerter Gebärmutterrückbildung mit dem *Ut-Öl* den Bauch der Frau im Wochenbett. Dies soll aber wirklich nur dann durchgeführt werden, wenn ein beginnender Lochialstau (gehemmter Wochenfluss) oder ein zu geringer Blutfluss vorliegt. Das *Ut-Öl* bitte niemals bei hellrot fließenden Lochien einsetzen! Zur allgemeinen Rückbildungsunterstützung empfehle ich der Wöchnerin das *Wochenbettbauchmassageöl* zu verwenden bzw. die Hebamme wird der Frau eine Bauchmassage damit anbieten.

**Wichtiger Hinweis:**

- nicht bei intensiver Sonneneinstrahlung anwenden

**Meine Empfehlung:**

Dieses Öl kann im Alltag immer dann eingesetzt werden, wenn eine durchblutungsfördernde Wärmebehandlung erwünscht ist, wie z. B. im Winter bei kalten Füßen. Massieren Sie dann Ihren Lieben mit dem Öl die Fußsohlen oder mischen Sie es mit Honig in ein erwärmendes Fußbad.

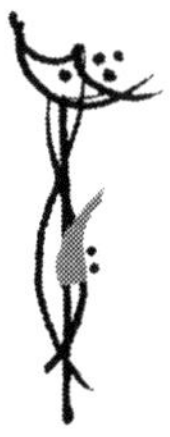

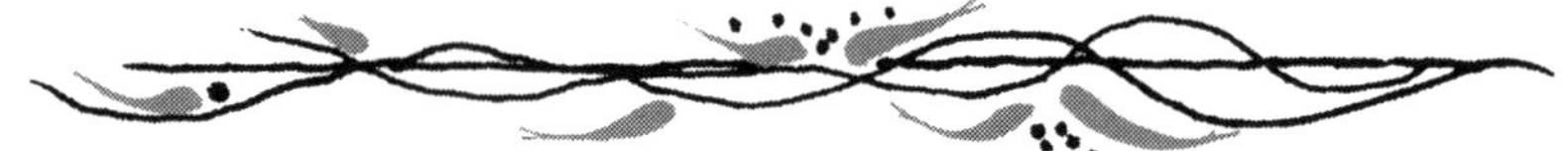

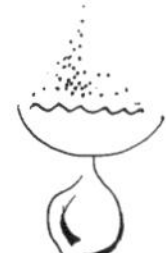

# Waldspaziergang

Eine intensiv erdige, holzig und leicht krautig duftende Mischung, die zum Entspannen, Durchatmen und Ausruhen einlädt.

*Erinnerungen an die Natur wachrufen und auftanken*

Diese waldig-moosige ätherische Ölmischung ist auf Wunsch eines Mannes entstanden. Für mich war es eine Freude, die Gerüche des Waldes in meinem Erinnerungsvermögen zu sammeln und dann die entsprechenden Öle zu mischen. Ich wollte den Geruch großer stämmiger Bäume, frisch geschlagenen Holzes und den Duft von Moos und den Gräsern des Waldes in dieser Mischung vereinen. Einen Waldspaziergang kann das Öl zwar nicht ersetzen, aber es wird die Erinnerung daran wecken. Mitten in der Stadt vermittelt der Duft in Ihrem Zimmer Waldstimmung. Sie können besser durchatmen, sich entspannen und neue Kräfte sammeln.

Inhaltsstoffe

Douglasfichte
Eichenmoos
Johanniskraut
Latschenkiefer
Tonkabohne
Weißtanne
Zeder

Gut eignet sich dieser Duft in Krankenzimmern und Pflegeheimen, idealerweise für Menschen, die sich zuvor gerne in freier Natur aufgehalten haben. Ein abendliches Bad mit diesem Duft wird nicht nur Männern gefallen, sondern ist auch für Frauen nach einem anstrengenden Tag unter vielen Menschen und mit viel Berufshektik ein Genuss.

In der Duftlampe sollten Sie den *Waldspaziergang* immer gering dosieren, da er überwiegend aus Holzdestillationen stammt und diese immer nur in geringer Tropfenzahl benutzt werden. Der intensive Duft aber, hoffe ich, wird Ihr Riechsystem ohnehin erkennen lassen, dass die Mischung sparsam verwendet wird. Bald werden Sie dann feststellen, dass die Duftwirkung des *Waldspaziergangs*, wie alle Holzöle, lange vorhält.

**Meine Empfehlung:**

Diese holzige Mischung können Sie in eigenen Mischungen als Basisnote zu vielen Blüten-, Kräuter- oder Zitrusdüften benutzen. Ein herrlich duftendes Rasierwasser, so weiß Maria, ergibt sich, wenn Sie den *Waldspaziergang* und Grapefruit in Salbeihydrolat mischen.

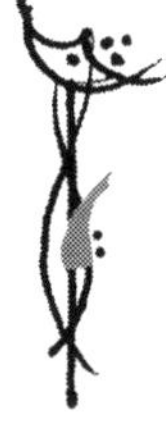

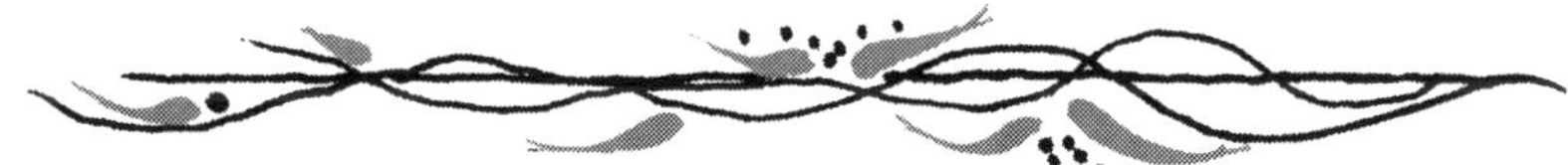

# Weihnachtsduft

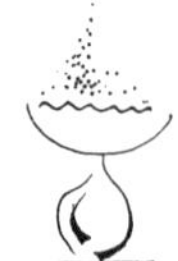

Ein typisch weihnachtlicher, würziger und warmer Duft, der Erinnerung und Geborgenheit vermittelt.

*auch zum Backen und für den Adventspunsch geeignet*

Alle Jahre wieder verbinden viele Menschen den Geruch von Plätzchen, Kerzen und warmem Ofen mit Adventszeit und Weihnachten. So liegt es nahe, sich diesen Duft in die Flasche zu holen und bei Bedarf in eine Duftlampe zu geben. Kinder und Erwachsene genießen diesen Geruch von Punsch und Glühwein und hören in der Fantasie schon das Kaminfeuer prasseln. Verwöhnen Sie Ihre Familie und Freunde beim Adventstee damit. Sogar am Arbeitsplatz wird Vorweihnachtsstimmung die Hektik bremsen. Nutzen Sie die Zeit und die Duftbotschaft und lassen Sie sich vom *Weihnachtsduft* entführen in die Vergangenheit, als Sie sich als Kind bei Ihrer Mutter zu Hause geborgen fühlten.

Es sind gerade diese Düfte, die uns an unsere eigene Geburt oder die unserer Kinder erinnern, die auch gebärmutterwirksam sind. Schwangere Frauen sollten also sorgsam in sich hineinhorchen, die Aktivität der Gebärmuttermuskulatur beobachten und eventuell besser auf den *Weihnachtsduft* verzichten, oder lieber meiner Mischung *Heimkommen* den Vorzug geben.

Inhaltsstoffe

Mandarine rot
Nelkenknospe
Orange
Vanilleextrakt
Zimtrinde

**Wichtige Hinweise:**

- für Schwangere und Säuglinge zur Selbsttherapie ungeeignet
- zur Anwendung bei Kindern mit einem Pflanzenöl verdünnen
- kann im Aromabad Hautreizungen auslösen

**Meine Empfehlung:**

Zusätzlich zu dieser Mischung können Sie gut noch einige Tropfen eines Zitrusöls in die Duftlampe geben. An nebligen Adventstagen ist Bergamotte oder Limette eine wunderbare Ergänzung.

Geben Sie doch mangels Punschgewürz einen Tropfen des *Weihnachtsdufts* in ein Tee-Rotweingemisch – mal sehen, was die anderen dazu sagen. Sollten Sie einen Kuchen backen wollen und keine Gewürze im Haus haben, mischen Sie drei bis fünf Tropfen in den Teig oder rühren sie in einen Schokoladen- oder Zuckerguss. Damit nichts schief geht, lesen Sie sicherheitshalber in Maria Kettenrings Bücher zur Aromaküche genau nach.

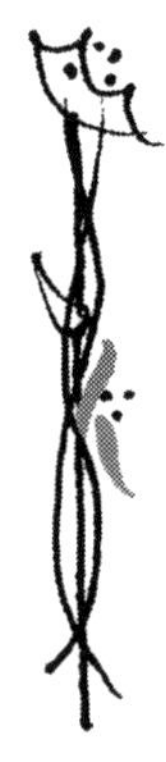

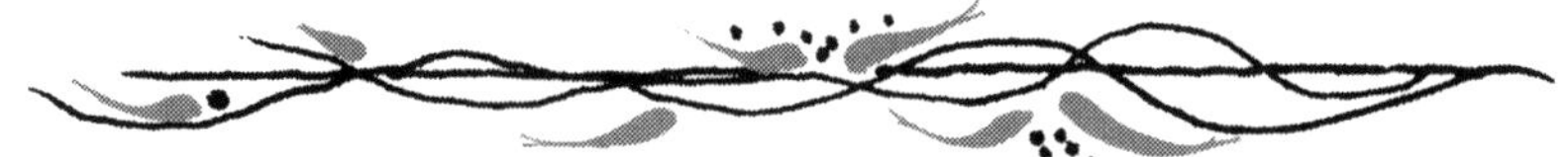

# Wintertag

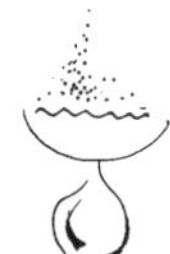

Fruchtig, frisch, herb, anregend und doch holzig-balsamisch riecht diese ätherische Mischung, die Kraft und Ausdauer verleiht.

*zum Auftanken im Winter wie im Sommer*

Inhaltsstoffe

Eichenmoos
Eisenkraut
Limette
Myrte
Sandelholz
Zeder

Diese Duftkreation ist an einem strahlend sonnigen, klaren und kalten Wintertag im Allgäu entstanden. Die Welt war friedlich in Schnee eingehüllt und die Stimmung der Menschen überall fröhlich. In Gedanken an einen Mann fertigte ich diese Mischung an. Eigentlich sollte es eine Mischung für ein Rasierwasser werden. Ich wollte Ihnen dann aber diese wunderschöne Duftkombination nicht vorenthalten. In der Duftlampe entfaltet die ätherische Ölmischung einen beruhigenden und heiter stimmenden Duft, an dem schon viele Menschen Gefallen gefunden haben.

Sammeln Sie Ihre eigenen Erfahrungen mit dieser duftenden Kreation, die Herzen und Seelen auftanken lässt: vielleicht doch in Salbei-, Rosen- oder Sandelholzwasser als Rasierwasser, oder emulgiert in Sahne oder Honig in der Badewanne. Hebammen nutzen es für gebärende Frauen, denen ein stärkendes und doch beruhigendes Bad zubereitet werden soll. Besonders geeignet ist die Aromamischung für Frauen, deren Nasen keine typisch weiblichen Duftnuancen lieben, sondern die es lieber etwas krautiger und herber mögen.

In der Adventszeit sind der *Wintertag* und *Heimkommen* eine willkommene Abwechslung zum *Weihnachtsduft*.

**Wichtige Hinweise:**

- für Schwangere und Säuglinge zur Selbsttherapie ungeeignet
- zur Anwendung bei Kindern mit einem Pflanzenöl verdünnen

**Meine Empfehlung:**

Wenn an nebligen Tagen, ob im Herbst, Winter oder Frühjahr, Ihre Stimmung wieder einmal eine Talfahrt macht, dann gönnen Sie sich den Duft in der Duftlampe oder auch in einem Bad. Am besten geben Sie dann noch einige Tropfen Bergamotte hinzu. Auch die wunderschöne Grapefruit wird dazu beitragen, dass Sie an trüben Tagen wieder fröhlicher werden. Holen Sie sich einfach Ihre eigene Sonne in Ihr Herz und in Ihr Gemüt.

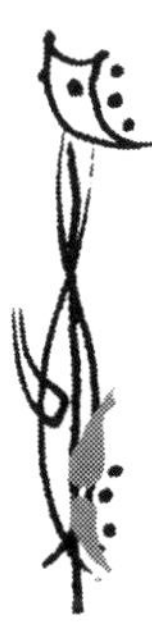

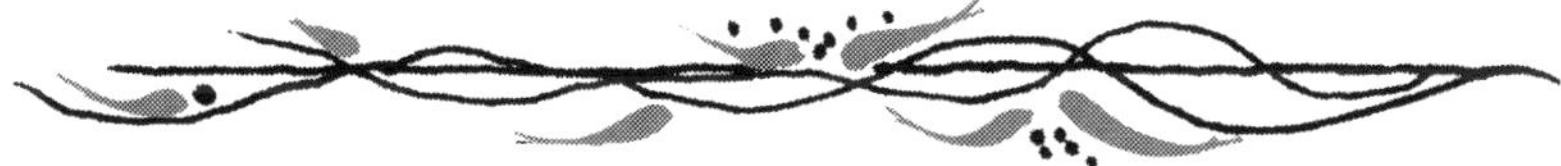

# Wochenbettbauchmassageöl

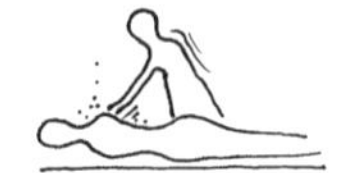

Ein krautig-herber, leicht holziger Duft prägt das bindegewebsstraffende, muskelstärkende und entschlackende Massageöl.

*fördert die Rückbildung, strafft das Gewebe*

Das *Wochenbettbauchmassageöl* ist eine meiner ersten Aromamischungen gewesen. Es war mir wichtig, ein Massageöl zu haben um die frisch entbundene Mutter zu verwöhnen, denn leider richtet sich die Aufmerksamkeit selten auf die Frau, sondern meist auf das Neugeborene. Nicht wenige Wöchnerinnen waren erstaunt, dass ich mich so bewusst der Mutter zuwende. Für viele meiner Kolleginnen ist das *Wochenbettbauchmassageöl* auch nicht mehr aus dem Wochenbett wegzudenken.

Inhaltsstoffe

Grapefruit
Rosengeranie
Schafgarbe
Wacholderbeere
Zypresse
Calendulaöl
Weizenkeimöl

Eine Wöchnerin liebt es, wenn die Hebamme einige Tage nach der Geburt ihr mit diesem Öl den Bauch massiert. Die Frau erfährt Zuwendung und lernt sich mit ihrem leeren, noch schwabbeligen Bauch anzufreunden. Die meisten Partner schauen dabei unseren Hebammenhänden genau zu um die Frau ebenfalls mit einer liebevollen Massage zu verwöhnen. Neben einem Hinführen und »sich annehmen lernen« in dieser besonderen Phase des Neubeginns hat das Öl die herrliche Eigenschaft, die Gebärmutterrückbildung zu unterstützen, das Bindegewebe zu festigen und den Ausscheidungsprozess anzuregen. Dieses beliebte *Wochenbettbauchmassageöl* unterstützt nicht nur den körperlichen, sondern auch den seelischen Heilungsprozess nach einer Geburt.

Viele Frauen nutzen es noch viele Monate nach der Entbindung. Empfehlenswert ist, es immer dann anzuwenden, wenn eine Frau zu ihrer inneren Mitte finden will. Bei starken Mensblutungen kann es ebenfalls gut verwendet werden. Nach Bauchoperationen oder bei inneren Verletzungen ist es ein hilfreiches Körper- und Narbenöl für Mann und Frau. Maria erzählt, dass es als Sportmassageöl und bei Entschlackungskuren benutzt wird.

**Meine Empfehlung:**

Menschen mit niederem Blutdruck können in diese Ölflasche noch ca. sieben Tropfen Rosmarin zugeben.

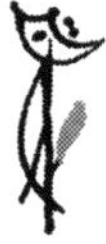

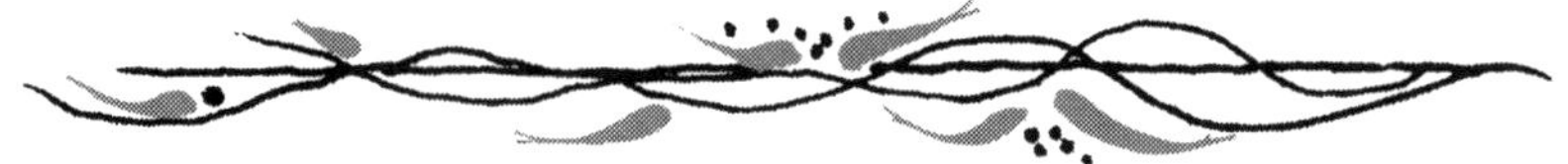

# Zahn-Öl

Eine intensiv krautig-würzig riechende Ölmischung, die schmerzlindernd, durchblutungsfördernd und erwärmend wirkt.

*entspannend, erwärmend*

Inhaltsstoffe

Kamille römisch
Lavendel extra
Nelkenknospe
Johanniskrautöl
Nachtkerzenöl

»Unser Kind zahnt« – wer kennt nicht diesen Satz und ahnt die anstrengenden Stunden in vielen Familien, wenn die Kleinsten wieder ein neues Zähnchen bekommen. Mit dem *Zahnöl* wird natürlich auch kein Wunder geschehen und absolute Ruhe einkehren, aber vielleicht wird mit diesem Öl die Qual des Zahnens geringer. Wenn Ihr Kind sehr darunter leidet, reiben Sie dem Baby das *Zahn-Öl* wiederholt außen auf die warmen Wangen. Zahlreiche Mütter erzählen mir begeistert von der beruhigenden Wirkung. Beim Durchbruch der Backenzähne von Kleinkindern ist es ebenso hilfreich wie bei den drückenden Weisheitszähnen von Erwachsenen. Ich habe schon von vielen erfolgreichen Anwendungen auch bei Zahnschmerzen gehört, wenn noch ein Sonntag überwunden werden musste, bis der Zahnarzt wieder Sprechstunde hatte. Natürlich wird der Schmerz mit der Aromamischung nicht wie weggeblasen sein, aber ein gewisses Maß an Erträglichkeit kann doch erreicht werden.

In der Mischung zeigt sich die längst erwiesene schmerzlindernde Wirkung der römischen Kamille wie auch des Lavendelöls. Die erwärmende und betäubende Wirkung der Nelke ist manchen vielleicht von einer Wurzelbehandlung beim Zahnarzt in Erinnerung.

Sie können das Öl immer dann verwenden, wenn bei einer Schmerzbehandlung eine durchblutungsfördernde und erwärmende Wirkung erwünscht ist. Für großflächige Hautpartien sollten Sie es mit einem Pflanzenöl aus erster Kaltpressung verdünnen.

**Wichtiger Hinweis:**

• nicht bei intensiver Sonneneinstrahlung anwenden

**Meine Empfehlung:**

Auch zur Behandlung von schmerzenden Narben kann das Öl angewendet werden, dann allerdings würde ich noch einige Tropfen Muskatellersalbei zugeben. Diese Kombination lässt sich ebenso bei starkem Spannungsschmerz, ob Nackenschmerzen, Menstruations- oder Sportmuskelkrämpfen einmassieren. Am besten geben Sie dann noch ein Drittel Weizenkeimöl hinzu.

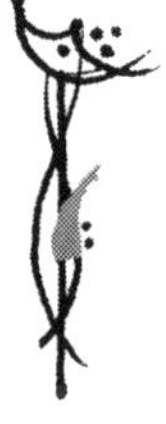

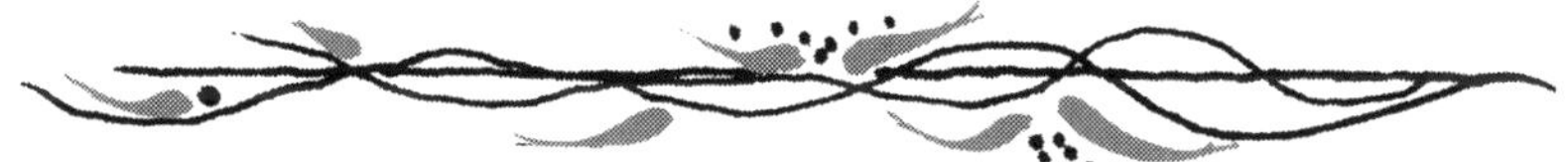

# *Herkunft, Herstellung und Qualität ätherischer Öle*

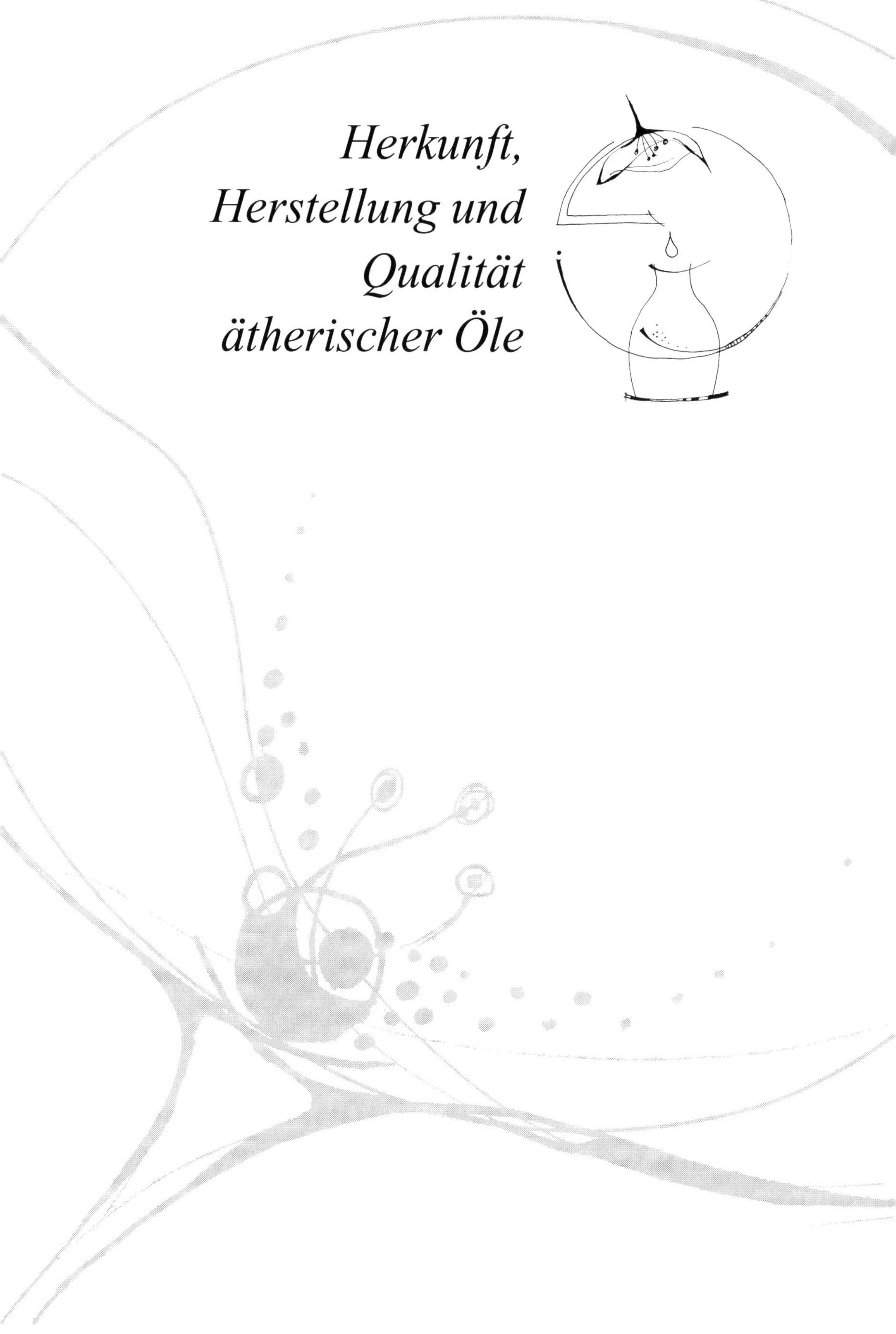

# Gewinnungsverfahren

Es gibt verschiedene, teilweise aus dem Altertum überlieferte und auch neuzeitliche Verfahren, den Pflanzen das ätherische Öl zu entziehen: Die Kaltpressung, die Wasserdampfdestillation, die Extraktion, nur noch in Ausnahmefällen die Enfleurage sowie die neue und etwas teure Extraktion mit überkritischem Kohlendioxid.

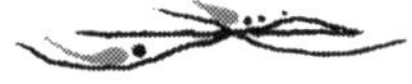

## Die Kaltpressung

Das Produkt aus der Kaltpressung wird korrekterweise immer als Essenz bezeichnet, erst das Erzeugnis aus der Destillation wird ätherisches Öl genannt.

*Fruchtpressungen werden immer als Essenz bezeichnet*

Die einfache Methode des Auspressens der ätherischen Öle wird nur bei Schalenfrüchten bzw. Zitrusfrüchten wie Zitrone, Orange, Bergamotte, Limette, Mandarine und Grapefruit angewendet. Früher wurden die Schalen der Früchte nach dem Entfernen des Fruchtfleischs mühsam von Hand in Schwämmen ausgepresst und diese dann mit Wasser ausgewaschen. Durch anschließendes Zentrifugieren konnte die Essenz gewonnen werden. Damit der Verlust der schnell flüchtigen Öle so gering wie möglich war, geschah dies des Nachts, denn tagsüber hätten sich die Duftmoleküle im warmen Klima des Mittelmeerraums, wo die Agrumenöle überwiegend gewonnen werden, zu schnell verflüchtigt. Außerdem ist es wichtig, dass die Essenzen so wenig wie möglich dem Licht ausgesetzt werden, da sie sonst ihre Qualität und Duftintensität einbüßen und schnell kaputtgehen. Heute werden die Essenzen der Zitrusfrüchte in Saftgewinnungsanlagen erhalten, indem die Schalen eingeritzt werden und unmittelbar nach der Trennung vom Fruchtfleisch ausgepresst werden. Die Saft- und Essenzgewinnung findet in einem einzigen maschinellen Arbeitsgang statt. Bei der Produktion der Essenzen ist es besonders wichtig, dass Früchte aus biologischem Anbau verwendet werden, um eine Belastung durch Spritz- oder Düngemittel auszuschließen. Insektizide, Pestizide und Herbizide können bei der Kaltpressung mit in die Essenz gelangen, während die Giftmoleküle bei der Wasserdampfdestillation nicht in das ätherische Öl übergehen, da sie größer sind als die Duftmoleküle.

Achten Sie also bitte darauf, dass für therapeutische Zwecke und bei Ölmischungen zur Anwendung auf der Haut, soweit erhältlich, nur Essenzen aus kontrolliert-biologischem Anbau oder mit Demeter-Qualität Verwendung finden. Ob Sie nun Essenzen aus kbA- oder aus Demeter-Projekten den Vorzug geben, müssen Sie selbst entscheiden. Für mich ist es stets schwierig hier Prioritäten zu setzen. Es ist vielleicht bekannt, dass Demeter-Produkte nach der Lehre von Rudolf Steiner, also nach anthroposophischen Gesichtspunkten angebaut werden. Gemessen an den Inhaltsstoffen gehören ätherische Öle aus dem Demeter-Anbau nach wie vor zu den besten Qualitäten.

*Essenzen verderben leicht und sind nur begrenzt haltbar*

In den Fruchtessenzen sind nicht nur die großen Moleküle von unerwünschten Substanzen zu finden, sondern auch von Farbstoffen und Wachsen. Diese sind verantwortlich für die intensiven Farben der Zitrusöle. Essenzen sind auf Grund der hohen Anzahl von Aldehyden sehr anfällig für Oxidationsprozesse und verderben dadurch recht schnell (lesen Sie dazu auch im Kapitel »Aufbewahrung und Haltbarkeit«, Seite 342). Manche Zitrusarten werden idealerweise zweimal im Jahr gepresst, sodass kein Lieferengpass entsteht. Aufgrund der leichten Verderblichkeit ist es manchmal sinnvoller auf ein Öl mit etwas geringerer Qualität zurückzugreifen, als einen großen Vorrat anzulegen, dem dann die Gefahr der Verkeimung droht. Die Schalenpressung der Frühsommerfrüchte ergibt die wertvollste Essenz, während die Herbstfrüchte eine geringere Qualität liefern. Die Pressung von Schalen ist recht ergiebig, da der Ölgehalt zwischen 0,2 und 0,5 % liegt. Dies bedeutet, dass etwa 200 kg Schalen benötigt werden um 1 Liter Essenz zu gewinnen.

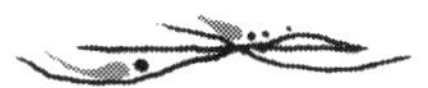

## Die Wasserdampfdestillation

Die Destillation von Kräutern mittels Wasserdampf ist eine der ältesten und zugleich eine sehr schonende Methode zur Gewinnung ätherischer Öle. Die Pflanzen werden, je nach Sorte, in einem großen Behälter, dem Alambique, über oder in Wasser gegeben und erhitzt. In traditionellen Destillen oder fahrbaren Felddestillen geschieht die Erhitzung noch immer mit Holz, in industriellen Anlagen werden die Temperatur und der notwendige Druck technisch gesteuert, geheizt wird mit Öl oder Strom. Der aufsteigende Dampf löst die Duftmoleküle aus der Pflanze und transportiert sie über ein Rohrsystem in einen nebenstehenden Behälter, die so genannte Florentinerflasche. Der aufsteigende Dampf bzw. die Rohrleitungen, in die der Dampf geleitet wird, werden sofort mit kaltem Wasser abgekühlt. In der Florentinerflasche wird das Destillat, das nichts anderes ist als Kondensflüssigkeit, gesammelt, dort trennt sich nun das ätherische Öl vom Hydrolat. Meist ist das ätherische Öl leichter und schwimmt deshalb oben, manche Öle sind schwerer und setzen sich dann am Grund ab. Entstehen nur ganz geringe Mengen ätherisches Öl wie bei der Rose, wird es mittels einer Spritze abgesaugt. Bei größeren Erträgen wie dem Lavendelöl haben die Florentinerflaschen Ausgießhähne um das Öl abfließen zu lassen. Einige durch Wasserdampfdestillation gewonnene Öle müssen dann noch filtriert werden, andere können direkt in entsprechende, saubere Transportbehälter gefüllt werden. Manche ätherischen Öle aber werden beim Destillateur oder beim Großhändler noch einige Zeit belüftet, weil sie erst durch Reifungsprozesse oder bestimmte Belüftungszeiten ihren vollen Duft entfalten.

*bei der Destillation entstehen das ätherische Öl und das Hydrolat*

Alle diese Vorgänge – Ernte, Lagerung, Destillation, eventuelles Filtrieren und Belüften – gehören zum Fachwissen der Bauern und ätherischen Öllieferanten. In traditionellen Anbauländern wird dieses Wissen oftmals seit unzähligen Generationen weitergegeben, in neuen Anbaugebieten und Projekten müssen solche Erfahrungen dagegen den Bauern von renommierten Ölhändlern, Ethnobotanikern oder Chemikern erst wieder vermittelt werden. Hier gilt meine Anerkennung den Firmen Primavera Life und Farfalla, die keine Mühe und keinen Aufwand scheuen um sich vor Ort bei den Bauern selbst zu vergewissern, damit uns optimale Ölqualitäten zur Verfügung stehen. Gerade das Destillieren ist eine wirkliche Kunst und es ist faszinierend zu sehen, dass ein Mann in den südamerikanischen Anden oder auf den Hochebenen der Türkei genau erkennt, wann die richtige Temperatur, der korrekte Druck und die entsprechende Destillationszeit erreicht sind, obwohl er über keinerlei Messmethoden oder komplizierte Apparaturen verfügt. Trotzdem liefert er uns alljährlich ein wunderbares ätherisches Öl. Das ist gerade das Schöne am Umgang mit ätherischen Ölen, denn es steckt eben noch Handwerk, Tradition und Können in diesen Naturprodukten. Bei der Gewinnung von Essenzen und ätherischen Ölen verhält es sich wie

*verantwortungsvolle Firmen fördern den wichtigen ökologischen Landbau*

in der Geburtshilfe: Schnell wird die Tradition von der Technik verdrängt, doch obwohl es oftmals gut ist, auf die Errungenschaften der Neuzeit zurückgreifen zu können, bleibt es wichtig, die traditionellen Methoden zu beherrschen und weiterzugeben.

*die Wasserdampfdestillation ermöglicht eine umweltgerechte Gewinnung ätherischer Öle*

Die Wasserdampfdestillation ermöglicht für Mensch und Natur eine verträgliche Gewinnung der ätherischen Öle. Die Pflanzen können nach der Destillation kompostiert werden, die Menschen, die in den Betrieben arbeiten, sind von reinen, natürlichen Substanzen und angenehmen Düften umgeben, der Abfall dient der Düngung nachwachsender Pflanzen. Das Überbleibsel der Destillation, das Hydrolat oder Pflanzenwasser, enthält noch einen geringen Restanteil des ätherischen Öls sowie sämtliche wasserlöslichen Wirkstoffe der Pflanze. Lange Zeit wurden diese nicht beachtet, obwohl in der Antike vermutlich destilliert wurde um eben dieses Duftwasser zu gewinnen, während die ätherischen Öle als Nebenprodukt galten (lesen Sie mehr darüber im Kapitel 2, ab Seite 33).

Der richtige Zeitpunkt für die Destillation der Kräuter, Blüten, Gräser, Wurzeln, Rinden und Hölzer ist sehr unterschiedlich. So müssen manche Kräuter im blühenden Zustand, die anderen kurz vor der Blüte, die Holzteile zerkleinert und Rosen- und Jasminblüten am besten ohne Lagerung in die Destille. Der Muskatellersalbei wiederum wird erst einige Tage getrocknet und die Wurzeln der Iris müssen zur Gewinnung des wertvollen Irisöls bis zu drei Jahren fermentieren. Die echte Melisse hingegen sollte am besten direkt am Wegesrand in den Alambique um den leicht flüchtigen Duft nicht zu verlieren. Interessant ist auch, dass durch die Destillation Inhaltsstoffe entstehen, wie das Chamazulen der blauen Kamille, die in der lebenden Pflanze nicht vorhanden sind. Die Ergiebigkeit der Pflanzen, um bei der Wasserdampfdestillation 1 Liter ätherisches Öl zu gewinnen, ist ebenfalls völlig unterschiedlich und reicht von etwa sieben Kilogramm bei der Nelkenknospe bis zu einigen tausend Kilogramm bei den Melissenblättern oder Rosenblüten.

*bei manchen Pflanzen bedarf es etlicher tausend Kilogramm Blüten, um daraus 1 Liter Öl zu gewinnen*

Von sich Reden machen auf dem ätherischen Ölmarkt immer wieder die CO-Destillationen. Hierbei werden zwei verschiedene, gut harmonierende Kräuter, wie Wiesenkönigin und Rosmarin, oder auch Kräuter mit Hölzern destilliert. Eine besondere Gewinnungsart ist die Herstellung eines Attars. Diese fast 200 Jahre alte Tradition aus Indien beruht auf vielen Geheimnissen. Dabei werden empfindliche

Blüten – wie Rose oder Jasmin – direkt am Ernteort in Sandelholzöl destilliert, d. h. das destillierte Blütenwasser mit seinem ätherischen Ölanteil wird nicht in einem leeren Behälter, sondern in einem Gefäß mit Sandelholzöl aufgefangen. Attars werden häufig mit ihrem indischen Namen angeboten, z. B. Gulab attar (eine indische Rosa damascena) oder Chameli attar (Jasmin) und duften herrlich blumig-balsamisch.

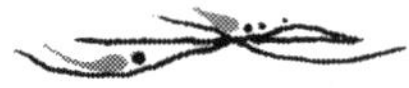

## Die Extraktion

Prinzipiell können bei fast allen Pflanzen die Duftmoleküle auch mittels Extraktion durch Alkohol, der so genannten Solventextraktion, oder mit chemischen Lösungsmitteln wie Hexangas gewonnen werden. Dabei werden nur die größeren Duftmoleküle erreicht und somit auch andere Duftnoten geschaffen, die eher dem uns gewohnten Duft einer Pflanze entsprechen. Bei der Herstellung entsteht zunächst das salbenartige Concrète, unter Vakuum werden dann darin enthaltene Wachse und Lösungsmittel mittels Alkohol abdestilliert. Das zähflüssige Endprodukt wird dann meist mit Trinkbranntwein verdünnt. Wie erwähnt, ergibt dies einen anderen, meist intensiv betörenden Duft. Die meisten der so gewonnen Düfte werden dann trotzdem als naturreines Parfümöl bezeichnet und sind im Preis natürlich günstiger als destillierte ätherische Öle, da der Ertrag größer und der Aufwand um einiges geringer ist. Wieder lässt sich erkennen, dass Qualität eben ihren Preis hat und bei günstigeren Ölen die Etikettaufdrucke immer genau gelesen werden sollten.

*Parfümöle werden durch Extraktion gewonnen*

Die durch die Extraktion erhaltenen Absolues und Resinoide werden vor allem in der Parfümherstellung verwendet. Im geburtshilflichen Alltag kommen diese Öle jedoch gar nicht oder nur unter genauesten Rückstandskontrollen in Betracht, denn es ist längst bekannt, dass ätherische Öle sehr leicht fettlöslich sind, also auch über die Muttermilch zum Neugeborenen transportiert werden können.

Bei der Gewinnung der Absolues gibt es wie bei den anderen Verfahren ebenfalls unterschiedliche Qualitäten und Destillen. Manche können technisch einwandfrei überwacht werden, somit kann auch ein Austreten der verwendeten, oft giftigen Gase wie Hexan, Toluol und Methanol weitestgehend vermieden werden, zumal die flüchtigen Gase für die in dieser Anlage arbeitenden Menschen gesundheitsgefährdend sein können. Allerdings fehlt es in vielen Ländern der Erde noch an der dazu notwendigen technischen Ausrüstung. Es ist also sehr wichtig, dass die Lieferfirma sich vor Ort selbst über den Zustand der Destillen informiert. Ob dies wirklich immer geschieht, wage ich allerdings zu bezweifeln. Trotzdem müssen wir nach wie vor auf diese für mich problematische Art der Ölgewinnung zurückgreifen, da es Pflanzen, insbesondere Blüten, gibt, die ihre Duftstoffe über Wasserdampf nicht abgeben, wie z. B. Jasmin. Es wäre zwar möglich, diesen Duft auch über die Enfleurage (siehe unten) zu gewinnen, und es wird derzeit daran gearbeitet, diese alte sowie teure Methode wiederzubeleben, doch bislang müssen wir wohl noch immer auf Absolues zurückgreifen.

*Hexanextraktionen können die Gesundheit der Arbeiter bei der Duftgewinnung gefährden*

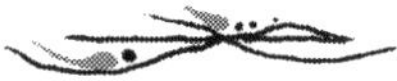

## Die Enfleurage

Das schonende, aber aufwendige und sehr teure Verfahren der Enfleurage wird leider fast nicht mehr angewendet. Ideal ist diese Gewinnung für empfindliche und intensiv duftende Blüten wie z. B. Jasmin und Tuberose. Dabei werden frisch gepflückte Blüten auf eine mit Fett bestrichene Glasplatte gelegt und 12 – 24 Stunden dunkel und kühl gelagert. Diese Platte wird bis zu 36mal mit frischen Blüten belegt, bis das Fett ausreichend mit ätherischem Öl angereichert ist. Aus dieser Pomade, wie das Fett dann genannt wird, wird mit Alkohol das kostbare ätherische Öl herausgelöst. Ein wunderbarer zarter Blumenduft ist das Ergebnis dieses beinahe unbezahlbaren Öls. Sein Preis liegt 6mal so hoch wie der des Hexanextrakts. Apotheker Wolz wäre aber bereit diese Kosten zu tragen, würde uns, wie schon einmal, dieses herrliche Öl angeboten werden. Aufgrund des unvergleichlichen Blütenduftes wäre nur ein Bruchteil der sonst notwendigen Ölmenge für die »Bewährten Aromamischungen« erforderlich. Vielleicht können Produzenten wieder Frauen bewegen, diese enorme Handarbeit auf sich zu nehmen.

*leider ist die Enfleurage sehr kostspielig*

## Die Kohlendioxid-Extraktion

Ein immer stärker diskutiertes Verfahren ist die Extraktion mit überkritischem Kohlendioxid, das Anfang der 1980er Jahre entwickelt wurde. Noch sind die erforderlichen Apparate sehr teuer, denn diese müssen einem extrem hohen Druck standhalten, so als befänden sie sich 4 Kilometer unter der Meeresoberfläche. Durch den sehr hohen Druck wird keine Hitzebehandlung erforderlich, wodurch wiederum auch temperaturempfindliche Duftmoleküle gewonnen werden können. Detaillierte wissenschaftliche Untersuchungen darüber, was mit der Pflanze und den Molekülen wirklich geschieht, insbesondere auf feinstofflicher Ebene, stehen noch aus. Manche Experten sind der Meinung, dieses Verfahren könnte dennoch die Zukunft der ätherischen Ölgewinnung werden.

*die $CO_2$-Extraktion könnte das Verfahren der Zukunft sein*

# Einkaufshilfen für naturreine ätherische Öle

Die Frage der Qualität sollte in der Aromatherapie immer vor jener der Quantität stehen, denn leider wird auf dem Weltmarkt auch schlechte oder gepanschte Ware angeboten. Die Kontrolle ist schwierig und kann von den Fachleuten nur mit großem finanziellen, personellen und apparativen Aufwand gewährleistet werden. Deshalb ist der persönliche Kontakt zwischen Großlieferant und Bauer, sowie zwischen Großlieferant, Produzent von Mischungen und Verkäufer so wichtig. Trotzdem sind Kontrollen unerlässlich, denn die Fehlerhaftigkeit von Menschen und Maschinen kann auch hier nicht ausgeschlossen werden. Wie schnell ist ein Etikett falsch beschriftet oder werden die Gefäße nur halbherzig gereinigt.

Wir Aromatherapeuten fordern deshalb ätherische Öle von bester Qualität. Diese ist nur gewährleistet, wenn das Öl 100 % rein ist, also naturbelassen, authentisch und genuin. Das bedeutet, es muss wirklich von der angegebenen Stammpflanze stammen und darf auf gar keinen Fall verändert werden.

Als Endverbraucherin sollten Sie vor jedem Kauf unbedingt den genauen Aufdruck einer ätherischen Ölflasche lesen.

Das Etikett sollte detaillierte Informationen geben über:

*das Etikett gibt Auskunft über die Qualität eines ätherischen Öls*

- den deutschen und lateinischen Pflanzennamen
- das Herkunftsland
- die Anbauweise:
  kbA = kontrolliert biologischer Anbau
  Demeter = Demeteranbau
  WS = Wildsammlung
  konv. = konventioneller Anbau
- die Angabe des verarbeiteten Pflanzenteils
- das Gewinnungsverfahren:
  Wasserdampfdestillation
  CO-Destillationen
  Kaltpressung
  Enfleurage
  Alkoholextraktion
  Hexandestillationen = Absolues
- Chargennummer, damit die Herkunft des Öls vom Abfülldatum des Lieferanten bis zur Ernte beim Bauern nachvollziehbar wird
- Haltbarkeitsdatum oder Abfülldatum
- Warnhinweise zur möglichen Gefährdung bei versehentlicher Einnahme und zur Umweltgefährdung

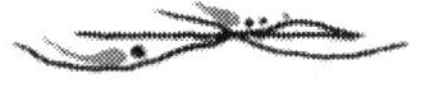

# Anbau, Reinheit und Inhaltsstoffe

*gute Qualität beginnt bei den Bauern*

Bei ätherischen Ölen handelt es sich um lebende Substanzen, deren Inhaltsstoffe je nach Anbaugebiet klima-, ernte- und destillationsbedingten Schwankungen ausgesetzt sind. Eine wichtige Stellung nimmt dabei auch die Pflege und Behandlung der Pflanzenfelder ein. Wir wissen vom Wein, dass dieselben Rebstöcke jedes Jahr eine andere Qualität hervorbringen, und wie wichtig die Pflege und Überwachung der Felder sowie die korrekte Lagerung und Verarbeitung der Ernte ist. Wie der Wein sich durch optimale Lagerung verbessern, durch unsachgemäßen Umgang aber auch schlecht werden kann, so verändern sich auch einige ätherische Öle im Laufe der Lagerung, während andere sich nur geringfügig verändern. Versuchen Sie also beim Umgang mit den Ölen immer an einen wertvollen

Tropfen Wein zu denken. Ebenso wichtig ist, dass die kostbaren Öle in dafür geeigneten Gefäßen auf den Transport geschickt werden, der wiederum auch der kürzeste und schnellste sein muss, um Hitzeeinwirkung zu vermeiden. Was die Gefäße anbelangt, so ist es nicht immer einfach, in den verschiedenen Ländern der Welt dafür zu sorgen, dass wirklich saubere und einwandfreie Behältnisse beschafft werden. Leider mussten wegen unsauberer oder falsch gereinigter Fässer verunreinigte Öle auch schon zurückgewiesen werden. Es bedarf also einer engen Zusammenarbeit mit den Großlieferanten und deren Vertragsbauern um zu wissen, in welchen Zeitabständen mit frischen Destillationen von ätherischen Ölen zu rechnen ist und dass diese hygienisch einwandfrei und optimal behandelt werden. Viele Kräuter werden jährlich zu bestimmten Zeiten destilliert. Der Bauer achtet genau auf den besten Erntezeitpunkt, er weiß, wann die ideale Tages- und Jahreszeit gekommen ist um Blätter, Blüten oder Früchte zu ernten, damit mit einem möglichst großen Ertrag bei der meist sehr mühsamen Arbeit zu rechnen ist. Manche Essenzen werden zweimal jährlich gepresst, blühende Kräuter durchschnittlich nur einmal im Jahr destilliert, während viele Gräser, vor allem aber Nadelzweige, Hölzer und Wurzeln meist das gesamte Jahr über geerntet werden können. Bei der Ernte kostbarer Blüten hingegen kommt es sogar auf die exakte Tageszeit an und eine möglichst kurze Lagerung von nur wenigen Stunden bis zur Destillation, damit ein Öl von höchster Qualität erzielt werden kann.

*eine enge Zusammenarbeit zwischen Bauer und Großabnehmer ist wichtig*

Da ätherische Öle empfindlich sind und sie in ihrer Qualität nicht beeinträchtigt werden dürfen, also keinen Verlust an Inhaltsstoffen oder gar Veränderungen erleiden sollen, bedarf es bei der Großmengenlagerung einiger Sorgfalt und ständiger Kontrolle, damit Ihnen und uns bis zur nächsten Ernte eine möglichst gute Qualität zur Verfügung steht. Die Öle müssen kühl und dunkel in vollen Gefäßen, also möglichst ohne Sauerstoff, gelagert werden. Wir betreiben in der Bahnhof-Apotheke eigene Untersuchungen zur möglichen Veränderung von Inhaltsstoffen und prüfen die Öle erstmals bei der Auswahl der verschiedenen Testfläschchen, von denen uns meist mehrere Chargen einer einzelnen Sorte zur Verfügung stehen. Nach Erhalt der Ware und im Verlauf der Lagerzeit unterziehen wir die Öle jeweils einer weiteren Prüfung. Das ist zwar ein sehr aufwendiges und zudem freiwilliges Verfahren, zeigt Ihnen aber, liebe Lese-

*ätherische Öle müssen laufend kontrolliert werden*

rin, wie wichtig es uns ist, mit bestmöglicher, kontrollierter Ware zu arbeiten. Achten Sie bitte zu Hause ebenso auf die richtige Lagerung dieser wertvollen Natursubstanzen.

## Inhaltsstoffe der Öle

*Chemiker bezeichnen die Öle nach ihren Inhaltsstoffen*

Der charakteristische Duft eines ätherischen Öls wird durch seine Inhaltsstoffe bestimmt. Den Duft, den wir als Rose bezeichnen, erkennt und betitelt der Chemiker mit dem typischen Rosenduftstoff Geraniol. Was wir auf Anhieb als einen echten Lavendelgeruch identifizieren, wird chemisch als Linalool und Linalylacetat bezeichnet. Für mich, muss ich eingestehen, werden die biochemischen Inhaltstoffe immer böhmische Dörfer bleiben. Ich habe mich nun schon über zehn Jahre immer auf meine Nase verlassen und finde es deshalb sehr mühsam, mich mit den chemischen Bezeichnungen und Einzelwirkstoffen der ätherischen Öle anzufreunden.

Durch die Zusammenarbeit mit der Bahnhof-Apotheke habe ich das Glück, dass mir der Apotheker und seine Mitarbeiterinnen mit ihrem Fachwissen zur Seite stehen, wenn es darauf ankommt, die Inhaltsstoffe eines ätherischen Öls genau festzustellen. Bei Fragen und Unklarheiten bezüglich einzelner Wirkstoffe sind wir dank unserer großen Fachbibliothek in der Lage, in den wissenschaftlich anerkannten Standardwerken nachzuschlagen, z. B. in den Bänden des »Deutschen Arzneibuchs«, des »Europäischen Arzneibuchs«, den Monographien der vom Bundesgesundheitsministerium berufenen ehemaligen Kommission E, den zehn Bänden »Die ätherischen Öle« von Gildemeister und Hoffmann, in Hagers »Handbuch der pharmazeutischen Praxis«, im Buch »Kosmetische Präparate« von G. A. Nowak, in dem Werk »The Essential Oil Safety« von Robert Tisserand, bei anderen bekannten Autoren und im Internet unter »www.dimdi.de« (Deutsches Institut für Medizinische Dokumentation und Information). So können wir uns über die Definition einer Pflanze, deren Identität, Reinheit, Wirkungsweise, Inhaltsstoffe und Toxizität informieren, sowie wissenschaftliche Untersuchungsergebnisse, Dosierungshinweise, die Gehaltsbestimmung und Lagerungshinweise nachlesen. Gerne hätte ich ausreichend Zeit, um mich noch intensiver mit dieser hochinteressanten Literatur auseinander zu setzen. Ich weiß, dass das Team der Bahnhof-Apotheke die Recherche-Arbeit sehr ernst nimmt, und nicht selten suche ich selbst in unsere Bibliothek nach wichtigen Literaturstellen, wenn es wieder einmal darum geht, einer Kollegin oder Ärztin Unterlagen zu schicken, in denen beispielsweise die problematische Wirkung von Eukalyptusöl bei Kindern beschrieben wird.

Die ideale Kombination aus technischen Prüfverfahren wie z. B. der Headspace-Gaschromatographie sowie mehreren erfahrenen Riechnasen und unsere langjährige Erfahrung im Umgang mit der Aromatherapie machen es möglich, die Qualitätsunterschiede der Öle schnell zu erkennen. Nicht verschweigen möchte ich die gute Zusammenarbeit mit dem Chemiker Professor Dietrich Wabner, der uns mit seinem enormen chemischen Fachwissen stets beratend zur Seite steht. Auf Grund dieser erstklassigen Voraussetzungen habe ich immer wieder die Hebammenarbeit und Seminartätigkeit jeglichem trockenen Studium der Biochemie der Öle vorgezogen.

*Intuition und Erfahrung – das Erfolgsrezept der »Bewährten Aromamischungen«*

Als ich vor vielen Jahren begann mit ätherischen Ölen zu arbeiten, waren meine Intuition und meine Beobachtungsgabe die Grundlagen für den Erfolg der »Bewährten Aromamischungen«, darauf möchte ich mich auch weiterhin verlassen. Sämtliche Mischungen sind ohne chemische Kenntnisse meinerseits entstanden und haben sich nun über ein Jahrzehnt bewährt. Deshalb bitte ich Sie um Verständnis, wenn Ihnen mein Buch kein umfassendes Wissen zur Biochemie liefert. Es ist zudem nicht meine Art, bestimmte ätherische Öle nur wegen einiger bestimmter Inhaltsstoffe einzusetzen. Die Erforschung der Inhaltsstoffe ist ein großes Gebiet, in den letzten Jahren kamen immer neue Erkenntnisse und viele Bereiche dazu, wie etwa die Wechselwirkung und die Veränderung der Inhaltsstoffe unter Vermischung zweier oder mehrerer Einzelöle. Ich finde es etwas bedenklich, wenn ein Naturprodukt, über dessen genaue Anzahl und Menge der Inhaltsstoffe wir auch in der Fachliteratur unterschiedliche Angaben finden, nur aufgrund der in einem Buch angegebenen chemischen Wirkstoffe angewendet wird. Für mich steht nach wie vor das ganzheitliche Denken und Handeln im Vordergrund, dies bedeutet auch, ein Aromatherapeutikum nicht nur wegen eines ganz bestimmten Inhaltsstoffs einzusetzen. Die Nase des zu behandelnden Menschen, also sein Gefallen am Geruch und natürlich auch an der Behandlungsmethode, sollte in der Auswahl des Therapeuti-

*der ganzheitliche Aspekt spielt eine wichtige Rolle*

kums nicht in den Hintergrund geraten. Seit alters her, also vor jeder Nachweismöglichkeit, wurden von Menschen Duftstoffe wegen ihres Geruchs und aufgrund positiver Erfahrungen verwendet. So ist ja bekannt, dass der Volksmund zur Heilung verwendete unangenehme Gerüche oft als heilende Gerüche bezeichnet, so z. B. in: »Übles vertreibt Böses«. Damit lässt sich erklären, warum der etwas anstrengende Duft von Ölen wie Teebaum als angenehm bezeichnet wird, wenn es darum geht, damit eine Wunde zu heilen, er aber im gesunden Zustand dann doch eher als abstoßend empfunden wird.

*selbst modernste Technik reicht nicht aus, um die Natur zu verstehen*

Nicht vergessen werden darf, dass auch modernste Analyseverfahren nicht ausreichen, um wirklich alle Inhaltsstoffe zu benennen. Des Weiteren kann die therapeutische Wirkung eines Öls nicht am Nachweis einiger wichtiger Hauptinhaltsstoffe gemessen werden, sondern vielmehr muss das Gesamtspektrum und Zusammenspiel aller vorhandenen Wirksubstanzen berücksichtigt werden. Auch wenn eine chemische Substanz nur in geringster Menge vorhanden ist und ihr Duft vielleicht von uns gar nicht erkannt wird bzw. im Gaschromatogramm nur als winzige Spitze, als Peak auftaucht, so ist sie dennoch ein Bestandteil der Pflanze und ihr synergetischer Effekt zusammen mit den anderen Hauptinhaltsstoffen ergibt erst die Ganzheit des Öls bzw. des Dufts. Entspricht ein Öl dieser unveränderten Reinheit, so bezeichnen wir es als genuin – im Gegensatz zu künstlichen Ölen, die nie alle Inhaltsstoffe enthalten können (mehr zu sog. naturidentischen Ölen auf Seite 339 f).

*die Wirkstoffe ergänzen sich gegenseitig*

Beim Mischen verschiedener Einzelöle ist oft nicht mehr erkennbar, welcher Wirkstoff nun wohl der wichtigste ist, vielmehr kommt es – neben unseren gesammelten Erfahrungen mit der Heilwirkung der jeweiligen Öle – darauf an, dass sich die Wirkstoffe gegenseitig gut ergänzen und sogar noch verstärken.

## Die Chemotypen der ätherischen Öle

Meist ist die chemische Zusammensetzung des ätherischen Öls einer bestimmten botanischen Art ziemlich konstant. Es kommt aber auch vor, dass die ätherischen Öle von ein und derselben Spezies je nach Höhenlage, Anbaugebiet, Klima, Bodenbeschaffenheit usw.

sehr unterschiedlich sind. Chemotypen sind demnach Varianten innerhalb einer Pflanzenfamilie, die einen charakteristischen Inhaltsstoff ausbilden und so den Duft und die Wirkung beeinflussen. So gibt es neben dem bekannten roten Thymianöl *ct thymol* noch etliche andere Chemotypen, wie beispielsweise den sanften Thymian *ct linalool*, der in höheren Lagen wächst.

*Thymian ist nicht gleich Thymian*

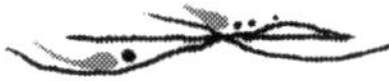

## Züchtungen

Die einzelnen ätherischen Öle weisen meist eine Vielzahl an Inhaltsstoffen auf. Manche Öle dagegen bestehen nur aus einigen wenigen verschiedenen Substanzen, wie z. B. die Zitrone. Beim Lavendel kommt es ganz auf die Sorte an: Je mehr der Mensch Hand angelegt hat, desto weniger Inhaltsstoffe sind darin zu finden. Das ätherische Öl der gezüchteten Hybride Lavandula fragrans, auch Lavandin genannt, weist nur etwa sechzig Bestandteile auf, während das Öl des mühsam von Hand geernteten echten Lavandula officinalis, meist als Lavendel extra oder Berglavendel bezeichnet, über 160 Wirkstoffe beinhalten kann und das Öl des Lavendel fein, der in etwas zugängigeren Gebieten in Kulturen angebaut wird, um ihn maschinell bearbeiten zu können, wiederum nur noch 110 Einzelsubstanzen aufweist. Die einzelnen Wirkstoffe können wir mit unserer Nase natürlich niemals erkennen, aber den eindeutigen Duftunterschied stellen alle fest. Viele Nasen bezeichnen den Lavandin oft als den schöneren Lavendelduft. Dies zeigt, dass unser Erinnerungssystem vor allem diese billige Sorte von Lavendel gespeichert hat und wiedererkennt, da er von unseren Müttern und Großmüttern häufig in Kräuterkissen zum Vertreiben von Motten verwendet wurde. Wenn wir aber durch Riechen erkennen wollen, welcher Lavendel nun tatsächlich eher entspannend, beruhigend oder gar betäubend wirkt, so identifizieren die meisten Nasen bereits beim ersten Riechen den Lavendel extra aus der Wildsammlung als am wirkungsvollsten.

*die geübte Nase unterscheidet verschiedene Lavendeldüfte*

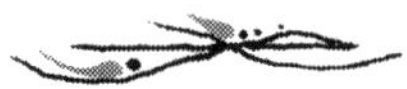

## Hauptinhaltsstoffe der ätherischen Öle

Zwei unterschiedliche Biosynthesewege liefern in der Pflanze die beiden Hauptgruppen an Inhaltsstoffen: Die Terpene und die Phenylpropan-Derivate. Während Terpene aus Zwischenprodukten des Fettsäure-Stoffwechsels entstehen, sind Phenylpropan-Derivate Abbauprodukte des Aminosäure-Stoffwechsels.

*Chemiebausteine folgen einem einheitlichen Prinzip*

Die Terpene kommen am häufigsten vor und folgen einem einheitlichen Bauprinzip, denn sie bestehen formal aus Isopren-Einheiten – kleine verzweigte Kohlenwasserstoff-Gerüste mit 5 C-Atomen. Sie lassen sich in Monoterpene (2 Isopren-Einheiten), Sesquiterpene (3 Isopren-Einheiten) usw. einteilen. Ätherische Öle enthalten hauptsächlich Mono- und Sesquiterpene, wenige Diterpene. Die größeren Moleküle der Tri- und Tetraterpene sind Bestandteile z. B. von Harzen, Phytohormonen und Pigmenten.

Die Wirkungsweise der Terpene lässt sich an das Vorhandensein von bestimmten »funktionellen Gruppen« am chemischen Grundgerüst aus Kohlenstoff- und Wasserstoffatomen festmachen, wobei bei den kleinen Molekülen der Monoterpene der Einfluss der funktionellen Gruppe am größten ist. Diese »Anhängsel« enthalten meist Sauerstoff und weniger Stickstoff- oder Schwefelatome. Ganz spezielle Wirkungen haben die Phenylpropane.

Die folgende Auflistung ist unvollständig und beschreibt nur die wichtigsten Inhalts- bzw. Wirkstoffe. Wie erwähnt, beinhalten die meisten ätherischen Öle eine große Zahl an Einzelwirkstoffen und noch immer sind nicht alle dieser Substanzen identifiziert. So wurden laut Prof. Wabner im Rosenöl mittlerweile über 500 Einzelsubstanzen entdeckt, doch nur etwa 330 können mit Namen benannt werden.

### *Terpen-Kohlenwasserstoffe*

*Monoterpene können hautreizend sein*

Monoterpene wie das Pinen in der Fichtennadel, Limonen in der Zitrone, Camphen im Wacholder, Terpinen im Teebaumöl, das Myrcen in der Muskatnuss, Ocimen in Majoran.

Monoterpene sind antiseptisch, viruzid, beruhigend und unter Umständen auch hautreizend.

Sesquiterpene wie β-Caryophyllen in der Gewürznelke, Chamazulen in der blauen Kamille.

Sie wirken allgemein stärkend, pflegend und haben eine langfristige Wirkung im Körper, sind entzündungshemmend und antiallergisch, können aber auch magenstärkend, krampflösend, beruhigend und desinfizierend sein.

*Alkohole*

Monoterpenalkohole wie Linalool im Lavendel und im Thymian, Citronellol in der Rose, Menthol in der Pfefferminze und Terpineol-4 in der Wacholderbeere.

Sie sind antiseptisch, belebend sowie stimmungshebend und geben dem ätherischen Öl einen angenehmen Duft. Außerdem wirken sie pilztötend, antibakteriell, antiviral, sind gut hautverträglich und eignen sich mit Ausnahme von Menthol für Kinder.

*Alkohole wirken stimmungshebend*

Sesquiterpenalkohole wie Zingiberol im Ingwer, Santalol im Sandelholz, α-Bisabolol in der deutschen Kamille oder Viridiflorol in Niaouli und Sclareol im Muskatellersalbei.

Sie wirken tonisierend auf Muskeln und Nervensystem, können entzündungshemmend, antiallergisch, stimmungsaufhellend, leber-, drüsen- und immunstimulierend sein. Sie werden auch als hormonähnlich bezeichnet, da ihre Struktur der von Hormonen gleicht.

*Säuren*

sind in ätherischen Ölen nur in geringen Spuren vorhanden und wasserlöslich.

Sie sind vor allem in den Hydrolaten zu finden, wirken erwärmend, schmerzstillend, entzündungshemmend und blutdrucksenkend.

*Ester*

wie das Linalylacetat im Lavendel und Muskatellersalbei sowie der Bergamotte, das Geranylformiat in der Geranie, das Benzylbenzoat im Ylang-Ylang.

Die Ester wirken leicht anregend und zugleich beruhigend auf das zentrale Nervensystem, sie sind bekannt als krampflösend, aber auch fungizid und entzündungshemmend. Bereits geringe Mengen Ester bestimmen den Geruch eines ätherischen Öls und machen es gut hautverträglich.

*Ester sind Duftgeber*

### *Aldehyde*

Monoterpenaldehyde wie Geranial in Melisse und Eukalyptus citriodora, Neral in der Litsea oder Citronellal in Citronella.

Sie wirken stark antiseptisch, nervenberuhigend, antiviral, senken Blutdruck und Fieber. Auch eignen sie sich zur Insektenabwehr.

*Aldehyde können sich verändern*

Durch falsche Lagerung können aus den Aldehyden Säuren entstehen. Prinzipiell sind Aldehyde ungiftig, können aber Hautreizungen hervorrufen, was beim Melissenöl immer wieder zu beobachten ist, meist aber auf zu hohe Dosierungen zurückzuführen ist.

Sesquiterpenaldehyde wie das stark duftgebende Sinensal in Mandarine sind selten.

### *Ketone*

Monoterpenketone wie Borneon im Rosmarin und Lavendelsalbei, Pulegon in der Poleiminze, Thujon in Thuja, Beifuß und Salbei, Menthon in der Pfefferminze.

*Ketone sind für Schwangere und auch Kleinkinder problematisch*

Sie sind beruhigend, desinfizierend, schleimlösend, zellwachstumsfördernd, immunstabilisierend, besitzen aber auch eine abtreibende Wirkung und können sogar neurotoxisch, also nervenschädigend, wirken. Thujon und Pulegon sind allgemein als toxisch, also giftig, zu bezeichnen. Es dürfte verständlich sein, dass ätherische Öle, die Ketone enthalten, deshalb nicht in der Umgebung von Schwangeren und Kleinkindern verwendet werden sollten. Da ihre Wirkung stark von der Dosis abhängt, sollten Menschen, die mit ätherischen Ölen keine Erfahrung besitzen, keine ketonhaltigen Öle einsetzen. Ketonhaltige Öle wirken nachgewiesenermaßen stark schleimlösend auf die oberen Atemwege, deshalb halte ich diese Öle auch in der Schwangerschaft für unangebracht, denn die Gebärmutter besteht ebenfalls aus glatter Muskulatur und ist mit Schleimhaut ausgekleidet. In der wissenschaftlichen Literatur von Hager sowie Gildemeister und Hoffmann wird auf diese kontraktionsauslösende Wirkung der ketonhaltigen Öle ebenfalls hingewiesen.

Sesquiterpenketone wie Valeranon in der Narde, Atlanton in der Atlaszeder oder die Irone in der Iriswurzel.

Sie wirken allgemein stark ausgleichend, hautpflegend und schleimlösend, haben keine toxischen Eigenschaften und sind sehr gut verträglich. Meist haben sie aber spezielle Wirkungen.

Als ganz besonders wirksam haben sich Ketone mit zwei oder drei funktionellen Ketogruppen erwiesen: die Diketone in der Immortelle und die Triketone im Manukaöl.

*Oxide*

wie das 1,8-Cineol in verschiedenen Eukalyptusarten, in Lippia citriodora, Teebaum und Myrte oder Linalooloxid im Ysop.

*1,8-Cineol – der Schleimlöser*

Diese Wirkstoffe sind schleimlösend und auswurffördernd.

*Ether*

wie Carvacrol-Methylether im Bergbohnenkraut oder Eugenol-Methylether im Basilikum sind antidepressiv, krampflösend, im Tierversuch embryotoxisch und kanzerogen.

*Lactone*

wie Alantolacton in Alant kommen nur in Spuren vor, sind aber noch wesentlich schleimlösender und auswurffördernder als Ketone.

Starke Hautreizungen sind möglich!

*Furanocumarine*

wie Bergapten in der Bergamotte sind meist phototoxisch und kommen in geringsten Mengen in manchen gepressten Zitrusölen vor.

*Phenole*

wie Thymol im Thymianöl oder Carvacrol im Quendel.

*Phenole müssen sparsam verwendet werden*

Phenole sind stimulierend, antibakteriell und immunstärkend. Die hautreizende Wirkung darf nicht unterschätzt werden, es kann auch zu allergischen Reaktionen kommen, weshalb z. B. das Thymian- oder Zimtöl nur in geringen Mengen verwendet werden darf und bei der Salbenherstellung eine optimale Grundlage benötigt wird. Die Einwirkungszeit von Balsamen und Salben ist immer länger als bei fetten Pflanzenölen, was eine Hautreizung noch unterstützt. Daher müssen phenolhaltige Öle sehr sparsam dosiert werden und ihr Einsatz tatsächlich angezeigt sein.

*Phenylpropan-Derivate*

wie Eugenol in der Nelke, Zimtaldehyd im Zimt, Anethol im Anis, Methylchavicol (Estragol) im Basilikum, Myristicin im Muskatblütenöl, Apiol in der Petersilie.

*empfindliche Haut reagiert schnell mit einer Reizung*

Die Phenylpropan-Derivate wirken antiseptisch, krampflösend, stark hautreizend, harntreibend, schleimlösend, anregend auf das zentrale Nervensystem und können abortiv, also abtreibend wirken, ferner werden sie auch als halluzinogen bezeichnet. Öle mit diesen Wirksubstanzen müssen unter größter Achtsamkeit eingesetzt und sparsam dosiert werden. So muss z. B. Nelkenknospen- oder Zimtrindenöl als Zusatz zu einem erwärmenden Bad in reichlich Emulgator gelöst werden und darf nur in geringster Dosierung von etwa zwei Tropfen verwendet werden. Auf empfindlicher Kinderhaut sollten solche Öle besser nicht zur Anwendung kommen.

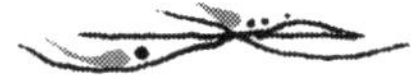

## Verfahren zur Qualitätsprüfung

*fleißiges Riechen schult den Geruchsinn*

Es gibt für Sie als Anwenderin nur die Möglichkeit, Ihre Nase und Ihre Sinne zu schulen um beim Kauf von ätherischen Ölen gute Qualität erkennen zu können. Durch fleißiges Riechen an reinen ätherischen Ölen kann vielleicht auch eine ungeübte Nase bald synthetisches Öl von einem echten ätherischen Öl unterscheiden. Zumindest schlecht kopierte Öle können identifiziert werden. Farbe, Fließgeschwindigkeit und Etikettenstudium geben Ihnen zusätzlich die Möglichkeit, ein naturreines, gutes, ätherisches Öl von einem schlechten oder künstlichen Öl zu unterscheiden.

Zur präzisen Identifizierung echter Öle genügt diese sensorische Prüfung der ätherischen und fetten Öle sowie der Hydrolate allerdings nicht. Zwar können von den Lieferfirmen zum Teil genaue Zertifikate angefordert werden, diese aber stammen womöglich nicht immer exakt von der bestellten Charge. Um auf Nummer sicher zu gehen und den gesetzlichen Anforderungen zu entsprechen werden in der Bahnhof-Apotheke neben den physikalischen Prüfungen auch chemische Qualitätsanalysen durchgeführt, die gewährleisten, dass es sich um einwandfreie Ware handelt, mit der die »Bewährten Aromamischungen« hergestellt werden.

### *Physikalische Prüfungsverfahren*

Bei diesen Qualitätsprüfungen werden die physikalischen Kriterien eines ätherischen Öls genau kontrolliert. Es werden die Dichte und der Brechungsindex jeder einzelnen Charge gemessen, um deren Identität und Reinheit zu prüfen.

*die Qualität der Öle wird im Labor überprüft*

Die Dichte wird durch das Auswiegen eines bestimmten vorgegebenen Volumens des ätherischen oder fetten Öls ermittelt. Sie schwankt je nach Alter des Öls, Destillationsart oder auch Anbaugebiet. Es ist eine der am häufigsten angewandten Prüfungen, da sie relativ einfach und ohne größeren Aufwand durchzuführen ist.

Der Brechungsindex wird mit einem speziellen Gerät, dem Refraktometer, bei immer gleich bleibenden und stabilen Messbedingungen durchgeführt. Dadurch entstehen reproduzierbare und daher gut vergleichbare Messergebnisse. Für viele ätherische Öle gibt es dazu bekannte und festgelegte Kennzahlen, wie sie im »Deutschen Arzneibuch« (DAB), im »Europäischen Arzneibuch« (Ph. Eur.) und von der ISO, der Internationalen Organisation für Standardisierung in Genf, festgelegt wurden. Abweichungen vom Normbereich geben Auskunft über mögliche Verfälschungen, mindere Qualitäten bzw. Verunreinigungen.

Bei der Prüfung auf die Löslichkeit eines Öls in Ethanol können Rückschlüsse auf eventuelle Beimengungen gezogen werden, wie beispielsweise von Mineralöl oder Terpentinöl. Wurde z. B. fettes Öl zugegeben, setzt es sich als Tropfen am Boden eines Reagenzglases ab, Petroleum wiederum schwimmt in 70 %igem Alkohol oben auf. Ein gewisser Erfahrungswert ist dabei unerlässlich, der im Labor in der Bahnhof-Apotheke aber längst gesammelt wird. So ist es interessant, wenn die dortige Mitarbeiterin versucht mir zu erklären, dass bei Kamille blau eine Paraffinausfällung völlig normal sei, die dann noch schwach sauer sein soll, wie es ja auch im großen »Hager«, dem wissenschaftlichen Handbuch der Chemie geschrieben steht. Dieses Kamillenthema sei nur als Beispiel erwähnt, dass für mich die Biochemie letztendlich ein Buch mit sieben Siegeln bleiben wird und ich froh bin, diese sicherlich lehrreiche, aber für mich fremde Laborarbeit in guten Händen zu wissen.

*Qualitätskontrolle bedarf neben verschiedenen Prüfmethoden auch reichlich Erfahrung*

Unlösliche Verharzungen, die auf einen Alterungsprozess schließen lassen, und Streckung durch fettes Öl oder gar minderwertiges Mineralöl können anhand der »Fleck-Methode« nachgewiesen werden: Ätherische Öle dürfen aufgrund ihrer Flüchtigkeit auf Filterpapier aufgetropft nach 24 Stunden keinen sichtbaren Fleck hinterlassen.

### *Physikalisch-chemische Qualitätsanalyse*

Für ätherische Öle und deren Mischungen, die in der Therapie zur Verwendung kommen, genügt die sensorische Prüfung nicht und anhand der physikalischen Prüfung können Verunreinigungen, Verfälschungen oder gepanschte Öle nicht mit letzter Sicherheit festgestellt werden. Deshalb ist die physikalisch-chemische Analyse mittels eines Gaschromatographen die alleinige Möglichkeit, dank moderner Computertechnik sämtliche flüchtigen Inhaltsstoffe nachzuweisen. Dies ist zwar ein teures Untersuchungsverfahren, aber das derzeit wissenschaftlich anerkannteste und einzig genaue. Je länger ein Betrieb bzw. eine Chemikerin bereits mit diesem Verfahren arbeitet, desto größer ist natürlich die Erfahrung. Geschulte Chemikerinnen sind nach einiger Zeit auch in der Lage, unterschiedliche Chargen eines Öls zu differenzieren und schnell zu erkennen, ob womöglich eine Fälschung vorliegt oder in einer Charge plötzlich Wirkstoffe vorhanden sind, die bislang niemals vorhanden waren. Anhand der gespeicherten Daten verschiedener Chargen und Jahrgänge eines Öls können dann etwaige Abweichungen der Inhaltsstoffe erkannt werden.

*im Gaschromatogramm sind alle Einzelbestandteile sichtbar*

Die Kapillar-Gaschromatographie dient der Trennung von komplizierten, leicht flüchtigen organischen Substanzgemischen wie die ätherischen Öle. Dafür wird eine sehr kleine Probenmenge von 1 µl verdampft und mittels eines Trägergases durch eine sehr feine, lange und innen beschichtete Glaskapillare geschickt, in der die einzelnen Komponenten unterschiedlich lange zurückgehalten werden (Retentionszeit). Diese verlassen das Säulenende nacheinander und werden dann von einem Detektor erfasst. Das Ergebnis wird in einem Chromatogramm festgehalten, auf dem die getrennten Substanzen als »Peaks« dargestellt sind. Die Identifizierung der einzelnen Bestandteile erfolgt entweder mithilfe von sog. Referenzsubstanzen durch Vergleich der Retentionszeiten oder aber wesentlich eleganter mittels eines nachgeschalteten Massenspektrometers. Dieses vermag einzelne Substanzmoleküle durch Ionenbeschuss unter Hochvakuum in charakteristische Bruchstücke – die »Massen« – zu zer-

*das Massenspektrometer zerlegt Moleküle*

legen. Ergebnis ist ein Massenspektrum, das mit Tausenden Spektren von speziellen Spektrenbibliotheken verglichen und auf bestmögliche Übereinstimmung des Zerfallsmusters überprüft wird. Teure Referenzsubstanzen erübrigen sich somit.

Das moderne Headspace-Verfahren, das eine Untersuchung auch ohne problematische Lösungsmittel ermöglicht, ist die geeignete Methode, um ätherische Öle aus Hydrolaten, fetten Ölen oder Salben zu analysieren. Dabei werden 0,01 ml bis 0,1 ml Öl oder etwa 1 ml Hydrolat in spezielle Gläschen gegeben und in einem Ofen thermostatisiert, bevor eine kleine Menge ausschließlich aus dem »Kopfraum« entnommen und dem Gaschromatographen zugeführt wird. Hochsiedende Substanzen, die die Säule verstopfen würden, verbleiben also im Gläschen.

*Zusätze werden in der Analytik entdeckt*

Es kommt vor, dass so Beimischungen oder Lösungsmittel in manchen angeblich naturreinen Essenzen entdeckt werden: So wird nicht selten das billigere Lavandin oder Speiklavendel schlechteren Ernten zugesetzt, um die Verbraucher zu täuschen und ein angeblich »hervorragendes« Lavendelöl zu verkaufen. Bei der Qualitätsprüfung von ätherischen Ölen gilt also in der Tat: Vertrauen ist gut, Kontrolle ist besser – wenn auch teuer und aufwändig. Es ist erfreulich, dass wir dank der sich stetig erweiternden Fachkenntnisse der Mitarbeiterinnen in der Bahnhof-Apotheke in der Lage sind eine optimale Qualitätsprüfung und Dokumentation der verwendeten Öle durchführen zu können.

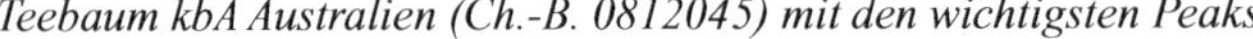

*Teebaum kbA Australien (Ch.-B. 0812045) mit den wichtigsten Peaks*

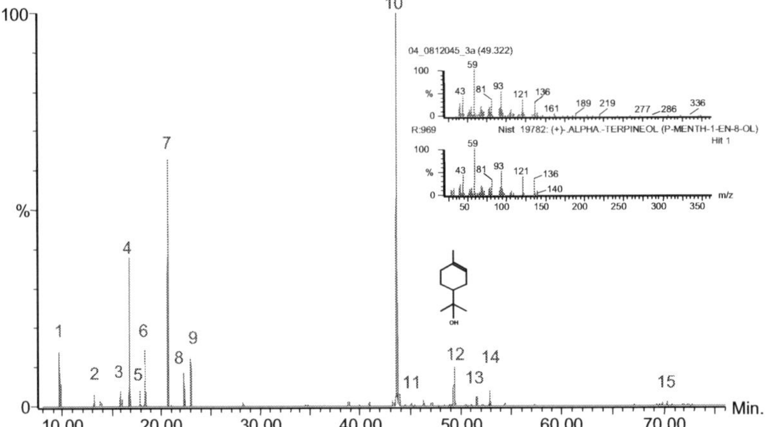


*Kapillar-Gaschromatogramm mit eingefügtem Massenspektrum von Teebaumöl*

Inhaltsstoffe

1 alpha-Pinen
2 Sabinen
3 beta-Pinen
4 alpha-Terpinen
5 Limonen
6 1,8-Cineol
7 gamma-Terpinen
8 para-Cymen
9 Terpinolen
10 Terpinen-4-ol
11 Aromadendren
12 alpha-Terpineol
13 u. 14 Sesquiterpene
15 Viridiflorol

Trotz unserer langjährigen Erfahrung ist uns durchaus bewusst, dass der Lernprozess mit diesen Analysen noch längst nicht beendet ist. Vielmehr sind wir bemüht, mit den ständig zunehmenden Erkenntnissen der modernen Analyseverfahren zu wachsen. So sind bereits Vorarbeiten im Gang, die Untersuchungsmethoden in absehbarer Zeit um die Enantiomeren-Trennung zu erweitern, um eine noch genauere Erkennung und Identifikation der Öle zu erreichen. Enantiomere sind Moleküle, die immer in zwei spiegelbildlichen Formen vorkommen (das griechische Wort »enantios« bedeutet entgegengesetzt), wobei diese in natürlichen ätherischen Ölen in bestimmten, unterschiedlichen Mengenverhältnissen, meist sogar einseitig stereotypisch produziert werden. Durch das Spiegelbild eines Moleküls wird ein rechtsdrehendes (+) und ein linksdrehendes (–) Enantiomer sichtbar. Der Apotheker versucht mir die Enantiomere immer am Beispiel unserer Hände zu erklären: Beide sind gleich – und doch sitzt der Daumen einmal rechts und einmal links und jede Hand hat ihre spezifischen Linien. Im Gegensatz zur Natur entstehen sie bei der Synthese im Labor im Verhältnis 1:1, Racemat genannt. So lässt sich dann mit Sicherheit eine Verfälschung oder ein künstlicher Zusatz von Syntheseprodukten wie z. B. Linalylacetat oder Linalool erkennen. Ein weiteres interessantes Beispiel ist der Nachweis von praktisch unwirksamem (+)-α-Bisabolol, während im Öl der Kamille blau hauptsächlich die aromatherapeutisch wirksame Form, das (–)-α-Bisabolol, vorkommt. Es ist für mich, wie gesagt, eine sehr spezifische und in der Tat hoch komplizierte Angelegenheit, die bei mir noch viele Fragezeichen hinterlässt, und es zeigt deutlich, dass geschultes Fachpersonal nötig ist, um die Ergebnisse dieser komplexen Prüfungsverfahren auswerten zu können.

*mit der Enantiomeren-trennung können exakte Prüfresultate erzielt werden*

Es mag verständlich sein, dass Lieferfirmen und Hersteller von aromatherapeutischen Produkten diese aufwändigen Prüfungen nicht routinemäßig durchführen, solange der Gesetzgeber diese nicht fordert. Für unseren Qualitätszirkel wäre es jedoch unvorstellbar, wenn eines dieser physikalischen, sensorischen oder chemischen Verfahren bei der Auswahl, beim Einkauf und der Verarbeitung dieser wertvollen und oft kritischen Produkte fehlen würde. So haben wir die bestmöglichen Voraussetzungen geschaffen, um definitiv auszuschließen, dass insbesondere im sensiblen Bereich der Geburtshilfe, aber auch in der gesamten Welt des Heilens und Helfens, mit

*Riechnase und Analyse erreichen gemeinsam das beste Ergebnis*

minderwertiger, gar gepanschter oder naturidentischer Qualität hantiert wird. An dieser Stelle geht mein Dank noch mal an Apotheker Wolz, der auf seine Weise dazu beigetragen hat, dass wir in Kempten stets eine Nase voraus waren, auch wenn es manchmal den Wert einer goldenen Riechnase hat, die er ohne Zögern immer wieder investiert, um optimal untersuchte Produkte anbieten zu können. So ist uns Ganzheitlichkeit im wahrsten Sinne gelungen, im Denken, Handeln, Einkaufen, Prüfen, Verarbeiten und Verkaufen. Ich weiß diese Zusammenarbeit mit der Bahnhof-Apotheke sehr zu schätzen und bitte um Verständnis bei allen Apothekern und Firmen, die mich immer wieder mit mehr oder weniger Druck um meine detaillierten Rezepturangaben bitten. Diese intensive und fundierte Arbeit ist nur mit einer Apotheke für mich möglich.

*die qualitativ besten Öle sind für die »Bewährten Aromamischungen« selbstverständlich*

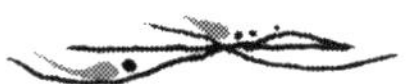

## Arzneibuch-Qualität

Gleich zu Beginn meiner neu entdeckten Begeisterung für die Aromatherapie wurde mir gesagt, es gebe doch die guten DAB-Öle, die in allen Apotheken vorrätig seien. Wenn ich dann heute wie damals erkläre, dass Öle von einer nicht-pharmazeutischen Firma eingekauft werden sollen, ernte ich bei pharmazeutischem Fachpersonal nach wie vor fragende Gesichter und ungläubige Rückfragen. Jede Apotheke kann ohne Probleme die wenigen ätherischen Öle beziehen, die im »Deutschen Arzneibuch« (DAB) sowie im »Europäischen Arzneibuch« (Ph. Eur.) aufgeführt sind. Da der Qualitätsstandard dieser Öle den gesetzlichen Bestimmungen entspricht, sind diese Öle für die Herstellung therapeutischer Mischungen zugelassen. Sobald der Apotheker auf diese monographierten Öle zurückgreift und vom Produzenten ordnungsgemäße Prüfzertifikate einfordert, erspart er sich mühsame, teure eigene Prüfungsverfahren.

Das DAB 2005 und das Ph. Eur. 5/2005 (das zunehmend das DAB ersetzen wird, soweit eine Übereinkunft in der derzeit aus mehr als 20 Staaten zusammengesetzten Kommission erreicht wird) haben nach jahrelanger Arbeit neue Monographien fertig gestellt. Die Anzahl der bislang 12 ätherischen Öle aus dem DAB 10 von 1997 wurde auf 17 Einzelbeschreibungen erweitert, im Ph. Eur. sind es 25. Außerdem unterscheidet das Ph. Eur. immerhin schon zwischen

*im DAB und im Ph. Eur. sind insgesamt 40 ätherische Öle monographiert*

Minze und Pfefferminze. Aber ätherische Öle spielen neben den rund 1400 Arzneimonographien eine eher unbedeutende Rolle, sie werden beinahe stiefmütterlich behandelt, da an den Vielstoffgemischen kein wirtschaftliches Interesse besteht. Ebenso verhält es sich bei den fetten Pflanzenölen, von denen 15 Öle monographiert sind. Zwar wird zwischen nativen und raffinierten Ölen unterschieden, aber keine bestimmte Anbau- oder Herstellungsmethode gefordert. Es scheint, als ob in den Arzneibüchern keinerlei Umweltprobleme existierten.

*das Arzneibuch unterschiedet keine Anbaumethoden*

Die Europäische Arzneibuch-Kommission kommt zwar in ihrer Arbeit langsam voran, wird sich aber aufgrund der vielen unterschiedlichen Expertenmeinungen und zu berücksichtigenden politischen Erwägungen letztendlich nur auf den kleinsten gemeinsamen Nenner einigen.

Mithin stellt sich die Frage nach dem Sinn und dem Zweck einer Arzneibuchmonographie, die Gaedcke und Steinhoff in ihrem Buch »Phytopharmaka« (Seite 86) folgendermaßen beschreiben: »Eine Arzneibuchmonograpie für einen Ausgangsstoff enthält grundlegende Qualitätsanforderungen an diesen Stoff bzw. diese Droge bzw. diesen Extrakt, insbesondere hinsichtlich des Vorhandenseins und/oder Gehaltes wichtiger oder charakteristischer Inhaltsstoffe und einer weitestgehenden Abwesenheit von Verunreinigungen«. Es werden also nur qualitative Mindestanforderungen festgelegt.

*Arzneibücher stellen lediglich Mindestanforderungen*

Das DAB bzw. das Ph. Eur. enthält noch immer keinerlei Forderung nach einer schonenden Destillation oder gar nach korrekter oder biologischer Anbauweise, Pflege und Ernte der Pflanzen. Beim Lavendelöl besteht lediglich die Forderung nach frischen Blütenständen, es ist kein Hinweis auf Monokulturen, biologischen Anbau oder den echten Berglavendel zu finden. Beim Thymianöl wird sogar eine Mischung des Thymus vulgaris (echter Thymian) und Thymus zygis (spanischer Thymian) zugelassen oder die Unterscheidung der verschiedenen Chemotypen des Thymians (siehe Seite 197 f) schlichtweg unterlassen, obwohl sie für uns in der Aromatherapie entscheidend sind. Die Anforderungen des DAB bzw. Ph. Eur. erfüllt auch ein Lavendel, der auf Feldern geerntet wurde, in denen Unkraut wächst oder die sich neben einer Industrieanlage mit bedenklichem Schadstoffausstoß befinden, wenn im Öl die Grenzwerte eingehalten werden. Entsprechend wird alles mitdestil-

*im Arzneibuch wird nicht zwischen Chemotypen differenziert* liert, was im kontrolliert biologischen Anbau auf keinen Fall vorkommen darf. Doch durch zu schnell ansteigende oder zu hohe Temperaturen während der Destillation kann der Pflanze ein erforderlicher Wirkstoff zwar immer noch in ausreichender Menge entzogen werden, dagegen werden weniger bekannte, genuine Wirkstoffe nicht oder nur ganz gering im ätherischen Öl zu finden sein, worauf aber in der Aromatherapie Wert gelegt wird (siehe Seite 323). Denkbar ist sogar, dass vor der Destillation synthetische Zusätze wie z. B. Linalool beigefügt werden, obwohl dies nicht erlaubt ist, aber mit den vom DAB und Ph. Eur. vorgeschriebenen Prüfungsmethoden sind solche Beimischungen entweder überhaupt nicht oder eben nur sehr unzureichend erkennbar. Zwar sind mittlerweile auch Gaschromatogramme hinterlegt, allerdings beschränken sich diese auf die sechs bzw. zehn wichtigen Peaks. Weitere Rückstandskontrollen sind nach wie vor nicht erwähnt.

Ich bezeichne die DAB- bzw. Ph.-Eur.-Öle daher als »flache« ätherische Öle – ganz zu schweigen davon, dass die geringe Anzahl von 25 Ölen für eine fundierte Aromatherapie keinesfalls ausreicht und keine ganzheitliche Behandlung zulässt. Wir sind also notwendigerweise dazu gezwungen, Öle mit höheren Ansprüchen einzukaufen und zudem bessere Qualitätsprüfungsverfahren anzuwenden.

*das DAB lässt noch immer zu, dass Citronellöl als Melissenöl deklariert wird*

Das beste Beispiel für den teilweise veralteten Standard der DAB-Öle ist das wertvolle Melissenöl, dessen botanischer Namen Oleum melissae officinalis lautet. Wie Sie im Kapitel 3 »Ätherische Öle« (ab Seite 75) nachlesen können, handelt es sich hierbei um eines der teuersten und therapeutisch wichtigen Öle. Echtes Melissenöl ist leider bis heute nicht monographiert, aber das DAB 6 von 1953 lässt noch immer zu, dass das günstigere, in der Wirkung einfachere und zudem von einer völlig anderen Pflanze stammende Citronellöl, lateinisch Oleum melissae indicae, als Melissenöl deklariert werden darf. Nicht nur die Bezeichnungen gleichen sich, auch der Duft der zuerst riechbaren Wirkstoffe ist ähnlich, aber die Unterschiede in der therapeutischen Wirkung und im Preis sind erheblich. Bei der Melissae indicae, die auch als Melissenöl Indicum verkauft wird, warten Sie vergeblich auf die antivirale Wirkung, da sie einfach nicht vorhanden ist. Die üble Nachrede, dass Aromatherapie nicht hält, was sie verspricht, ist dann nicht zu vermeiden. In der Pharmazie bedarf es sicherlich noch einiger Zeit, bis sich solche unangenehmen Verwirrungen lichten und die wirklich genuinen Öle mit ihren vielfältigen Wirkungs- und Einsatzmöglichkeiten sich durchsetzen werden. Haben Sie dann also Verständnis für die Äußerungen eines Apothekers, wenn er minderwertige, aber DAB-geprüfte Qualität als besser erachtet. Falls Sie selbst Fachfrau und -mann aus der Pharmazie sind, so seien sie um fundiertes Wissen und bestmögliche Qualität bemüht.

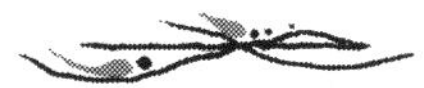

## Über die Giftigkeit ätherischer Öle

Immer wieder ist in einschlägigen Medienmitteilungen von der Toxizität, also von der gefährlichen Giftigkeit ätherischer Öle zu lesen. Tatsächlich weisen manche ätherische Öle problematische Inhaltsstoffe auf, und wie bei den Ketonen beschrieben, können bestimmte Öle gar gefährliche bis tödliche Wirkung besitzen. So ist in Hagers Handbuch zum Eukalyptusöl, Typ Eukalyptus globulus zu lesen: »Aufgrund des intensiven Geruchs kann es reflektorisch zu einem Glottiskrampf (Krampf der Stimmritze) oder über einen Bronchospasmus zu asthmaähnlichen Zuständen bis hin zum Atemstillstand kommen.« Die hier geschilderten tödlichen Ausgänge durch die innere Anwendung von Eukalyptusöl sind freilich allesamt auf mutwillige Einnahmen oder getrübtes Bewusstsein zurückzuführen. Dies zeigt zum einen, dass die Wirkung der ätherischen Öle dosisabhängig ist, und zum anderen, dass die intensive Geruchseinwirkung einfach ignoriert wurde, also die Reaktion der Nase nicht berücksichtigt wurde. Professor Wabner beschreibt in seiner Arbeit über die Toxizität der ätherischen Öle, dass nach der Berechnung anhand der LD50 (letale Dosis, die bei 50 % der Menschen tödlich wirkt) 210 ml Rosenöl eine tödliche Wirkung besitzen. Er stellt allerdings in Frage, ob die Übertragbarkeit von Berechnungen aus Tierversuchen auf den Menschen legitim ist, denn wie soll jemand diese enorm teure Menge Rosenöl (rund 4000 € ) an oder gar in seinen Körper bringen? Der Preis und der intensiv betörende Geruch würden ihn allemal davon abhalten. Und doch möchte ich mit diesem Beispiel die Bedeutung der ätherischen Öle veranschaulichen. Es handelt sich meist um schöne Düfte, aber eigentlich wäre es angebrachter, von hochwirksamen Arzneien zu

*ätherische Öle duften nicht nur schön, sondern können auch giftig sein*

sprechen, die nach dem Prinzip von Paracelsus eingesetzt werden sollten: »Die Menge macht es, dass ein Ding zum Gift wird.«

*ätherische Öle können sogar abtreibend wirken*

Nicht zum Spaßen finde ich den Umgang mit den hochgiftigen Substanzen des Thujaöls und der Poleiminze. Es hat schon seinen Grund, dass diese Öle nicht in der Apotheke erhältlich sind. Leider aber macht es Schule, dass Therapeuten und auch Wissenschaftler insbesondere die abortive Wirkung der Poleiminze wieder verbreiten. Es darf im 21. Jahrhundert doch nicht mehr vorkommen, dass Frauen mit solchen lebensgefährlichen Substanzen hantieren müssen! In einer freien Welt kann eine Frau auch auf anderen Wegen entscheiden, wie sie mit der Tatsache einer ungewollten Schwangerschaft umgeht. Und es kann doch nicht angehen, dass Frauen wieder einmal von Männern gesagt bekommen, sie sollen sich die »bewährte« Wirkung der Poleiminze zunutze machen! Ich möchte an dieser Stelle nur ganz kurz auf dieses sensible Thema der Abtreibung eingehen. Ich weiß, dass die Frauen früherer Jahrhunderte ein umfangreiches Wissen über die natürliche Geburtenkontrolle hatten, von dem inzwischen viel verloren gegangen ist. Ich weiß aber auch, dass Frauen nicht leichtfertig abtreiben und ich weiß ebenso, dass viele Frauen ihr Leben dafür lassen mussten. In unserer hoch technisierten und verstandesbetonten Welt sollte eine Frau nicht nur Untersuchungsmaßnahmen über sich ergehen lassen müssen, um herauszufinden ob das Kind, das sie empfangen hat, auch wirklich gesund ist, sondern sie sollte auch frei entscheiden dürfen, ob sie diese Schwangerschaft zu diesem Zeitpunkt annehmen kann oder das Kind von Herzen bittet sie doch nicht gerade jetzt zur Mutter zu machen. Frauen gehen nicht unbedacht mit diesen Entscheidungen um, sie müssen ohnehin allein mit sich selbst und ihren Abtreibungen zurechtkommen und am Ende ihres Lebens sich von den geborenen sowie den ungeborenen Kindern verabschieden. An diesen psychischen Belastungen tragen viele Frauen schon schwer genug. Bitte tragen Sie, liebe Leserin, deshalb dazu bei, dass solche gesundheitsgefährdenden Ratschläge nicht wieder Schule machen, denn es sind wirklich mehr Schläge als Rat, wenn schmerzliche, giftige Substanzen wie die Poleiminze empfohlen werden.

Ebenfalls in die Reihe der problematischen Öle gehört der Perubalsam. Ich selbst habe in meinen ersten Berufsjahren damit noch

Erfahrungen gesammel und erst im Nachhinein erkannt, dass eine krankhafte Reaktion eines zunächst gesunden Hautbezirkes auf dem Einsatz von Perubalsam beruhte. Das ätherische Öl wird aus dem pathologischen Sekretionsprodukt einer Urwaldpflanze aus San Salvador gewonnen und besser als Balsam bezeichnet, da es sich dabei um eine harzartige, zähe Substanz handelt. Perubalsam enthält bis zu 70 % Benzoesäurebenzylester und Zimtsäurebenzylester, die bekanntermaßen sehr hautreizend sind und starken Juckreiz und Rötung auslösen können. In geringsten Dosierungen weist der Balsam eine hervorragende Heileigenschaft auf und wurde früher bei krankhaften Hautrötungen, Juckreiz und auch ähnlichen ekzematischen Erscheinungen eingesetzt, was wieder die homöopathische Regel bestätigt, Ähnliches möge durch Ähnliches geheilt werden. Allerdings wurde er vermutlich oft überdosiert. Die Pharmazie hat ihre Konsequenz daraus gezogen und verwendet den eigentlich hilfreichen Perubalsam kaum mehr, und wenn, dann nur in geringster Dosierung von unter 0,4 %, da es zu häufig zu den genannten Reaktionen gekommen ist. Ich möchte unerfahrene, aber naturgläubige Menschen deshalb bitten, nicht den Fehler zu machen und Natursubstanzen anzuwenden, ohne deren Problematik genau zu kennen. Es gibt unproblematischere Naturmittel zur Wundheilung, wie etwa den Beinwell oder die Ringelblume.

*die Anwendung von Perubalsam will gut überlegt sein*

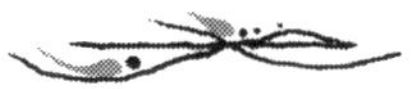

## Naturidentische ätherische Öle

Wie ihr Name schon sagt, folgen diese Öle zwar dem Bauplan der Natur, werden aber im chemischen Labor hergestellt. Auch bei aufwändig synthetisierten Ölen ist dies allemal billiger, personal- und zeitsparender als echte Öle aus Pflanzen zu gewinnen. Doch je echter das Öl erscheinen soll, desto mehr Mühe ist im Labor erforderlich, desto mehr chemische Bausteine müssen nachgebaut werden. Diese müssen dann von unerwünschten, giftigen Zwischenstoffen der Synthese gereinigt werden, was teuer und selten zu 100 % möglich ist. Außerdem enthalten synthetische Düfte, auch wenn sie noch so echt riechen mögen, nur wenige der therapeutisch wichtigen Inhaltsstoffe und sind deshalb meist gar nicht oder nur gering wirksam. Wir Aromatherapeuten bezeichnen diese Öle als tote Substan-

*die Natur im Labor identisch nachgebaut*

zen, da sie nicht aus Pflanzen gewonnen werden. Inwieweit naturidentische Öle auf der feinstofflichen Ebene beim Menschen mehr Schaden als Nutzen anrichten, ist noch nicht vollkommen geklärt. Neuere Forschungen belegen, dass sie unser Immunsystem eher schwächen als stärken. Insbesondere Allergien werden immer wieder mit naturidentischen und synthetischen Duftstoffen in Verbindung gebracht. Dies erklärt sich daraus, dass die Einzelbausteine der chemischen Verbindungen auf Trägerstoffe aufgebracht werden müssen, in der Regel handelt es sich dabei um chlorierte Verbindungen (CKWs). Diese Substanzen gelten als giftig und lagern sich vorwiegend im Nervengewebe und in der Leber ab. Inwieweit diese CKWs vom Menschen überhaupt wieder ausgeschieden werden können, ist derzeit noch unklar.

*naturidentische Öle können Allergien auslösen*

Aus eigener Erfahrung und vielen Erzählungen weiß ich, dass synthetische Substanzen häufig Hautreaktionen auslösen, während bei naturreinen, echten ätherischen Ölen keine negativen Reaktionen zu beobachten sind, wenn sie richtig angewendet werden.

Für die Nase ist es sehr schwierig, ein echtes Öl zu erkennen, da viele naturidentische Öle tatsächlich sehr gut nachgebaut werden. In Frankreich wird z. B. sieben Mal so viel Lavendelöl verkauft wie destilliert. Beim Rosenöl sollen weltweit sogar über 80 % synthetischen Ursprungs sein. Es bleibt für die Verbraucherin also nur das Vertrauen, dass ihr von namhaften Lieferanten auch reine Qualität geliefert wird, denn eine zweifelsfreie Prüfung des Öls ist ausschließlich nur auf technischem Wege möglich, und diese ist zudem kompliziert und kostspielig.

Um ein echtes ätherisches Öl zu erkennen, hilft zunächst ein Blick auf die Etikettierung (siehe Seite 318 f). Fragen Sie jedoch auch nach Qualitätszertifikaten. Schauen Sie sich die Regalinhalte beim Kauf genau an, es gibt nämlich kein reines pflanzliches ätherisches Öl von Apfelblüten, Flieder, Veilchen, Maiglöckchen oder Freesien. Dies sind immer künstliche Produkte! Um aus den Blüten bzw. anderen Teilen dieser Pflanzen einen Duft zu gewinnen, müsste ein enorm großer technischer und finanzieller Aufwand betrieben werden, weil die Pflanzen ihre Duftmoleküle über Wasserdampfdestillation nicht freigeben. Bananen-, Erdbeer- und sonstige Fruchtöle gibt es im Übrigen nicht, und wenn, dann handelt es sich um Fruchtsaftkonzentrate, aber niemals um ein echtes ätherisches Öl.

*um echte Öle von synthetischen zu unterscheiden, ist aufmerksames Lesen der Etiketten erforderlich*

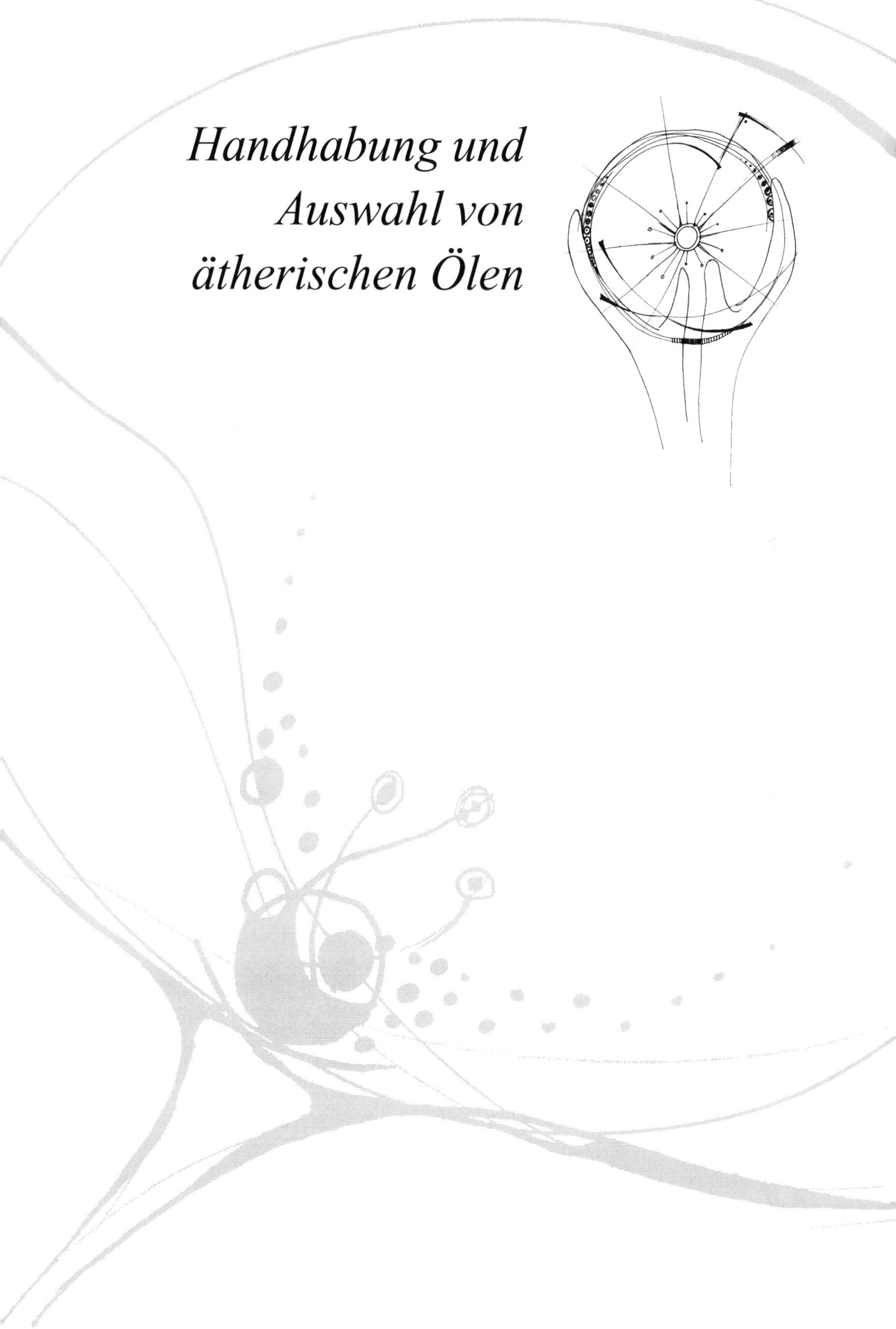

# *Handhabung und Auswahl von ätherischen Ölen*

# Aufbewahrung und Haltbarkeit

Wie mehrfach erwähnt, sind ätherische Öle lebende Produkte und bedürfen eines sorgsamen Umgangs. Alle ätherischen Öle sollten immer in dunklen Flaschen und bei etwa 18° C bis 20° C Raumtemperatur gelagert werden. Verschließen Sie die Flaschen sofort nach jedem Gebrauch, damit ein Verdunsten des ätherischen Öls vermieden wird. Sobald der Sauerstoffanteil in der Flasche größer wird, kann es zu Veränderungen der Ölqualität kommen. Doch nicht nur dadurch, sondern auch durch Licht entstehen in den Ölen chemische Prozesse, die zu Qualitäts- und Wirkungsveränderungen führen können. Überzeugen Sie sich vor jedem Benutzen durch Riechen, dass sich die Qualität nicht verändert hat. Das ist anfangs nicht einfach, aber die Nase kann durch häufiges Riechen geschult werden um den Qualitätsunterschied von Düften zu erkennen.

*Sauerstoff und Licht beeinflussen die Qualität negativ*

Sämtliche ätherischen Öle aus Schalenpressungen sollten Sie nur maximal ein Jahr zur Therapie benutzen und dann besser vernichten, indem Sie das Öl mit einem WC-Reiniger vermischen oder in die Gartenerde eingraben. Durch die Sauerstoffzufuhr und den Alterungsprozess entstehen Keimansammlungen und die so genannten Peroxide, die für die menschliche Haut schädlich sein können. Ätherische Öle, die aus Kräuter- und Zweigdestillationen gewonnen werden wie Rosengeranie, Salbei oder Zirbelkiefer, sind durchschnittlich ein bis maximal drei Jahre verwendbar. Für den therapeutischen Einsatz würde ich aber auch hier die Öle aus der jährlich frisch gewonnenen Ernte bevorzugen. Sämtliche Blütendestillationen wie Rose und Jasmin können sie relativ bedenkenlos über mehrere Jahre verwenden. Ylang-Ylang und römische Kamille lassen sich zwei bis drei Jahre verwenden. Für mich hat sich bei der Verwendung von Blütenölen die 10%ige Verdünnung in Jojobawachs sehr bewährt. Dadurch sind die wertvollen Blütendüfte nicht ganz so teuer, besser zu handhaben und in kürzerer Zeit aufgebraucht. Ätherische Öle aus Holzdestillationen wie Zeder oder Sandelholz und auch Harzauszüge wie Benzoe gehören zu den Ölen, die relativ unbedenklich über längere Zeit aufbewahrt werden dürfen – immer vorausgesetzt, dies geschieht unter optimalen Bedingungen.

*ätherische Öle sind unterschiedlich lange haltbar*

Bedenken Sie, dass ätherische Öle nicht in Kinderhände gehören und außer Reichweite dieser Finger aufbewahrt werden müssen.

# Richtiges Riechen an ätherischen Ölen

*die Nase entscheidet bei der Auswahl eines ätherischen Öls*

Das richtige Riechen an den Fläschchen mit ätherischen Ölen will gelernt sein. Ob Sie ein ätherisches Öl kaufen, eine Essenz in eine Duftlampe geben oder mehrere Öle mischen wollen: Sie sollten immer zuerst am gewählten Öl riechen um zu erkennen, ob der Duft auch wirklich Ihren Wünschen entspricht. Sonst kann es passieren, dass Sie unangenehme und vor allem teure Überraschungen erleben, denn häufig werden Duftnoten von Bekannten empfohlen, die der eigenen Nase dann doch missfallen. Oder ein ätherisches Öl wird in seiner Duftintensität nicht richtig eingeschätzt und deshalb in der Duftlampe oder einer Mischung falsch dosiert.

Wenn Sie die Ölflasche öffnen, riechen Sie erst einmal aus etwa 10 cm Entfernung am Deckel. So kann sich der gewünschte Duft zunächst in einer zarten Nuance entfalten. Nun riechen Sie an der ätherischen Ölflasche, ebenfalls aus etwa 10 cm Entfernung. Sie sollten sich beim Riechen am Deckel bzw. an der Flasche den Duft immer mit der Hand zufächeln, damit er sich direkt vor Ihrer Nase entwickeln kann. Alsbald haben Sie eine intensive Duftwolke vor sich, wie sie sich bei hoher Dosierung in der Lampe oder einer Aromamischung entfalten würde.

Ideal ist es, einen Tropfen ätherisches Öl auf einen Duftstreifen oder ein Stück Fließ- oder Löschpapier zu träufeln und daran zu riechen. Auf diese Weise können Sie nach einigen Minuten noch einmal überprüfen, ob der Duft Ihrer Nase weiterhin zusagt. Nach einigen Stunden werden Sie vielleicht feststellen, dass das Öl auf dem Duftstreifen an Intensität verloren hat. So wird es dann riechen, wenn Sie es über längere Zeit in der Duftlampe haben wirken lassen und es sich empfiehlt, die Lampe wieder auszumachen.

*der Duft von ätherischen Ölmischungen benötigt Zeit zur Entfaltung*

Bei der Herstellung einer Duft- oder Körperölmischung wird das Öl sich ebenfalls erst nach längerer Zeit entwickeln und Sie werden erkennen, ob Sie eher eine frische Kopfnote, eine blumigere Herznote oder eine schwere Basisnote ergänzen sollten. Gerade aber die Mischungen von ätherischen Ölen sollten Sie mit einem Duftstreifen über einige Tage, besser Wochen hinweg immer wieder prüfen.

Nach dem Proberiechen oder dem Benutzen eines ätherischen Öls muss die Flasche so schnell wie möglich wieder verschlossen werden, da das Öl sich sonst verflüchtigt. Wenn Sie mehrere Flaschen geöffnet haben, achten Sie beim Schließen immer darauf, dass Deckel und Flasche zusammengehören, indem Sie jeweils daran riechen. Sollten Sie nämlich beides vertauschen, vermischen sich die Duftnoten und beim Wiederöffnen kommt Ihnen ein neuer, unbekannter Duft entgegen. Leider geschieht dies in der Anfangszeit beim Umgang mit ätherischen Ölen oft und viele Menschen lassen ihr teuer erstandenes Öl enttäuscht stehen, weil sie den Duft aufgrund der Vermischung nicht wiedererkennen. So führen die ersten Erfahrungen mit der Aromatherapie schon zum Ende, bevor sie überhaupt richtig begonnen hat. Um lange Freude und Erfolg zu haben, ist es also wichtig, mit diesen wertvollen Substanzen achtsam umzugehen. Sollten Sie beruflich mit ätherischen Ölen hantieren, rate ich, die Deckel der verschiedenen Flaschen zu beschriften, damit in der Eile des Berufsalltags keine Verwechslungen stattfinden.

*die Deckel der ätherischen Ölflaschen dürfen nicht vertauscht werden*

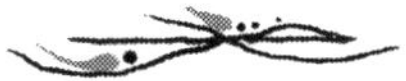

## Bewusste und unterbewusste Auswahl

Mein Leitspruch für die Aromatherapie lautet: Die Nase hat immer Recht – zumal sie mitten in unserem Gesicht sitzt und uns stets »eine Nasenlänge voraus« ist. Weshalb die Nase in ihrem Urteil nicht fehl geht, erklärt sich aus der Anordnung des Riechhirns im limbischen System, das in unmittelbarer Nähe des Stammhirns sitzt und nicht vom Verstand zensiert werden kann (lesen Sie dazu »Das menschliche Riechsystem« auf Seite 26). Natürlich gibt es Stimmen, die diese Aussage in Zweifel ziehen. Insbesondere höre ich immer wieder Fragen folgender Art: »Wieso kann es sein, dass ich Rosmarinduft sehr wohl als angenehm empfinde, obwohl ich doch schon einen erhöhten Blutdruck habe?« – »Was passiert, wenn eine Frau Sandelholzduft ablehnt und sich Eisenkrautöl wünscht, obwohl sie unbedingt etwas Erdendes benötigt, da sie sehr hektisch, unruhig und verkrampft ist und sich eigentlich entspannen soll?« – »Was soll ich tun, wenn meine Kinder kein *Sandmännchen* oder *Luftikus* in der Duftlampe wollen, obwohl sie doch zu Bett gehen sollen?« »Welches Öl soll ich denn riechen lassen, wenn eigentlich ein konzentrationsförderndes Öl notwendig wäre, aber die Kollegin lieber etwas Blumiges, Sinnliches wünscht?«

*Hat die Nase immer Recht?*

Entscheidend bei der Auswahl eines ätherischen Öls oder einer »Bewährten Aromamischung« ist zuerst, dass es der Person gefällt, die es anwenden soll. Beim ersten Riechen wird die Duftinformation vom Riechhirn aufgenommen und wirkt innerhalb kürzester Zeit über einen Reiz-Reaktions-Mechanismus im Körper. Haben nun z. B. viele Rezeptoren beim Riechen von Muskatellersalbei das entspannend wirkende Duftmolekül Ester aufgenommen, weil sie sozusagen »leer« waren, dann wirkt das auf das Riechsystem wie ein Tropfen in ein leeres Fass. Dieser erzeugt dann eine enorme Schwingung und ist gut hörbar, er klingt hart, fast schmerzhaft. Entsprechend wird der Duft als sehr intensiv empfunden. Beim Nachriechen fällt das Duftmolekül in ein bereits leicht gefülltes »Fass«, der Klang verändert sich, er wird sanfter, die Schwingungen werden zarter und schmerzen dann nicht mehr so sehr. Befinden sich nun aber im Fall von Muskatellersalbei die körpereigenen Riech- »gefäße«, die für Ruhe, Entspannung, Gelassenheit und auch unsere normale Hormonproduktion maßgebend sind, im absolut gesunden, normalen Bereich, sind sie also, um beim Vergleich mit einem Wasserfass zu bleiben, beinahe voll, so wird es nur einen ganz sanften, kaum hörbaren Klang geben und fast keine Schwingung spürbar sein. Demzufolge werden wir kaum auf den Duft reagieren.

Dazu ein Beispiel aus der Praxis:

*unsere Körpersprache verrät schnell die Wirkung eines Aromaöls*

Eine zu betreuende Frau wirkt recht unruhig, fast hektisch, etwas ängstlich, sehr angespannt und leidet vielleicht zudem unter einer mangelnden Hormonproduktion, wie wir aus den Laborwerten oder dem Gespräch mit der Frau erfahren. Sie beschreibt den Duft des angebotenen und beruhigenden Öls, wie z. B. Sandelholz oder das *Körperöl entspannend*, trotzdem mit den Worten: »Na ja, ich weiß nicht. Eigenartig. Gefällt mir ja nicht gerade. Könnte es nicht ein schönerer, frischer Duft sein, den ich anwenden kann?« Sie werden als Hebamme, Therapeutin oder Krankenschwester dann die Frau nach kurzer Zeit bitten noch einmal an der ätherischen Ölflasche oder der »Bewährten Aromamischung« zu riechen. Beim zweiten Riechen könnte die Reaktion schon weniger ablehnend sein: »Mm, eigentlich doch gar nicht so unangenehm. Wenn Sie meinen, dann könnte ich es ja versuchen.« Sie werden als Therapeutin auch feststellen, dass die Frau es sich mittlerweile doch im Sessel bequem gemacht hat, dass die gesamte Körperhaltung entspannter wirkt, die

Schultern etwas mehr hängen, die überkreuzten Beine nun ganz frei nebeneinander stehen, die Hände nicht mehr die Tasche festhalten, sondern entspannt auf den Oberschenkeln ruhen. Bei genauer Betrachtung werden Sie erkennen, dass der Unterkiefer lockerer geworden ist und auch eine langsamere Ausatmung eingesetzt hat.

Natürlich gehört zu solchen Beobachtungen Erfahrung, und das Gespräch wird auch nicht immer so bilderbuchhaft ablaufen. Lehnt die zu betreuende Person das Öl weiterhin ab, dann müssen Sie ein idealeres Einzelöl oder eine andere »Bewährte Aromamischung« finden. Wird der Duft beim zweiten Riechen dann jedoch akzeptiert, dann liegen Sie mit dem vorgeschlagenen Öl richtig.

Wie Sie nun das gewählte Öl richtig anwenden, ob in der Duftlampe, als Raumspray, Duftparfüm, Aromabad oder Körperöl oder eingemischt in eine Salbe, lesen Sie im Kapitel »Anwendungsmöglichkeiten und Dosierungshinweise«, ab Seite 367.

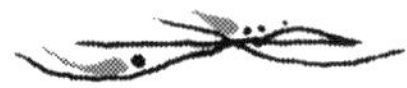

## Körpersignale

In der Aromatherapie ist es wichtig – wie bei anderen Behandlungen auch –, die Körpersignale nicht zu vernachlässigen, sondern vielmehr mit ihrer Hilfe zu lernen, was jemand in einer bestimmten Lebenssituation tatsächlich benötigt. Durch die klassische Homöopathie habe ich gelernt genau hinzuhören und hinzuschauen, was mir ein Mensch und sein Körper mitteilen. Auf diese Signale sollte jedoch nicht nur in der Therapie mit ätherischen Ölen geachtet werden, sondern während des gesamten Lebensalltags. So können wir als Mütter, Therapeutinnen oder Pflegerinnen viele Botschaften von Kindern, Gebärenden, Kranken und Alten besser verstehen. Der menschliche Körper spricht nämlich eine einfache Sprache, die weltweit die gleiche ist und lediglich aus zwei Worten besteht: Wohlbefinden für ja, Unbehagen für nein. Ein Lehrsatz ist für mich dabei sehr wichtig geworden: Schmerz ist nichts anderes als eine Aufforderung, das Verhalten oder die innere Einstellung zu ändern, während Wohlbefinden ein Ausdruck von Harmonie ist, und genau hier können wir mit Duft und Aromatherapie häufig ansetzen. Menschen, die sich unwohl fühlen oder gar krank sind, werden durch ein als angenehm empfundenes ätherisches Duftöl bestimmt schnell

*jeder Mensch spricht dieselbe Körpersprache: Wohlbefinden für »ja«, Unbehagen für »nein«*

eine Stimmungsveränderung erleben, die der erste Schritt zu einer Verhaltensänderung und somit zur Selbsthilfe sein kann.

*Körpersignale und Krankheiten sind ein Ausdruck psychischer Belastung*

Beobachten Sie also Ihren Körper aufmerksam um zu erfahren, ob er mit Kopfschmerzen, Überforderung, Flüssigkeitsmangel, eine hormonelle Umstellung oder einen Wetterumschwung ankündigen will. Versuchen Sie aus den Signalen Ihres Körpers zu lernen, dass es keinen Sinn macht, sich ständig den Kopf über anderer Leute Angelegenheiten zu zerbrechen oder über Aufgaben, die Sie nicht lösen können. Vielleicht tut Ihr Hals regelmäßig weh, weil Sie Kritik anderen gegenüber immerfort schlucken, anstatt sie einmal auszusprechen. Ihr Magen rebelliert, weil er nicht mehr länger willens ist, die unverdauten Probleme aufzunehmen. Wiederkehrende Harnblasenbeschwerden können ein Zeichen für nicht geweinte Tränen sein und die Haut juckt vermutlich schon deshalb so lange, weil es so manches gibt, das einen aus der Haut fahren lassen könnte. Lernen Sie auf Ihre Verdauung und Ihren Darm zu achten, der es satt hat, den angesammelten Müll unverarbeitet liegen zu lassen und womöglich schon lange keine Hitze (Fieber) mehr entwickeln durfte, um den ganzen Müll endlich zu verbrennen. Der verstopft ist, weil Sie etwas nicht hergeben oder loslassen wollen, oder mit Durchfall reagiert, weil Sie vielleicht »Schiss« vor einer neuen, ungewohnten Situation haben. Oft ist uns diese einfache Volkssprache zu ordinär und wir vertuschen mit gewählten Ausdrücken unsere tatsächlichen Bedürfnisse und Befindlichkeiten, wenn wir uns schlicht »beschissen« fühlen. Leider machen wir so den Fehler, die wirklichen Ursachen von Beschwerden oder Krankheiten nicht mehr genau zu erkennen. Dabei wäre es insbesondere in der eigenen Familie so einfach, auf direktem Weg und mit klaren, ehrlichen Worten die Wahrheit zu finden. Denn allzu oft besteht nämlich tatsächlich ein Zusammenhang zwischen körperlichem Missempfinden und seelischen Bedürfnissen. Vor allem bei Kindern können wir oft schnell erkennen, wo die eigentliche Ursache des Unwohlseins liegt. Kinder, die wiederholt unter Ohrenentzündungen leiden, können womöglich bestimmte Aufforderungen einfach nicht mehr hören oder empfinden die tollen Spiele doch als zu laut und anstrengend. Denken Sie daran, dass ein außergewöhnliches Verlangen nach Süßem sowie Bauchweh immer auch ein Ruf nach Zuwendung und Liebe sind, weil eben dieser Bauch durch die Nabelschnur die innigste Verbindung mit der Mutter hatte und die Kinder sich im Mutterleib wohl, geborgen und behütet fühlten. Aus diesem Grund äußern sich viele Krankheiten der Kinder erst einmal mit Bauchweh. Nehmen Sie sich Zeit und widmen Sie sich wieder vermehrt Ihrem Kind. Auch Erwachsene lassen sich bei Krankheit gerne umsorgen.

Lernen Sie als Mutter die Sprache Ihrer Kinder zu übersetzen, doch vergessen Sie dabei niemals die Beschwerden von einem Arzt oder Therapeuten behandeln zu lassen. Machen Sie bei aller Bedeutung der Psychosomatik nicht den Fehler und suchen immer und überall nur nach den seelischen Hintergründen. Kranke Haut kann wirklich unerträglich jucken und auch Ohrenweh und Magenschmerzen können sehr peinvoll sein. Jede körperliche Krankheit gehört deshalb in fachlich versierte Mediziner-, Therapeuten- oder Heilpraktikerhände und ich möchte bei dieser Gelegenheit betonen, dass wir heute im 21. Jahrhundert eine gute und fähige Schulmedizin besitzen. Andererseits sollte neben der medizinischen Untersuchung und dem Verschreiben von Medikamenten die Seele nicht vergessen werden, die meist nur von den Eltern, dem Lebenspartner oder einer engen Freundin richtig verstanden wird. Wenden Sie sich vertrauensvoll an Familientherapeuten und Psychotherapeuten, die ganzheitlich denken und Ihnen zeigen, woran es dem Kind, dem Partner, der Freundin oder der Patientin wirklich fehlt.

*Gespächs-therapie hilft Seelen heilen*

Erst eine kombinierte Behandlung von Körper, Geist und Seele bringt erfolgreich Hilfe. Dies bedeutet auch, dass Sie niemals nur Schmerztabletten nehmen sollten, ohne zu wissen, ob ein Organ nicht doch ernsthaft erkrankt ist, und dass Sie Ihre Beschwerden nicht ständig mit Pfefferminzöl behandeln dürfen, ohne eine Diagnose bei einer erfahrenen Ärztin oder einem Therapeuten einzuholen. Ebenso wenig sollten Sie zu Ihrer Freundin nur sagen: »Hör auf Dir über die Mathematikaufgaben Deines Sohnes den Kopf zu zerbrechen, dann hast Du auch keine Kopfschmerzen mehr.« Vielmehr sollten Sie in einem ausführlichen Gespräch mit ihr erörtern, ob es nicht doch besser wäre, ihrem Sohn zu vertrauen, dass er diese Aufgaben schon selbst schaffen wird, oder ob er an eine andere Schule gehen sollte. Sie sollten ihre Freundin aber auch gleichzeitig dazu ermuntern mit einem geeigneten ätherischen Öl ihre Beschwerden zu lindern und bei wiederholtem Auftreten einen Arzt zu befragen. Ganzheitliche Behandlung bedeutet ein Leiden

*Ganzheitliches Heilen umfasst Körper, Geist und Seele*

von allen Seiten zu beleuchten. Dies wird oftmals einsichtiger, wenn beim Diagnosegespräch ein geeignetes bzw. der Nase gefälliges ätherisches Öl eingesetzt wird, denn der Geruch geht eben direkt in unser Stammhirn und wird von dort aus ohne Zensur die Wahrheit finden helfen. Wir können uns nicht einbilden, einen Duft zu mögen, vielmehr erhalten wir mit der Zustimmung oder Ablehnung zu einem Duft eine Antwort unseres urspünglichen Ichs.

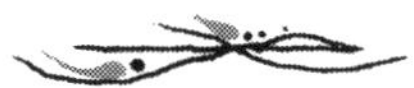

## Normalität und Wohlbefinden

Bei der Wahl bzw. Anwendung eines geeigneten Öls muss verständlicherweise klar sein, was das gewünschte Ziel der Behandlung ist. In der Homöopathie sprechen wir davon, dass nach der Gabe des Simile, d. h. des optimal gewählten und dem Ähnlichkeitsgesetz entsprechenden Arzneimittels, Normalität eintreten soll, indem die Selbsthilfekräfte aktiviert werden. Dieses Ziel der Normalität verfolge ich auch mit jeder aromatherapeutischen Behandlung.

*ätherische Öle beeinflussen unser Wohlbefinden*

An dieser Stelle ist es vielleicht notwendig, sich einmal Gedanken zu machen, was diese »Normalität« bedeutet. Uns muss bewusst sein, dass jede Krankheit eine seelische Ursache hat und wir deshalb bei allen körperlichen Beschwerden die Seele, also das Wohlbefinden, nicht vernachlässigen dürfen. Wenn die Seele des Menschen ausgeglichen ist, dann heilt auch eine körperliche Wunde besser, umgekehrt wissen wir von vielen Krankenstationen, dass die besten Medikamente nicht wirken, wenn die Menschen unglücklich sind. Deshalb setzt eine Heilung, ob auf seelischer, geistiger oder körperlicher Ebene, zuerst beim Wohlbefinden an, das durch den Einsatz von ätherischen Ölen maßgeblich beeinflusst werden kann.

Unser Wohlbefinden wiederum steht in direktem Zusammenhang mit unserer Gesundheit und Zufriedenheit. Im Gegenpol zu unserer Gesundheit steht die Krankheit, sie liegen sich wie Waagschalen gegenüber, so wie Nordpol und Südpol, die unsere Erde im Gleichgewicht halten. Auch wir sind dieser Polarität unterworfen, und wenn ein Pol aus dem Lot gerät, müssen wir den anderen stärken, damit das Leben wieder ins Gleichgewicht kommt.

Das bedeutet, wenn ich banale Krankheiten zulasse, dann wird der Gegenpol Gesundheit dadurch nicht gleich aus dem Gleichgewicht gebracht. Wenn ich aber jegliche Krankheit mit unterdrückenden Maßnahmen bekämpfe und damit meinen Selbstheilungsmechanismus außer Kraft setze, dann wird mein körpereigenes Abwehrsystem so geschwächt, dass die Waagschale Gesundheit immer wieder aus dem Lot fällt. Durch das stete Drängen nach Dynamik, Fitness und Leistungsfähigkeit kommt auf Dauer die Erholung zu kurz, die innere Ruhe wird zu Nervosität und erholsamer Schlaf zu kurzem Tiefschlaf. Der Körper gibt möglicherweise bereits einige deutliche Warnsignale (siehe oben), aber wir erkennen sie nicht oder ignorieren sie. Lieber schlucken wir die Dinge wieder runter, unverdaut, unverarbeitet, versteht sich, denn Mann ist stark wie ein Baum und Frau versucht ihren Mann zu stehen. Doch denken Sie daran: Der Geist ist dem Körper ein bis zwei Tage voraus und die Seele erahnt so manches körperliche Problem schon drei Tage vorher. Nur die Beine laufen immer noch auf befohlenen Wegen, trotz Schmerzen und Müdigkeit, anstatt dass wir mit erhöhter Achtsamkeit den Körper zur Ruhe kommen lassen und ihm Zeit zum Einhalten geben.

*unterdrückende Maßnahmen stören den Selbsthilfemechanismus*

Zum Wohlbefinden gehört auch, wie erwähnt, die Zufriedenheit, deren Gegenpol die Unzufriedenheit ist. Außerdem steckt in dem Wort Zufriedenheit das Wort Frieden, dem auf der Gegenseite der Krieg gegenübersteht. Um Krieg zu vermeiden sind wir bemüht den Frieden zu stärken. Dies bedeutet, wenn meine innere Zufriedenheit, also meine Mitte, meine Ruhe und damit auch mein Selbstwertgefühl im Unreinen bzw. im Ungleichgewicht sind, dann sollte ich einmal schauen, mit welchen Menschen, Gewohnheiten oder eben täglichen Gegebenheiten ich auf Kriegsfuß stehe; womit ich unzufrieden bin, mit wem ich mich auseinandersetzen und wofür ich mich rechtfertigen muss, wo das richtige Maß an Gleichmäßigkeit fehlt. Sind es denn tatsächlich meine Aufgaben, die ich meine lösen zu müssen, oder bewege ich mich in ungesunder Konkurrenz, anstatt mit dem Ergebnis meiner Arbeit zufrieden zu sein? Es ist durchaus sinnvoll, sich am Ende eines jeden Tages zu fragen: »Bin ich mit mir und meiner heutigen Leistung und meinem Körper zufrieden oder weshalb stehe ich im Krieg mit ihm? Fordere ich ständig noch mehr von mir? Teile ich meinem Körper immer wieder oder gar regelmäßig mit, wie unansehnlich er sei, weil ich einer nicht vorhandenen Norm entsprechen will? Setze ich mich selbst unter Druck um auf Hochtouren zu laufen, oder laufe ich gerne, weil es einfach Spaß

*innere Zufriedenheit heißt sich selbst annehmen im So-Sein*

und Freude macht?« Vielleicht bin ich im Grunde ein gemütlicher Mensch, der Spaß an gutem Essen und einem interessanten Buch hat und sich nur aufs Fahrrad zwingt, weil es eben »in« ist, sich abzustrampeln. Womöglich stehe ich auf Kriegsfuß mit dem, was ich wirklich will, und dem, was »(M)man(n)« so tut. Vielleicht sollte ich einmal genau hinschauen und überlegen, was es heißt, im Frieden mit sich selbst zu sein. Womöglich bringt es mehr Stress als Zufriedenheit, die wöchentlichen, scheinbar notwendigen Abwechslungen mit dem Partner zu organisieren, einen Babysitter vorzubestellen und sich aufwendig zu »stylen«. Vielleicht wäre es ja viel friedvoller, sich daheim auf dem Sofa darüber zu freuen, dass die Kinder ohne Stress, wenn auch später als geplant, ins Bett gebracht worden sind und dass sie sind, so wie sie eben sind, mit ihren Krankheiten, ihrem Lachen, ihrem Streiten, ihren guten und ihren schlechten Seiten, die uns manchmal zur Rage bringen. Aber irgendwann sind sie groß und wir können wieder ganz ohne Geheule, Gejammer, Geschrei und zu spät gekommenem Babysitter außer Haus gehen – dann wenn sie es eben nicht mehr nur riechen, dass etwas »im Busch« ist, sondern gut verstehen, dass Papa und Mama noch auf ein Glas Wein in die Kneipe wollen.

*Zufriedenheit in der Familie bedeutet nicht immer Verzicht, sondern auch Genuss*

Ich finde, es lohnt, sich damit auseinanderzusetzen, was Frieden und Zufriedenheit, Krieg und Unzufriedenheit in uns auslöst, ob wir nach aufgedrückten Klischees oder eigenen Entschlüssen handeln. Möglicherweise werden mir nach diesen Zeilen viele Kolleginnen und Eltern vorwerfen, das sei alles ziemlich altbacken. Vielleicht hilft es ihnen aber andererseits darüber nachzudenken, worin der Sinn des Lebens für sie besteht. Was Kinder und elterliche Freizeit anbelangt, so sind es wirklich nur wenige Jahre, in denen wir aufs Ausgehen verzichten müssen. Und die Kinder schenken uns Eltern vielleicht schon früher als uns lieb ist eine Kinokarte, damit sie endlich einmal eine sturmfreie Bude haben. Ich empfehle deshalb: Alles zu seiner Zeit und mit innerer Zufriedenheit, denn Kinder riechen, wann und womit es uns gut geht. Ein schöner Abend, egal ob die Kinder im Babyalter oder schon beinahe erwachsen sind, sollte von Herzen und mit Überzeugung geplant sein, und nicht, weil es halt so üblich ist oder wir glauben, uns vermeintliche Freiräume schaffen zu müssen. Ich kenne viele intakte Ehen und Beziehungen, die auch ohne solche regelmäßigen Freiräume gut funktionieren.

*die richtige Auswahl eines Öls und eine Verhaltensänderung führen zur Normalität*

Soll also eine Behandlung zur Normalität, zu Wohlbefinden und Zufriedenheit, führen, dann müssen wir, wie gesagt, auch überlegen, was dies für uns bedeutet. Wird ein ätherisches Öl eingesetzt, das den Blutdruck senken soll, dann muss ich ebenso mein Verhalten ändern. In diesem Fall sollte ich meine Aktivitäten und die Hektik um mich herum reduzieren. Das heißt auch, dass ich zwar wahrscheinlich lieber frische Düfte riechen würde, aber mir etwas suche, das mich ruhiger und ausgeglichener werden lässt.

Ist das Ziel dagegen eine Muskeltonisierung und Durchblutungsförderung, so benötige ich einen kräftigen, anregenden Duft, obwohl ich vielleicht im Moment viel lieber in meiner Ruhe verharren würde. Als Gebärende weiß ich jedoch, dass dann mein Kind nicht geboren würde, denn Wehen sind nun einmal Muskelarbeit. Und im Alltag kann ich mit kräftig durchblutetem Gewebe meine Arbeit so leisten, wie ich es eigentlich gerne tun würde, wenn ich denn endlich in Schwung komme. In solchen Situationen brauche ich eben ätherische Öle, die erwärmend, anregend und stabilisierend sind.

Das heißt, die Nase sagt zum therapeutisch richtigen Öl vielleicht »nein« bzw. zum kontraindizierten Öl »ja«, wenn ich mir selbst nicht bewusst bin, welches Ziel ich zu erreichen habe. Hektische, überaktive Menschen werden also zunächst eher zum falschen, nämlich anregenden Öl greifen, weil ihnen der Duft gefällt und sie noch aktiver macht. Phlegmatische Menschen neigen womöglich dazu, erst recht einen balsamischen Duft zu wählen, um sich noch länger im Sofa zu räkeln. Unsere Aufgabe als Therapeutin, Hebamme und auch als Mutter ist, den großen und kleinen Menschen zu vermitteln, was Normalität in bestimmten Lebenslagen bedeutet.

*Selbsttherapie erfordert Ehrlichkeit*

Für die Selbsttherapie ist es sehr wichtig, dass Sie sich dann selbst möglichst ehrlich begegnen und genau hinschauen, ob Sie nun ein anregendes, ausgleichendes oder beruhigendes Öl brauchen. Denn leider glauben wir allzu oft ein ätherisches Öl zu benötigen um noch länger oder konzentrierter arbeiten zu können, dabei hat unser Körper durch Gähnen oder ein allgemeines Müdigkeitsgefühl bereits deutlich signalisiert, dass er eine Pause benötigt. Sollte Ihnen in solch einem Fall kein Öl so richtig gefallen, dann teilt Ihnen Ihr Körper auf diese Weise ein zweites Mal mit, dass es besser ist, das Verhalten zu ändern und die Arbeit zu unterbrechen. Wissen wir jedoch, dass es dringend erforderlich ist, wach und konzentriert eine

Arbeit oder eine Autofahrt zu beenden, da dies von keiner anderen Person erledigt werden kann, dann ist es tatsächlich sinnvoll, mit einem geeigneten ätherischen Öl oder einer Mischung den Körper zu stimulieren um diese Tätigkeit erfolgreich zu Ende zu bringen.

## Duft und Atmung

Eine weitere Hilfe um das passende Öl zu finden ist unser Atem. Das Leben beginnt mit dem Einatmen und endet mit dem Ausatmen. Unser ganzes Leben besteht aus einem ständigen Wechsel von Ein- und Ausatmen. Wie Wellen können wir die Atemzüge des Menschen aufzeichnen, an der Hebung und Senkung seines Brustkorbs verfolgen und beim Handauflegen spüren. Mit einer Feder können wir bei Schwerkranken und Sterbenden den Atem kontrollieren. Wir können also immer am Atem beobachten, ob ein Mensch sich in der Ausatemphase, der Sterbensphase, oder in der Einatemphase, also Kommensphase, oder im regelmäßigen Atemrhythmus und damit mitten im Leben befindet. Regelmäßige Atemzüge vermitteln, dass der Mensch mit sich im Reinen und ausgeglichen ist.

*ätherische Öle beeinflussen unser Atemzentrum*

Ätherische Öle wirken auch auf unser Atemzentrum, manche Öle beruhigen, andere dagegen beschleunigen unsere Atmung. Eine Person, die zu schnell einatmet, muss mit einem Öl therapiert werden, das die Ausatmung fördert. Gähnt ein Mensch ständig, oder hat er eine zu lange Ausatmung, so benötigt er ein Öl, das die Einatmung anregt. Aber auch anhand Ihrer unmittelbaren Lautäußerungen beim Riechen erkennen Sie die Wirkung eines Öls. Reagieren Sie dann mit einem »Aaah« oder »Oooh, riecht das fein«, dann halten Sie ein Öl in Händen, das auf alle Fälle entspannende Wirkstoffe beinhaltet. Sagen Sie aber spontan, »Uih, das riecht aber frisch«, oder ziehen Sie unwillkürlich die Nasenflügel hoch, oder atmen Sie verstärkt mit einem »Ffff«-Laut ein, dann handelt es sich um einen Duft, dessen Inhaltsstoffe anregend und tonisierend wirken. Ein Ausruf wie »Schööön, dieses Öl gefällt mir, das duftet ja herrlich!« lässt ebenfalls auf ein Öl mit anregenden Komponenten schließen. Wichtig zu wissen ist, dass bestimmte Laute bestimmten Körperteilen zugeordnet werden: der Buchstabe I dem Kopf, das H und E dem Brustkorb und das O und A dem Bauch und Beckenraum.

Von den Duftebenen und der Körperarbeit wissen wir, dass alle Kopfnoten anregend sind, sämtliche Herznoten ausgleichend und alle Basisnoten entspannend und sinnlich wirken.

*unser Atem verrät unser Gleichgewicht*

Aus der Erkenntnis, dass wir mit einem kräftigen Einatmen in dieser Welt ankommen, dass unser ganzes Sein vom Wechsel zwischen Einatmen und Ausatmen, zwischen Aktivität und Ruhe bestimmt wird, und dass wir mit einem letzten Ausatmen gehen, können wir viele Lebensphasen und somit auch Beschwerdebilder vielleicht besser verstehen.

Somit betone ich noch einmal: Die Nase hat Recht. Wenn dann noch die Körpersprache wie Atem, Haltung und Gestik die notwendige Beachtung findet, dann wissen wir, dass wir dem Verstand nicht immer Glauben schenken sollten, der fordert: Das will ich haben, dann kann ich noch länger arbeiten, anstatt zur Ruhe und Besinnung zu kommen. Wir sollten besser auf die Ursprache unseres Körpers vertrauen, die wir oft erst wieder verstehen lernen müssen. Häufig sind wir krank, ohne zu wissen, was mit uns los ist, und benötigen dann die Hilfe von Therapeuten, die unseren individuellen Selbsthilfe-Mechanismus wieder in Gang bringen.

*Mütter und Väter sind die besten Therapeuten*

Kranke Menschen brauchen Zuwendung und Pflege, aber nicht immer nur Schmerz- und Schlaftabletten, sondern Vertrauen in sich selbst und ihre eigenen Kräfte, was wir ihnen als Therapeuten oder Angehörige vermitteln müssen. Schon Kinder können Krankheiten durchlaufen und an diesen reifen, da sie durch diese Krankheiten ihr Immunsystem stärken, aber sie brauchen dazu ebenfalls unser volles Vertrauen in sie. Fürsorgliche Eltern sind für mich im Übrigen die besten und wichtigsten Therapeuten ihrer Kinder. Haben Sie als Mutter oder Vater Mut und Vertrauen und geben Sie ihren Kindern das, was sie wirklich benötigen, und nicht Dinge, die als üblich gelten. Sterbende bedürfen unserer Erlaubnis, gehen zu dürfen, anstatt mit aller Macht ihr Leben um eine vielleicht qualvolle Zeit zu verlängern. Die Kunst der Therapie liegt darin zu erkennen, was für den zu betreuenden Menschen gut ist – und nicht, was für mich als Helferin einfach und schnell machbar ist.

# Mischen von Einzelölen

*die Natur bietet eine Vielfalt an Pflanzendüften*

In meinen Seminaren und bei Beratungsgesprächen taucht immer wieder die Frage auf, ob es sinnvoll ist, verschiedene ätherische Öle zu mischen bzw. weshalb ich so viele unterschiedliche Mischungen hergestellt habe. Meine Antwort darauf ist: Betrachten Sie die Natur und Sie werden feststellen, dass nur auf Feldern und Äckern mit Monokulturen ein einziger Duft in Ihre Nase steigt. Sobald Sie sich in einer Natur aufhalten, die von ökologisch durchdachtem Anbau bestimmt wird oder noch besser von Menschenhand unberührt ist, so werden Sie eine Vielfalt von Düften und Gerüchen, von Gräsern, Blumen, Bäumen und Wurzeln entdecken.

*bei meinen »Bewährten Aroma-mischungen« stand mir die Natur Patin*

Ich habe mich bei meinen Rezepturen nicht an irgendwelchen Philosophien, sondern ganz einfach am Prinzip der Natur orientiert. So habe ich mich im Laufe meiner Aromatherapieerfahrungen und meiner Mischungsversuche immer mehr an so genannte Kompositionen gewagt. Dabei muss ich gestehen, dass zunächst nur meine Intuition Patin gestanden hat. Bald begleitete mich der Apotheker Dietmar Wolz mit seinem pharmazeutischen Wissen bei meinen Mischungsversuchen, aber auch Misserfolge musste ich einstecken. Mit der Zeit jedoch wurde mein Erfahrungsschatz immer größer, mein Wissen durch Schulungen und Fortbildungen erweitert und auch mein Mut zu Mischungen mit vielen Ölen wuchs. Sollten Sie sich ebenfalls auf das Mischen einlassen wollen, rate ich Ihnen gemäß dem Dreifachprinzip von Körper-Seele-Geist zunächst mit maximal drei Einzelölen persönliche Mischungen herzustellen.

Bevor Sie verschiedene Öle zusammen in eine Duftlampe geben oder in einer Flasche eine Grundmischung für ein Bad oder ein Körperöl herstellen, sollten Sie sich immer zuerst davon überzeugen, ob die von Ihnen gewählten Öle miteinander harmonieren. Selbst wenn Sie die Rezeptur einem Buch entnommen haben, sollten Sie sich immer davon überzeugen, ob Ihre Nase derselben Meinung ist wie die Autorin. Leider übernehmen viele Schreiberinnen völlig unkritisch die Rezepturen von Anderen ohne sich jedoch mit der Materie genauer auszukennen oder die Mischung vorher getestet zu haben.

*Menschen reagieren individuell auf eine Mischung*

Bitte verlassen Sie sich deshalb besser auf Ihre eigene Nase, denn hinzu kommt, dass Männer und Frauen unterschiedlichen Alters mit unterschiedlichen Empfindungen auf einen Duft reagieren. Ich weiß, dass es auch Personen gibt, die mit meinen Rezepturen nicht zurechtkommen, was vollkommen natürlich ist. Ich weiß auch, dass schon zu viele Nachahmer meine »Bewährten Aromamischungen« schlecht kopiert haben, vermutlich aus Spargründen mit der reduzierten Tropfenanzahl eines Öls, oder aber auch mit qualitativ schlechteren ätherischen Ölen. So entsteht ein anderer Duft und natürlich verändert sich auch die Wirkung. Ich hoffe, liebe Leserin, Sie verstehen, dass ich die Rezepturen meiner Mischungen nicht bekanntgeben werde, um Sie und meine Mischungen vor womöglich rein marktwirtschaftlich orientierten Plagiatoren zu schützen.

*Mischen erfordert Zeit und Intuition*

Ehe Sie also mehrere Öle in Ihre Lampe geben oder eine Mischung kreieren, überzeugen Sie sich vom gewählten Duftbouquet und schnuppern zuerst an den ausgewählten Flaschen bzw. fächern Sie sich mit der Hand die Duftwolke aus den geöffneten Flaschen zu. Sollte ein im wahrsten Sinn kostbares Öl darunter sein, dann nehmen Sie nur den Deckel dieser Flasche für die Duftprüfung, stellen aber die offene Flasche in gebührender Entfernung ab, damit der ausströmende intensive Duft Sie nicht irritiert. Sollten die von Ihnen gewählten Öle Ihrer Nase nicht genehm sein, müssen Sie weitere Öle zusammenstellen, indem Sie zunächst eines ersetzen, dann das nächste usw. Mitunter dauert es aber recht lange, bis Sie eine passende Mischung gefunden haben. Wenn Sie bald Erfolg haben wollen, sollten Sie sich am besten von Ihrer Intuition leiten lassen, das kann ich aus eigener Erfahrung nur bestätigen. Ich hatte zwischendurch lange Zeit keinen Erfolg mehr mit der Kreation neuer Mischungen, da ich nach dem Besuch diverser Fortbildungsveranstaltungen auf dem Gebiet der Aromatherapie irgendwann irrigerweise meinte, auch ich müsse nun die Öle in Hinsicht auf ihre einzelnen Inhaltsstoffe mischen. Unter den Aromatherapeuten gab es nämlich eine Zeit lang den Trend, die Öle nur ihren wichtigsten Inhaltsstoffen entsprechend zu verwenden, während das Gesamtwirkungsspektrum unberücksichtigt blieb. Die Genuinität der Öle, also ihre Ursprünglichkeit und Naturbelassenheit, sowie ihre Wirkung durch die immense Vielfalt der einzelnen Wirkstoffe geriet beinahe in Vergessenheit. Die geniale Zusammensetzung und Wirkung der Öle, aber auch ihre eigenartige Veränderung bei nicht harmonierenden Einzelölen ist für uns Menschen oft nur schwer nachvollziehbar und darf nicht auf die Beurteilung einzelner Haupt-

*ätherische Öle sollten nicht wegen einzelner Hauptwirkstoffe verwendet werden*

wirkstoffe reduziert werden. Ich bin froh, dass ich diesen Trend nur kurz beachtet habe und wieder zu meiner Nase und meiner Intuition zurückgekommen bin. So mische ich jetzt wieder nach meinem Wohlgefallen und auf der Grundlage langjähriger Erfahrung, aber immer vorsichtig und unter Berücksichtigung der Kopf-, Herz- und Fußnoten (lesen Sie dazu im folgenden Abschnitt »Duftebenen«).

*ätherische Öl-mischungen müssen reifen dürfen*

Sehr wichtig ist bei der Herstellung von Mischungen für ein Bad, ein Körperöl oder die Duftlampe, dass die fertige Mischung einen Reifungsprozess benötigt. Am besten lassen Sie Ihre Duftschöpfung bis zu einer Woche und länger stehen. Beim täglichen Riechen oder Träufeln auf einen Duftstreifen erkennen Sie bald, ob Sie Erfolg hatten oder ob Ihre Rezeptur einer Überarbeitung bedarf. Ich bin oft selbst erstaunt, welche Veränderungen eine Mischung durchläuft. Wenn ich die Flasche manchmal über Wochen nicht geöffnet habe, kommt mir ein ganz neuer Duft entgegen. Fixative wie Eichenmoos, Vetiver oder Tonkabohne entfalten oftmals erst im Lauf von vielen Monaten ihr wirkliches Duftbouquet. Sollte Ihnen dann die Mischung nicht frisch genug riechen, was z. B. bei der *Sommerfrische* nach einiger Zeit passieren kann, dann geben Sie einfach nochmals eines der Fruchtöle, die schon in der Mischung enthalten sind, zu.

Zum Herstellen von Mischungen benötigen Sie neben leeren Braunglasflaschen unbedingt ein Blatt Papier und einen Stift. Notieren Sie genauestens jeden Tropfen eines Einzelöls, das Sie in die Flasche träufeln. Wenn alle ausgewählten Öle eingefüllt sind, verschließen Sie die Flasche und mischen die Öle durch, indem sie die Flasche langsam in alle Himmelsrichtungen drehen und wenden. Lassen Sie dann das Öl reifen. In den nächsten Tagen riechen und überprüfen Sie die Duftnote immer wieder, oder geben einen Tropfen auf einen Duftstreifen um zu prüfen, ob die Mischung wirklich die geplante Wirkung erreicht. Wenn das nicht der Fall ist, müssen Sie solange zusätzliche Tropfen eines oder mehrerer Öle hinzufügen, bis Sie mit Ihrer Mischung zufrieden sind. Leider habe ich zu Beginn meiner Mischungsversuche nicht jeden Tropfen genauestens notiert. Dies habe ich bald bereut, denn manche meiner schönsten Mischungen sind so unwiederbringlich verloren gegangen.

Wie Sie sehen, ist das Mischen von mehreren Einzelölen eine echte Herausforderung, erfordert einige Grundkenntnisse und kann auch von Missgeschicken begleitet sein. Zudem kann ein Fehlschlag eine teure Angelegenheit werden. Aus diesen Gründen freuen sich viele Kolleginnen und duftbegeisterte Menschen über meine »Bewährten Aromamischungen«.

*ätherische Ölrezepturen bedürfen einer intensiven Pflege*

Wissen sollten Sie zudem, dass Mischungen für therapeutische Zwecke, ob als Einzelöl in ein fettes Öl gemischt oder als Duftmischung, nur von Apotheken hergestellt werden dürfen. So ist gewährleistet, dass aromatherapeutische Substanzen zum Pflegen und Heilen zur Verfügung stehen, die eine optimale Güte besitzen und ständig geprüft werden. Qualität und Quantität der Öle unterliegen naturbedingten Klimaschwankungen und erfordern immer wieder schnelles Handeln und Angleichen der Rezepturen, um eine optimale Wirkung zu erzielen. Das Prüfen und Pflegen meiner Rezepturen bedeutet nicht wenig Arbeit für mich, aber es ist eine lebendige, abwechslungsreiche Tätigkeit, die mich ständig fordert.

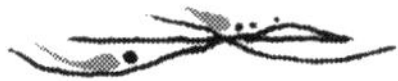

# Duftebenen

*ätherische Öle werden in Kopf-, Herz- und Basisnoten eingeteilt*

Ätherische Öle werden in unterschiedliche Duftebenen eingeteilt, in Kopfnoten, Herznoten und Fuß- oder Basisnoten. Diese Zuordnung stammt aus der Parfümherstellung und wird durch die unterschiedliche Flüchtigkeit der Öle bestimmt. In der Naturheilkunde ordnen wir die ätherischen Öle dem Prinzip von Geist, Seele und Körper zu. Andere Bezeichnungen sind Top-, Mittel- und Basisnoten. Zudem werden die Öle auch nach ihrem Duftbouquet benannt, es gibt frische Noten, blumige Noten, holzige Noten und balsamische Noten. Wählen Sie selbst die Bezeichnung, die Ihnen am meisten zusagt. Ich nenne Herznoten auch gerne Bauchnoten. Mit dem Begriff Basisöl sollten Sie jedoch achtsam umgehen, denn hier finden leider häufig Verwechslungen statt, da fette Pflanzenöle gleichermaßen als Basisöl bezeichnet werden wie die Fußnoten der ätherischen Öle.

Die Einteilung in die verschiedenen Ebenen wird Ihnen von manchen Firmen abgenommen, indem die Etiketten der einzelnen Öle entsprechend gekennzeichnet sind. Allerdings sollte Ihnen bewusst sein, dass in der Aromatherapie nicht immer Einigkeit herrscht über diese Einteilung. So wird z. B. das Öl der Angelikawurzel von den einen oft als Herznote eingestuft, von anderen jedoch als Basisnote bezeichnet. Ölen, die sich nicht eindeutig einreihen lassen, werden auch schon mal zwei Symbole zugeordnet. Im Laufe der Zeit indes werden Sie selbst den Unterschied der einzelnen Duftnoten riechen können. Am besten nehmen Sie gleich eines Ihrer Zitrusöle zur Hand, oder ein Pfefferminzöl, und riechen mit geschlossenen Augen und dem gebührenden Abstand an der Flasche, um festzustellen: So riecht eine Kopfnote. Ihr Erinnerungssystem wird nicht mehr vergessen, wie frisch und ermunternd eine Kopfnote duftet und sich unmittelbar in Ihrem Kopf verbreitet. Nun nehmen Sie ein Blütenöl wie Rose oder Jasmin zur Hand, riechen wieder mit geschlossenen Augen: So rund, blumig und sinnlich duftet eine Herznote. Auch dieser Dufteindruck wird sich nunmehr in Ihrer Erinnerung festmachen; wie er sich in Ihrem Brustkorb ausbreitet, wie Sie sich dabei wohl fühlen und eine angenehme Wärme den Bauchraum durchströmt. Als Letztes öffnen Sie ein Fläschchen mit Sandelholz- oder Zedernöl: So holzig und oftmals balsamisch entfalten sich Basisnoten. Sie werden nun auch andere Fußnoten an ihrem holzigen, harzigen Duft erkennen, der Sie zum Ausatmen anregt und ein angenehmes Gefühl im Bauch und Beckenraum verbreitet.

*Duftebenen unterscheiden lernen*

Auch in einem Einzelöl können wir verschiedene Duftnoten »erriechen«. Zunächst kommen uns die Kopfnoten entgegen, nach einiger Zeit riechen Sie die mittleren Duftebenen und nach wiederholtem Riechen lassen sich die Basisnoten erkennen. Je nach Öl kann dies innerhalb von einer oder einigen Minuten oder auch erst nach einer Stunde geschehen. Es lohnt sich, einen Tropfen Öl auf einen Duftstreifen zu träufeln, diesen liegen zu lassen und wiederholt daran zu riechen. Manche Öle verduften binnen kurzer Zeit, andere verändern sich nach einer Stunde, wieder andere duften am nächsten Tag richtig interessant, weil die Kopf- und Herznoten verflogen sind und nun eine meist unbekannte Holznote hervorgekommen ist.

Eine ausgeprägte Kopfnote wie die Pfefferminze entwickelt fast keine Basisnote und ein ausgeprägtes Basisöl wie Vetiver keine Kopfnote. Ein Blumenduft wie das Rosenöl enthält jedoch neben den reichlichen Herznoten ebenso einige Kopfnoten und natürlich auch Endnoten. Bei vielen Kräuterdestillationen wie dem Rosmarin, dem Lavendel, der Myrte und dem Muskatellersalbei werden Sie bald alle verschiedenen Duftnuancen erkennen und verstehen, weshalb diese Öle als Ganzkörpernoten bezeichnet werden.

*manche Öle werden als Ganzkörpernoten bezeichnet*

Bei den »Bewährten Aromamischungen« können Sie die unterschiedlichen Duftebenen am besten riechen. Wenn Sie die Flasche einer ätherischen Ölmischung öffnen, sie in der Duftlampe anwenden oder eine Körperölmischung auftragen, nehmen Sie zuerst die Kopfnote wahr – sofern eine eingemischt ist –, dann entfaltet sich die blumige Herznote und nach einiger Zeit riechen Sie die holzige Fußnote, vorausgesetzt natürlich, sie ist in der Mischung vorhanden.

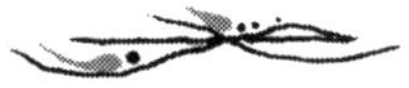

## Duftebenen in der praktischen Anwendung

Sowohl für die fachspezifische Therapie wie auch die Selbsttherapie und für das Herstellen von Aromamischungen ist die Einteilung der ätherischen Öle in verschiedene Duftebenen sehr hilfreich. Vor allem wenn Sie beim Mischen von Ölen anfangs Ihrer Nase noch nicht ganz vertrauen, ist es nützlich, sich nach dem Prinzip der Parfümherstellung zu richten, denn dort werden grundsätzlich immer nur Mischungen von Düften hergestellt.

*individuelle Behandlung mit ätherischen Ölen*

Um in der Therapie ganzheitlich arbeiten zu können ist es wichtig, im Gespräch während der Anamnese zu erkennen, welchen Bereich es beim Patienten mit einer aromatherapeutischen Behandlung zu stärken und zu unterstützen gilt. Bei einem seelisch instabilen, unsicheren Menschen sind blumige Noten zu bevorzugen. Eine Person, die unruhig und nervös erscheint, sollte mit Basisnoten behandelt werden. Die Patientin jedoch, die uns müde und antriebsschwach begegnet, benötigt frische Kopfnoten. Dieses Prinzip ist die einfachste Möglichkeit mit ätherischen Ölen zu arbeiten. Ich mische dann die entsprechenden Öle oder wähle eine meiner »Bewährten Aromamischungen« aus. Bei der Empfehlung eines Einzelöls oder einer Mischung überlasse ich es immer der betroffenen Frau, wie sie die Wirkung der ätherischen Öle an, auf oder in ihren Körper bringt. Ob der Duft über die Duftlampe, ein Bad, über ein Körperöl oder im Hydrolat verschüttelt wirken soll, kann jede Person selbst bestimmen. Natürlich sollten wir als Therapeuten nicht vergessen die entsprechenden Anwendungshinweise weiterzugeben. Mit der Wahl eines Massageöls, eines Aromabads oder einer Salbe ist die Anwendungsmethode bereits festgelegt. Trotzdem sollte auch hier daran gedacht werden, dass ein Körperöl ebenso gut in ein Bad eingerührt werden kann, sich aus einer Salbe selbst hergestellte Zäpfchen zaubern lassen und ein Bad als Gurgellösung dienen kann, während ein Balsam in heißem Wasser sich auch zur Inhalation eignet. Lesen Sie hierzu mehr im Kapitel 7 »Anwendungsmöglichkeiten und Dosierungshinweise«, ab Seite 367.

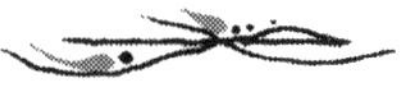

# Duftbeschreibungen

Am schwierigsten ist es, den Duft eines Öls genau zu beschreiben, denn unsere Sprache ist in diesem Fall viel zu arm an Worten und die Vielfalt der einzelnen Inhaltsstoffe in den Pflanzen groß. Beim Betrachten des beliebten Rosenöls erkennt der Chemiker mit dem Gaschromatographen mittlerweile über 500 Einzelwirkstoffe, mit Namen kann er davon etwa 330 Substanzen benennen.

Wie sollen wir nun Düfte mit Worten beschreiben? Bei den meisten Aromatherapie-Seminaren fallen den Teilnehmerinnen nicht mehr als 15 Begriffe ein. Im Großen und Ganzen ist unser Wortschatz also recht eng begrenzt, gemessen an der Fülle von Einzeldüften, welche die Natur produziert und differenziert. In den Kursen erarbeiten die Teilnehmerinnen (Fachfrauen aus der Geburtshilfe und dem Pflegebereich) gemeinsam ein Duftprofil, indem sie ihre Geruchseindrücke sammeln. Sie sollen den Duft von einem Tropfen eines ihnen unbekannten ätherischen Öls auf einem Duftstreifen aus einigen Zentimetern Entfernung ganz spontan und frei benennen. Der Name des Öls soll und darf nicht erraten werden, vielmehr geht es darum, die Eigenschaften des Öls anhand seiner Duftbeschreibung zu erkennen. Nach etwa drei bis fünf Minuten riechen alle noch einmal am Streifen und notieren wieder ihre Eindrücke. Ich empfehle den Arbeitsgruppen beim Beschreiben eines Duftprofils immer, den Duftstreifen möglichst mit geschlossenen Augen wirken zu lassen und die Notizen dann nach folgendem Schema vorzunehmen:

*in der Gruppe ein Duftprofil erarbeiten*

- den ersten spontanen Geruchseindruck mit einem Wort festhalten
- die Duftwahrnehmung genauer beschreiben
- sich dann mit diesem Duft berufliche Arbeitssituationen bzw. Alltagsmomente vorstellen
- entscheiden, wann dieses Öl eingesetzt werden könnte.

Auf diese Weise lernen die Seminarteilnehmerinnen, sich auch ohne genaues Wissen über die Inhaltsstoffe oder bereits bekannte Wirkungen und Eigenschaften eines Öls auf ihre eigene Nase zu verlassen. Interessanterweise wird es immer dann schwierig, wenn doch der Name eines ätherischen Öls fällt, von da an können die meisten nicht mehr unvoreingenommen das Duftprofil prüfen und sind in ihrem Wahrnehmungsvermögen gehemmt.

Für die Beschreibung eines Dufts wird dann meist notiert:

*von frisch bis animalisch*

Frisch, fruchtig, frech, spritzig, belebend, anregend, befreiend, stechend, leicht, kühl, mild, dumpf, grün, krautig, medizinisch, seifig, blumig, süßlich, üppig, schwül, rund, warm, weich, harmonisch, würzig, säuerlich, metallisch, harzig, holzig, erdig, pudrig, moosig, modrig, schwer, penetrant, ätzend, faulig, übel, schrecklich, scheußlich, animalisch.

Außerdem kommen zahlreiche Vergleiche, zum Beispiel mit dem Geruch von Erkältungsmitteln, aber auch Blut, Urin, Fäkalien oder Bahnhofstoilette. Sehr viele Teilnehmerinnen fühlen sich an Düfte aus ihrer Kindheit erinnert, an einen Urlaub oder eine berufliche Begebenheit. Manche nennen auch Farben und Töne.

*Gerüche vermitteln gesunde und kranke Situationen*

Seit Anbeginn meiner Seminartätigkeit lasse ich die ätherischen Öle über solche Duftprofile erarbeiten. Dadurch schulen die Teilnehmerinnen ihre Geruchswahrnehmung und können schließlich Wirkungen und Eigenschaften von ätherischen Ölen selbst erkennen. Dies ist in unserem Beruf sowie in allen anderen therapeutischen, aber auch alltäglichen Situationen von großem Vorteil. Wir sind unabhängig von Literatur und Nachschlagewerken und können eine Raumbeduftung oder krankhafte Geruchssituationen im Entbindungszimmer, im Krankenzimmer oder beim Hausbesuch sofort richtig einschätzen. In vielen Berufen ist ohnehin nicht die notwendige Zeit vorhanden, um erst in Büchern die Wirkung eines ätherischen Öls nachzulesen. Bekanntlich spüren wir sehr oft beim Betreten eines Zimmers oder Hauses, dass hier »etwas in der Luft liegt«. Das wichtige Zusammenspiel von Nase und Intuition bestätigt sich, wenn wir dann feststellen, dass tatsächlich ein unangenehmer Geruch herrscht, der dann die Stimmung der Anwesenden unbewusst beeinflusst. Leider übermittelt uns unsere Nase diese Geruchsbotschaft nur für wenige Minuten. Danach haben wir uns daran gewöhnt und vergessen uns über diesen prägenden Geruch weitere Gedanken zu machen sowie zu überlegen, was die Ursache dafür ist. Durch das Üben und Beschreiben von Duftprofilen lernt die Nase viele Öle kennen und kann bald schlechtes oder synthetisches Öl vom reinen, unverfälschten unterscheiden.

*die Geruchswahrnehmung kann geschult werden*

Im Alltag, bei den Kindern zu Hause, bei Mitarbeiterinnen oder unterwegs in Kaufhäusern ist es genauso hilfreich die Wirkung eines bewusst eingesetzten Dufts zu erkennen und entsprechend zu handeln. So wie wir Brandgeruch erkennen und instinktiv wissen, dass wir vielleicht den Herd abschalten oder sogar die Feuerwehr rufen müssen, so muss auch die Übersetzung im Geist funktionieren, wenn ein süßlicher, erotischer Duft im Raum liegt: Das Pärchen will allein sein. Kommt einer Krankenschwester beim Gang durch die Krankenzimmer zu Beginn des Nachtdienstes Pfefferminzduft entgegen, so ist klar, dass hier Schlafprobleme angemeldet werden, während beim Jugendlichen ein Zuviel an frischem Parfümduft Zigarettengestank überdecken soll. Beim Einkaufen ist es oft sinnvoll, den Kindern ein Stückchen Brot zu geben, damit sie nicht die ganze Zeit um Süßigkeiten betteln, weil Eis- oder frischer Brotduft in der Luft liegen und Hunger auslösen. Aber auch beim Autokauf sollten wir uns beispielsweise nicht vom geschickt von den Herstellern erzeugten Duft eines neuen Autos ablenken lassen, wo wir doch eigentlich ein gebrauchtes kaufen wollten. Ja, einen Geruch rechtzeitig zu identifizieren heißt nicht nur Gefahren, sondern auch bestimmte Situationen oder gar Manipulationen zu erkennen und mit klarem Verstand darauf zu reagieren.

*Duft schafft Wohnraumklima – und ermöglicht leider auch Manipulation*

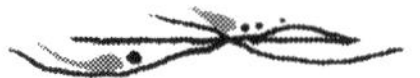

# Übersichtstabelle

Die umstehende Übersicht soll Ihnen einen schnellen Überblick vermitteln über die Einteilung in die drei Duftebenen, wie auch über die verschiedenen Duftnoten sowie die seelischen und körperlichen Wirkungen der hier zugeordneten Öle. Die Rubriken Duftintensität, Dosierung und Haltbarkeit erleichtern den Umgang mit den ätherischen Ölen. Ihre Farbe und Fließgeschwindigkeit geben Aufschluss über die unterschiedlichen Eigenschaften und können Ihnen als Qualitätskontrolle dienen.

| | Kopfnoten | Herznoten | Basisnoten |
|---|---|---|---|
| **Duftebene** | geistiges Prinzip – frische Noten | seelisches Prinzip – blumige Noten | körperliches Prinzip – balsamische Noten |
| **Pflanzengruppen** | Fruchtessenzen, Kräuterdestillate, Nadeldestillate | blühende Kräuterdestillationen, Blütenöle, Samendestillationen | Destillationen und Extraktionen aus Hölzern, Harzen und Moosen |
| **Duftbeschreibung** | frisch, fruchtig, spritzig, grün, minzig, belebend, frech | krautig, grasig, weich, blumig, süß, schwer, pudrig, würzig | holzig, moosig, erdig, waldig, harzig, warm, balsamisch, schwer, animalisch |
| **geistig-seelische Wirkung** | erfrischend, belebend, aktivierend, konzentrationsfördernd | beruhigend, entspannend, narkotisierend, ausgleichend | entspannend, stärkend, stabilisierend |
| **körperliche Wirkung** | desinfizierend, blutdrucksteigernd, anregend, tonisierend | viruzid, regenerierend, desinfizierend, wundheilend | immunstimulierend, blutdrucksenkend |
| **Duftintensität** | kurz haltbar in der Duftlampe und im Raum, ca. eine bis vier Stunden Wirkungsdauer; bei einer Körperölmischung einige Stunden | entfaltet sich langsam, oft erst nach einer Weile wahrnehmbar; in der Duftlampe, im Raum und im Körperöl ca. vier Stunden bis zu einem Tag | entwickeln sich als Einzelöl in der Duftlampe oftmals sehr schwer, wirksam ca. vier bis 24 Stunden; entfalten sich in der Mischung erst zuletzt, runden diese ab; werden häufig als Fixativ benutzt, d.h. sie sollen schneller flüchtige Öle in der Entfaltung zurückhalten |
| **Dosierung** | für eine harmonische Duftmischung in 100 ml fettem Pflanzenöl oder einem Hydrolat: ca. 10 bis 20 Tropfen, für eine anregende Mischung: ca. 20 bis 25 Tropfen | für eine harmonische Duftmischung: ca. 1 bis 10 Tropfen in 100 ml fettem Pflanzenöl, für eine ausgleichende Mischung: ca. 5 bis 20 Tropfen | für eine harmonische Duftmischung: ca. 5 bis 15 Tropfen in 100 ml fettem Pflanzenöl |

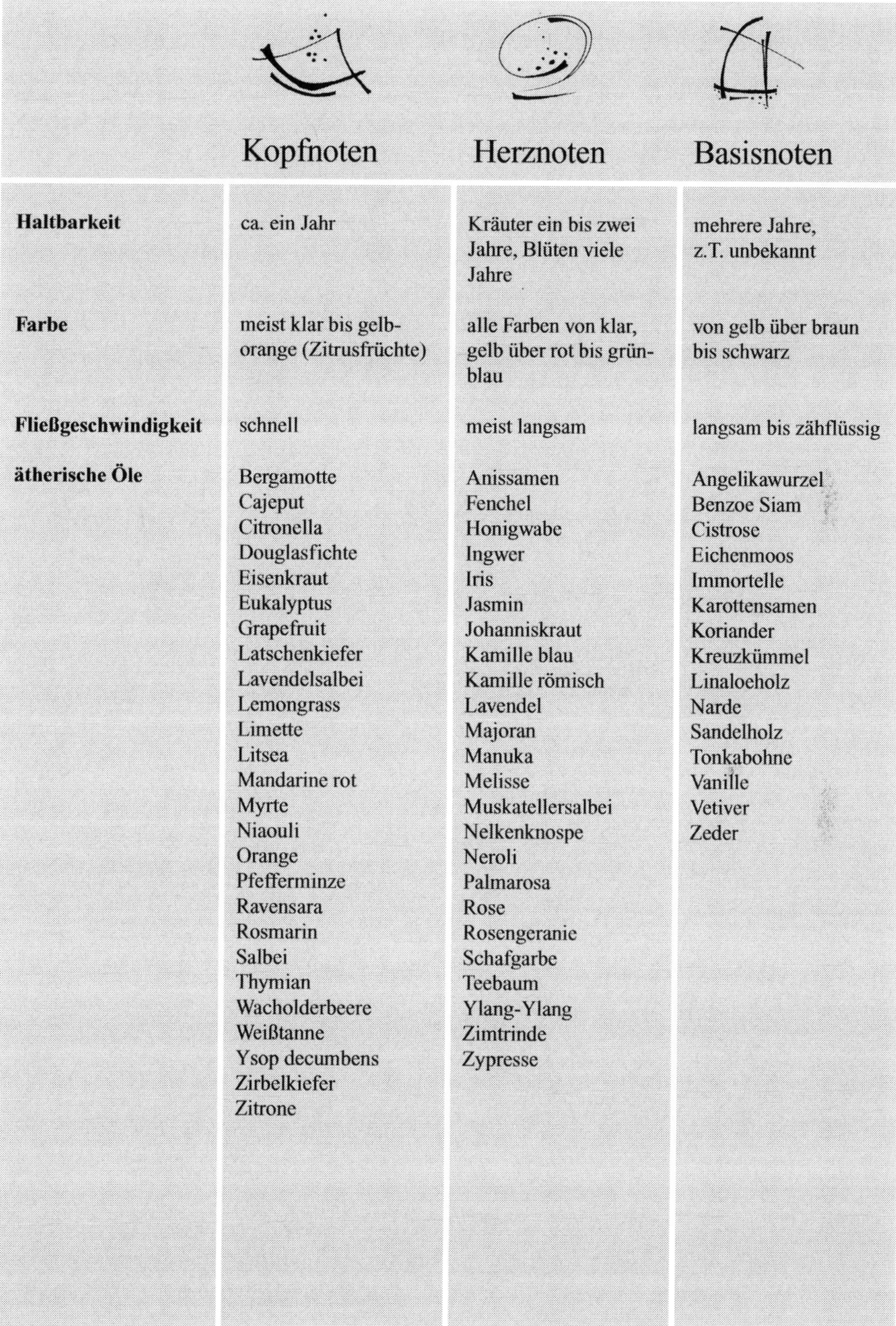

| | Kopfnoten | Herznoten | Basisnoten |
|---|---|---|---|
| **Haltbarkeit** | ca. ein Jahr | Kräuter ein bis zwei Jahre, Blüten viele Jahre | mehrere Jahre, z.T. unbekannt |
| **Farbe** | meist klar bis gelb-orange (Zitrusfrüchte) | alle Farben von klar, gelb über rot bis grün-blau | von gelb über braun bis schwarz |
| **Fließgeschwindigkeit** | schnell | meist langsam | langsam bis zähflüssig |
| **ätherische Öle** | Bergamotte<br>Cajeput<br>Citronella<br>Douglasfichte<br>Eisenkraut<br>Eukalyptus<br>Grapefruit<br>Latschenkiefer<br>Lavendelsalbei<br>Lemongrass<br>Limette<br>Litsea<br>Mandarine rot<br>Myrte<br>Niaouli<br>Orange<br>Pfefferminze<br>Ravensara<br>Rosmarin<br>Salbei<br>Thymian<br>Wacholderbeere<br>Weißtanne<br>Ysop decumbens<br>Zirbelkiefer<br>Zitrone | Anissamen<br>Fenchel<br>Honigwabe<br>Ingwer<br>Iris<br>Jasmin<br>Johanniskraut<br>Kamille blau<br>Kamille römisch<br>Lavendel<br>Majoran<br>Manuka<br>Melisse<br>Muskatellersalbei<br>Nelkenknospe<br>Neroli<br>Palmarosa<br>Rose<br>Rosengeranie<br>Schafgarbe<br>Teebaum<br>Ylang-Ylang<br>Zimtrinde<br>Zypresse | Angelikawurzel<br>Benzoe Siam<br>Cistrose<br>Eichenmoos<br>Immortelle<br>Karottensamen<br>Koriander<br>Kreuzkümmel<br>Linaloeholz<br>Narde<br>Sandelholz<br>Tonkabohne<br>Vanille<br>Vetiver<br>Zeder |

# *Anwendung und Dosierung*

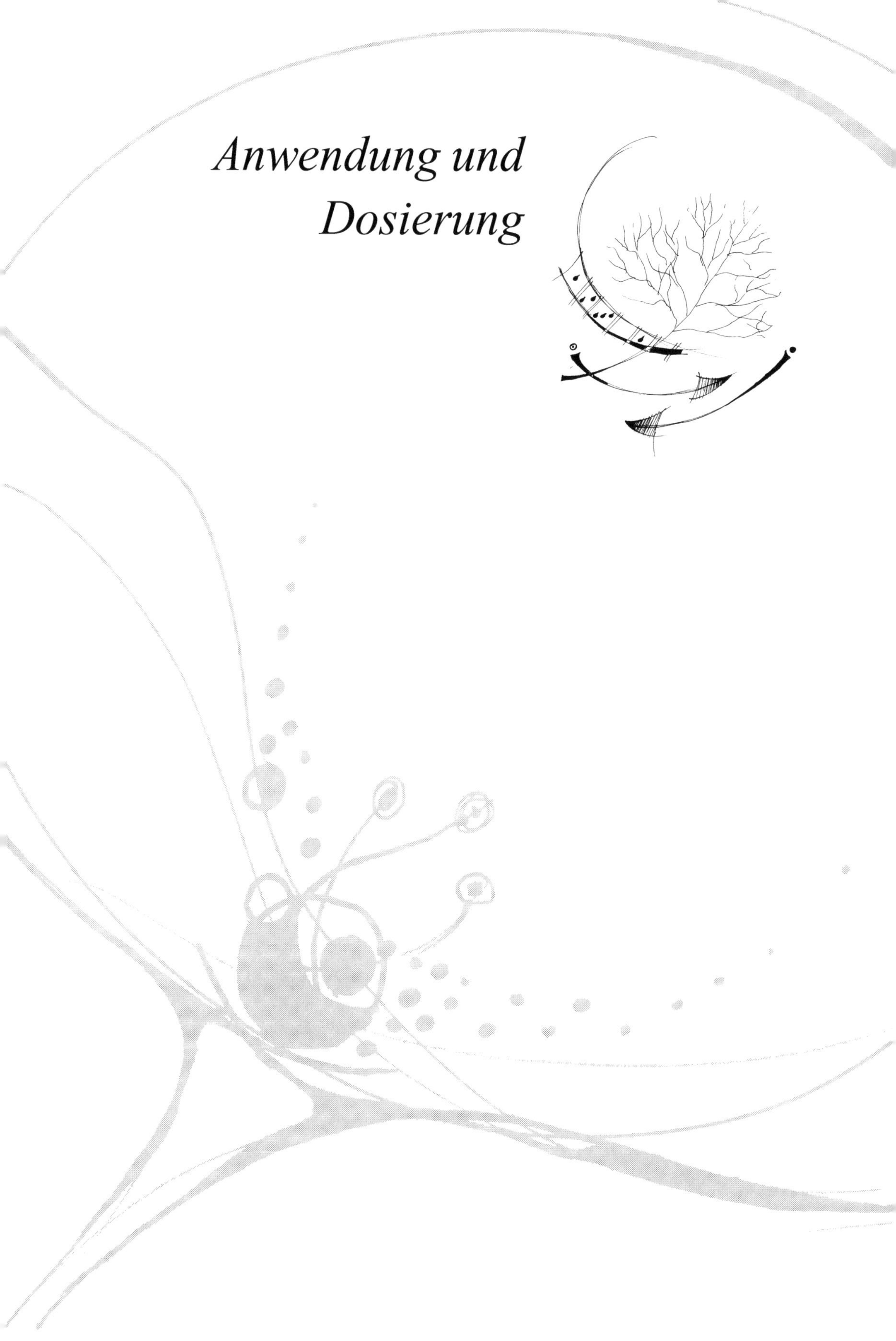

Leider muss ich alle enttäuschen, die sich exakte Anwendungshinweise nach einer bestimmten Formel erhofft haben wie »Frau (oder Mann) nehme bei den und den Beschwerden soundso viele Tropfen eines bestimmten Öls oder einer Mischung und wende diese x-mal täglich für die Dauer von soundso viel Minuten an«. Oder jene Leserinnen und Leser, die erwartet haben, meine Rezepturen für die »Bewährten Aromamischungen« hier lesen zu können: Ich hüte die Zusammenstellungen wie meinen Augapfel und werde sie aus den bereits im Kapitel 6 genannten Gründen auch nicht veröffentlichen.

*»lebende« Substanzen erfordern fexible Rezepturen*

Für die Anwendung sämtlicher in diesem Buch beschriebenen Mischungen sowie für Ihre persönlich gewählten Einzelöle oder selbst hergestellten Rezepturen gilt als wichtigste Regel:

Weniger ist mehr.

Es gibt keine Faustregel, nach der ein Öl beispielsweise strikt zweimal täglich anzuwenden ist, sondern behandelt wird so lange und so oft der Duft der Nase gefällt und der Körper einverstanden ist. Bei Nichtgefallen oder wenn der Körper nicht mehr danach verlangt, wird die Therapie abgesetzt. Unsere innere Stimme weiß genau, wann eine Behandlung häufiger oder seltener durchgeführt werden sollte, Gefühl und Intuition werden Sie vor einem Missbrauch bewahren. Selbst im Falle einer Wundbehandlung, wenn eine Wunddesinfektion und -pflege stattfinden muss, obwohl das betroffene Kind oder die Person davor Angst haben oder fürchten: »Au, das tut bestimmt weh!«, hat der verletzte Mensch gleichzeitig den Wunsch, dass die Wunde wieder heilen wird. Also verlangt der Körper doch nach einer Maßnahme. Aber kehrt das Kind dann wieder zu seinem Spiel oder die Erwachsene zu ihrer Arbeit zurück, entspannt sich die Gebärende und begibt sich wieder in freudige Erwartungshaltung, dann benötigt der Körper zunächst keine weitere Unterstützung.

*Gefühle, Intuition und Körpersignale schützen vor Missbrauch*

In der Naturheilkunde, zu der die Aromatherapie ja gehört, gilt das Prinzip der Selbstheilungskraft. Diese erfordert Eigenverantwortung und vor allem Kenntnisse über die ganz eigenen, persönlichen Bedürfnisse. Um die ätherischen Öle und ihre Mischungen richtig anzuwenden ist es unerlässlich, das vorliegende Buch in seiner Ganzheit zu lesen. Dann können Sie die Fragen selbst beantworten, warum Aromatherapie angezeigt ist, wie viele Tropfen von welchem Öl wie oft angewendet werden sollen und wie lange ein Öl benötigt wird. Mein Wunschziel ist, dass die Menschen nie aufhören zu lernen, so wie die Kinder. Würden wir ihnen immer zeigen, welchen Weg sie gehen sollen, dann würden sie sich niemals auf eigene Wege trauen. Wenn wir als Eltern oder aber auch als Arbeitskolleginnen unseren Kindern bzw. Mitmenschen ständig sagen, wie sie was und wann wie oft tun sollen, werden sie nicht selbstständig und eigenverantwortlich. Vielmehr müssen wir akzeptieren und zulassen, dass unsere Kinder und unsere Mitmenschen lernen, ihre eigenen Entscheidungen zu treffen. Dies ist sicherlich oft ein schmerzlicher, aber dennoch leistbarer Prozess für beide Seiten, der bei den einen längere Zeit in Anspruch nimmt und von anderen quasi in Sekundenschnelle vollzogen wird. Hinterher verstehen wir dann, wieso es heißt: Alles hat eben seine Zeit.

Doch ebenso sollten wir die Erfahrungen von Menschen annehmen, die uns vorausgegangen sind, um nicht noch einmal dieselben Fehler machen zu müssen.

*die neun goldenen Regeln der Aromatherapie*

Um die Aromatherapie im ganzheitlichen Sinn anwenden zu können und das richtige Verhältnis zum ausgewählten Öl zu finden, sollten Sie sich immer an die folgenden, neun goldenen Grundregeln halten, egal, ob das Öl nun in der Duftlampe, im Bad, in der Sauna, im Körperöl, für eine Waschung oder im Parfüm verwendet wird.

Für die zu behandelnde Person gilt:

je jünger – desto sparsamer
je leichter – desto weniger
je sensibler – desto geringer
je älter – desto individueller

Für die Befindlichkeit gilt:

je größer die Schmerzen – desto mehr Öl
je chronischer die Beschwerden – desto länger die Behandlung

Für die Menge eines ätherischen Öls gilt:

je frischer die Note – desto mehr
je kostbarer der Duft – desto sparsamer
je schwerer das Öl – desto weniger

Nun wünsche ich ein gutes Gefühl, die Zeit, das Gelesene umzusetzen und die richtige Auswahl eines ätherischen Öls zu treffen um es in der richtigen Dosis zum richtigen Zeitpunkt über einen geeigneten Zeitraum anzuwenden. Lassen Sie die Düfte einfach für sich sprechen und auf sich wirken.

# Hinweise für die Duftlampe

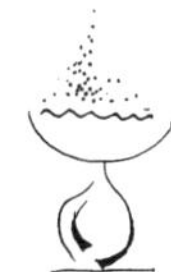

Der Einsatz einer Duftlampe eignet sich immer dann, wenn unverfängliche Düfte im Raum sein dürfen. Wird die Lampe dagegen zu therapeutischen Zwecken verwendet, sollten Sie bedenken, dass das ätherische Öl auf alle anwesenden Personen einwirkt.

Die Wirkung eines ätherischen Öls über die Duftlampe hängt immer von mehreren Faktoren ab, zum einen von der Qualität der Lampe, zum anderen von der Raumgröße und der Anzahl der darin anwesenden Personen.

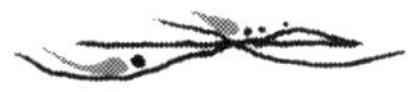

## Duftlampen mit Kerzenlicht

### *Wassertemperatur und Form der Duftlampe*

*Duftlampe ist nicht gleich Duftlampe*

Duftlampen werden in den unterschiedlichsten Materialien angeboten, sie können aus Ton, Glas, Metall oder aber wertvollem Marmor sowie Quarzstein geschaffen sein. Als Hitzequelle dient entweder eine Kerze oder eine Glühbirne.

Der Wasserbehälter der Duftlampe sollte immer so groß bzw. so weit von der Kerze oder Glühbirne entfernt sein, dass das Wasser ausreichend heiß werden kann. Es darf aber auch nicht zum Sieden kommen, denn dann würden die ätherischen Öle verbrennen. Ist der Abstand zwischen Schale und Kerze zu groß, so kann das ätherische Öl seinen Duft nicht voll entwickeln und Sie werden enttäuscht sein über Ihren Fehlkauf. Ideal ist, wenn die Wassertemperatur bei etwa 50° C liegt. Zum Befüllen eignen sich Leitungswasser oder destilliertes Wasser. Verwenden Sie eine »Bewährte Aromamischung«, die Harze oder andere Basisnoten wie Benzoe, Tonkabohne oder

Vetiver enthält, so empfiehlt es sich, dem Wasser einige Tropfen Alkohol und/oder eine kleine Prise Salz hinzuzufügen, damit sich diese Duftnoten noch besser entfalten. Wichtig ist das regelmäßige Reinigen der Duftlampenschale. Sollten Sie die Duftnote ändern wollen, dann muss die Schale zuerst gesäubert werden, weil sich ansonsten eine eigenartige Mischung aus den verwendeten Ölen ergeben könnte – vor allem, wenn zunächst eine entspannende, sinnliche Mischung in der Lampe war und anschließend dieselbe Duftlampe für ein konzentriertes Beratungsgespräch benutzt wird. Sie möchten ja morgens Ihre Milch auch nicht aus dem Rotweinglas vom Abend vorher trinken. Zum Reinigen eignen sich Essig, hochprozentiger Alkohol oder der von verschiedenen Firmen angebotene Aromex-Reiniger. Beim Neukauf einer Duftlampe lohnt es sich, darauf zu achten, dass das Wassergefäß groß genug ist, damit immer ausreichend Wasser in der Lampe bleibt, auch wenn die Kerze fast oder gänzlich abgebrannt ist. Bei zu kleinen Gefäßen kommt es nämlich immer wieder vor, dass die Schale zu heiß wird und springt oder das restliche Wasser mit dem ätherischen Öl zu heiß wird und einen unangenehmen, womöglich gesundheitsschädlichen Dampf entwickelt. In diesem Fall bitte die Lampe sofort ausmachen und nach der Abkühlung reinigen.

*ein schöner Duft entfaltet sich in einer sauberen Duftlampe*

Das Gehäuse der Duftlampe sollte so konstruiert sein, dass keine Feuergefahr durch zu große Öffnungen oder frei stehende Kerzen entsteht, die etwa durch einen Luftzug Tücher oder Stoffe in Brand setzen könnten. Dies gilt vor allem in Kinderzimmern, Praxen und Krankenhäusern, wenn die Lampen mehr oder weniger unbeaufsichtigt sind, weil andere Arbeiten im Vordergrund stehen.

### *Dauer der Anwendung*

Eigentlich genügt es, die Duftlampe für etwa eine Stunde brennen zu lassen, die Duftmoleküle können sich in dieser Zeit ausreichend verflüchtigen und den Raum erfüllen. Ausmachen sollten Sie die Lampe spätestens kurz bevor der Wasserbehälter leer ist, denn wie oben erwähnt könnten sich ansonsten manchmal unerfreuliche Gerüche verbreiten.

*bereits ein kurzer Zeitraum kann genügen*

Das Nachfüllen mit ätherischen Ölen sollte in den darauffolgenden acht Stunden besser vermieden werden. Es sei denn, Sie haben wirklich nur mit Kopfnoten gearbeitet, dann können bereits nach etwa vier Stunden einige Tropfen vom selben Öl hinzugefügt werden. Ansonsten gilt wie immer bei ätherischen Ölen: Weniger ist mehr. Ist es erforderlich – was insbesondere in der therapeutischen Anwendung der Fall sein wird –, dass innerhalb kurzer Zeit ein extremer Wechsel in der Wirkung stattfindet, also von einer anregenden Duftnote zu einer stark entspannenden, dann muss der Raum kräftig gelüftet werden. Am besten Sie stellen auf Durchzug oder verwirbeln die Luft kräftig mit einem Handtuch. Danach kann ein neues Öl in die gesäuberte Wasserschale gefüllt werden.

*weniger ist meistens mehr*

### *Dosierung des ätherischen Öls*

Wie eingangs bereits gesagt, entscheiden immer die Raumgröße, die Anzahl der anwesenden Personen und der Anlass darüber, wie viel von einem Öl benötigt wird.

Bei sinnlichen Anlässen ist eine geringere Tropfenanzahl erforderlich als bei körperlichen Beschwerden. Bei einer Raumgröße von etwa 25 m² und einer Raumhöhe von 2,50 m zum Beispiel genügen beim *Entbindungsduft* als einem sinnlichen Duft für schöne Stunden sowie zur Geburtsbegleitung drei bis vier Tropfen. Beim reinen ätherischen Öl der Rose reicht sogar ein einziger Tropfen (denn weniger geht nicht), während Sie bei der Verwendung eines *Rosenöl*s, das *10 % in Jojobawachs* verdünnt ist, mit fünf Tropfen bereits einen herrlichen Rosenduft im Raum haben. Sollten Sie aber erkältet sein, dann benötigen Sie beispielsweise vom *Erkältungsöl wärmend* für denselben Raum zehn Tropfen. Hält sich im selben Raum dagegen eine Gruppe von sieben Personen auf, die alle bereits Schnupfen- oder Erkältungssymptome zeigen, so dürfen Sie sogar fünfzehn Tropfen dieser Ölmischung in die Wasserschale geben. Sobald sich jedoch Kleinkinder oder Schwangere im Raum befinden, muss das ätherische Öl wiederum geringer dosiert werden, und zwar um die Hälfte. Soll ein Raum beduftet werden, in dem Kleinstkinder, also Ein- bis Dreijährige sind, so verwenden Sie nur ein Viertel der sonst üblichen Tropfenzahl.

*je mehr Menschen sich in einem Raum aufhalten, desto mehr Duft wird benötigt*

*Kinder und Schwangere immer die Hälfte*

Wichtig ist, immer mit einer niedrigen Tropfenzahl zu beginnen, denn bei einer zu geringen Duftentwicklung können jederzeit noch ein oder zwei Tropfen ergänzt werden. Um zu entscheiden, ob noch mehr Tropfen hinzugefügt werden sollen, müssen Sie zuerst den

Raum verlassen und den Duft beim Wiedereintreten überprüfen. Die Nase »erlahmt« ja bekanntlich nach sieben Minuten Aufenthalt in einem Zimmer und sendet keine weiteren Information darüber, ob ihr ein Duft zusagt oder missfällt. Geben Sie also besser immer nur einen Tropfen statt fünf in die Lampe und lassen Sie sich auch vom Öl führen: Fließt es schnell, dann sind ohnehin rasch viele Tropfen in der Lampe, fließt das Öl langsam, dann wird es zu mühsam sein, noch lange auf weitere Tropfen zu warten. Außerdem wissen Sie ja, dass Ihre Nase bzw. die der Anwesenden immer recht hat, und wenn diese Ihnen beim Riechen an der Ölflasche mitteilt: »Oh, wie herrlich, das duftet ja wunderbar, das gefällt mir!«, dann dürfen Sie schon etwas großzügiger mit der Dosierung sein. Ruft die Nase dagegen zu Vorsicht auf und meldet: »Oh, das riecht aber fein und zart«, dann dosieren Sie am besten auch zart. Sollte die Nase sagen: »Hm, ich weiß nicht, das riecht aber komisch und vor allem so gesund«, dann wird es besser sein, sich ganz zurückzuhalten und gerade mal einen Tropfen zu verwenden.

*die Fließgeschwindigkeit dosiert die Tropfenzahl*

*Standort der Lampe*

Es ist besser, die Lampe etwas unterhalb der Nasenhöhe aufzustellen, dann wird der Duft am besten wahrgenommen. In Gruppenräumen kann die Lampe auf den Boden gestellt werden, damit das Auge etwas Schönes am Boden entdeckt und nicht immer an der Gruppenleiterin haften bleibt. Eine höher gestellte Lichtquelle lässt den Blick und die Gedanken in die Ferne schweifen, während eine Lampe am Boden den Sinn und die Gedanken auf den »Boden der Tatsachen« führen wird. Testen Sie bei Ihren nächsten Gruppenstunden die Wirkung von Licht und Duft an verschiedenen Standorten.

*Licht und Duft ergänzen sich*

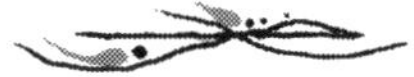

## Elektrische Duftlampen und Zerstäuber

Statt mit einer Kerze kann die Wasserschale auch mittels einer Glühbirne erhitzt werden. Diese elektrischen Duftlampen sind meist etwas teurer in der Anschaffung, dafür aber robuster und haltbarer. Sie eignen sich vor allem gut für den therapeutischen Bereich, denn das häufige Reinigen und Befüllen der Kerzengläser erübrigt sich.

Im klinischen Bereich darf aus Sicherheitsgründen ohnehin nicht mit offenem Kerzenlicht hantiert werden. Die elektrische Duftlampe hat außerdem den Vorteil, dass sie über eine unbestimmte Dauer angewendet werden kann und auch ohne Duft eine schöne Lichtquelle darstellt. Doch wie bei den Kerzenlampen muss hier ebenso auf den optimalen Abstand und die Größe der Wasserschale geachtet werden. Für die Verwendungsdauer, die Reinigung, Dosierung und den Standort gilt dasselbe wie bei den Duftlampen mit Kerze. Meistens sind gute elektrische Lampen im Gebrauch von ätherischen Ölen wesentlich sparsamer, da die Temperatur hier immer gleich bleibt.

*Kerzen und Licht sind leider nicht überall erwünscht*

Elektrische Zerstäuber oder Duftsteine können wie Duftlampen benutzt werden. Die Zerstäuber haben allerdings den Nachteil, dass die Duftentfaltung oft zu gering ist und nur kurz anhält. Schwerere Öle können ihren Duft zudem nicht so gut oder gar nicht freisetzen, da sie nicht erwärmt werden, sondern der Duft mittels eines Ventilators verteilt wird. Für frische Kopfnoten jedoch eignen sich diese Geräte gut. Deshalb werden sie gerne in Büros, Aufenthaltsräumen und in Industriebereichen eingesetzt. Im Therapiebereich haben die Zerstäuber dagegen einen großen Nachteil: Die Patienten und andere anwesende Personen nehmen oft gar nicht wahr, dass hier eine bewusste Beduftung geschieht, denn das Gerät steht meist am Boden und wirkt recht unscheinbar, eine Lichtquelle, die das Auge hinlenken könnte, fehlt. Leider ziehen die zum Sparen gezwungenen Klinikverwaltungen beim Einkauf preisgünstigere Geräte den teuren, aber schöneren Alabasterlampen vor. Deshalb empfehle ich den Schwestern und Hebammen auf den Stationen immer, solche Geräte unbedingt mit einem Blickfang wie einem Blumengesteck – sofern erlaubt – zusammenzubringen, damit die Patienten erkennen, dass hier mit ätherischen Ölen gearbeitet wird. Außerdem sollte nicht einfach ohne deren Wissen manipuliert werden. Es kann nur von Vorteil sein, wenn die Patienten sehen, dass nicht nur mit Putzlumpen, Desinfektionsmittel und Medikamenten für ihr Wohl gesorgt wird, sondern auch, indem über den Riechsinn das psychische Wohlbefinden gesteigert und somit der Genesungsprozess unterstützt wird. Vielleicht dürfen sich die Patienten ihren Lieblingsduft wünschen, oder sie wissen nun, weshalb sie sich so gerne im Aufenthaltsraum aufhalten: Weil es dort nach Sommer oder Winter riecht und nicht nach verbrauchter Luft, Rauch und Körperschweiß. Auf

*ein schöner Blickfang*

Frühgeburten- und Neugeborenenstationen sollte allerdings mit größter Vorsicht und lediglich im Bereich des Personals oder einem Elternaufenthaltsraum beduftet werden, denn die kleinen Nasen reagieren sehr empfindlich und sollten nur mit wenigen Düften konfrontiert werden, am besten allein mit dem Eigengeruch der Eltern und einiger weniger Pflegepersonen, damit das Kind nicht schon von Anfang an vom Duft der großen weiten Welt verunsichert wird.

*Vorsicht bei unseren Kleinsten*

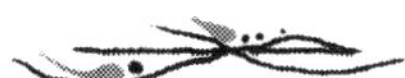

# Anwendung von Körperölen

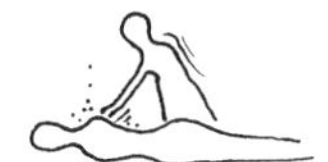

Ein Körperöl mit reinen ätherischen Ölen duftet nicht nur schön, sondern ist eines der besten Mittel, um eine aromatherapeutische Wirkung zu erzielen. Zur aktiven Körperzuwendung kommt nämlich noch der Vorteil, dass die ätherischen Öle aufgrund ihrer hohen Fettfreundlichkeit zu Körperfetten (dies wird in der Fachsprache als »lipophil« bezeichnet) einen schnellen und direkten Weg in den Organismus finden. Wird ein ätherisches Öl in ein fettes Pflanzenöl eingemischt und auf den Körper aufgetragen, dringt es aufgrund der geringen Größe seiner Moleküle und seiner Fettfreundlichkeit – Zellwände bestehen aus ungesättigten Fettsäuren – per Diffusion von der obersten Hautschicht in die tieferen Schichten vor und gelangt dann über die Blutkapillaren in den Blutkreislauf. Je höher der Anteil ungesättigter Fettsäuren im Basisöl und je wärmer die Haut ist, desto schneller verläuft dieser Prozess. Das ätherische Öl wirkt meist innerhalb weniger Minuten, spätestens jedoch nach zwanzig Minuten, im Organismus. Es kann davon ausgegangen werden, dass ätherische Öle samt dem fetten Trägeröl binnen etwa einer Stunde vollständig von der Haut aufgenommen werden und bereits nach etwa 90 Minuten gänzlich verstoffwechselt sind (manche Öle brauchen dazu vermutlich einige Stunden). Der Ausscheidungsprozess und die Wirkungszeit hängen stark von der Beschaffenheit der einzelnen Öle und vom Stoffwechselzustand der jeweiligen Person ab. Das bedeutet, gesunde Menschen können mit einer schnelleren Wirkung und Ausscheidung rechnen, während bei kranken Menschen, deren Stoffwechsel verlangsamt ist, von einer längeren Einwirkungszeit und einer verzögerten Ausscheidung ausgegangen werden

*Aromaöle bester Qualität gelangen in kurzer Zeit in den Organismus*

muss. Leider gibt es derzeit noch zu wenig Untersuchungen zu dieser Thematik. Ein Experiment des Wiener Chemikers Professor Gerhard Buchbauer an einem gesunden Mann zeigte, dass ein 1 %iges Lavendelöl in Jojobawachs verdünnt auf die Bauchhaut aufgetragen binnen zwei Minuten in der Blutbahn nachgewiesen werden konnte und nach 90 Minuten wieder aus dem Blut verschwunden, also abgebaut worden war. Begreiflicherweise gibt dieser Versuch, der die Wirksamkeit und den Durchlass der ätherischen Öle von der Haut ins Blut demonstriert, keinen Aufschluss über das Verhalten der Öle in unterschiedlichen Lebenssituationen.

### *Individuelle Anwendung*

*Individualität und Ganzheitlichkeit gehören zusammen*

Tatsächlich muss beim Einsatz von ätherischen Ölen ganz individuell gedacht und gehandelt werden. Bei kranken Menschen sollte unbedingt die momentane Stoffwechselsituation berücksichtigt werden, eine zweimalige Anwendung pro Tag reicht vermutlich aus. Liegen aber schmerzhafte Zustände vor, die gar über Stunden anhalten und ist eine erhöhte Stoffwechseltätigkeit zu beobachten, wie z. B. bei Geburtswehen oder einer Magen-Darm-Grippe, so wird die betroffene Person häufige Anwendungen über die Haut, auch in kurzen Abständen, nicht nur wünschen, sondern auch benötigen. Wie schon an verschiedenen Stellen in diesem Buch betont, gilt für mich das Prinzip der Körpersprache und des ganzheitlichen Denkens: Bittet ein Mensch um Zuwendung, der die vorausgegangene Massage, den Wickel oder das Bad als hilfreich empfunden hat, bei dem aber der Schmerz nach einer bestimmten Behandlungszeit wiederkehrt, so bedarf es einer weiteren Anwendung. Kehrt der Schmerz trotz einer getroffenen Maßnahme jedoch in kürzeren Abständen wieder oder verändert sich das Beschwerdebild nicht oder tritt gar schlimmstenfalls eine Verschlechterung ein, so muss die Therapie doch noch einmal überdacht werden.

Meiner Überzeugung nach muss jede Art von naturheilkundlicher Maßnahme, auch die Aromatherapie, immer dann infrage gestellt werden, wenn keine Besserung eintritt. Bei duftenden Körper- und Massageölen haben wir vor allem den Vorteil, dass die Nase uns mitteilt, ob der Körper mit der Behandlungsmethode einverstanden ist. Denken Sie also daran: Unser Riechorgan sitzt naseweis mitten im Gesicht und ist uns immer eine Länge voraus, denn die Nase erkennt schneller als unser Verstand, ob uns eine Behandlung gut tut oder nicht. Und vergessen Sie nie, ob in der Therapie, bei einer Geburtsbegleitung, der Babypflege, der Kranken- oder Altenpflege: Wenn der Duft eines Körperöls unangenehm ist, sollte es nicht mehr verwendet werden. Kann die betroffene Person dies vielleicht nicht selbst äußern, weil sie schon zu lange einem Geruch in einem Raum ausgesetzt ist, dann übernimmt der Körper meist mit seinen eindeutigen Signalen die Botschaft, zum Beispiel durch Sich-Zuwenden oder Abwenden, wohliges Räkeln oder Weinen, Verkrampfen oder Entspannen. Fragen Sie die Nase, ob der Körper noch einmal eingeölt werden will und Sie werden eine ehrliche Antwort erhalten. Ein »Na ja, so gut riecht es ja nicht, aber geholfen hat es das letzte Mal sehr gut, danach war mein Muskelkater viel besser« gilt als eine bejahende Antwort. Aussagen richtig zu interpretieren will also erlernt sein. Aber Therapeutinnen können es, und Mütter verstehen ihre Kinder und Familienmitglieder sowieso am besten.

*Körpersignale zeigen, ob eine Behandlung gut tut*

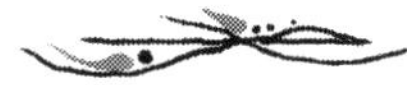

## Häufigkeit der Anwendungen

Körperöle zur täglichen Hautpflege sollten einmal oder höchstens zweimal täglich angewendet werden. Bei regelmäßiger Anwendung sollte die Mischung immer wieder gewechselt werden, damit der Körper und das Riechsystem nicht ständig mit ein und demselben Duft konfrontiert werden, sondern immer wieder auf neue Reize reagieren müssen. Wechseln Sie die Körperpflegeöle so wie Sie Ihre Kleidung den Jahreszeiten anpassen. Ein und dasselbe Öl kann kurmäßig drei bis vier Wochen angewendet werden. Ich habe noch nie dieselbe Ölmischung über so einen langen Zeitraum kontinuierlich verwendet, es gibt immer wieder ölfreie Tage und ein wechselndes Bedürfnis nach unterschiedlichen Düften, denn unser Zyklus bleibt auch nicht vier Wochen in derselben Phase, sondern durchwandert Hochs und Tiefs, entsprechend ändern sich die Bedürfnisse der Nase. Darum bevorzuge ich bei meinen »Bewährten Aromamischungen« immer die 50 ml-Menge, und selbst dann muss ich darauf achten, dass keine Flasche alt wird.

*Hautpflege und Jahreszeiten lieben die Abwechslung*

Ebenso wichtig ist, bei regelmäßiger Anwendung die Öle immer auf die nasse Haut aufzutragen oder in einem Massageölschälchen mit Wasser oder einem geeigneten Hydrolat zu verdünnen. Zu beachten ist, dass der wässrige Anteil immer etwas geringer ist als der ölige. Durch Verrühren vermischen sich die zwei Flüssigkeiten relativ gut. Auf diese Weise können Sie die kostbaren Öle sparsam anwenden und erzielen eine angenehme Hautfeuchtigkeit sowie ein schnelleres Eindringen der fetten Öle in die Haut.

*die Haut freut sich über eine Mischung aus Hydrolat und Körperöl*

Die Anwendung von Massageölen erfolgt entsprechend den Bedürfnissen oder Beschwerden idealerweise immer auf dem warmen Körper. Sie werden nur so lange für therapeutische Zwecke eingesetzt, wie die Notwendigkeit hierzu besteht, da diese Mischungen immer einen höheren Anteil an ätherischen Ölen enthalten. Auch die sinnlichen Massageöle sollten nicht täglich angewendet werden, was wohl ohnehin kaum vorkommen wird, denn neben Sinnlichkeit und Lust gibt es ja noch einen normalen Arbeitsalltag, vielleicht auch schon Kinder, die versorgt werden müssen – außerdem gibt es ja auch Begegnungen ohne Öl und die Tage an den Tagen, nicht wahr? Im Bedarfsfall können aber auch Massageöle häufig und wiederholt angewendet werden, wenn es für eine Schmerzlinderung und Entkrampfung erforderlich ist. Die betroffene Person wird es Ihnen auf ihre Art mitteilen.

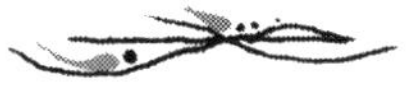

## Das »Bauchgehirn«

Wie im Kapitel über kaltgepresste Pflanzenöle beschrieben (siehe Seite 45), ist es wichtig, zur Herstellung von Körperölen stets beste und naturbelassene Qualität zu verwenden, damit eine optimale Wirkung und die Entfaltung der ätherischen Öle gewährleistet ist.

Seit Jahren mache ich die Erfahrung, dass aromatherapeutische Öle bei Schwangeren, Gebärenden, Frauenbeschwerden und Kleinkindern auf dem Bauch angewendet hervorragend wirken. Darum freut es mich, wenn die Chemikerin Ruth von Braunschweig auf wissenschaftliche Forschungen hinweist, die mich darin bestätigen, dass der Einsatz der ätherischen Öle über den Bauch deshalb so optimal wirkt, weil dort vom »Bauchgehirn« – ebenso wie in unserem »Denkgehirn« – Botenstoffe produziert werden. Es ist seit langem bekannt, dass das Wohlfühl- und Glückshormon Serotonin sowie andere Botenstoffe wie Dopamine, Opiate und Benzodiazepine in den Darmwänden produziert werden. Diese Neurotransmitter sind zur Produktion unserer körpereigenen Schmerzhormone notwendig. Das Serotonin wird sogar bis zu 95 % im Darm gebildet, wie erst vor kurzem nachgewiesen wurde. Dies erklärt die schnelle und effektive Wirkung von ätherischen Ölen über eine Bauchmassage und Bauchwickel. Zudem wird nun auch klar, weshalb es heißt, dass ein Gefühl »aus dem Bauch heraus« kommt. Da 40 % aller Menschen mit Magen-Darm-Problemen zugleich an Angstkrankheiten und Depressionen leiden und sich unglücklich fühlen, bin ich der Meinung, dass dieser Krankheitszustand auch mit fehlender Zuwendung, mangelndem Körperkontakt und unserer sogenannten »verkopften« Lebensweise zu tun hat, die die Menschen dann oft auch noch in eine übertriebene Sportaktivität oder in »Fressorgien« treibt, statt ihren Körper anzunehmen, wie er ist, die Bauchgefühle zu streicheln, beide – Bauch und Gefühl – mit einem Öl zu verwöhnen und sich des Lebens zu freuen.

*unser Bauch produziert Glückshormone*

Vielleicht wohnt unsere Seele doch im limbischen System und im Bauch. Viele Menschen werden bestätigen, dass sie das berühmte »komische« Gefühl immer im Bauch verspüren, und wenn Kinder krank sind, klagen sie oft über Bauchweh, obwohl der Arzt vielleicht Ohrenweh diagnostiziert. Kinder wollen auf diese Weise mitteilen, dass sie unglücklich sind und Schmerzen haben. Mit einer Bauchmassage oder einem Bauchwickel wird der Schmerz tatsächlich besser und der durch die Entspannung eintretende Schlaf ist dann die beste Heilung. Oder sind es doch die Serotonine, die Dopamine, die Prostaglandine und die Endorphine, oder wie auch immer die einzelnen Botenstoffe und Hormone heißen, die unseren Selbstheilungsprozess fördern? Meine Oma sagte immer: »Egal, was da wie gewirkt hat, Hauptsache, du bist wieder gesund, mein Kind!« Oder wie sich manche Geburtshelfer äußern, wenn Hebammen massieren und Bäder zubereiten: »Egal, was ihr mit den Frauen anstellt, Hauptsache, dem Kind geht's gut und die Eltern sind zufrieden.« Für mich als Hebamme und Mutter werden hier auf alle Fälle meine Erfahrungen durch biochemische Tatsachen bestätigt und ich kann mir nun erklären, weshalb bei der Schwangeren das *Toko-Öl*, bei der Gebärenden das *Geburtsöl*, bei der Wöchnerin das *Wochenbettbauchmassageöl* und bei Blähungen das *Fenchel-Kümmel-Öl* seit vielen Jahren so schnell und effektiv Hilfe bringt. Ätherische Öle

*Bauchweh bei Kindern bedeutet oft »ich bin unglücklich«*

über die Haut auf den Bauch einmassiert bringen spürbare Schmerzlinderung, Entspannung und einen natürlichen Muskeltonus. Vielleicht ergibt ja ein Forschungsprojekt in der nahen Zukunft noch detaillierte, wissenschaftlich fundierte Nachweise, denn leider genügen in europäischen Ländern Traditionen und Erfahrungen nur selten oder gar nicht, um wirklich anerkannt zu werden.

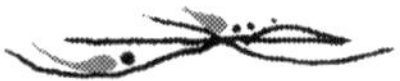

## Dosierung in Körper- und Massageölen

Die Dosierung der ätherischen Öle wird für den Privatgebrauch immer in Tropfen angegeben. Zur Herstellung von größeren Mengen und therapeutisch wirksamen Mischungen wird das Öl dagegen immer nach Gramm eingewogen, da die Anzahl der Tropfen zu ungenau wäre und vor allem eine viel zu große Fehlerquote beinhaltet. Das Abzählen von Einzeltropfen ist nämlich stark abhängig von der Durchlässigkeit und Größe des Tropfers, der sich an der Flasche befindet. Es gibt sogenannte Schnell- oder Langsamtropfer, aber auch die superfeinen Laborpipetten. So können bei 1 ml Orangenöl 80 oder 30 Tropfen ausgezählt werden, während 1 ml Sandelholzöl entweder 56 oder nur 15 Tropfen ergibt. Die allgemeine Richtzahl wird immer mit 20 Tropfen pro 1 ml angegeben.

*auf den Tropfeinsatz kommt es an*

Wie Sie sehen, kann diese Richtlinie nicht auf ätherische Öle übertragen werden und es ist nicht ganz einfach, eine korrekte Angabe zur Menge eines ätherischen Öls für eine Körperölmischung zu machen. Immer wieder muss ich feststellen, dass es eben eine ganz individuelle Angelegenheit ist, mit diesen herrlichen Düften zu arbeiten. Außerdem bestätigt sich für mich dadurch noch einmal, dass nachgemachte Rezepturen immer zu verschiedenen Ergebnissen führen werden. Dieses Phänomen – eine Anleitung, verschiedene Resultate – kennen Sie bestimmt selbst von so manchen Koch- und Backrezepten. Die gleichbleibende Wirkung einer Aromamischung hängt also neben der klimabedingten Qualität, Ernte und Destillation der Pflanze auch noch vom exakten Umgang bei der Herstellung der Ölmischungen ab.

Prinzipiell sollten Sie folgende grobe Richtlinien bei der Anfertigung eigener Rezepturen beachten:

### *Körperöl*

Ein Körperöl sollte eine Maximaldosis von 1 % ätherischem Öl enthalten, also auf 50 ml fettes Pflanzenöl höchstens 0,5 ml ätherisches Öl, dies entspricht je nach ätherischem Öl zwischen sieben und fünfzehn Tropfen. Ich konnte in den vergangenen Jahren feststellen, dass im Großen und Ganzen 0,5 %ige Mischungen ausreichen.

### *Massageöl*

*meist genügt eine geringere Tropfenzahl*

Ein Massageöl kann laut Angaben anerkannter Aromatherapeuten bis zu 10 % ätherisches Öl enthalten, dies entspricht dann der Maximaldosierung von 5 ml ätherischem Öl pro 50 ml, was wiederum etwa 30 bis 150 Tropfen entsprechen würde. Nur ganz wenige meiner »Bewährten Aromamischungen« weisen einen solch hohen ätherischen Ölgehalt auf. Meiner Erfahrung nach genügen in den meisten Fällen etwa 5 % ätherisches Öl, auch beim Massageöl.

### *Reflexzonenöl*

Was die Anwendung von Reflexzonenöl angeht, so verfüge ich über keine persönlichen Erfahrungen. Von Kolleginnen und Therapeuten habe ich hinsichtlich der Konzentration von ätherischen Ölen unterschiedliche Informationen erhalten, die Werte liegen zwischen 0,5 % und 50 %. Aufgrund der subtilen Wirkung der Reflexzonen tendiere ich eher zu den vorsichtigen Dosierungen. Es ist vor allem darauf zu achten, ob Kleinkinder oder Erwachsene behandelt werden.

### *Therapieöl*

*Therapieöl sollte nur von erfahrenen Therapeuten angewandt werden*

Ein Therapieöl für die Schmerzbehandlung kann bis zu maximal 30 % ätherisches Öl enthalten. Auf 7 ml Pflanzenöl kämen also 3 ml ätherisches Öl, das entspricht etwa 30 bis 90 Tropfen. Diese hochprozentige Mischung darf aber nur über einen kurzen Zeitraum angewendet werden, am besten sogar nur als einmalige Behandlung. Bei falsch gewählten Ölen kann es schnell zu Hautreizungen oder auch Kreislaufproblemen kommen. Obwohl in der Literatur solche Konzentrationen von erfahrenen Chemikern empfohlen werden, habe ich bislang nicht mit so hoch dosierten Rezepturen gearbeitet.

Außerdem habe ich so gute Erfahrungen mit sanften Mischungen gemacht, dass ich es nicht für erforderlich halte mit diesen kostbaren Natursubstanzen so überschwänglich umzugehen.

### *Wissenschaftliche und eigene Beobachtungen*

Interessant sind in diesem Zusammenhang die Untersuchungen zum Wirkungsmechanismus ätherischer Öle von Professor Eberhard Teuscher an der Universität Greifswald. Er untersuchte die Wechselwirkungen unserer Körperzellen mit den lipophilen Molekülen der ätherischen Öle und fand heraus, dass Komponenten der Öle mit einer geringen Molekülgröße mit den Membransystemen der Körperzellen in Wechselwirkung treten und dort ablaufende Prozesse wie z. B. die Durchlässigkeit der Zellmembranen beeinflussen können. Ergebnis von Teuschers Arbeit über die Reaktion unseres Körpers auf ätherische Öle war schließlich, dass geringe Konzentrationen ätherischer Öle keinen hohen Einfluss auf die Körperzellen ausüben, mittlere Konzentrationen zu einer Abschottung der Zellen führen und hohe Konzentrationen die Zellmembran zerstören und damit ihre Reaktionsfähigkeit verloren geht.

*empirische Beobachtungen und wissenschaftliche Forschungen führen zum selben Ergebnis*

Übertragen auf meine eigenen Erfahrungen konnte ich in diesem Resultat Folgendes wiedererkennen: Zarte Dosierungen von ätherischen Ölen wirken beim Menschen auf seelischer Ebene, mittlere Dosierungen schützen den Menschen auf körperlicher Ebene und erhöhen den Schutzmantel der Haut und der Körperzellen, hohe Dosierungen wirken desinfizierend und zelltötend. Damit will ich zeigen, dass wir durch empirische Beobachtungen einerseits und wissenschaftliche Forschungsarbeiten andererseits zum gleichen Ergebnis kommen und uns gut ergänzen können, denn am Ende haben Aromatherapeuten und Wissenschaftler doch ein gemeinsames Ziel vor Augen, nämlich die hervorragende Wirkung der ätherischen Öle und den bewussten Umgang mit ihnen zu vermitteln.

### *Hinweise zum Mischen*

Beim Mischen eigener Öle bedarf es also unbedingt eines guten Fingerspitzengefühls und einer guten Intuition, für therapeutische Mischungen sind außerdem Erfahrung und eine exakte Waage vonnöten. Ätherische Öle über die Tropfenzahl zu mischen ist sehr oberflächlich und ungenau, denn die Öle besitzen neben ihrer Dichte, dem spezifischen Gewicht, ihren verschiedenartigen Wirkungsweisen und ihren unterschiedlichen Preisen auch verschiedenste Duftnoten. Alle Faktoren zusammen spielen bei der Herstellung von Körperölmischungen eine entscheidende Rolle. Am besten verwenden Sie für Ihre eigenen Körperöle zunächst immer nur ein ätherisches Öl, oder höchsten zwei oder drei verschiedene. Lesen Sie dann unbedingt noch mal das Kapitel 6 zur »Handhabung und Auswahl von ätherischen Ölen« (siehe ab Seite 341) und achten Sie auf die Hinweise am Anfang dieses Kapitels.

## Anwendungsdauer

*Eigenverantwortung ist auch in der Aromatherapie gefragt*

Über die Länge und Dauer einer Behandlung mit einem Körperöl oder einer Massage bzw. einer Reflexzonenmassage kann ich keine Angaben machen, denn ich stecke ja nicht in Ihrer Haut. Sie müssen jeweils selbst entscheiden, wie lange Sie sich pflegen, massieren oder therapieren wollen. Für die überlaufende Milch in der Küche, den verpassten Bus oder die wartenden Patienten möchte ich nicht verantwortlich gemacht werden. Der Umgang mit natürlichen Substanzen setzt meiner Auffassung nach Eigenverantwortung und Entscheidungsfähigkeit voraus. Viele Frauen sind mit der Antwort: »Sie können selbst entscheiden, wie lange Sie Ihren Bauch oder Damm einölen möchten«, nicht einverstanden. Aber ich weiß, dass es in der Tat möglich ist, selbst zu erkennen, wie lange und wie intensiv das Einölen oder Massieren dauern soll. Stellen Sie sich vor eine Hebamme würde einer stillenden Frau den Rat geben, sie müsse vor jedem Anlegen die Brüste unbedingt fünf Minuten lang mit dem *Stillöl* einmassieren. Derweil liegt der Säugling neben der Mutter und schreit gottserbärmlich. Die Hebamme hätte schnell einen schlechten Ruf weg und die stillende Mutter bald keine Milch mehr, weil aufgrund der Stresssituation die Milch trotz des *Stillöls* schnell versiegen würde. Auch in einer Welt voller Vorgaben sollen und müssen Eigenverantwortung und Individualität ihren Platz haben und wieder gelebt werden dürfen.

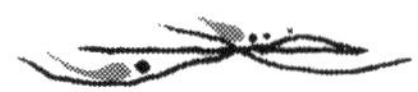

# Baden mit ätherischen Ölen

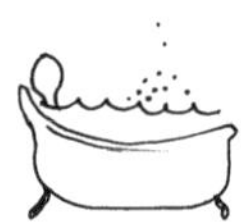

Eine sehr wohltuende und auch wirkungsvolle aromatherapeutische Anwendung ist das Baden mit ätherischen Ölen. Der Vorteil dabei ist, dass die gesamte Hautoberfläche die Wirkung des ätherischen Öls aufnehmen kann und wir uns auch geistig ganz dem angestrebten Thema der Behandlung widmen können, denn in der Badewanne müssen alle anderen Alltags- oder Berufsprobleme »draußen« bleiben. In der Badewanne kommen wir zur Ruhe, das Tagwerk ist nun, wo die Kinder im Bett sind, beendet und das Problem, das uns beschäftigt hat, oder die Arbeit, die noch hätte erledigt werden sollen, sind weit weg. Nach den Anstrengungen des Tages haben wir ein Recht auf Pause, Besinnung und Erholung. Die Gebärende kann in der Entspannungswanne endlich allein sein und sich mit ihrem Mann geistig und seelisch darauf einstellen, dass das Kind nun heute, hier und jetzt geboren werden will. Schwerkranke freuen sich auf den Moment des ersten Bades, denn das bedeutet, nicht mehr ans Bett gefesselt zu sein und den eigenen Körper im Wasser als wesentlich leichter, beweglicher und schmerzärmer zu empfinden. Kranke Menschen berichten nach ihrem ersten Bad häufig: »Ich fühle mich wie neugeboren!« Das ist für mich eine der wichtigsten Aussagen in Zusammenhang mit dem Element Wasser, dessen reinigende und heilende Wirkung so großen Einfluss auf unsere Seele ausübt. Ob also im Alltag, bei der Geburt oder während einer Krankheit: Es lohnt sich, sich wieder öfter auf die entspannenden und heilenden Eigenschaften des Wassers zu besinnen. Das Wasser reinigt uns nicht nur vom tatsächlichen Schmutz, sondern auch von seelischen und geistigen Belastungen sowie Spannungen aller Art. Zudem hat ein warmes Bad den Vorzug, dass die weit geöffneten Hautporen einen schnellen Transport der ätherischen Duftmoleküle in den Organismus ermöglichen.

*im Bad erfolgt eine optimale Aufnahme von ätherischen Ölen*

Wichtig ist, die ätherischen Öle niemals pur ins Badewasser zu geben, weil sonst die obenauf schwimmenden Tropfen sofort an der mit ihnen in Kontakt kommenden Haut haften bleiben, was aufgrund der lipophilen Eigenschaften der Öle und der warmen Wassertemperatur schnell zu Hautverätzungen und Brandblasen führen kann. Leider geschieht dies relativ häufig, wie ich von Seminarteilnehmerinnen erfahren habe, da reine ätherische Öle noch immer verharmlost werden und viele Menschen beim Anblick der kleinen und oft preisgünstigen Flaschen meinen, dass es sich um einen Badezusatz handelt. Dabei ist auch hier die bereits mehrfach zitierte Sparsamkeit angezeigt.

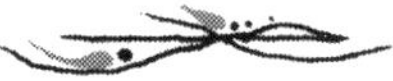

## Geeignete Emulgatoren

Naturreine Öle sollten immer nur mit reinen, pflanzlichen Emulgatoren vermischt werden, wie z. B. Honig, Sahne, Neutralseife, Molke oder Salz. Dabei werden außerhalb der Wanne in einer Schale oder einem Glas mindestens ein bis zwei Esslöffel des Emulgators mit dem ätherischen Öl vermengt. Die entstandene Mischung wird am besten erst nach Einlaufen des Wassers in die Wanne gegeben und dann im Wasser gut verrührt. Beliebt ist bei vielen das so genannte Kleopatrabad, bestehend aus: einem Becher Sahne, ein bis zwei Esslöffel Honig, einem Esslöffel Jojobawachs, einem Tropfen Rosenöl, einem Tropfen Jasminöl, je drei Tropfen Sandelholz und Ylang-Ylang und eventuell einem Tropfen Tonkabohne. Natürlich können Sie mit Ihren Lieblingsölen auch ihre eigenen Badekreationen zaubern, bedenken Sie nur immer wieder: Je kostbarer und sinnlicher der Duft, desto weniger Tropfen sollten Sie verwenden.

*baden wie Kleopatra*

Je körperlicher und krankhafter dagegen ein Prozess verläuft, desto höher dürfen Sie die Öle dosieren. Nehmen Sie allerdings Ihre Kinder mit in die Wanne, dann heißt es sparsam sein. Ja, unsere Kinder lehren uns wirklich genügsam zu werden und die Kostbarkeiten der Natur zu achten.

Bei der Verwendung von Salz ist es immer sinnvoll etwas mehr zu nehmen, wenn möglich Meersalz oder vielleicht eine ganze Tasse Totes-Meer-Salz. Je mehr ein Heilungsprozess oder kreislaufstabilisierende Maßnahmen unterstützt werden sollen, umso mehr Meersalz sollten Sie verwenden. Für ein Vollbad oder auch Teilbäder empfiehlt sich eine 1 %ige Salzlösung, also 1 kg auf 100 Liter Wasser, bzw. ein Teelöffel auf 1 Liter Wasser. Bei Teilbädern zur Wundbehandlung sind bis zu 3 % Salz wünschenswert, also entweder 3 kg auf 100 Liter, oder eben drei Teelöffel auf 1 Liter Wasser.

*die richtige Menge Salz für den entsprechenden Anlass*

Zur Herstellung der Salzlösung können Sie Kochsalz verwenden, Meersalz wäre allerdings besser, da es mineralreicher ist. Am besten ist Salz vom Toten Meer, da es einen hohen Gehalt an Mineralien aufweist und Hautkrankheiten sowie Wunden zum Abheilen bringt. Lesen Sie dazu auf Seite 70.

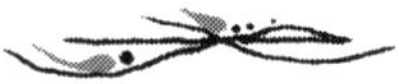

## Dosierung der ätherischen Öle

*beachten Sie bei der Dosierung die neun goldenen Regeln der Aromatherapie*

Für ein Wannenbad werden zwischen drei und fünfzehn Tropfen ätherisches Öl benötigt. Wie bereits gesagt, muss unterschieden werden, ob es sich um ein sinnliches Bad oder eine heilungsfördernde Maßnahme bei Verspannung oder Schmerz handelt und ob Erwachsene, Schwangere oder Kinder in die Badewanne steigen. Bei einem sinnlichen Öl wie Rose, Jasmin oder Sandelholz werden insgesamt etwa fünf Tropfen verwendet; wird eines der kostbareren Öle eingesetzt, genügen oft schon ein bis zwei Tropfen im Emulgator. Bei einer sinnlich oder ausgleichend wirkenden Aromamischung wie *Geborgenheit* oder *Luftikus* genügen etwa sieben Tropfen. Bei einem ätherischen Öl, das zur Schmerzbehandlung auf körperlicher Ebene wirken soll, wie z. B. die römische Kamille bei stressbedingten Magenschmerzen, geben Sie wiederum nur drei oder fünf Tropfen in den Emulgator, wogegen es beim Lavendelöl, einem bewährten und hilfreichen Öl gegen Muskelschmerzen und Verspannung, dann schon insgesamt zwölf Tropfen sein können, eventuell auch in Kombination mit einem Drittel Majoranöl. Lesen Sie zur richtigen Dosierung auch noch einmal im Kapitel »Duftebenen« auf Seite 358 ff.

Setzen Sie eine »Bewährte Aromamischung« bei Krankheiten wie etwa einer Erkältung ein, so können Sie zwölf bis fünfzehn Tropfen z. B. vom *Erkältungsöl befreiend* in einen Emulgator vermischt ins Badewasser geben.

Bei Schwangeren und Kindern verwenden Sie nur knapp die Hälfte, bei Kleinkindern nur ein Drittel der angegebenen Menge!

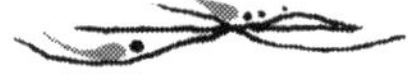

## Baden mit »Bewährten Aromamischungen«

Auch Körperölmischungen eignen sich als Badezusatz. Vermischen Sie diese hierzu mit mindestens zwei Esslöffeln Honig, Sahne oder neutraler Seife. Ein angenehmer Vorteil dabei ist, dass Ihre Haut eine hervorragende Pflege erhält und sich ein Einölen nach dem Bad erübrigt. Bei Säuglingen, Kindern und Kranken rate ich allerdings davon ab, denn die Haut wird ölig und die Rutschgefahr in der Badewanne erhöht sich erheblich, bzw. Babys werden unter Ihren Händen zu einem glitschigen Fisch.

*für Kinder und Schwangere wird immer geringer dosiert*

Bei den »Bewährten Aromamischungen« genügen für Kinder zwei Teelöffel und für Erwachsene ein bis zwei Esslöffel der Emulgatormixtur. Erwachsene verwenden für Vollbäder drei oder vier Esslöffel, bei Teilbädern einen Esslöffel der Bademischung. Für Kinder und Schwangere genügt ein Teelöffel. Ein Bad der Aromamischungen, wie z. B. das *Entspannungsbad*, können Sie selbstverständlich zusätzlich mit Meersalz oder Totem-Meer-Salz ergänzen, um die tragende oder heilende Funktion des Salzes auszunutzen. In Kliniken sollte jedoch bedacht werden, dass regelmäßige und häufige Salzbäder die Oberfläche der Badewannen angreifen. Von einem Sanitärhändler wurde mir gesagt, mit Acryl beschichtete Wannen seien im Therapiebereich am besten geeignet für Salzbäder.

*die Haut genießt ein Salzbad nur, wenn sie anschließend abgeduscht wird*

Achten Sie bitte unbedingt darauf, sich am Ende Ihres Salzbadgenusses abzuduschen um die Salzkristalle von der Haut zu spülen. Immer wieder erreichen mich Klagen über angeblich allergische Reaktionen nach einem Aromabad. Bislang klärte sich der Grund für diese unangenehm juckenden Hauterscheinungen immer sehr schnell, denn die betroffenen Personen hatten schlicht versäumt sich am Ende ihres Badevergnügens abzuduschen. Und das, obwohl die meisten aus eigener Erfahrung wissen, welcher unangenehme Juckreiz sich nach einem Aufenthalt im Meer einstellt, wenn das Duschen danach ausbleibt. Also: Ob Wassergenuss zu Hause oder am Meer, nach dem Baden im Salzwasser muss geduscht werden!

## Aromabäder auf Vorrat

Fertig zubereitete Aromabäder sind nicht nur ein schönes Geschenk, sondern auch im Familienalltag praktisch. Im beruflichen Alltag sind sie sogar notwendig um einen korrekten Umgang in der Dosierung der ätherischen Öle zu gewährleisten. Wenn kostbare oder intensiv wirkende ätherische Öle in sparsamer Dosierung verwendet werden sollen, ist eine Vorratsherstellung dann ohnehin die beste

Methode, denn es geht nun einmal nicht, pro Anwendung nur einen halben Tropfen römische Kamille oder Rose zu verwenden.

Am besten bereiten Sie Bäder in Totem-Meer-Salz oder in eine neutrale Seifengrundlage vermischt zu, wie sie in Reformhäusern oder Naturkostläden erhältlich ist. Geben Sie das Salz oder die Seifengrundlage in ein Honigglas oder ein anderes entsprechendes, absolut sauberes (!) Glas mit einer Füllmenge von 100 ml oder 200 ml. Die Menge des ätherischen Öls ist auch hier je nach Öl sehr unterschiedlich, lesen Sie dazu noch einmal die eingangs aufgeführten Grundsätze zur Dosierung bzw. den Abschnitt »Duftebenen« (siehe Seite 358 ff). Das Glas wird zunächst zur Hälfte mit der Emulgatorgrundlage gefüllt, dann werden die ätherischen Öle eingeträufelt, beides mit einem sauberen Glasstab gut verrührt und danach die restliche Grundlage zugegeben und nochmals gut verrührt. Die ätherische Ölmenge kann bei 100 ml Grundlage zwischen fünfzehn und fünfzig Tropfen liegen. Von dieser Mischung werden dann pro Bad und je nach Lebensalter und Sensibilität ein bis drei Esslöffel in das Badewasser gegeben. Eine Fertigmischung zur Behandlung von Wunden und Infektionen, die über einige Tage wiederholt angewendet werden muss, könnte z. B. aus etwa vierzig Tropfen der *Rose-Teebaum-Essenz* in 200 g Totes-Meer-Salz bestehen. Oder Sie mischen vom *Luftikus* ein Entspannungsbad als Geschenk für Ihre Freunde, indem Sie zehn Tropfen in 100 ml neutrale Seifengrundlage einarbeiten. Ebenso können Sie fünfzehn Tropfen *Konzentrationsöl* mit einer Duschgelgrundlage vermischen. Vielleicht möchten Sie aber auch eine schöne sinnliche Mischung aus zwei Tropfen Rose, drei Tropfen Sandelholz und sieben Tropfen *Jasmin 10 % in Jojobawachs* in 100 ml Honig oder Seifengrundlage herstellen. Für den Säugling reichen dagegen – etwa als Geschenk zur Taufe – ein Tropfen Rose, zwei Tropfen Sandelholz und vier Tropfen Mandarine rot in 100 ml Grundlage völlig aus. Der Familienvorrat eines Erkältungsbads sollte wiederum höher dosiert sein, beispielsweise dreißig oder vierzig Tropfen *Erkältungsöl wärmend* oder *befreiend* auf 200 ml Grundlage.

*Aromabäder zur Wundheilung oder einfach als schönes Geschenk*

Sie können mit allen »Bewährten Aromamischungen« und Einzelölen persönliche oder therapeutisch notwendige Badezusätze mischen. Allerdings würde ich nur Aromamischungen verwenden, die genauestens deklariert sind, denn unter der Rubrik »u. a.«, also »und andere Öle«, können sich Fruchtöle verbergen oder andere, unbekannte ätherische Öle, deren Hautverträglichkeit nicht bekannt ist.

*die Vorratshaltung in therapeutischen Einrichtungen erfordert besondere Sorgsamkeit*

Bei der Aufbewahrung von Vorratsbädern muss darauf geachtet werden, dass nicht in zu großen Mengen und zu großen Behältern angemischt wird, was in Kliniken und Heimen leider passiert. Denn ist der Sauerstoffanteil im Gefäß zu groß, dann verflüchtigen sich die ätherischen Öle vorschnell oder verändern sich. Salz kann kristallisieren und am Ende haben Sie nur noch einen einzigen harten Klumpen im Behälter. Großmengen von Salzbädern sollten nur dann in Plastikeimern gelagert werden, wenn sie täglich verwendet werden und somit schnell, also binnen ein oder zwei Monaten, aufgebraucht sind. Ätherische Öle sind kritische Substanzen, die Plastik angreifen können. Also bitte wie immer achtsam und sorgfältig mit den Mischungen hantieren. In therapeutischen Einrichtungen sollte eine genaue Mengenangabe für Teil- oder Vollbäder auf dem Gefäß notiert werden, denn noch immer gibt es Kolleginnen, die ätherische Öle unterschätzen und viel zu viel verwenden, was einerseits zu Hautproblemen bei den Patienten und andererseits zu verständlichen Finanzschwierigkeiten mit der Verwaltung führen kann.

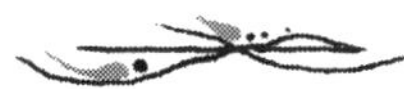

## Baderegeln

*Baderegeln erhöhen den Badeerfolg*

Bei der Anwendung eines Aromabades sollten die allgemein bekannten Baderegeln nicht außer Acht gelassen werden. Ein Bad dient zur Entspannung, wirkt entkrampfend auf Muskulatur und Nervensystem, regt den Stoffwechsel an und fördert die Beweglichkeit. Denken Sie daran, nicht mit vollem Magen zu baden und nach dem Essen etwa eine Stunde zu warten. Allerdings ist ein Bad mit hungrigem Magen ebenfalls kein Genuss. Es lohnt sich auch, für eine schöne Stimmung zu sorgen, denn die Seele badet ja mit. Ein stimmungsvolles Bad im Kerzenschein unterstützt die sinnliche Wirkung der Öle. Bei einer Grippe ist es sinnvoll, für gedämpftes Licht zu sorgen. Zur Anregung des Kreislaufs dagegen sollten Sie lieber für helles Licht und eine freundliche Umgebung mit frischen Farben sorgen. Außerdem können Sie die Stimmung im Badezimmer noch mit beruhigender, entspannender oder aufmunternder Musik untermalen. Aber bitte achten Sie darauf, dass niemand von der

Badewanne aus den Stecker des Kassettenrecorders erreichen kann. Und Kinder sollten nie unbeaufsichtigt im Bad gelassen werden.

Wichtig ist es auch, auf die richtige Raumtemperatur zu achten: Ein erwärmendes Bad bedarf einer Umgebungstemperatur von mindestens 21° C, während ein fiebernder oder an den Atemwegen erkrankter Mensch sich lieber im relativ frischen Badezimmer erholen wird, also bei etwa 18° C bis 19° C, dafür aber gut vorgewärmte Handtücher benötigt. Die Temperatur des Wassers richtet sich immer nach den persönlichen Bedürfnissen, in der Regel werden zwischen 35° C und 38° C, als angenehm empfunden. Sie können die Wassertemperatur mit einem Thermometer überprüfen. Müttern rate ich immer das eigene Temperaturempfinden zu trainieren, indem sie die Hand bis zum Unterarm ins Wasser halten um dann mit dem empfindlichen Pulsbereich am Handgelenk wahrzunehmen, ob die Wärme ideal ist. Im Laufe der Zeit erkennen Sie die richtige Temperatur sehr genau, ebenso gut wie das Thermometer, das Sie anfangs zur Überprüfung noch regelmäßig abgelesen haben. Es lohnt sich, auf diese Weise das eigene Selbstvertrauen zu schulen und die Bedürfnisse der Kinder zu erkennen, denn oftmals ist ein Babybad gar nicht geplant, sondern wird spontan beim Ausziehen oder Windelwechsel notwendig. Bedenken Sie aber, dass Kinder das Element Wasser nicht nur zum Säubern, sondern vor allem zum Genießen und Entspannen kennen lernen sollten.

*Wasser ist nicht nur zum Reinigen da – sondern vor-allem zum Genießen*

Mit Bedauern stelle ich fest, dass wir mit der Antibadekampagne, die sich eigentlich gegen hautunfreundliche Badezusätze richtet, den Kindern die wohltuende Wirkung eines Vollbads vorenthalten. Das Fehlen eines genüsslichen Vollbads in den Familien ist für mich zudem ein Spiegelbild unserer gestressten Gesellschaft, die sich zwar eben mal schnell duscht, aber die Badewanne nur noch als Ausstellungsstück benutzt. Gönnen Sie sich also wieder einmal ein Bad. Zur Entspannung und zum Wohlfühlen sollte die Wassertemperatur immer etwa ein Grad über der Körpertemperatur liegen, während ein anregendes Bad der Körpertemperatur entsprechen oder knapp ein Grad darunter liegen sollte. Ein stark erwärmendes Bad von 40° C dürfen nur kreislaufstabile Menschen nehmen.

Im Pflegebereich ist oftmals nicht genügend Zeit vorhanden, um Kranken ein Vollbad zu gönnen, vielleicht können Sie ja mit dem Personal vereinbaren, dass Sie behilflich sein können und Ihrer Angehörigen so doch noch zu einem heilenden Bad verhelfen – es sei denn, Sie legen ohnehin Wert darauf, dass die geliebte Person bald in Ihre Obhut entlassen wird, damit Sie sie zu Hause mit Bädern verwöhnen und im Genesungsprozess unterstützen können.

*ein Bad soll für Wohlbefinden sorgen*

Der Erfolg eines Bades ist zu erkennen, wenn Sie sich danach wohler fühlen und ein angenehmes Wärmegefühl verspüren. Wenn Sie Unbehagen, Herzklopfen, Schweißausbrüche oder gar Schwindel bemerken, müssen Sie in der Wanne Abhilfe schaffen, indem Sie kaltes Wasser nachfließen oder Wasser ablaufen lassen. Sollte sich das Unwohlsein daraufhin nicht bessern, verlassen Sie die Badewanne, denn die Öle könnten falsch gewählt oder überdosiert sein.

Die Badedauer sollte immer mindestens 15 Minuten betragen. Bei Babys genügen jedoch oft schon wenige Minuten. Sie erkennen am Wohlbefinden des Kindes, ob es ihm im Wasser noch behagt oder ob die Zeremonie beendet werden sollte.

*richtiges Abkühlen stimuliert das Immunsystem*

Ein anregendes Bad sollte immer mit einer kühlen Dusche bzw. einem kalten Guss beendet werden. Dies ist nur in gesunden Lebensphasen anzuraten. Bei Säuglingen können Sie ab der achten Wochen mit dieser das Immunsystem stärkenden Maßnahme vorsichtig beginnen. Solche Abhärtungsmaßnahmen sollten regelmäßig durchgeführt werden um den Kreislauf zu stabilisieren und die körpereigenen Abwehrkräfte gegen Erkältungskrankheiten fit zu machen. Diese Kaltwassergüsse müssen nicht kalt sein, sondern nur 1° C oder 2° C unter der Bade- oder Duschwassertemperatur liegen. So wird die Elastizität der Gefäße gefördert, damit das Blut wieder ins Körperinnere wandert und diese Reaktion auch bei ungewollten Kälteeinflüssen, wie kaltem Wind und Zugluft, schneller abläuft. Ideal ist für einen Guss immer ein voller, weicher Wasserstrahl, im Zweifelsfall stellen Sie sich eine Gießkanne ins Badezimmer. Wenn das kühle Wasser auf die Haut trifft, hilft tiefes Ausatmen oder »Pferdeschnauben«. Überhaupt ist es bei jeder Wassertherapie wichtig, immer regelmäßig und bewusst zu atmen anstatt fälschlicherweise den Atem vor Schreck anzuhalten. Zu beachten ist, dass die Güsse immer an der rechten unteren Körperseite begonnen werden, und zwar zunächst außen, dann folgt die Innenseite und danach erst die linke Körperseite. Anschließend kommen der rechte und der linke Arm dran, jeweils bis zur Schulter, als nächstes werden Bauch und Oberkörper kreisförmig abgegossen und danach wird über die rechte und linke Schulter der gesamte Körper abgegossen, und zwar so, dass zwei Drittel des Wassers über Brust und Leib fließen, ein Drittel Wasser über den Rücken. Zum Schluss kühlen Sie das Gesicht. Eine zarte Körperrötung im Anschluss an den Guss ist erwünscht und verschwindet schnell wieder.

Wichtig ist, sich den Spruch von Sebastian Kneipp einzuprägen:

So kühl wie möglich, so warm wie nötig.

Nach einem erwärmenden Bad, das Sie sich gegönnt oder für Ihr Kind zubereitet haben in der Hoffnung schneller in den Schlaf zu finden, sollten Sie allerdings keinen kühlen Guss mehr anwenden.

*eine Ruhepause in besinnlicher Umgebung rundet den Genuss ab*

Im Anschluss an ein therapeutisches Aromabad ist es wichtig, eine Ruhezeit von mindestens 20 Minuten, besser 45 Minuten einzuplanen, damit sich der Körper erholen und entspannen kann. Genießen Sie diese Ruhepause ohne Fernseher, Zeitung oder Radio, versuchen Sie einfach die Seele baumeln zu lassen und sich schöne Erinnerungen an einen Urlaub oder an eine blühende Wiese ins Gedächtnis zu rufen. Der Organismus hat während des Bades anstrengende Reize erfahren. Durch die erhöhte Temperatur sind alle Atmungs- und Stoffwechselvorgänge sowie Entschlackungsprozesse schneller abgelaufen. Der Körper muss nun die verbrauchten Energien wieder aufbauen. Achten sie darauf, dass im Raum ausreichend frische Luft vorhanden ist, er angenehm temperiert ist und bei Bedarf, also im kalten Winter, das Bett vielleicht sogar mit einer Bettflasche vorgewärmt wurde.

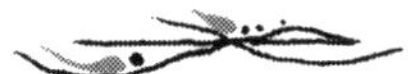

## Duft in der Sauna

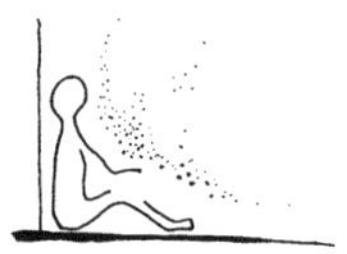

Eine schöne und wirksame Methode der Anwendung von ätherischen Ölen ist die Sauna. Dabei gibt es verschiedene Möglichkeiten, in den Genuss der hilfreichen Düfte zu kommen. Die bekannteste ist sicherlich der Saunaaufguss, weniger verbreitete Varianten sind die Saunaduft-Wasserschale oder der Duftsand.

Fast unbekannt, aber dennoch auch in der öffentlichen Sauna anwendbar, ist die Einölung vor oder in der Sauna.

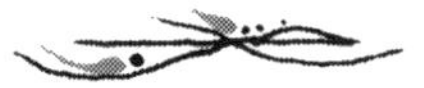

## Der Saunaaufguss

*ein Aufguss zum richtigen Zeitpunkt*

Je nach Saunagröße genügt es, für einen Aufguss zwischen fünf und zehn Tropfen ätherische Öle in die Wasserkelle zu geben. Allerdings muss beim Saunaaufguss einiges beachtet werden: Bei hohen Saunatemperaturen werden viele Wirksubstanzen der Öle sofort zerstört, da diese sehr hitzeempfindlich sind. Nur wenn Sie wie der Bademeister mit einem Handtuch die Luft verwirbeln, besteht die Möglichkeit, noch einiges an Wirkstoffen abzubekommen. Zudem muss Ihnen bewusst sein, dass der Aufguss ein schnelles Ansteigen der Luftfeuchtigkeit bewirkt und dies bei ungeübten Saunagängerinnen den Kreislauf belasten kann. Wird der Aufguss zu früh gemacht, täuscht der Dampf, der sich als Wasser auf der Hautoberfläche niederschlägt, einen falschen Schwitzprozess vor.

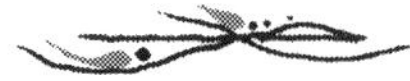

## Geeignete Öle für den Aufguss

Geeignet sind alle Kräuter- und Nadelholzdestillationen wie Myrte, Salbei, Pfefferminze, Eukalyptus, Rosmarin, Zirbelkiefer, Douglasfichte, Fichtennadel und Weißtanne. Ebenso die »Bewährten Aromamischungen« *Saunaöl*, *Erkältungsöl befreiend* und *wärmend*, *Raumduft Thymian-Zitrone*, aber auch *Wintertag*. Lesen Sie hierzu am besten die einzelnen Wirkungsbeschreibungen noch einmal nach.

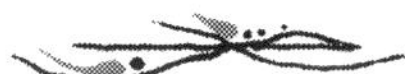

## Duftwasserschale bzw. Saunasand

*ätherische Öle steigern das Saunavergnügen*

Wenn Sie die Trockensauna bevorzugen, können die ätherischen Öle ebensogut wie bei einer Duftlampe in eine Wasserschale gegeben oder in eine Schale mit Sand gefüllt werden. Allerdings muss auch hier die Schale regelmäßig gereinigt werden bzw. der Sand vor jedem Saunagang erneuert werden, denn alte Ölreste könnten zusammen mit den neuen Ölen einen unerwünschten Geruch entwickeln oder gar eine ungewollte, unbekannte chemische Reaktion auslösen. Stellen Sie die Schale mit Wasser oder Sand und ca. sieben Tropfen ätherischem Öl wegen der Verbrennungsgefahr so auf, dass sich niemand daran stoßen kann, und am besten im unteren Sitzbereich, da hier nicht so hohe Temperaturen herrschen und das Öl eher seinen gewohnten Duft entfalten kann. Wenn Sie das heiße Saunieren lieben, empfiehlt es sich, die Schale unter die Sitzbank zu stellen, denn die dort herrschende Hitze wird bereits genügen. Bei sogenannten »Biotemperaturen« in der Sauna von etwa 60° C sollte die Duftschale etwas höher stehen oder hängen, damit das Öl wirklich »verduften« kann. Es gibt im Handel schöne getöpferte Schalen an Drahtseilen, die sich hervorragend dafür eignen, um sie in der privaten Sauna aufzuhängen, doch wie gesagt an einem Ort, an dem niemand daran anstoßen kann. Deshalb gefällt mir dieser Rat eines Freundes: Verwenden Sie einfach Sand und träufeln Sie Ihren Lieblingsduft drauf. Aber wer weiß, womöglich lassen sich unsere ätherischen Ölfirmen in naher Zukunft etwas ganz Neues und Schönes einfallen, um einen duften Saunagang zu ermöglichen.

*der richtige Standort bringt optimalen Duftgenuss*

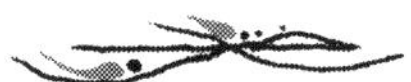

## Körperöl statt Aufguss

Wenn Sie in öffentlichen Saunen nicht auf die Wirkung der ätherischen Öle verzichten möchten oder es zu Hause testen wollen, so können Sie sich mit Ihrem ausgewählten Körperöl, z. B. *Kemptener-Öl* oder *Körperöl kräftigend*, oder mit drei bis fünf Tropfen der ätherischen Ölmischung *Saunaöl* (eventuell mit Aloe-Vera-Öl oder einem anderen Pflanzenöl vermischt) vor dem zweiten Saunagang den gesamten Körper einölen, denn dann ist die Haut optimal erwärmt und die Hautporen sind weit geöffnet. Dementsprechend kommt der Schwitzprozess schneller in Gang und der Körper nimmt die Öle besser und rascher auf, außerdem wird dadurch der Entschlackungsvorgang besser unterstützt. Um den Entgiftungsprozess zu fördern können Sie noch einen Tropfen Wacholderöl zu einer Mischung hinzufügen, aber nur dann, wenn Sie vor dem Saunagang ausreichend Flüssigkeit getrunken haben, denn ansonsten kann es zu unangenehmen Nierenschmerzen kommen.

*einölen statt aufgießen*

Verteilen Sie das Körperöl auf der nassen Hautoberfläche, lassen Sie es gut einziehen und gehen Sie zum Schwitzen. Am besten wäre es, sich in der Sauna die Hautoberfläche einzureiben, wenn der Schweißprozess einsetzt. Allerdings wird dies etwas schwierig zu handhaben sein, denn nackt fehlen uns die notwendigen Kitteltaschen und wenn das Öl vorher in die Sauna gestellt wird, verduftet es, bis wir endlich schwitzen. Die einzige Lösung ist, eine Flasche mit der erforderlichen Menge Körperöl gut verschlossen ganz unten am Boden abzustellen, da es dort meist am kühlsten ist.

*als »Honigbiene« in der Sauna*

Eine wundervolle Idee, die ich selbst bisher nur selten in die Tat umgesetzt habe, ist das Einreiben mit duftendem Honig. Auch dies sollte erst geschehen, wenn das Schwitzen beginnt. Nehmen Sie einen Esslöffel guten Imkerhonig, verrühren ihn mit etwa drei bis fünf Tropfen ätherischem *Saunaöl* und verteilen Sie dieses Gemisch auf der schweißfeuchten Haut. Es klebt wirklich nicht! Aber es ergibt eine wunderschöne Haut und unterstützt den Entgiftungsvorgang.

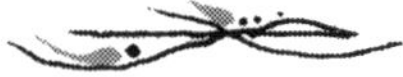

## Hinweise zum erfolgreichen Saunagang

*regelmässiges Saunieren stärkt das Immunsystem*

Saunieren gehört in den skandinavischen Ländern seit langem zum Familienritual. Bei uns in Deutschland scheint dieser gesundheitsfördernde Reinigungsprozess erst in den letzten Jahren so richtig Mode geworden zu sein. Doch wenn es denn tatsächlich eine gute, vorbeugende Maßnahme gibt, um gegen Krankheiten gefeit zu sein, dann scheint mir die Sauna die einzig richtige, denn der regelmäßige ein- oder zweimalige Saunagang pro Woche regt den gesamten Organismus dazu an, ein gutes Abwehrsystem aufzubauen. Das Herz-Kreislauf-System, der gesamte Stoffwechselprozess, das vegetative Nervensystem und unser Hormonsystem werden so regelmäßig trainiert. Dies geschieht in einer entspannten Körperhaltung, einer angenehmen Umgebung und lädt dazu ein, auch die Seele baumeln zu lassen. Saunavergnügen bedeutet also nicht unbedingt still in der Ecke zu sitzen und gequält vor sich hin zu schwitzen, aber auch nicht den neuesten Stand der Fußballergebnisse zu diskutieren und laut mit Unbekannten zu beratschlagen, welcher Trainer nun der bessere ist. Vielmehr geht es darum, die intime, ruhige Atmosphäre zu genießen und den anderen ein freundliches Wort zu gewähren ohne sie neugierig mit den Augen zu betätscheln.

Leider wird in vielen öffentlichen Saunen mit synthetischen Aufgüssen wie grüner Apfel oder Pfirsichduft Werbung für eine ungesunde Sache gemacht. Wenn sich in der Sauna aufgrund der Ganzkörpererwärmung die Hautporen gänzlich öffnen, dann wird nicht nur der Schweiß nach außen geleitet, sondern alle Duftmoleküle können ungehindert in den Organismus gelangen. Dies bedeutet, dass wir sämtliche Begleitstoffe dieser klebrig-künstlichen Aufgüsse aufnehmen. Nicht wissen möchte ich, was passiert, wenn diese Öle beim Aufguss zu heiß werden und wir möglicherweise unbekannten, wenn nicht gesundheitsschädlichen Wirkstoffen ausgesetzt sind. Verzweifelt nach Frischluft schnappen kann ich immer nur noch, wenn angebliche Eukalyptus- oder Pfefferminzaufgüsse gemacht werden, die derart stark duften, dass es sich nur um billige Alkoholauszüge oder künstliche Substanzen handeln kann. Es wäre schön, wenn in den öffentlichen Saunalandschaften endlich ein Umdenken stattfinden würde und für gesundheitsbewusste Menschen das Saunieren in entweder unbedufteten oder nur mit echten ätherischen Ölen bedufteten Saunen gewährleistet wäre. Helfen Sie mit, indem Sie bei den Bademeistern und Betreibergesellschaften einen gesunden und keinen schädlichen Saunagenuss verlangen. Bislang habe ich allerdings den Eindruck, ich bin noch allein auf weiter Flur mit meiner Kritik.

*Achtung: nicht in allen Aufgüssen sind gesunde Öle!*

## Schwangere und Kleinkinder in der Sauna?

Immer wieder taucht die Frage auf, ob schwangere Frauen und Kleinkinder auch Saunieren gehen können. Wenn eine Frau schon immer in die Sauna geht, so steht einem Saunagenuss in der Schwangerschaft nichts im Weg. Dagegen sollte eine Frau ihre ersten Erfahrungen mit der Saunahitze nicht unbedingt in der Schwangerschaft machen. Achten Sie auf Ihren Kreislauf und verlassen Sie die Sauna, wenn es unangenehm wird! Das beste ist, sich in der Schwangerschaft, wie auch sonst im Leben, auf die körpereigenen Signale zu verlassen und den Gefühlen zu gehorchen, so kann eigentlich nichts schief gehen. Oft erzählen Frauen, dass sie den Saunaraum schon nach zehn Minuten verlassen mussten. Der Vorteil einer Sauna ist wie auch im Nichtschwangeren-Zustand, dass das Herz- und Kreislaufsystem gefordert wird. Bei zunehmender Hitze und kurz vor dem Beginn des Schweißprozesses, dann also wenn das Gefühl aufkommt: »Ich halt es nicht mehr aus«, können Sie sich mit Atemübungen entspannen, was zum einen das Schwitzen schneller zulässt, zum anderen können Sie auf diese Weise gut

*Ihr Körper teilt Ihnen mit, wie lange ihm der Saunagang bekommt*

üben etwas durchzustehen. Wie bei der Wehenatmung kann auch in der Sauna ein bewusstes Bauchatmen über einen kritischen Moment hinweghelfen. Der Buchstabe A hilft beim Entspannen, das O, U und E beim Durchhalten und das I bei Kreislaufproblemen. Sollten Sie einen kräftigen Pulsschlag im Kopfbereich spüren, wählen sie den Buchstaben A, dann wird der Puls langsamer und Sie selbst ruhiger. Das laute Atmen, aus dem auch ein Singsang werden kann – ob melodisch oder eher ein Klagegesang, ist egal –, lässt sich auch für Nichtschwangere sehr gut anwenden, wenn Ängste oder Nöte in der Sauna entstehen, oder Sie sich nach langer Pause im Herbst erst wieder an die Hitze gewöhnen müssen. Ich weiß, in einer privaten Sauna ist das natürlich viel leichter zu verwirklichen, aber vielleicht trauen Sie sich mit Ihrer Freundin auch mal in einer öffentlichen Sauna so zum richtigen Schwitzen zu gelangen und »Mitsitzende« stimmen entweder ein oder denken sich eben ihren Teil. Wenn Sie als schwangere Frau in einer öffentlichen Sauna das Tönen üben wollen, sollten Sie das allerdings bei den anderen anwesenden Personen ankündigen, denn sonst müssen Sie damit rechnen, dass liebevolle Helfer Sie umgehend ins nächste Krankenhaus transportieren wollen oder eine Hebamme ausrufen lassen, da sie meinen »es geht los«. Aber vermutlich wird Ihr Problem eher sein, als »dickbauchige« Frau Beklemmungen zu bekommen, weil die unzähligen Blicke auf dem nackten, runden, strampligen Leib fast nicht zu ertragen sind. Also lassen Sie sich von Ihrer Freundin einladen in die Privatsauna, da schwitzt und tönt es sich in der Schwangerschaft ungenierter und freier.

*dickbauchig und singend tönen die Schwangeren*

In Finnland gehört das Saunabaden für Frauen während der gesamten Schwangerschaft zu einer der ältesten Traditionen. Der Direktor der Hebammen-Lehranstalt von Helsinki, Professor Soiva, hat bei einem internationalen Sauna-Kongress in den 1980er Jahren betont, dass noch niemals Nachteile für Mutter und Kind beobachtet worden seien, im Gegenteil: Untersuchungen ergaben, dass Saunabaden Wehenschmerzen verringert, die Geburtswege weich werden und somit kürzere Geburtszeiten erreicht werden können. Im Verlauf der Schwangerschaft wird durch die regelmäßigen, wöchentlichen Saunagänge Wasser aus dem Gewebe geschwemmt und so eine problematische Ödembildung vermieden. Durch das Schwitzen und den Rücktransport von Gewebswasser in den Blutkreislauf wird nicht

*die Finnen wachsen mit regelmäßigem Saunieren auf*

nur der Entschlackungsprozess bei der werdenden Mutter unterstützt, sondern es werden auch Abbauprodukte und Stoffwechselschlacken aus dem kindlichen Blutkreislauf entfernt. Des weiteren wird der Kreislauf gefördert und durch das intensive Gefäßtraining die Krampfaderbildung verhindert. In den finnischen Studien wurde weder eine vorzeitige Wehentätigkeit noch eine Frühgeburt beobachtet. Lediglich den Frauen mit einer Anämie wird in der Schwangerschaft vom Saunabesuch abgeraten.

*Alt und Jung gehen gerne gemeinsam schwitzen*

Kleinkinder können ab dem vierten Lebensjahr jederzeit mit in die Schwitzkabine. In Finnland gibt es allerdings keine untere und auch keine obere Altersbegrenzung, dort werden bereits Babys mit in den Schwitzraum genommen. Kleinkinder werden sich freiwillig auf die untere Bank setzen und dürfen den Raum verlassen, sobald sie möchten. Sollten die Kinder zu viele Witze machen oder ständig kichern müssen, so laden Sie sie auf die oberen Bänke ein, da wird es dann schon ruhig. Aber Kinder verhalten sich in der Sauna ohnehin so, wie ihnen die Erwachsenen mit ihrem Beispiel vorausgehen.

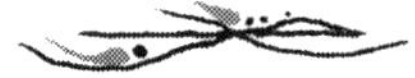

## Saunaregeln

*richtig gemacht wird der Kaltwasserguss zum Genuss*

Erwachsene sollten einen Saunagang nach fünfzehn Minuten beenden, sich danach in kühler Luft bewegen oder einen kalten Wasserguss gönnen. Dann dürfen sie ins Tauchbecken. Die anschließende Ruhepause sollte ebenfalls fünfzehn Minuten betragen. Beim Kaltwasserguss ist es sinnvoll – wie bei der Ganzkörperwaschung beschrieben (Seite 401 ff) –, die richtige Reihenfolge zu beachten um den Kreislauf zu unterstützen und nicht zu belasten. Also beginnt der Guss beim rechten Bein von unten außen hoch, über die Körperinnenseite nach unten, beim linken Bein in derselben Reihenfolge und dann weiter am rechten Arm außen hoch bis zur Schulter an der Innenseite nach unten und am linken Arm dasselbe, um dann den Bauch und Oberkörper kreisförmig abzukühlen und am Schluss den Nacken, Rücken und das Gesicht kalt abzugießen. Dieser Kaltwasserguss stimuliert die Gefäße und das vegetative Nervensystem und bereitet den Körper auf die kalte Jahreszeit vor. Auch schwangere Frauen sollten versuchen diesen Kaltwasserguss anzuwenden, damit die erhöhte Körpertemperatur abgekühlt wird. Den Bauch lassen viele Frauen dann aus, was gut verständlich ist. Es muss – ob schwanger oder nicht – ja auch nicht unbedingt extrem kaltes Wasser sein, aber auf alle Fälle sollte es so kühl wie möglich sein. Ein Muss ist auf jeden Fall das Abduschen nach einem Saunagang, denn die ausgeschwitzten Giftstoffe müssen abgewaschen werden.

*Sport wäre in der Saunapause wirklich Mord*

Die Ruhephase im Anschluss daran ist für den Körper sehr wichtig. Unterlassen Sie jede Art von Sport in der Erholungsphase, sondern suchen Sie einen ruhigen, stillen Ort um sich nun auch innerlich zu entspannen und restliche Stressfaktoren loszuwerden. Der Körper benötigt die Erholung um alle Kreislauffunktionen zu regenerieren und den in der Hitze angekurbelten Ausscheidungsprozess zu vollenden. Sportliche Betätigung (auch Schwimmen) nach einem Saunagang wäre, als ob ein Sportler unmittelbar nach einem Wettkampf sofort wieder trainieren würde. Auch wenn Sie ruhig auf der Sitzbank ausgeharrt haben, so hat der Körper trotzdem eine Hochleistung vollbracht und bedarf der Ruhe. Eine Massage können Sie dagegen als eine herrliche Unterstützung gerne annehmen. Am besten werden dabei entschlackende Öle verwendet, z. B. vier Tropfen *Saunaöl*, *Wintertag*, *Erkältungsöl wärmend* oder *befreiend* in einem Esslöffel fettem Pflanzenöl. Nach einem anstrengenden Tag eignen sich auch entspannende Öle, wie die »Bewährte Aromamischung« *Luftikus*, das *Körperöl entspannend*, eines der Babyöle, oder die stärkenden Öle wie *Körperöl kräftigend* sowie das *Kemptener-Öl*, um Verspannungsschmerzen zu lösen oder die Durchblutung zu fördern. Oder Sie verwenden Ihr Lieblingsöl und lassen sich verwöhnen. Auch wenn Ihnen zu Hause kein professioneller Masseur zur Verfügung steht, so hilft jede liebevolle Massage genauso, denn das Körpersignal »Wohlgefühl« teilt Ihnen mit, dass die massierenden Hände Gutes tun. Aber teilen Sie dies auch den massierenden Händen mit, sonst haben diese womöglich beim nächsten Saunagang keine Lust mehr. Ein Lob tut wirklich gut und ist Gold wert, auch wenn mancherorts der Spruch gilt: »Nicht getadelt ist auch gelobt.«

*eine Massage in der Ruhepause verstärkt den Erholungswert*

Regelmäßige Saunagänge sollten nicht erst in der Schwangerschaft und nicht im hohen Alter gestartet werden, sondern in jungen Jahren und nur in gesundem Zustand. Herz- und Kreislaufkranke sollten immer ihren Arzt vorher um Rat fragen. Bei der Veranlagung zu Krampfadern wird leider häufig vom Saunabaden abgeraten, was nicht notwendig ist. Sie sollten lediglich Folgendes beachten: Die Beine sollen nicht nach unten baumeln, vielmehr sollen sich die Füße möglichst auf gleichen Höhe befinden wie der Po, und die anschließenden Kaltwassergüsse müssen richtig und regelmäßig angewendet werden. In der Ruhephase sollen die Beine hochgelegt werden, langsame Bewegung an frischer Luft ist ebenfalls erlaubt. Regelmäßiges Saunieren kann sogar zu einem Verbesserungszustand aller Gefäße führen, doch wie gesagt, nicht erst im hohen Alter beginnen und immer das eigene Körpergefühl beachten. Sie spüren genau, was Ihnen gut tut. Achten Sie auf sich und Ihre innere Stimme und geben Sie Ihren Wünschen und Bedürfnissen nach.

*Saunieren bringt selbst gestauten Venen Besserung*

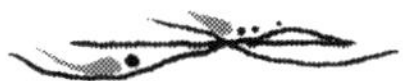

## Verzicht auf das Saunabad

Auf den Saunagang verzichten müssen Sie immer dann, wenn akute Entzündungsprozesse in Ihrem Körper ablaufen, sowie bei Herz- und Kreislauferkrankungen, Epilepsie, Krebserkrankungen und nicht ausgeheilter Lungentuberkulose. Am besten richten Sie sich nach dem treffenden Satz der Ärzte und Autoren Ilse und Werner Fritzsche: »Wer ins Bett gehört, darf nicht in die Sauna.« Im Zweifelsfall sollten Sie eine Ärztin oder eine Therapeutin zuziehen, die Erfahrung mit Wassertherapien hat. Ob Männer, die einen Kinderwunsch haben, auf einen Saunagang verzichten sollten, wie manche behaupten, bezweifle ich, denn die erhöhte Körpertemperatur im Genitalbereich hält nur ganz kurz an und wird in der Abkühlphase schnell wieder gesenkt. Vermutlich ist die Stimulation des Körpers insgesamt vorteilhafter als die Temperaturerhöhung der Hoden. Außerdem müsste dann auch die Rate der zeugungsunfähigen Männer in Finnland weitaus höher sein als bei uns in Deutschland. Doch apropos Hitzestau im Genitalbereich: Bei den Babys sollte wirklich die neue Erkenntnis ernst genommen werden, dass es den Buben in den Höschenwindeln zu heiß wird und dies offensichtlich negative Auswirkungen auf die spätere Zeugungsfähigkeit hat. Stoffwindeln sind zwar nicht so auslaufsicher, aber gesund temperiert.

*gesunde Menschen genießen das Saunabaden, Kranke hüten besser das Bett*

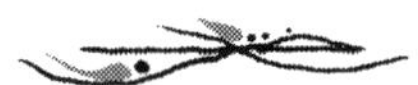

# Waschungen mit ätherischen Ölen

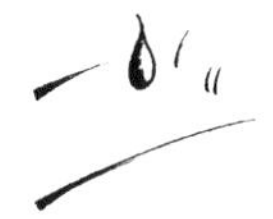

Eine Waschung mit ätherischen Ölen kann vor allem bei kranken Menschen angewendet werden, die das Bett nicht oder nur kurz verlassen dürfen. Aber auch im gesunden Zustand ist es sinnvoll, sich öfter einmal einer kurmäßigen Ganzkörperwaschung mit einem Leinenwaschlappen zu unterziehen, statt einfach schnell unter die Dusche zu springen. Es wird ein milder Reiz auf die Haut ausgeübt, der das Immunsystem stärkt, die Herz-Kreislauf-Funktionen anregt und das vegetative Nervensystem harmonisiert. Vielleicht werden Sie auf diesem Weg von Ihrer Kreislaufschwäche, Abgeschlagenheit und Müdigkeit oder Ihren Einschlafproblemen wieder befreit. Insbesondere Menschen, die keine Gelegenheit haben, regelmäßig in die Sauna zu gehen oder diese nicht mögen, sollten sich im Spätherbst häufig eine Ganzkörperwaschung gönnen.

*Omas Waschlappen hat Tradition*

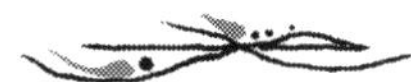

## Dosierung und Emulgatoren

Auch hier muss das entsprechende ätherische Öl mit einem Emulgator vermischt werden, ehe es ins Waschwasser gegeben werden kann. Meist genügen ein oder zwei Tropfen eines ätherischen Öls.

Bei der Waschung von kranken Kindern reicht ein Tropfen völlig, bei Erwachsenen können maximal fünf Tropfen ätherisches Öl verwendet werden. Nehmen Sie eines der »Bewährten Aromabäder«, wie etwa das *Entspannungsbad* für eine abendliche Waschung oder das *Thymian-Myrte-Bad* für bettlägerige Patienten um deren Atemwege anzuregen, so genügt ein Teelöffel für die Waschschüssel.

*Waschungen bei Kranken ist eine duftende Pflegetherapie*

Von den reinen ätherischen Ölen eignen sich für die Krankenwaschungen vor allem leicht flüchtige bzw. dünnflüssige Öle aus Kräuterdestillation wie z. B Lavendel, Rosmarin, Palmarosa, Pfefferminze und Rosengeranie.

Die »Bewährten Aromamischungen« empfehlen sich je nach Indikation, beispielsweise *Luftikus*, wenn eine entspannende Wirkung gewünscht ist, *Geborgenheit* oder *Sprachlos* bei einsamen Menschen, die Erkältungsmischungen für Grippekranke oder zur Anregung der Atmung. Um das geeignete Öl zu finden schauen Sie am besten im Register für Anwendungsbereiche nach (ab Seite 429).

*Fiebernde freuen sich über eine Waschung mit Ölen*

Ätherische Öle oder Mischungen daraus lösen Sie am schnellsten in wenig Seife im Wasser. In der Kranken- und Altenpflege kann die Seife des Patienten benutzt werden, am besten ist natürlich eine Neutral- oder Pflanzenseife. Geben Sie etwas Seife in die Hand, träufeln Sie das ätherische Öl hinzu und verrühren Sie das Ganze im Wasser. Möglich ist es auch, die Öle mit einem Teelöffel Essig zu vermischen, was insbesondere bei fiebernden Menschen oder an heißen Sommertagen eine angenehme Wirkung hat, da der Verdunstungseffekt gesteigert und gleichzeitig der Säureschutzmantel der Haut unterstützt wird.

*Muttermilch – ein natürlicher Emulgator*

Ein halber Teelöffel Salz oder ein knapper Teelöffel Honig erfüllt seinen Zweck als Emulgator ebenso wie ein Esslöffel Vollmilch, stillende Mütter verwenden gerne etwas Muttermilch. Alle natürlichen Emulgatoren sorgen zudem für eine gesunde Hautpflege. Sollte ein Körperöl verwendet werden, kann es mit einem Esslöffel Honig, Vollmilch oder Sahne vermischt ins Wasser gegeben werden. So wird die Haut ebenfalls gut gepflegt. Eine Ganzkörpereinölung wäre für den Kranken sicherlich noch schöner, aber mangels Zeit ist die Waschung mit einem Körperöl sicher eine Alternative.

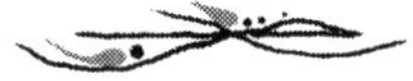

## Voraussetzungen für ein gutes Gelingen

*Regeln für eine erholsame Waschung*

Ob als vorbeugende Maßnahme oder zur Therapie, eine Ganzkörperwaschung sollte immer in einem warmen, gut gelüfteten Raum und auf einem gut erwärmten Körper durchgeführt werden. Das Wasser darf kühl sein bzw. sollte 1° C oder 2° C unter der Körpertemperatur liegen. Die Haut darf bei der Waschung nur leicht feucht werden und der Körper muss danach durch Bewegung oder erneute Bettruhe wieder erwärmt werden. Also nicht schimpfen, wenn die Nachtschwester im Krankenhaus morgens um fünf Uhr zum Waschen kommt, denn mit der Waschung werden ausgeschwitzte Giftstoffe entfernt, der Körper wird gestärkt und ein kurzes Schläfchen bis zum Frühstück schafft echte Erholung.

Vergessen Sie als Pflegeperson niemals die Nase der Patientin zu fragen, ob der verwendete Duft auch ihr gefällt. Beachtet werden sollte außerdem, dass mit der richtigen Handführung bzw. einer bewussten, von oben nach unten oder unten nach oben ausgeführten

Waschung der Patient mobilisiert bzw. beruhigt werden kann. Wenn Sie mit dem Waschlappen körperabwärts waschen, nehmen Sie dem Menschen überschüssige Energie, er wird entspannter und ruhiger werden. Führen Sie dagegen die Waschung zum Herz, also körperaufwärts durch, so wird der Patient wacher und munterer werden, weil Sie ihm Energie zuführen. Insbesondere bei bettlägerigen Patienten sollten solche »Kleinigkeiten« immer bedacht werden. Aber auch bei hohem oder niederem Blutdruck ist es ratsam, darauf zu achten, mit welcher Handbewegung wir uns beim Waschen oder Einölen Kraft zuführen oder zu reichlichen Druck ausstreifen können. Sie kennen bestimmt den Satz: »Eine Katze, die schnurren soll, darf nicht gegen die Fellrichtung gestreichelt werden.« Möchten Sie jedoch sehen, wie dick ihr Fell ist und wie schnell sie wach wird, so dürfen sie einmal gegen die Fellrichtung streichen – aber aufgepasst: Manche Tiere werden dann recht böse. Um Ihre Lieben also abends zu beruhigen oder zu entspannen streichen Sie Ihnen sanft mit der Hand den Rücken hinunter, und morgens werden Sie vielleicht mit einer rückenaufwärts streifenden Hand geweckt. War es allerdings wieder nur der Wecker, der sie geweckt hat, dann nehmen Sie eben ihre angefeuchteten Hände oder einen feuchten Waschlappen, geben ein bis zwei Tropfen Rosmarinöl darauf und streichen sich die Beine und Arme selber nach oben wach. Wie bereits mehrfach beschrieben, müssen Sie auch hier korrekterweise immer zuerst die Körperaußenseite, dann die Innenseite waschen.

*mit den richtigen Handbewegungen wird eine Waschung zur Therapie*

Generell kann gesagt werden, dass Oberkörperwaschungen eher anregend wirken, Unterkörperwaschungen dagegen eher beruhigend. Kinder lassen sich übrigens meist nur zu Teilwaschungen der Arme überreden. Nach der Waschung sollte immer ein wohliges Körpergefühl entstehen.

Eine sehr hilfreiche Waschung, die die Allgäuer Gesundheitsberaterin Ursula Uhlemayr zur Stärkung der Abwehrkräfte bei wiederkehrenden Hals- und auch bei Hauterkrankungen empfiehlt, ist die Salzwaschung. Geben Sie in einen halben Liter Wasser ein bis zwei Esslöffel Salz – ich empfehle zusätzlich noch je nach Alter drei bis sieben Tropfen *Erkältungsöl wärmend* oder ein bis drei Tropfen Angelikaöl oder zwei Teelöffel vom *Thymian-Myrte-Bad* – und verrühren Sie das Salz solange, bis es sich aufgelöst hat. Waschen Sie sich damit täglich, am besten abends, Ihren Hals, den Dekolleté-

*eine duftende Salzwaschung stärkt das Immunsystem*

und Brustbereich bis zu den Schultern einschließlich dem oberen Armabschnitt kräftig ab, bis sich die Haut rötet. Anschließend trocknen Sie sich nicht ab, sondern legen sich mit einem Seidentuch umhüllt ins Bett. Bei den ersten Anwendungen werden Sie eher warmes Wasser wählen, sollten sich aber im Laufe der Tage auf eine Wassertemperatur von etwa 10° C umstellen. Am Morgen empfehle ich zusätzlich eine Einölung auf die nasse Haut mit dem *Thymian-Angelika-Öl*. Vielleicht reduzieren sich auf diese Weise häufig wiederkehrende Halserkrankungen auf ein sporadisch auftauchendes leichtes Kratzen im Hals.

*Wickelkurse für ein gesundes Leben*

Um das richtige Waschen zu lernen, besuchen Sie am besten »Wickelkurse«, in denen Sie alles über Heilwickel und Waschungen erfahren. Empfehlenswert sind auch Bücher zum Thema Wasseranwendungen nach Pfarrer Kneipp.

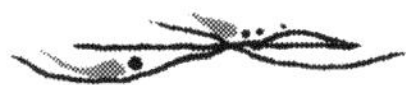

# Gesunde Wickel und Auflagen

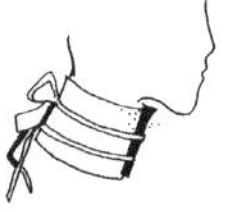

Eine sehr hilfreiche und heilsame Anwendung insbesondere bei Erkältungskrankheiten sind Wickel und Auflagen, deren Wirkung sich mit ätherischen Ölen ergänzen und verstärken lässt. Die leider häufig in Vergessenheit geratene alte Methode unserer Großmütter sollte zum Wohl von kranken Menschen wieder stärker belebt werden. Doch erfreulicherweise werden allerorts von Gesundheitsberaterinnen und Krankenschwestern immer häufiger Kurse zum Thema Wickel und Auflagen angeboten. Ich möchte hier nur Anregungen und kurze Informationen zu diesem umfangreichen Thema geben und Sie damit ermuntern selbst einmal einen wohltuenden Wickel anzulegen. Bitte lesen Sie Details zu den Anwendungen und Wirkungen, die Sie hier nicht finden, in entsprechenden Büchern nach.

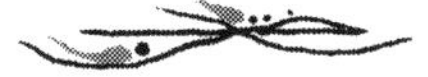

## Voraussetzungen für erfolgreiche Wickel

Das erforderliche Material sollte immer griffbereit vorhanden sein. Mit den praktischen fertigen Wickelsets von Ursula Uhlemayr haben Sie stets alles parat. Diese erhalten sie in der Bahnhof-Apotheke, ähnliche Sets gibt es auch in Naturkostläden und im Gesundheitsversandhandel. Bei Kindern werden meistens alle Arten von Wickeln angewendet, Erwachsene sollten sie ebenfalls häufiger in Anspruch nehmen, denn eigentlich heißt Kindererziehung ja auch Vorleben. Wenn also der Papa seine »Auszeit« mit einem Bauchwickel auf dem Sofa genießt, dann wird die kleine Tochter dies beim nächsten Bauchweh sicher auch gerne haben. Bei der Zubereitung und dem Anlegen eines Wickels legen Sie nämlich nicht einfach nur Zwiebel, Kartoffel, Zitrone, Heilerde oder Quark auf, sondern packen noch eine ganze Menge unbezahlbare Liebe mit hinzu. Diese Hausmittel helfen eben gerade deshalb so gut, weil »die Mama sie extra für mich zubereitet« hat. Sich mit einem Ohrenwickel, Halswickel, Bauchwickel, Wadenwickel oder »nassen Socken« ausklinken, die Ruhe genießen, entspannender Musik oder einer Lieblingsgeschichte lauschen regt dann wirklich den körpereigenen Selbstheilungsmechanismus an. Es gibt nichts Schöneres, als sich zum kranken Kind zu setzen und nach dem Erzählen einer Geschichte ganz nebenbei noch Informationen aus dem Kindergarten oder der Schule zu erfahren. Auf diese Weise klärt sich dann so manches Bauch- oder Kopfweh von allein, denn häufig spiegelt sich Kummer oder Überanstrengung in körperlichen Beschwerden wider. Nehmen Sie sich deshalb immer wieder die Zeit und hören Sie genau hin, was Ihr krankes Kind oder Ihr Partner Ihnen mitteilen möchten. Lassen aber auch Sie als Heilerin und Seelentrösterin die Familie Ihre Sorgen und Nöte immer rechtzeitig wissen, damit Sie nicht am Ende unter Migräne oder Magen-Darm-Störungen leiden müssen, weil Ihre eigenen Probleme unverdaut geblieben sind. Sollte es dennoch wieder einmal zu körperlichen Beschwerden kommen, wünsche ich Ihnen eine liebe Person, die Ihre Seele und Ihren Körper mit einem wohltuenden Wickel versorgt. Bestimmt dürfen Sie sich noch eine Lieblingssuppe und Ihre Lieblingsmusik wünschen. Auch Erwachsene brauchen eben Liebe, nur fordern sie die erwünschte Zuwendung häufig zu spät oder gar nicht ein. Also vergessen Sie nicht ein heilendes Bussi auf die Backe von Groß und Klein, wenn der Wickel sitzt und der Körper, in die Decke eingekuschelt, schwitzen und entgiften darf, während die Seele baumelt.

*fertige Wickelsets machen Wickeln zum duften Kinderspiel*

*mit Liebe wickelt es sich noch besser*

Es kann allerdings auch vorkommen, dass Kinder ebenso wie Erwachsene sich über die »stinkenden« Wickel beschweren. Dann sollte beispielsweise bei einem Zwiebelwickel etwas weniger vom Gemüse verwendet werden. Oder Sie greifen auf die wohlriechenden ätherischen Öle zurück, entweder in Kombination mit Zwiebeln, Kartoffeln, Kraut- oder Bienenwachswickeln, oder zusammen mit kalten oder warmen feuchten Wickeln.

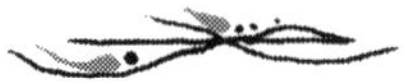

## Anwendung und Wirkung eines Wickels

*die optimale Temperatur und das richtige Zubehör erhöhen die Wirkung eines Wickels*

Wird ein Hals- oder Brustwickel erforderlich, können Sie den entsprechenden Körperteil zuerst mit *Thymian-Angelika-Öl*, *Engelwurzbalsam* oder *Thymian-Myrte-Balsam* einreiben und dann ein gut ausgewrungenes kaltes bis temperiertes Leinentuch auflegen, das mit einem trockenen Baumwolltuch und anschließend mit einem warmen trockenen Außentuch befestigt wird. Anstatt einer Einreibung mit Balsam oder Öl können Sie das Leinentuch auch in ein Glas kühles Wasser eintauchen, dem Sie eine kräftige Prise *Thymian-Myrte-Bad* hinzugefügt haben, und es dann ebenfalls gut ausgedrückt als Wickel anlegen. Vor allem bei quälendem Husten und Bronchitis habe ich gute Erfahrungen gemacht mit dem Einreiben des von mir gern als »Hustenbalsam« bezeichneten *Thymian-Myrte-Balsams*, dem Auflegen eines Bienenwachswickels und dem abschließenden Abdecken mit Heilwolle. Dieser Wickel wird am besten mit einem gut sitzenden Unterhemd oder T-Shirt fixiert und darf für ein- bis zwei Stunden einwirken. Bei festsitzendem Husten dagegen ziehe ich einen Zwiebelwickel dem mit Bienenwachs vor, denn Zwiebel löst den Schleim am schnellsten. Dazu wird eine Zwiebelknolle kleingeschnitten, in Gaze eingeschlagen und auf dem Deckel eines mit Wasser kochenden Topfes oder im Kachelofen erwärmt. Bitte achten Sie darauf, dass die Temperatur für die kranke Person verträglich ist. Die meisten Kinder und Erwachsenen mögen die Zwiebel nur leicht erwärmt, denn die Heilwolle und die Bettwärme erzeugen ausreichend Temperatur. Auf die Zwiebel oder das Gazetuch können dann nach dem Erwärmen noch ein bis fünf Tropfen ätherisches Öl des Lavendel extra geträufelt werden. Wie immer gilt auch hier: Je jünger die zu behandelnde Person, desto weniger ätherisches Öl wird verwendet. Je nach Wohlbefinden genügt meist eine halbe bis maximal eine Stunde Einwirkungszeit.

## Die richtige Temperatur

Ob kalter oder warmer Wickel, richtet sich immer nach den Bedürfnissen des Erkrankten. Bei akuten Beschwerden wie Entzündungen und Fieber wird meist ein Wärme entziehender Wickel bevorzugt. Die Wassertemperatur für einen feuchten Wickel sollte bei Kindern etwa 1° C bis 3° C unter der Körpertemperatur liegen, bei Erwachsenen dürfen es etwa 10° C weniger sein. Wichtig ist dabei, dass das Wickeltuch gut nass ist, aber nicht mehr tropft. Denken Sie daran, dass starke Reize dem Körper mehr schaden als nutzen. Sobald kühle Anwendungen länger als eine Stunde auf der Haut bleiben, wirken sie Wärme erzeugend, beruhigend und schlaffördernd.

*nasse Wickel dürfen nicht tropfen*

Feuchte warme Wickel wirken weitaus intensiver als warme trockene Auflagen, sie müssen möglichst schnell aufgelegt werden, dürfen aber auf keinen Fall zu heiß sein. Warme Wickel wirken durchblutungsfördernd und werden zur Entspannung bei Muskelkrämpfen, Periodenbeschwerden oder Verspannungen angewendet.

Wickel mit Zusätzen aus der Küche sollten mindestens raumtemperiert oder besser körperwarm angelegt werden. Also den Quark, die Zwiebel und die Kohlblätter nicht direkt aus dem Kühlschrank verwenden, sondern am besten auf einem umgedrehten Kochtopfdeckel über heißem Wasser, der Heizung, auf dem Kachelofen oder zwischen zwei Bettflaschen leicht erwärmen.

Mit all diesen Kneipp'schen Anwendungen wird – wie schon bei den Waschungen und beim Saunabad beschrieben – das Abwehrsystem gestärkt, die Herz-Kreislauffunktion unterstützt und der Entgiftungsmechanismus angeregt. Auch bei Wickeln und Auflagen ist es wichtig für eine angenehme Umgebung mit Ruhe und frischer Luft zu sorgen, die Blase sollte leer und der Magen nicht zu voll sein, außerdem sollte immer ausreichend zu trinken in Reichweite stehen. Lassen Sie insbesondere Kinder nicht allein und achten Sie auf die Reaktionen. Bei Unwohlsein entfernen Sie die Auflagen. Ob ein Wickel wiederholt werden muss, wird zum einen von der Krankheitssituation, zum anderen von der behandelten Person selbst bestimmt, die meist spürt, was gut tut.

*Pfarrer Kneipp hat sein Wissen an uns weitergegeben*

## Ätherische Öle und Wickel

*Wickelauflagen verstärken die Wirkung von ätherischen Ölen*

Auch hier gilt der Grundsatz: Weniger ist mehr! Durch die vielen Wickelschichten kann das ätherische Öl nicht so leicht nach außen abdunsten und wirkt nachhaltig und lange über die Haut ein. Reine ätherische Öle müssen immer mit einem Emulgator vermischt werden wie Essig oder fettem Öl, bei feuchten Wickeln idealerweise mit Salzwasser (ein Teelöffel Salz auf ein Liter Wasser). Je nach Alter und Sensibilität werden ein bis sieben Tropfen eines Öls verwendet, oder Sie ölen die betroffene Körperstelle mit einem geeigneten Körperöl aus den »Bewährten Aromamischungen« ein und legen dann den Wickel auf. Heilerde eignet sich ebenfalls gut zum Vermischen mit wenigen Tropfen eines ätherischen Öls, z. B. werden bei Verbrennungen oder Insektenstichen je nach Körperfläche ein bis fünf Tropfen Lavendel extra, *Rose-Teebaum-Essenz* oder Teebaumöl in die erforderliche Menge Heilerde eingerührt. Quark ist ein hervorragendes Heilmittel bei allen entzündlichen Prozessen, wie z. B. bei einer Brust- oder Venenentzündung. Vermischen Sie der Körperoberfläche genügend einen Esslöffel Quark mit einem bis maximal zwei Tropfen ätherischem Öl oder der entsprechenden Menge einer geeigneten fetten Ölmischung. Der Quark bzw. die Heilerde werden auf ein Baumwoll- oder Leinentuch aufgebracht oder in eine Kompresse verpackt und aufgelegt.

*gesunde Wickel heilen Leib und Seele*

Krankenschwestern berichten bei Kindern von guten Erfolgen mit Wickeln, sie schlafen länger, ruhiger und schmerzfreier. Auch auf Erwachsenenstationen und in Pflegeheimen nimmt sich das Personal wieder Zeit und legt Patienten mit Verdauungsstörungen einen Wickel an, denn die Personen fühlen sich dann wirklich an Leib und Seele betreut, die Wickel wirken effektiv auf natürliche Weise. Mit dieser zwar zeitaufwendigeren aber patientenorientierten Methode könnte auf die Dauer ganz gewiss Geld eingespart werden, da keine medikamentösen Langzeitschäden und Spätfolgen zu betreuen sind.

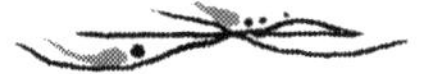

## Kompressen und Wundauflagen

Zur Wundbehandlung sowie bei Verbrennungen, Insektenstichen, Prellungen, Verrenkungen und Verspannungen empfiehlt es sich das entsprechende ätherische Öl oder die »Bewährte Aromamischung«

auf eine sterile, befeuchtete Wundkompresse aufzuträufeln. Bei akuten Beschwerden und Schmerzen können Sie die Wundauflage in kurzen Abständen, etwa stündlich, wiederholen, bei Behandlungen über einen längeren Zeitraum zweimal am Tag neu auflegen. Bei allen Wundbehandlungen ist es notwendig, Fachauskünfte einzuholen bzw. einen Arzt hinzuzuziehen.

*die Schmerzintensität vermittelt die Häufigkeit der Anwendung*

Im Klinikbereich kann jedes geeignete ätherische Öl in die üblichen Wundspülungen, Wundauflagen oder Salben eingearbeitet werden. Die *Rose-Teebaum-Essenz* kann auch auf luftdurchlässige Wundauflagen und -kompressen aufgeträufelt werden, anfangs in kurzen Abständen, später zweimal täglich. Auch hier sollte je nach Wundfläche die Menge von ein bis zu fünf Tropfen ätherischem Öl nicht überschritten werden.

Bitte beachten Sie, dass sich lediglich frische Öle wie Lavendel extra und Teebaumöl kurzfristig für pure Anwendungen eignen. Alle anderen Öle, auch die beiden genannten, müssen bei Langzeitanwendungen, etwa ab dem zweiten, spätestens dem dritten Behandlungstag mit einem fetten Öl vermischt oder in Salben eingearbeitet werden, denn auf die Dauer werden auch diese hautverträglichen Öle zu einer Reizung führen. Sobald sich wieder eine neue Haut über der Wunde bildet, kann dann mit einem fetten Pflanzenöl, wie z. B. Johanniskrautöl, die Heilung unterstützt werden. Lesen Sie bitte dazu im Kapitel 2 den Abschnitt »Kurzbeschreibung einzelner Pflanzenöle« (ab Seite 50) und im Register »Anwendungsbereiche« (ab Seite 429) nach.

*die pure Anwendung von ätherischen Ölen darf nur kurze Zeit erfolgen*

# Naturparfüms aus ätherischen Ölen

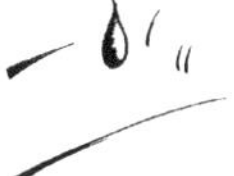

So wie mit ätherischen Ölen Körper- und Massageöle, Bäder, Wickel und Duftwasser hergestellt werden können, so lassen sich auch wertvolle Naturparfüms mischen. Diese sind frei von Konservierungsmitteln und können vollständig verstoffwechselt werden. Am besten besorgen Sie sich Parfümrollstifte im Fachhandel oder verwenden 5 ml-Braunglasflaschen mit einem Fettöltropfer. Als Grundlage zur Verdünnung der ätherischen Öle eignet sich Jojobawachs.

Sie können jedes ätherische Öl benutzen, um Ihren Lieblingsduft zu zaubern. Wie immer gilt auch hier wieder die Grundregel: Weniger ist mehr, und je intensiver und kostbarer ein Duft, desto weniger Tropfen werden verwendet. Bei den teuren Blütenölen genügen erfahrungsgemäß zwei bis drei Tropfen für 5 ml Parfüm. Meistens werden 5 – 10 % ige Mischungen, also etwa fünf bis zwanzig Tropfen eines ätherischen Öls mit Jojobawachs verschüttelt. Sie sollten natürlich auch bei Parfüms, wie im Abschnitt »Mischen von Einzelölen« im vorhergehenden Kapitel (Seite 355) beschrieben, stets Ihre Nase entscheiden lassen, welche Öle Sie mischen möchten. Danach muss die Duftnote vierzehn Tage, besser sogar vier Wochen reifen. Von einem Duftparfüm wird immer nur ein Tropfen hinter dem Ohr, in der Brustfalte, im Pulsbereich am Handgelenk oder in der Armbeuge aufgetragen.

*Naturparfüms müssen reifen*

## Naturparfüms als Therapeutikum

Duftparfüm, egal, ob es speziell zubereitet wurde oder ob es sich um eine »Bewährte Aromamischung« handelt, eignet sich bestens zur Aromatherapie, vor allem bei Behandlungen, die häufiger am Tag angewendet werden wollen, da die Person vermehrte Duftinformationen benötigt, wie z. B. bei psychischen Problemen. In diesem Fall erfolgt die nächste Anwendung oftmals im Abstand von ein bis zwei Stunden. Meist kann dann innerhalb von zwei oder drei Tagen auf längere Behandlungsabstände übergegangen werden. Solche intensiven Aromabehandlungen sollten nur unter Aufsicht einer aromatherapeutisch erfahrenen Fachfrau (oder eines Fachmanns) erfolgen. Menschen, die auch sonst ihrer Intuition folgen, können sie allerdings ebenso in Eigenregie anwenden. Die Dauer der Behandlung richtet sich individuell nach den einzelnen Bedürfnissen und den zu behandelnden Themen. Eine prämenstruelle Stimmungsschwankung wird sich mit einer zwei- oder dreimaligen Anwendung in kurzen Abständen bald wieder klären, während die Trauerarbeit beim Abschied von einem geliebten Menschen bestimmt über Wochen täglich eine einmalige oder zweimalige Duftparfümanwendung benötigt, gar über Monate hinweg immer wieder eine spontane Benutzung als hilfreich empfunden werden kann.

*die Intuition ist eine weibliche Therapieform*

Naturparfümmischungen eignen sich zudem gut zur Therapie im Reflexzonenbereich, indem das Parfüm auf die entsprechende Reflexzone aufgetragen bzw. einmassiert wird. Solche Anwendungen sollten aber nur von einer erfahrenen Therapeutin oder unter deren Anleitung durchgeführt werden. Die Aromareflextherapie ist eine relativ neue Methode, die sich in nächster Zeit sicher etablieren wird, bei der aber noch Erfahrungsaustausch nötig ist.

Duftparfüms sind in der Regel etwa zwei bis drei Jahre haltbar, können sich aber in ihrem Duft stark verändern. Deshalb sollten Sie bei der Verwendung von Basisnoten und Fixativen vorsichtig sein, denn gerade diese Noten werden in der Mischung dominant. Auch bei der Verwendung von Fruchtölen muss mit Bedacht vorgegangen werden, da diese bekanntermaßen Hautreizungen hervorrufen können. Um bei der Auswahl der ätherischen Öle auf Nummer Sicher zu gehen, sollten Sie im Kapitel 3 noch einmal über »Ätherische Öle und ihre Wirkungen« nachlesen (Seite 75–227).

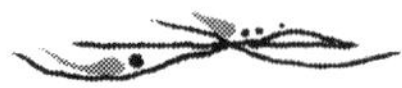

## Duftwasser und Raumspray

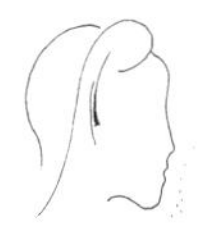

Duftwässer können aus einer Mischung von Wasser, Alkohol und ätherischen Ölen selbst hergestellt werden. Oder, wie im Kapitel »Hydrolate« (siehe S. 34–44) beschrieben, bieten sich Hydrolate pur schon als herrliche Duftwässer an. Um ihren Duft zu intensivieren oder eine bestimmte Wirkung zu erzielen können dann auch noch geeignete ätherische Öle zugefügt werden. So eignet sich als Zusatz beispielsweise immer das jeweilige ätherische Öl, bei dessen Destillation das Hydrolat entstanden ist. Idealerweise werden etwa zehn bis maximal dreißig Tropfen ätherisches Öl mit 100 ml Hydrolat verschüttelt und die Mischung vor jeder Benutzung sicherheitshalber noch einmal kurz durchgeschüttelt, da sich das ätherische Öl oben auf dem Hydrolat absetzen kann. Es bietet sich an, Sprühaufsätze auf die Flaschen zu schrauben um eine gute und sparsame Verteilung zu erreichen. Bis zur Anwendung sollte das Duftwasser noch einige Tage, besser Wochen, reifen dürfen.

*Hydrolate sind fertige Duftwässer*

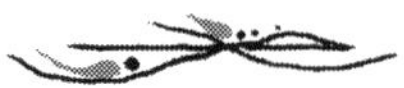

## Herstellung eines Duftwassers

Sollten Sie kein geeignetes Hydrolat zur Hand haben, so können Sie auch ein Duftwasser ohne echtes Destillationswasser herstellen, indem Sie zwei Dritteln kohlensäurefreiem Mineralwasser oder destilliertem Wasser (Aqua dest.) ein Drittel Weingeist (30 % Alkoholgehalt) zufügen und in diese noch hautverträgliche Lösung die ätherischen Öle geben. Der Alkoholanteil in einem Duftwasser sollte nicht höher als 15 % sein, wenn es für die Verwendung auf der Haut gedacht ist. Ideal wäre es, die ätherischen Öle zuerst in den Alkohol zu mischen, dann das Wasser zu ergänzen und alles gut zu vermischen, dabei entsteht allerdings meist eine trübe Flüssigkeit.

*je geringer der Alkoholgehalt, desto hautfreundlicher das Duftwasser*

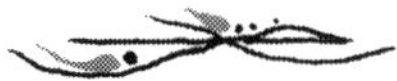

## Verwendung von Duftwasser

Über die Anwendung von Hydrolaten lesen Sie am besten noch auf Seite 34 nach. Ein Hydrolat wird, ob mit oder ohne Zusatz eines ätherischen Öls, nach Bedarf eingesetzt, meist ein oder zweimal täglich. Bei Säuglingen oder pflegebedürftigen inkontinenten Personen bietet sich die Benutzung im Windelbereich an, und zwar dann, wenn die Windel gewechselt wird. Bewährt haben sich die duftenden Hydrolate als Rasierwasser oder Erfrischungswasser für den Sommer, aber auch zur Behandlung von verschiedenen körperlichen Beschwerden, wenn eine fette Ölmischung nicht erwünscht ist, wie Krampfadern, Sonnenbrand, Insektenstiche, Magenschmerzen, Verrenkungen und Prellungen. Empfehlen kann ich dabei vor allem Rosenhydrolat mit dem ätherischen Öl des Lavendelöl extra oder der »Bewährten Aromamischung« *Rose-Teebaum-Essenz*.

*Duftwässer sind auch hervorragende Heilwässer*

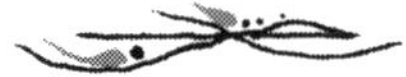

## Ätherische Öle als Zusatz zu Hydrolaten

Optimal sind schnell fließende und klare ätherischen Öle aus Kräuterdestillationen wie Cajeput, Citronella, Lavendel, Majoran, Myrte, Niaouli, Pfefferminze, Ravintsara, Rosengeranie, Rosmarin, Salbei, Teebaum und Ysop. Von den Blütenölen eignen sich die römische Kamille, die Rosenöle und Neroli. Ideal sind auch die Zweigdestillationen von Nadelbäumen wie Douglasie, Latschenkiefer, Zirbelkiefer und Zypresse. Ebenso lassen sich die ätherischen Öle der Hölzer Linaloe und Zeder in Hydrolate einmischen. Bei der Anwendung von Essenzen aus Fruchtpressungen in der Hauptpflege ist wie immer Vorsicht geboten, da diese hautreizend wirken können.

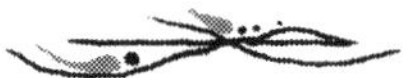

## Herstellen eines Raumsprays

*ein duftendes Raumspray ersetzt unterwegs die Duftlampe*

So wie sich Duftwässer mit guter Hautverträglichkeit herstellen lassen, können auch duftende Raumsprays gemischt werden. Sie werden immer dann eingesetzt, wenn eine Duftlampe nicht erlaubt ist, wie etwa in klinischen Einrichtungen oder im Hotelzimmer, unterwegs auf Reisen im Zug, Flugzeug oder Auto. Aber auch zu Hause, wenn Kerzenlicht zu gefährlich ist (z. B. in der Umgebung kleiner Kinder) oder eine elektrische Lichtquelle nicht erwünscht und eine elektrische Verduftung nicht angebracht ist, weil wir gerade nachts jede Art von Elektrosmog vermeiden sollten um unseren Körper nicht zu belasten, sondern ihm die notwendige Entspannung und Ruhe zu gewähren. Wenn es also erforderlich ist, können Sie die Wirkung von ätherischen Ölen trotzdem genießen, indem Sie ein Duftspray benutzen. Besorgen Sie sich in der Apotheke Weingeist und geben Sie je nach Duftebene etwa zwanzig bis dreißig Tropfen eines ätherischen Öls oder einer entsprechenden Mischung in 100 ml Weingeist. In dieser Verdünnung sind die ätherischen Öle mindestens ein Jahr haltbar und praktisch anzuwenden. Hautkontakt sollte jedoch vermieden werden, denn bei einem solchen Alkoholgehalt wird die Haut ausgetrocknet. Auf Möbeln und Textilien hinterläßt das Spray aufgrund des hohen Wasseranteils eine gewisse Feuchtigkeit und eventuell Ränder. Für ausschließliche Raumbeduftungen kann der Alkoholanteil dagegen noch etwas höher sein.

*kindersicher aufbewahren*

Für sämtliche Sprays gilt, ob nieder- oder hochprozentig, dass sie nicht in Kinderhände gelangen und nicht in Reichweite von alkoholkranken Personen aufbewahrt werden dürfen.

Da sich alle ätherischen Öle gut in Alkohol lösen, können somit auch alle Duftöle für die Herstellung eines Raumsprays verwendet werden. Verständlicherweise bedarf es auch hier schon etwas Erfahrung, wenn mehrere Öle gemischt werden sollen. Am besten verwenden Sie anfangs nur einen, höchstens aber drei verschiedene

Düfte für das Mischen eines Raumsprays, um den Erfolg nicht durch Misserfolg zu schmälern. Mit etwas Phantasie werden Ihnen selber schöne Sprays gelingen.

*ein Duftspray verbessert die Raumatmosphäre*

Ein Spray lässt sich z. B. aus den »Bewährten Aromamischungen« *Raumduft Thymian-Zitrone*, *Saunaöl*, *Wintertag* oder *Sommerfrische* herstellen: Geben Sie hierzu dreißig Tropfen in 100 ml 30 %igen Weingeist und beduften und desinfizieren Sie auf diese Weise Krankenzimmer, Wartezimmer und Gruppenräume, ohne über Nacht eine Duftlampe brennen lassen zu müssen. Auch unser *Entbindungsduft*, den Sie bereits fertig als Spray in der Bahnhof-Apotheke erhalten, hat sich für Zimmer, die einen sinnlichen Duft aufweisen dürfen, in denen aber eine Duftlampe nicht erwünscht ist, längst bewährt. Mit dem *Insektenspray* kann unterwegs beim Campen der Zelteingang besprüht werden, ebenso die Terrassentür oder das Fenstergitter an der Ferienwohnung oder zu Hause. Alle Öle lassen sich so in praktische Sprays verwandeln.

*ätherisches Öl in Neutralseife vertreibt sogar Pflanzenschädlinge*

Mit einer Mischung aus großen Mengen Wasser und einer »Pi mal Daumen«-Menge Alkohol sowie einer hohen Anzahl ätherischer Öltropfen, ich denke es sind meist so um die fünfzig – ich muss gestehen, dass ich diese noch nie abgezählt habe –, behandle ich unliebsame Tierchen auf meinen Zimmer- und Gartenpflanzen. Geben Sie zunächst einen Schuss Alkokol in eine Sprühflasche (zur Not Schnaps) und vermischen ihn mit Teebaum und Lavandin, eventuell noch Rosengeranie oder Citronellaöl, anschließend verdünnen Sie das Ganze mit Wasser um die Pflanzen zu besprühen. Ätherische Öle in flüssige Seife vermischt können in einem Tauchbad helfen, Pflanzen von Schädlingen zu befreien. Ungebetene Gäste wie Ameisen lassen sich mit einem Duftspray abwehren. Legen Sie den Ameisen vor dem Zelteingang oder Ihrer Terrassentüre einfach eine Duftbarriere, sozusagen einfach eine dufte Umleitung.

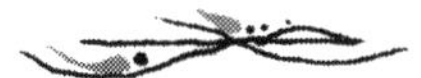

# Wechselwirkungen und Gegenanzeigen

Es ist schwierig, über die Kontraindikationen ätherischer Öle hier eine klare Aussage zu treffen, denn jeder Mensch reagiert ganz individuell auf Duftstoffe. Sie sollten sich deshalb nicht einfach auf irgendwelche Aussagen verlassen, sondern zuallererst Ihrem Gefühl und Ihrer Nase Recht geben.

*Ihre Nase hat wirklich recht*

Die wichtigste Kontraindikation, also Gegenanzeige zur Benutzung eines ätherischen Öls bzw. einer Mischung damit ist immer die ablehnende Haltung der Nase. Auch wenn kein Buch gegen die Nutzung eines Öls spricht, aber Ihre Nase das Öl als unangenehm empfindet, sollten Sie es sicherheitshalber nicht anwenden.

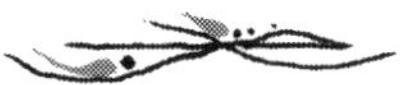

## In der Schwangerschaft

*eine aromaerfahrene Hebamme weiß Rat*

Campher-, Eukalyptus- und Pfefferminzöle dürfen von einer Schwangeren nicht verwendet werden. Ansonsten bin ich mir sicher, dass die Frau durch ihren sensiblen Riechsinn, der in der Schwangerschaft erfreulicherweise sehr ausgeprägt ist, ohnehin geschützt wird. Allerdings muss ich immer wieder feststellen, dass sich die Frauen leider nicht darauf verlassen. Also bitte immer erst die Nase fragen, ob ein Duft angenehm oder unangenehm ist, und wenn er nicht gefällt, ihn auf keinen Fall anwenden. Insbesondere die Gewürzöle wie Nelke, Ingwer und Zimt sollte eine schwangere Frau meiden. Aber auch die blutdrucksteigernden Öle des Lavandin, Rosmarin, Ravintsara, Ysop und Thymian thymol sollten Sie nicht ohne Absprache mit einer aromaerfahrenen Hebamme oder Ärztin anwenden. Bei zu niederem Blutdruck gilt es, auf folgende Öle zu verzichten: Lavendel extra, Majoran, Muskatellersalbei, Narde und Ylang-Ylang. Die Angaben zur Blutdruckbeeinflussung gelten selbstverständlich auch außerhalb einer Schwangerschaft.

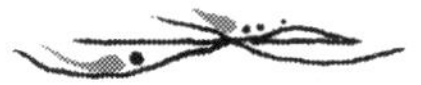

## Säuglinge und Kleinkinder

*weniger ist immer mehr*

Eigentlich sollten in der Umgebung eines Säuglings überhaupt keine Düfte verwendet werden um seine Nase nicht zu irritieren und um die Eltern-Kind-Bindung nicht zu stören. Ätherische Öle werden in der Umgebung von Kleinkindern am besten nur zur Therapie eingesetzt. Der Duft der Rose, ein geringer Anteil von römischer Kamille, Mandarine, Honig oder Vanille, ein Hauch Sandelholz, Benzoe Siam oder Tonkabohne können am ehesten in der Nähe des

Säuglings verduftet werden oder in einem Körperöl zum Einsatz kommen. Die verdauungsanregenden Öle von Kümmel, Fenchel, Anis und Koriander sollten nur bei Bedarf in einem Massageöl angewendet werden.

*kritische ätherische Öle werden in Kombination mit anderen Ölen oftmals verträglich*

In den »Bewährten Aromamischungen« haben sich viele Öle bewährt, deren Einsatz als Einzelöl nicht geeignet wäre, so z. B. Angelikawurzel, Cistrose, Eichenmoos, Eisenkraut, Immortelle, Ingwer, Iris, Jasmin, Lavendelsalbei, Litsea, Muskatellersalbei, Pfefferminze, Ravintsara, Rosmarin, Salbei, Thymian, Vetiver, Wacholderbeere, Ylang-Ylang, Ysop, Zeder, Zypresse. Die stark erwärmenden Öle wie Nelke und Zimt dürfen nur mit gründlicher Kenntnis dieser Düfte eingesetzt werden.

Alle extrem frisch und anregend riechenden Öle sollten nicht im Kleinkinderbereich verwendet werden, da die meisten Kinder sowieso einem Zuviel an anregenden Dingen wie Farben und Musik, Lärm und Unruhe ausgesetzt sind. Statt dessen sollte wieder mehr darauf geachtet werden, dass Kinder nicht überfordert werden und sich erst mal mit der näheren Umgebung auseinandersetzen lernen, um sich auf das Wesentliche konzentrieren zu können. Unruhe, Schreiattacken und Einschlafprobleme haben meist eine andere Ursache als nur Blähungen und Unwillen. Auch Kleinkinder und Schulkinder benötigen in unserer hektischen Welt einen Ruhepol, entsprechend beruhigend sollten die Düfte und Farben um sie herum sein. Denken Sie also bei aller Liebe zu den Ölen daran, dass für ein Kind das Wichtigste zum Großwerden die Liebe der Eltern und eine ruhige, vertraute Umgebung ist. Wenn Ihr Kind mittags oder abends schlafen soll, benötigt es ein stilles Zimmer mit frischer Luft, zum Lernen einen Raum, in dem es sich konzentrieren und wohl fühlen kann. Überlegen Sie einmal, ob Sie in Ihrem Büro schlafen wollten oder im Spielzimmer der Kinder Ihre Büroarbeit erledigen könnten. Mit dem richtigen Duft alleine ist es also noch längst nicht getan.

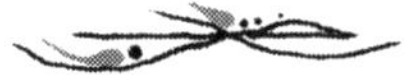

## Ungeeignete Öle beim Sonnenbad und für Allergiker

Alle Zitrusöle, Citronella, Eisenkraut, Melisse, Angelikawurzel, Schafgarbe. Sollten Sie ein Körperöl verwenden, in dem eines der genannten Öle enthalten ist, ist es besser, sich in den vier Stunden nach der Einreibung nicht der Sonne auszusetzen, da diese Öle die Lichtempfindlichkeit der Haut erhöhen und es zu so genannten Lichtflecken bzw. Pigmentstörungen kommen kann. Diese Flecken können unter Umständen einige Monate, in manchen Fällen gar ein ganzes Leben lang immer dann wieder sichtbar werden, sobald die Hautpartie erneut der Sonne ausgesetzt wird. Dasselbe gilt übrigens für das fette Johanniskrautöl.

*ein Verträglichkeitstest in der Armbeuge bringt Sicherheit*

Diese photosensibilisierenden Öle können auch bei Allergikern zu Hautreizungen führen. Für alle hautempfindlichen Menschen gilt deshalb: Machen Sie zuerst einen Hauttest, indem Sie das ätherische Öl mit wenig fettem Öl vermischt in der Ellbeuge auftragen und etwa zehn Minuten oder länger einwirken lassen. Sollten Juckreiz oder Bläschenbildung eintreten, so müssen Sie auf dieses Öl verzichten. Das Gleiche gilt auch für jede Aromamischung.

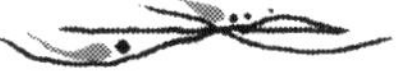

## Ungeeignete Öle für Epileptiker und Asthmatiker

*Vorsicht ist besser als Krankheit*

Menschen mit chronischen Krankheiten sollten bei allen Substanzen vorsichtig sein. Gerade für sie ist es unerlässlich, immer zuerst an einer ätherischen Ölflasche oder einer »Bewährten Aromamischung« zu riechen. Epileptiker und Asthmatiker sollten dabei unbedingt darauf achten, die Flaschen mit gebührendem Nasenabstand zu prüfen. Auf keinen Fall verwenden dürfen Sie: Rosmarin, Campher, Salbei und Ysop. Vorsichtig verwenden bzw. genau prüfen sollten Sie Fenchel und Anisöl.

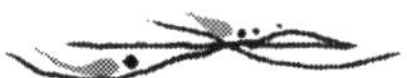

## Hautreaktionen bei ätherischen Ölmischungen

*Hautreizungen können auch durch alte und verdorbene Öle ausgelöst werden*

Sollten trotz aller Vorsichtsmaßnahmen Hautreaktionen auftreten, so muss die Anwendung sofort abgebrochen werden. Als Gegenmaßnahme können Sie sich dann kräftig mit Seife waschen und abführende Maßnahmen ergreifen, damit der Stoffwechselprozess beschleunigt wird und eine schnelle Ausscheidung erfolgt. Doch ehe Sie die Schuld, also Unverträglichkeit beim gewählten Duft suchen, sollten Sie nochmals überprüfen, ob es sich nicht um ein altes oder durch falsche Lagerung verdorbenes Öl handelt, oder ob Sie zuvor ihren Körper mit einem Paraffinöl oder paraffinhaltigen Pflegeprodukt behandelt haben. Durch Letzteres wird nämlich ein Tieferdringen der ätherischen Öle in die unteren Hautschichten verhindert; stattdessen legen sich die Öle in der oberen Hautschicht ab, wo es schnell zu einer Überdosierung und somit einer eigentlich »gesunden« Warnrötung der Haut kommen kann. Dies geschieht vor allem bei hoch konzentrierten therapeutischen Ölen.

*Paraffinöle dürfen nicht mit ätherischen Ölen vermischt werden*

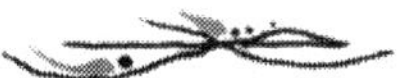

## Ätherische Öle in den Augen

Sollte ein ätherisches Öl ins Auge geraten, so muss das Auge mit reichlich Wasser gespült werden, idealerweise unter fließendem Wasser. Da durch den Lidschlussreflex vermutlich nur geringste Mengen ätherisches Öl ins Auge gelangen, wird dieses mit dem fließenden Wasser samt der Tränenflüssigkeit, die durch den Reiz vermehrt produziert wird, ausgespült. Anschließend sollte unbedingt eine Ärztin oder ein Arzt aufgesucht werden.

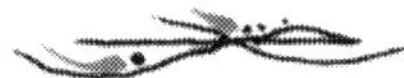

## Unerwünschte psychische Reaktionen

Der Umgang mit ätherischen Ölen, ob in der Duftlampe oder im Bad, beim Schnuppern an Ölflaschen oder bei einer Aromamassage, kann bei entsprechend disponierten Personen auch nicht beabsichtigte psychische Reaktionen bis hin zur Depression auslösen, wenn die ablehnende Haltung der Nase nicht beachtet wurde. Dies kann vor allem in der Therapie passieren, wenn die Nase einer Hebamme, Masseurin oder Krankenschwester einen Duft als weitaus weniger angenehm empfindet als die zu behandelnde Frau oder Patientin, die sich in dem Duft so wohl fühlt, dass sie am liebsten darin baden möchte. Bei meinen vielen Seminaren konnte ich für solche Fälle feststellen, dass es für mich am besten ist, wenn ich Tee oder noch besser Kaffee mit reichlich Milch oder Sahne zu mir nehme. Das wirft nebenbei die interessante Frage auf, inwieweit Koffein und Tein die Wirkung von ätherischen Ölen vielleicht schmälern. Die Wissenschaftler und Forscher sind also gefordert entsprechende Untersuchungen anzustellen. Aber auch über Ihre Erfahrungen und Beobachtungen, liebe Leserin und Kollegin, freue ich mich.

*Schmälern Tein und Koffein die Wirkung der ätherischen Öle?*

# Homöopathie und Aromatherapie

Immer wieder gibt es Diskussionen darüber, inwieweit sich beide Therapieformen gegenseitig ausschließen oder aber ergänzen. Viele Homöopathen verbieten den Einsatz von ätherischen Ölen während ihrer Behandlung, weil sie meinen die Öle würden die Wirkung der homöopathischen Arzneien aufheben. Dabei ist bekannt, dass Samuel Hahnemann (1755–1843), der Begründer der Homöopathie, am Ende seines Lebens Patienten heilte, indem er sie an den Arzneien riechen ließ. Die Heilwirkung der ätherischen Öle muss also auch ihm bekannt gewesen sein, zumal der persische Arzt Avicenna bereits im 11. Jahrhundert die psychische Wirkung der ätherischen Öle in seinem mehr als 700 Jahre gültigen Standardwerk »Canon medicinae« beschrieben hat. Vor allem Hahnemanns Erkenntnis, dass das ätherische Öl des Campher eine starke Wirkung zeigt und nicht unkontrolliert eingesetzt werden soll, wird immer wieder falsch ausgelegt und auf alle ätherischen Öle übertragen. Unstreitig ist, dass Campher nicht in unmittelbarer Kombination mit einem homöopathischen Arzneimittel eingenommen werden soll. Gleiches gilt für sämtliche campherartigen ätherischen Öle wie Eukalyptus und alle Minzsorten. Prinzipiell aber kann Hahnemann niemals den Einsatz jeglichen Dufts verboten haben, wie manche behaupten. Außerdem müssten dann alle Homöopathen ihren Patienten jede Art von Körperpflege verbieten, denn es ist fast nichts mehr frei von Duftstoffen, ob Seife, Duschshampoo oder Parfüm.

*Hahnemann ließ die Patienten an den Arzneien riechen*

Vielmehr lässt sich beobachten, dass durch die Anwendung von ätherischen Ölen das wirkliche »Simile«, also das der Situation entsprechende ähnlichste Mittel, wie es die klassische Homöopathie fordert, zu finden ist. Aus Erfahrung weiß ich, wie gut sich beide Heilmethoden ergänzen, und ich setze weitaus weniger homöopathische Arzneien ein, seit ich die ätherischen Öle bewusst anwende. Was die campherartigen Öle angeht, so gilt in der Aromatherapie beispielsweise der Grundsatz, dass diese Öle nicht bei Schwangeren und Kleinkindern angewendet werden dürfen, diese sensiblen Lebensphasen werden also von der Homöopathie wie der Aromatherapie gleichermaßen geschützt. Es gibt zwar viele ätherische Öle, die einen geringen campherähnlichen Wirkstoffanteil besitzen, dennoch scheinen diese Öle keinen so großen Einfluss auf die Homöopathie

*Aromatherapie öffnet die Tür zum Simile*

auszuüben, zumindest konnte ich dies bislang noch nicht beobachten und habe auch von Homöopathen nichts dergleichen erfahren. Wichtig ist, dass Sie auch bei einer homöopathischen Behandlung Ihre Nase mit einbeziehen und nichts verwenden, was Ihnen »stinkt«.

*Homöopathie und Aromatherapie – Hilfe zur Selbsthilfe*

Entscheidend finde ich, dass wir uns immer überlegen sollten, welche Art von Therapie die richtige für uns selbst oder die Patienten ist, anstatt wahllos von allem etwas zu verwenden. Lassen Sie die homöopathische Arznei oder das ätherische Öl einfach wirken und vergessen Sie dabei nicht, dass die meisten banalen, ebenso wie die chronischen Krankheiten ihre Zeit benötigen und nicht von heute auf morgen verschwinden können, vor allem, wenn sie schon jahrelang Begleiter waren. In sehr ernsthaften Lebenssituationen, wie etwa bei akuten Blutungen oder Atemnot, muss dagegen ein eingesetztes Mittel, ob aus der Homöopathie oder Aromatherapie, schnellstens helfen. Ich habe großes Vertrauen darauf, dass jedes mit der nötigen Kenntnis eingesetzte Heilmittel Hilfe bringt, und ich zögere auch nicht im Ernstfall alles anzuwenden um einer Gebärenden oder einem Neugeborenen zu helfen. Es kommt mir dann in solchen entscheidenden Situationen wirklich nicht darauf an, ob nun das Massageöl oder die Globuli gewirkt haben, sondern nur, dass es einfach gewirkt hat!

*homöopathische Tiefpotenzen erleichtern den Umgang mit ätherischen Ölen*

Ferner habe ich festgestellt, dass ich durch die zunehmende Anwendung der »Bewährten Aromamischungen« wieder auf die niedrigeren Potenzen der Homöopathie zurückgegriffen habe. Vielleicht ist es Intuition, um unbewusst Wechselwirkungen oder Störungen mit den hohen homöopathischen Arzneipotenzen zu vermeiden. Vor allem widerstrebt mir, wenn jemand keine Zuwendung in Form von Einreibungen oder Wickeln mit ätherischen Ölen empfangen soll, weil eine homöopathische Hochpotenz verordnet wurde. Denn dies kann Hahnemann nicht gewollt haben, und zudem bin ich mir sehr sicher, dass er es von den Müttern seiner Zeit auch nicht erfahren hat, welche duftenden Kräuterzubereitungen sie zusätzlich angewandt haben, damit ihre Kinder wieder gesund werden. Vergessen Sie also nicht Ihren normalen Menschenverstand einzusetzen, wenn Sie von Verboten und Geboten hören, welche die ätherischen Öle und die anderen duftenden Substanzen dieser Erde betreffen.

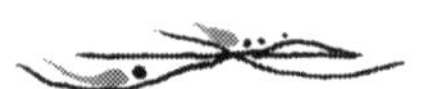

# Neue »Bewährte Aromamischungen«

Meine in der Bahnhof-Apotheke Kempten hergestellten Aromamischungen führen seit 2001 den Handelsnamen **Original** D® **Aromamischungen** und sind als international registrierte Marke geschützt. Seit der Erstauflage dieses Buches sind viele neue Mischungen hinzugekommen, die ich Ihnen hier kurz vorstellen möchte. Lesen Sie dazu auch in den Kapiteln 2 und 3 über die Wirkungen der einzelnen Substanzen sowie im Kapitel 7 über die Anwendungsmöglichkeiten und Dosierung nach. Beachten Sie bitte insbesondere die »neun goldenen Regeln« der Aromatherapie (siehe Seite 369). Bedenken Sie darüber hinaus, dass jede Ölmischung erst auf der Haut ihren individuellen Duft entfaltet.

Wegen der bekannten Wirksamkeit der ätherischen Öle muss auch immer auf mögliche Einschränkungen geachtet werden. Dies trifft insbesondere für Allergiker, Asthmatiker, Schwangere und Kleinkinder zu. Achten Sie aus diesem Grund auf die Symbolhinweise in der Produktliste der Bahnhof-Apotheke Kempten. Detaillierte Anwendungshinweise finden Sie auch in meiner Ratgeber-Reihe.

Ihre

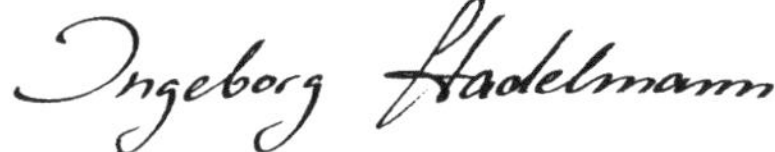

## Allgäuer-Föhn-Öl

*Inhalt:* Lavendel, Myrte, Pfefferminze, Jojobawachs
*Duftnote:* krautig-minzig, würzig
*Meine Empfehlung:*
Das Öl setze ich bei Wetterfühligkeit, Kopfschmerzen, niederem Blutdruck sowie Konzentrationsschwäche ein. Es kann als Duftparfüm punktuell auf Schläfe oder Nacken aufgetragen oder als Nackenkompresse angewendet werden. Das Öl eignet sich auch für Schwangere, wenn die entsprechende Kontraindikation (siehe Seite 415) beachtet wird.

## Allgäuer-Öl

*Inhalt:* Cajeput, Immortelle, Lavendel, Johanniskrautöl, Jojobawachs
*Duftnote:* intensiv krautig
*Meine Empfehlung:*
Das kühlende und beruhigende Massageöl hat sich als Aromakompresse bewährt bei verspannter Muskulatur, bei akuten Beschwerden nach anstrengender Arbeit, nach einer Bergtour, nach dem Sport oder unterstützend bei Prellung, Verstauchung und rheumatischen Beschwerden. Optimal in Kombination mit der *Beinwellsalbe* (siehe Seite 237).

## Andensonne

*Inhalt:* Eisenkraut, Eukalyptus, Grapefruit, Limette, Myrte, Zeder, Weihrauch
*Duftnote:* zitronig-krautig, klärend
*Meine Empfehlung:*
Eine frische und anregende, rein ätherische Duftmischung, die Klarheit, Lebensfreude und Konzentration bringt.

## Babybad

*Inhalt:* Mandarine rot, Rose, Sandelholz, Vanille, Totes-Meer-Salz
*Duftnote:* zart vanillig-rosig
*Meine Empfehlung:*
Ein entspannendes und ausgleichendes Bad, ideal in Kombination mit den D® Babyölen (siehe Seite 234 ff). Auch Erwachsene, insbesondere Pflegebedürftige, genießen dieses Bad.

## Baby-Kinderduschgel

*Inhalt:* Mandarine, Rose, Sandelholz, Vanille, Jojobawachs, neutrale Grundlage
*Duftnote:* zart samtig
*Meine Empfehlung:*
Diese Haar- und Ganzkörperpflege eignet sich nicht nur für Babys, sondern auch für alle Erwachsenen und Pflegebedürftigen.

## Baby-Pflegecreme

*Inhalt:* Rose, Rosenhydrolat, Aloe-Vera-Öl, Jojobawachs, Bienenwachs, Sheabutter
*Duftnote:* zart rosig
*Meine Empfehlung:*
Die hautpflegenden Eigenschaften der Sheabutter haben sich nicht nur bei der Gesichts- und Windelpflege empfindlicher Babyhaut bewährt, sondern auch bei Hautjuckreiz und ekzematischer und trockener Haut von jungen wie alten Menschen.

## Baby-Windel-Balsam

*Inhalt:* Manuka, Palmarosa, Rose, Rosengeranie, Thymian, Rosenhydrolat, Aloe-Vera-Öl, Bienenwachs, Jojobawachs, Sheabutter, Wollwachs pestizidfrei
*Duftnote:* zart rosig-krautig
*Meine Empfehlung:*
Der Balsam pflegt und schützt den empfindlichen Babypopo. Er kann auch bei Hautpilzerscheinungen sowie zur Vorbeugung bei wiederkehrenden Pilzerkrankungen von Wickelkindern und pflegebedürftigen Menschen eingesetzt werden.

## Duschgels und Shampoos …

### … Duschgel Grapefruit

*Inhalt:* Douglasfichte, Grapefruit, Limette, Jojobawachs, neutrale Grundlage
*Duftnote:* erfrischend, belebend

### … Duschgel Palmarosa

*Inhalt:* Orange, Palmarosa, Sandelholz, Zeder, Jojobawachs, neutrale Grundlage
*Duftnote:* grasig erfrischend

### … Rosen-Duschgel

(siehe Seite 428)

### … Zeder-Shampoo

(siehe Seite 430)

*Meine Empfehlung:*
Alle Duschgels können auch als Haarshampoo oder als schäumendes Duftbad verwendet werden. Bei sehr trockenem Haar empfiehlt es sich, bei jeder Haarwäsche 1–2 Tr. Jojobawachs zur benötigten Menge Duschgel hinzuzufügen. Als Shampoo sind die Duschgels eine ideale Ergänzung zum *Zeder-Haaröl* (siehe Seite 430).

## Erfrischungsdüfte und hautfreundliche Erfrischungssprays …

… auf der Basis von naturbelassenen Hydrolaten und frei von Konservierungsmitteln. Soweit möglich, wird in allen Mischungen Rosenhydrolat – wenn verfügbar, Rosa-Alba-Hydrolat – verarbeitet. Die Erfrischungsdüfte eignen sich zur Wohnraumbeduftung und auf Reisen. Die Pumpsprays sind optimal für Empfangshallen, Büro, Schule, Praxis und unterwegs für Räume ohne Duftlampe.

### … Früchtekorb

*Inhalt:* Grapefruit, Lemongrass, Limette, Mandarine, Orange, Zitrone (Pumpspray: Melissen-, Rosenhydrolat, Ethanol)
*Duftnote:* fruchtig
*Meine Empfehlung:*
Ein fruchtig prickelndes Dufterlebnis. Mit wenigen Sprühstößen verwandeln sich Räume in einen duftenden Zitrusgarten. Das Aufsprühen auf die Haut ist aufgrund des hohen Zitrusanteils nur begrenzt zu empfehlen und unter Sonneneinwirkung besser zu unterlassen.

## ... Gräserkorb

*Inhalt:* Citronella, Lemongrass, Palmarosa (Pumpspray: Melissen-, Rosenhydrolat, Ethanol)
*Duftnote:* grasig
*Meine Empfehlung:*
Die belebende und konzentrationsfördernde grasige Mischung ist vielseitig einsetzbar. Hebammen bezeichnen es als das alternative Wehenöl, wenn es nicht so warm und würzig duften soll. Kolleginnen wissen, wann sie 1 Tr. Eisenkraut hinzufügen dürfen. Das Spray kann auch zur Insektenabwehr in geringem Umfang auf die Haut oder auf Vorhänge aufgesprüht werden.

## ... Kräuterkorb

*Inhalt:* Pfefferminze, Rosmarin, Salbei (Pumpspray: Melissen-, Rosenhydrolat, Ethanol)
*Duftnote:* erfrischend, belebend
*Meine Empfehlung:*
Die aktivierende und hautfreundliche Duftmischung hat sich an heißen Tagen als Abkühlung bewährt, aber auch bei niederem Blutdruck, Venenentzündungen, Schweißfüßen. Jugendliche lieben es an heißen Schultagen. Für Reisen und fiebersenkende Maßnahmen ist insbesondere das Pumpspray ideal. Hypertoniker sollten mit der Mischung besser nicht hantieren.

## ... Zitruskorb

*Inhalt:* Grapefruit, Limette, Orange, Pfefferminze, Zitrone (Pumpspray: Orangenblüten-, Rosenhydrolat, Ethanol)
*Duftnote:* frisch
*Meine Empfehlung:*
Der aufmunternde und aktivierende Duft hat sich bewährt in Schule, Büro, Auto sowie in Wartezimmern und Empfangsräumen.

## Familienbad

*Inhalt:* Kamille röm., Tonkabohne, Vanille, Jojobawachs, Totes-Meer-Salz
*Duftnote:* einhüllend, krautig-samtig
*Meine Empfehlung:*
Der einhüllende und wohlriechende Duft entspannt und verwöhnt. Für Säuglinge bitte wie immer sparsam dosieren. Das Bad hat sich auch bei Hypertonie und allgemeiner Gereiztheit bewährt.

## Flohfrei

*Inhalt:* Citronella, Manuka, Lavandin, Melissen-, Rosenhydrolat, Ethanol
*Duftnote:* klar, krautig
*Meine Empfehlung:*
Das Tierfell damit einsprühen, vorsichtig einreiben und dann sorgfältig mit einem Läusekamm für Tiere auskämmen. Der Duft vertreibt Ungeziefer und hält es vom Tierfell fern.

## Fußbad ausgleichend

*Inhalt:* Angelikawurzel, Benzoe, Lavendel, Manuka, Melisse, Neroli, Thymian, Totes-Meer-Salz
*Duftnote:* krautig, klar
*Meine Empfehlung:*
Eine entspannende Fußpflege nach anstrengenden Tagen, vor allem abends ideal. Auch bei Immunschwäche eine unterstützende Hilfe, die den inneren Heiler aktiviert. Selbst bei Fußpilz kann es eine Hilfe sein.

## Fußbad kühlend

*Inhalt:* Lavendel, Palmarosa, Pfefferminze, Rosmarin, Thymian, Totes-Meer-Salz
*Duftnote:* anregend, krautig
*Meine Empfehlung:*
Das geruchsbindende Fußbad ist nicht nur für Diabetiker und bei Fußschweiß eine anregende Fußpflege, sondern an heißen Tagen einfach zwischendurch und nach langem anstrengenden Stehen eine durchblutungsfördernde Wohltat. Auch bei Fußpilz ist es einen Versuch wert.

## Fußcreme anregend

*Inhalt:* Lavendel, Palmarosa, Rosmarin, Thymian, Zitrone, Melissen-, Rosenhydrolat, Aloe-Vera-Öl, Bienenwachs, Sheabutter, Wollwachs pestizidfrei
*Duftnote:* kräftig, krautig
*Meine Empfehlung:*
Diabetiker und Fußpflegerinnen schätzen die balsamische Fußpflege. Aber auch bei Fußschweiß und Fußreflexbehandlungen hat sich die Creme bewährt.

## Fußcreme ausgleichend

*Inhalt:* Melisse, Neroli, Thymian, Zitrone, Melissen-, Rosenhydrolat, Aloe-Vera-Öl, Bienenwachs, Sheabutter, Wollwachs pestizidfrei
*Duftnote:* krautig
*Meine Empfehlung:*
Eine wohltuende Massage am Abend nach einem Fußbad rundet die Fußpflege ab. In der Reflexzonentherapie schätzen Therapeutinnen die Salbe bei ausgleichenden Behandlungen.

## Gelassenheit

*Inhalt:* Litsea, Muskatellersalbei, Vetiver, Ylang-Ylang, Zitrone, Mandelöl, Jojobawachs
*Duftnote:* süßlich-samtig
*Meine Empfehlung:*
Das Duftparfüm hat sich bei ständiger Anspannung als eine erdende und entspannende Alltagsunterstützung bewährt. Die beruhigende und blutdrucksenkende Wirkung schätzen Frauen wie Männer jeden Alters. Eine leicht aphrodisische Wirkung stimmt angenehm ausgeglichen.

## Gesichtscreme für den Mann

*Inhalt:* Benzoe, Litsea, Sandelholz, Thymian, Vetiver, Rosen-, Orangenblüten-, Myrtenhydrolat, Aloe-Vera-Öl, Sheabutter, Wollwachs pestizidfrei
*Duftnote:* herb-krautig
*Meine Empfehlung:*
Eine feuchtigkeitsspendende Hautpflege für die empfindliche und trockene Männerhaut. Auch Frauen lieben diese Duftnote.

## Halströster

*Inhalt:* Angelika, Grapefruit, Lavendel, Melisse, Jojobawachs, Totes-Meer-Salz
*Duftnote:* erdig, klar
*Meine Empfehlung:*
Der wohltuende und lindernde Zusatz zum Halswickel ist auch ideal für Halswaschungen und Mundspülungen. Zu Beginn einer Erkältung wird das körpereigene Immunsystem aktiviert. Auch überanstrengte Stimmbänder freuen sich über eine Gurgellösung unter Zusatz von 1 TL *Thymian-Angelika-Öl*, gelöst in 1 TL Honig.

## Hans guck in die Luft

*Inhalt:* Linaloeholz, Litsea, Mandarine rot, Melisse (Pumpspray: Melissen-, Rosenhydrolat, Ethanol)
*Duftnote:* fruchtig-frisch
*Meine Empfehlung:*
Der motivationsfördernde Hausaufgabenduft. Im Klassenzimmer, im Büro und auf Reisen ideal im Pumpspray. Auch im Geburtszimmer in der Duftlampe oder wenige Tropfen zusätzlich zum Geburtsöl verleihen einen stärkenden und frischen Duft, um das letzte Stück Geburtsarbeit zu leisten.

## Johanniskraut-Lavendel-Öl

*Inhalt:* Lavendel, Johanniskrautöl
*Duftnote:* krautig-frisch
*Meine Empfehlung:*
Das wohltuende Öl unterstützt und beruhigt empfindliche und schmerzhafte Ohren. 2 bis 3 Tr. Öl auf Heilwolle aufträufeln und diese auf oder hinter das Ohr legen. Auch bei zahnenden Kindern eignet sich das Öl und verschafft Linderung.

## Kälteschutzsalbe

*Inhalt:* Ringelblumenöl, Bienenwachs
*Duftnote:* fast geruchslos
*Meine Empfehlung:*
Ein angenehmer Hautschutz bei Wind und kalter Witterung. Frei von Konservierungs-

stoffen und Paraffinölen und schützt die Haut trotzdem auch bei extremer Kälte.

## Karotten-Limetten-Öl 10%

*Inhalt:* Angelikawurzel, Karottensamen, Limette, Litsea, Rosmarin, Wacholderbeere, Jojobawachs
*Duftnote:* erdig, krautig-frisch
*Meine Empfehlung:*
Das stoffwechselanregende Jojobawachs-Konzentrat hat sich in der Hebammenbegleitung als Einreibung zur Behandlung bei Neugeborenenikterus bewährt. 1 Tr. auf den Leberbereich geben oder mit einem Wickel anwenden. Details finden Sie beim *Hallo-Wach-Öl* (siehe Seite 258).

## Klimakterium-Körperöl kühlend

*Inhalt:* Lavendel, Myrte, Pfefferminze, Rose, Salbei, Zypresse, Calendula-, Mandelöl, Jojobawachs
*Duftnote:* minzig-krautig
*Meine Empfehlung:*
Ein kühlendes und ausgleichendes Körperöl vor und während der Wechselzeit, aber auch bei übermäßigem Schwitzen. Selbst in der Abstillphase kann es in Verbindung mit einem Quarkwickel benutzt werden. Als Schüttel-Emulsion mit Pfefferminzhydrolat verstärkt sich die kühlende Wirkung und unterstützt den Feuchtigkeitshaushalt der Haut auf angenehm erfrischende Weise.

## Körperöl für den Mann

*Inhalt:* Benzoe, Litsea, Sandelholz, Thymian, Vetiver, Aloe-Vera-Öl, Jojobawachs, Sonnenblumenöl
*Duftnote:* samtig, herb-frisch
*Meine Empfehlung:*
Das speziell für die männliche Haut entwickelte Körperöl wirkt stärkend und ausgleichend. Auch Frauen finden den Duft angenehm.

## Körperöl trockene Haut

*Inhalt:* Linaloeholz, Rose, Haselnussöl
*Duftnote:* leicht blumig-frisch
*Meine Empfehlung:*
Ein Körperöl, das sich als Alternative zum *Schwangerschaftsstreifenöl* bewährt hat. Aber auch alte und pflegebedürftige Menschen freuen sich über eine Hautpflege in Kombination mit Rosenhydrolat. Mischen Sie sich selbst eine Schüttel-Emulsion mit einem Drittel Rosa-Alba-Hydrolat.

## Lavendel-Zypressen-Öl kühlend

*Inhalt:* Lavendel, Lemongrass, Myrte, Pfefferminze, Schafgarbe, Wacholderbeere, Zypresse, Calendula-, Mandelöl (Pumpspray Schüttel-Emulsion: Myrten-, Rosenhydrolat)
*Duftnote:* krautig-frisch
*Meine Empfehlung:*
Das bewährte »Krampfadernöl« (siehe Seite 274) mit dem Zusatz von Pfefferminzöl wirkt leicht kühlend, zusammenziehend, reinigend, wohltuend bei schweren und bei berührungsempfindlichen Venen. Immer vorsichtig herzwärts einreiben. Unter zusätzlicher Verwendung von Pfefferminzhydrolat verstärkt sich die kühlende Wirkung.

## Lavendel extra 10%

Um eine sparsame Dosierung von Lavendel zu ermöglichen, steht Ihnen mit dem hochwertigen Berglavendel ein wertvolles Öl für Ihre Hausapotheke zur Verfügung, das als klärender Duft alle Mischungen ergänzt.

## Massageöl beruhigend

*Inhalt:* Kamille, Lavendel, Linaloeholz, Majoran, Jojobawachs
*Duftnote:* krautig-frisch und klar
*Meine Empfehlung:*
Ein ideales Öl bei akuter Muskelverspannung und Muskelkater nach dem Sport. Aber auch bei Magenschmerzen, insbesondere, wenn diese von Ärger verursacht werden.

## Massageöl entspannend

*Inhalt:* Fenchel, Kamille, Lavendel, Linaloeholz, Mandarine, Neroli, Aprikosenkern-, Mandelöl
*Duftnote:* kautig-weich, blumig
*Meine Empfehlung:*
Das Öl hat sich als eine wohltuende Massage oder als Ölkompresse in Wachstumsphasen bewährt. Wir Hebammen bezeichnen es als das »Mutterbandöl«, denn es lindert die Dehnungsschmerzen der Mutterbänder. Aber auch bei Wachstumsschmerzen der Kinder, bei Muskelverspannungen, bei ängstlichen Grundstimmungen und Menstruationsschmerzen kann es zum Einsatz kommen.

## Massageöl Storch

*Inhalt:* Grapefruit, Ingwer, Jasmin, Muskatellersalbei, Sandelholz, Ylang-Ylang, Nachtkerzen-, Sonnenblumenöl, Jojobawachs
*Duftnote:* würzig, aphrodisisch
*Meine Empfehlung:*
Das Öl habe ich schon vielen Paaren für eine sinnlich anregende Partnermassage empfohlen, die zu dritt enden darf. Aufgrund der Naturbelassenheit dieser Aromamischung kann es bedenkenlos im Schleimhautbereich zum Einsatz kommen. Zudem sollte es täglich als Hormonstimulans idealerweise in der ersten Zyklushälfte im Kreuzbein- und Unterbauchbereich einmassiert werden.

## Melissenbalsam

*Inhalt:* Melisse, Melissenhydrolat, Aloe-Vera-Öl, Jojobawachs, Bienenwachs, Sheabutter
*Duftnote:* zitronig-krautig
*Meine Empfehlung:*
Der Balsam wirkt pflegend und unterstützt die Brustpflege in der Stillzeit. Auch für sonstige gereizte Hautpartien, zur Narbenpflege, bei Herpeserkrankungen und nach Insektenstichen und Verbrennungen hat sich die Pflege mit der reinen Melisse bewährt.

## Myrtenhydrolat

*Duftnote:* klärend-frisch
*Meine Empfehlung:*
Dieses Hydrolat eignet sich hervorragend als Ergänzung für ein Körperpflegeöl, insbesondere wenn es ein krautiger Duft sein darf und eine adstringierende Wirkung erwünscht ist. Optimal zur Herstellung einer Schüttel-Emulsion für die Venenpflege oder für pflegebedürftige Menschen mit trockener Haut.

## Myrte-Rosengeranie-Öl

*Inhalt:* Myrte, Rosengeranie
*Duftnote:* leicht blumig-krautig, erfrischend
*Meine Empfehlung:*
Die ätherische Ölmischung wirkt zusammenziehend, bindegewebsfestigend und hat sich zur unterstützenden Pflege bei empfindlichem Zahnfleisch bewährt. Als Zusatz zur täglichen Zahnpflege auf die Zahnbürste träufeln.

## Narbenpflegecreme

*Inhalt:* Melisse, Muskatellersalbei, Neroli, Rose, Melissenhydrolat, Aloe-Vera-Öl, Jojobawachs, Bienenwachs, Propolistinktur, Sheabutter
*Duftnote:* fein blumig-krautig
*Meine Empfehlung:*
Zur Pflege unelastischer, narbiger Haut, wenn Sie lieber eine Creme statt Öl benutzen. Diese zieht langsamer ein und kann ebenfalls als Kompresse aufgelegt werden.

## Narbenpflegeöl

*Inhalt:* Muskatellersalbei, Neroli, Rose, Johanniskraut-, Nachtkerzen-, Weizenkeimöl
*Duftnote:* krautig, kräftig
*Meine Empfehlung:*
Das Öl kann zur punktuellen Massage unelastischer Haut, vor allem nach Operationen, benutzt werden. Optimal ist es, wenn alsbald nach dem Fädenziehen oder der Klammerentfernung das Öl regelmäßig aufgetragen oder eine Ölkompresse aufgelegt wird.

## Orangenblütenhydrolat

*Duftnote:* frisch-blumig
*Meine Empfehlung:*
Dieses Hydrolat eignet sich hervorragend als Ergänzung für ein Körperpflegeöl, insbesondere wenn es ein erfrischender Duft sein darf. Optimal zur Herstellung einer Schüttel-Emulsion. Frauen bevorzugen diese Duftnote im Sommer.

## Pfefferminzhydrolat

*Duftnote:* minzig-frisch
*Meine Empfehlung:*
Dieses Hydrolat eignet sich hervorragend als Ergänzung für ein Körperpflegeöl, insbesondere wenn es einen kühlenden Effekt haben darf. Optimal zur Herstellung einer Schüttel-Emulsion.

## Purzelbaumöl

*Inhalt:* Lavendel, Rose, Schafgarbe, Ylang-Ylang, Zeder, Mandelöl, Jojobawachs
*Duftnote:* blumig-weich
*Meine Empfehlung:*
Das Bauchmassageöl bewirkt sicher kein Wunder, aber es ist eine duftende Unterstützung der »Indischen Brücke«, die Ihnen die Hebamme gerne zeigt, um das Kind zur Kopflage zu bewegen. Das Öl kann auch als sinnliches Partnermassageöl verwendet werden.

## Rasierwasser frisch

*Inhalt:* Limette, Litsea, Myrte, Sandelholz, Zeder, Melissen-, Rosenhydrolat, Ethanol
*Duftnote:* krautig-frisch
*Meine Empfehlung:*
Das Rasierwasser mit geringem Alkoholgehalt beruhigt und erfrischt die gereizte Haut nach der Rasur. Als Raumspray verwandelt es Kranken-, Kinder- und Wartezimmer in einen Zitrushain.

## Rasierwasser herb

*Inhalt:* Douglasfichte, Johanniskraut, Latschenkiefer, Tonkabohne, Weißtanne, Zeder, Melissen-, Rosenhydrolat, Ethanol
*Duftnote:* herb-krautig
*Meine Empfehlung:*
Das Rasierwasser mit geringem Alkoholgehalt beruhigt und erfrischt die gereizte Haut nach der Rasur. Als Raumspray verwandelt es Kranken-, Kinder- und Wartezimmer in einen Winterwald.

## Raumduft Andensonne

*Inhalt:* Eisenkraut, Eukalyptus, Grapefruit, Limette, Myrte, Zeder, Weihrauch, Myrten-, Rosenhydrolat, Ethanol
*Duftnote:* zitronig-krautig, klärend
*Meine Empfehlung:*
Unterwegs ersetzt das Spray eine Duftlampe und verzaubert stickige Räume mit den klaren sonnigen Düften der peruanischen Anden. In Büroräumen lässt es sich mit Freude und Konzentration arbeiten.

## Raumduft Rosengeranie

*Inhalt:* Grapefruit, Myrte, Rosengeranie, Myrten-, Rosenhydrolat, Ethanol
*Duftnote:* fruchtig-klar, blumig
*Meine Empfehlung:*
In Minutenschnelle verwandelt sich ein stickiger Raum auch ohne Duftlampe und ermöglicht eine gute Kommunikation, ob bei den Hausaufgaben, Büroarbeit oder Teamsitzung.

## Raumduft Waldspaziergang

*Inhalt:* Douglasfichte, Eichenmoos, Johanniskraut, Latschenkiefer, Tonkabohne, Weißtanne, Weihrauch, Myrten-, Rosenhydrolat, Ethanol
*Duftnote:* erdig-holzig, herb-krautig
*Meine Empfehlung:*
Wenn bettlägerige Menschen sich gerne an einen Spaziergang im Wald erinnern möchten. Für Räume aller Art und Lebensphasen, in denen Duftlampen ungeeignet sind oder ein »Geruchsbinder« erforderlich ist.

## Rosenölmischungen …

### … Rosenbalsam

*Inhalt:* Rose, Rosenhydrolat, Aloe-Vera-Öl, Jojobawachs, Bienenwachs, Propolistinktur, Sheabutter
*Duftnote:* zart-rosig
*Meine Empfehlung:*
Der Balsam bietet einen zarten Schutz für empfindliche und gereizte Hau, ideal zur Augenlidpflege. Für Rosenduftliebhaber eine Allheil-Salbe bei Verbrennungen, zur Narbenpflege, bei Herpes, zur Wundheilung und zur Brustwarzenpflege.

### … Rosen-Duschgel

*Inhalt:* Rose bulg., Rose türk., Rosengeranie, Jojobawachs, neutrale Grundlage
*Duftnote:* rosig-blumig
*Meine Empfehlung:*
Eine sinnlich ausgleichende Wohltat unter der Dusche oder als schäumendes Rosenbad

### … Rosengarten

*Inhalt:* Lavendel, Rose bulg., Rose türk., Zeder, Jojobawachs
*Duftnote:* klar, holzig und doch blumig
*Meine Empfehlung:*
Eine konzentrierte Mischung aus edlen Düften, die klärend, erdend, sinnlich, schützend wirkt. Ideal als Naturparfüm oder als Zusatz in ein Körperöl oder für ein Aromabad. Als Geburtsduft, wenn der Entbindungsduft zu süßlich ist. Auch zur Begleitung schwieriger Lebensabschnitte.

### … Rosen-Gesichtscreme

*Inhalt:* Benzoe, Palmarosa, Rose, Thymian, Zitrone, Rosenhydrolat, Aloe-Vera-Öl, Sheabutter, Wollwachs pestizidfrei
*Duftnote:* blumig-rosig, weich
*Meine Empfehlung:*
Ein Kosmetikprodukt auf natürlichster Basis für die empfindliche und trockene Haut. In Kombination mit Rosenhydrolat eine feuchtigkeitsspendende Gesichtspflege.

### … Rosen-Körperöl

*Inhalt:* Rose bulg., Rose türk., Rosengeranie, Wildrosenöl, Jojobawachs
*Duftnote:* blumig-rosig
*Meine Empfehlung:*
Ein kostbares Körperöl für alle Rosenduftfans, das nicht nur eine sinnliche Hautpflege bedeutet, sondern ausgleichend und hormonell regulierend wirkt. Auch bei Hypertonie eine duftende Hilfe. Mit Rosenhydrolat und dem Zusatz von Granatapfelsamenöl als Schüttel-Emulsion eine tägliche Freude für die reife Haut.

### … Rosen-Spray

*Inhalt:* Rose bulg., Rose türk., Rosenhydrolat, Ethanol
*Duftnote: der* Rosenduft!
*Meine Empfehlung:*
Im Handumdrehen wird in jeden Raum oder auf jedes Textilstück ein Rosenmeer gezaubert. Ob zur Geburt, zum Candlelight-Dinner, für einen sinnlichen Abend, zur Meditation oder aus Freude an der Königin der Düfte.

## Rosengeranie-Lavendel-Massageöl

*Inhalt:* Lavendel, Rose, Rosengeranie, Weihrauch, Calendula-, Oliven-, Walnussöl, Jojobawachs
*Duftnote:* blumig-weich
*Meine Empfehlung:*
Das kühlende, beruhigende und entspannende Massageöl habe ich für entzündungshemmende Maßnahmen in der Stillzeit entwickelt, wie z. B. bei Milchstau und Mastitis. Vor allem in Kombination mit einem Quarkwickel oder als Ölkompresse hat es sich bewährt. Schwangere Mehrfachmütter schätzen es als Körperpflegeöl anstelle von *Schwangerschaftsstreifenöl.*

## Rosengeranie-Lavendel-Öl

*Inhalt:* Lavendel, Rose, Rosengeranie, Weihrauch
*Duftnote:* blumig-weich
*Meine Empfehlung:*
Die kühlende, beruhigende und entspannende ätherische Ölmischung wird von Hebammen in Verbindung mit Quarkauflagen bei entzündungshemmenden Maßnahmen in der Stillzeit verwendet. Aber auch bei Hautreizungen und Entzündungen aller Art kann es aromatherapeutisch zur Verwendung kommen.

## Rose-Teebaum-Hydrolat

*Inhalt:* Lavendel, Manuka, Rose, Teebaum, Rosenhydrolat
*Duftnote:* krautig, erdig-herb
*Meine Empfehlung:*
Die Kombination von *Rose-Teebaum-Essenz* und *Rosenhydrolat* macht dieses Körperspray zum idealen Pflegemittel bei Problemhaut und Schleimhautreizungen, z. B. im Windelbereich oder zur Intimpflege. (Siehe auch *Rose-Teebaum-Essenz*, Seite 285)

## Salbei-Zypressen-Öl

*Inhalt:* Nanaminze, Salbei, Zitrone, Zypresse, Aloe-Vera-Öl
*Duftnote:* minzig-frisch
*Meine Empfehlung:*
Das kühlende und zusammenziehende Pflegeöl, von mir auch »Abstill-Öl« genannt, kann pur oder in Verbindung mit einem Quarkwickel oder als Ölkompresse auftragen werden.

## Sandelholz-Sitzbad

*Inhalt:* Bergamotte, Lavendel, Rose, Schafgarbe, Sandelholz, Jojobawachs, Totes-Meer-Salz
*Duftnote:* krautig-balsamisch
*Meine Empfehlung:*
Das wohltuende und entspannende Sitzbad entspannt Körper und Seele bei Unterleibsbeschwerden. Es unterstützt entzündungshemmende Maßnahmen bei Harnwegsbeschwerden, vor allem nach Verkühlungen oder Sitzen auf kalten Flächen.

## Strahlenpflegeöl

*Inhalt:* Immortelle, Lavendel, Rosengeranie, Neroli, Rose, Aloe-Vera-Öl, Sanddornöl
*Duftnote:* krautig- blumig
*Meine Empfehlung:*
Dieses Öl empfiehlt die Gynäkologin Dr. med. Dorothee Struck zur Pflege der strahlenstrapazierten Haut. Am besten die betroffenen Hautbezirke in der Zeit vor den Bestrahlungen schon liebevoll pflegen und danach über einen längeren Zeitraum damit fortfahren.

## Teebaum-Haaröl

*Inhalt:* Lavendel, Rosengeranie, Rosmarin, Teebaum, Calendula-, Olivenöl
*Duftnote:* intensiv krautig
*Meine Empfehlung:*
Das reinigende und klärende Haaröl eignet sich zur Intensivbehandlung bei gereizter Kopfhaut durch Läusebefall. Nach dem Waschen mit dem *Teebaum-Shampoo* das Haar strähnchenweise einölen, lange Zeit einwirken lassen und mit einem Läusekamm auskämmen. Die Prozedur so lange wiederholen, bis keine Nissen mehr sichtbar sind.

## Teebaum-Shampoo

*Inhalt:* Lavendel, Rosengeranie, Teebaum, neutrale Grundlage
*Duftnote:* intensiv krautig
*Meine Empfehlung:*
Reinigendes und klärendes Shampoo bei Läuse- oder Parasitenbefall, auch als Badezusatz oder Duschgel. Ebenso in der Tierpflege geeignet.

## Verwöhnbad

*Inhalt:* Jasmin, Rose, Sandelholz, Tonka, Ylang-Ylang, Totes-Meer-Salz
*Duftnote:* mandelig, intensiv blumig
*Meine Empfehlung:*
Das geburtsunterstützende Bad wirkt hormonell regulierend und entspannend, wenn es weiblich duften darf. Ein sinnlicher Genuss für Erwachsene.

## Wald & Wiese

*Inhalt:* Citronella, Douglasie, Karottensamen, Kamille röm., Linaloeholz, Palmarosa
*Duftnote:* grasig-holzig
*Meine Empfehlung:*
Ein ausgleichender Duft an gestressten Wintertagen und -abenden, der hilft, die Seele baumeln zu lassen und verhindert, dass der Blutdruck steigt – ob in der Duftlampe, als Badezusatz oder in ein fettes Öl gemischt.

## Ysop-Immortellen-Öl

*Inhalt:* Immortelle, Lavendel, Palmarosa, Rosmarin, Ysop, Jojobawachs
*Duftnote:* grasig-weich
*Meine Empfehlung:*
Eine wohltuende Hautpflege nach Prellungen, Verrenkungen und Verstauchungen. Mehrmals aufgetragen oder eine Ölkompresse aufgelegt lindert den Schmerz und lässt den Bluterguss bald verschwinden.

## Zeder-Haaröl

*Inhalt:* Lavendel, Palmarosa, Rosmarin, Zeder, Aloe-Vera-Öl, Jojobawachs
*Duftnote:* holzig-frisch
*Meine Empfehlung:*
Ein Haaröl, das für die regelmäßige Haar- und Kopfhautpflege auf die Kopfhaut einmassiert wird, um das Haar zu stärken. Bei trockenem, fliegendem Haar im Anschluss an die Haarwäsche mit eingeölten Händen übers Haar streichen und evtl. einkneten. Vor der Haarwäsche als »Ölpackung« verwenden. Dazu das gesamte Haar einölen, ca. 20–30 Minuten einwirken lassen und dann mit *Zeder-Shampoo* waschen.

## Zeder-Shampoo

*Inhalt:* Lavendel, Palmarosa, Rosmarin, Zeder, Jojobawachs, neutrale Grundlage
*Duftnote:* holzig-frisch
*Meine Empfehlung:*
Das Shampoo ist die ideale Ergänzung zum Haaröl. Aber auch als Dusch- und Schaumbad ist es ein Genuss.

## Zyklus-Laune

*Inhalt:* Bergamotte, Muskatellersalbei, Jojobawachs
*Duftnote:* leicht fruchtig, blumig-krautig
*Meine Empfehlung:*
Das Öl hilft – punktuell auf Nacken, Handgelenk oder Unterbauch aufgetragen – bei prämenstruellen Stimmungsschwankungen, die Fröhlichkeit zu behalten. Lesen Sie dazu auch unter *PMS-Zyklus-Massageöl* nach (siehe Seite 281).

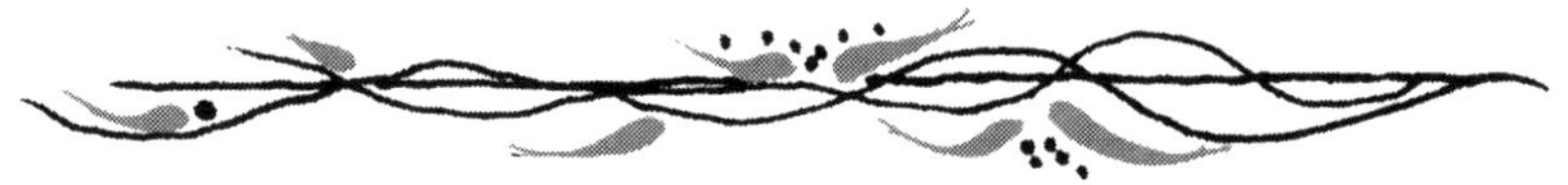

# Danksagung

Alle sieben Jahre durchlaufen wir eine prägende Wandlung und fast sieben Jahre sind vergangen seit der Veröffentlichung meines ersten Buches. In dieser Zeit, in der ich mich gefragt habe, ob ich nochmals als Autorin Schwangergehen und die Veröffentlichung eines weiteren Buches auf mich nehmen möchte, warst du, liebe Johanna, mir eine wichtige Freundin. Wie eben eine Hebamme eine Frau begleitet, so warst du für mich in meinen Nöten und Sorgen da. Vor allem in den letzten Monaten der schlaflosen Nächte und der Vorwehen hast du mir ohne Worte mehr geholfen, als du wusstest. Danke.

Ein ganz besonderer Dank geht an dich, liebe Torill. Zeigt doch deine kunstvolle Gestaltung des Buchumschlags sowie der Illustrationen, dass wir beide uns ganz ohne Worte verstehen. Du warst mal tausend Kilometer entfernt und mal ganz in der Nachbarschaft, doch Gedanken kennen keine Grenzen. Ohne das Manuskript zu kennen hast du wahre Kunstwerke vollbracht, die genau zu den jeweiligen Themen passen. Die Entstehung des Umschlags spiegelt wider, was der Inhalt meines Buches beschreibt. Wie du sagst: Kunst beginnt dort, wo andere am Werk verzagen, wo Misslungenes durch Reißen, Kratzen, Schneiden und Kleben etwas völlig Neues hervorbringt. Wer da beginnt zu handeln, wo andere verzweifeln, der hat die Kunst des Lebens begriffen. Das ist es, was uns – die Künstlerin und die Hebamme – verbindet: Dort weitermachen und spontan für Neues bereit zu sein, wo andere aufgeben. Du hast aus den Grundfarben Blau, Rot und Gelb ein Aquarell gezaubert, es bearbeitet und ein unnachahmbares Werk geschaffen. So ist es mit den Düften dieser Erde und meinen »Bewährten Aromamischungen« ebenfalls: Die Natur stellt aus einfachen Grundstoffen einzigartige Kunstwerke her und durch das Vermischen verschiedener Öle entstehen wunderbare neue Schöpfungen. Torill, ich danke dir von Herzen, dass du dich wieder auf dieses Abenteuer eingelassen hast.

Nicht in Worte fassen lässt sich mein Dank an dich, Dietmar. Wieder warst du ein wichtiges Bindeglied bei der Entstehung dieses Buches, dein Vertrauen und dein unerschöpfliches Wissen, sowie deine Aufmunterungen und dein fester Glaube an mein Durchhaltevermögen haben mir stets neue Kraft gegeben. Unsere Symbiose, die Vernetzung unseres beruflichen Wissens und Denkens, deine wissenschaftlichen und pharmazeutischen Erkenntnisse sowie meine Intuition, unsere Erfahrung und der unbeirrbare Glaube an die Kraft der Natur haben uns zu Pionieren in der Zusammenarbeit von Apothekern und Hebammen gemacht. Es war und ist eine unglaubliche Bereicherung, mit dir zu arbeiten um den Kindern mit einfühlsamer Hebammenhilfe und konservierungsmittelfreien, natürlichen Substanzen einen guten Start ins Leben zu ermöglichen.

Mein Wunsch ist Wirklichkeit geworden, wenn zwei beharrlich ohne wirtschaftliche Zwecke dasselbe Ziel verfolgen. So entstehen vielerlei gute Dinge, von denen viele Menschen profitieren können.

Meine besondere Anerkennung und ein großes Danke geht an dich, Maria, hast du dich doch auf meine unprofessionelle Weise und unser beider Unerfahrenheit eingelassen, ein richtiges Buch am PC entstehen zu lassen. Ich weiß, dass es nicht selbstverständlich war, dass du in deiner Freizeit an einer Broschüre mitgearbeitet hast, aus der dann mehr und mehr ein richtiges Buch geworden ist. Wir haben viel gelernt und einen Prozess zugelassen, unsere gegenseitigen Grenzen zu akzeptieren und einander zu schätzen und zu unterstützen. Die Stunden, in denen wir die Duftbotschaften zusammen erarbeitet haben, werden mir unvergessen bleiben, und ich denke das Buch verbindet uns auf eine ganz besondere Art und Weise.

Eine gute Erfahrung war es, mit dir, Margit, über die Verfahren zur Qualitätsprüfung ätherischer Öle zu sprechen und von dir zu lernen. Danke fürs Gegenlesen.

Unser Kontakt ist zwar leider selten, dafür aber umso herzlicher, Ursula. Danke für deine anerkennenden Worte und fürs Korrekturlesen der Kneipp'schen Anwendungen.

Nord und Süd steht fest in Verbindung, das spüre ich deutlich, wenn ich an dich denke und dich höre, liebe Dorothee. Ein ganz inniger Dank an dich, dass du mein Manuskript mit deinem ärztlichen Frauenwissen gegengelesen hast. Und ich weiß es zu schätzen, dass du trotz deiner knappen Zeit das Grußwort verfasst hast.

Marina, was wäre ein Buch ohne Lektorin? Ein Wirrwarr an grammatikalischen Fehlern und ein loses Aneinanderreihen von Sätzen. Es war erfrischend, mit dir in vielen nächtlichen Stunden dein »Gewerkel« an meinen Texten zu besprechen. Du hast es immer wieder verstanden, meine wildfließenden Worte in lesefreundliche Zeilen zu fassen oder um wichtige Recherchen zu ergänzen. Ich danke dir für deine unermüdliche Art für mich und meine schriftstellerischen Nöte immer Geduld und Zeit gefunden zu haben.

Die Schlussredaktion war eine wichtige und gute Kritik, wofür ich Ihnen danken möchte, Susanne Janschitz. Ebenso wie das Korrekturlesen mit deinem Fachwissen als Krankenschwester auf der Palliativstation, Christa.

Dank auch an dich, Joachim für deine ruhige Art mich an stressigen Tagen zu ermutigen. Du warst mit deiner Fachkompetenz und deinen MitarbeiterInnen bei Kösel ein wesentlicher Faktor, dass das Layout des Buches gelungen ist. Es geht eben nichts über Profis, wenn Laien meinen selbst ein Buch verlegen zu können.

Nicht vergessen möchte ich meine lieben Kolleginnen Brigitte, Elisa, Gabi und Ingrid. Die Seminararbeit machte mich oft einsam und voller Sehnsucht nach der Geborgenheit von Erdenlicht. Danke, dass ihr mich als »Alleinradlerin« gewähren lasst.

Zuletzt – aber dafür umso herzlicher – geht mein Dank an meine Familie. Konrad, ohne dein Verständnis für meine Arbeit wären weder die »Bewährten Aromamischungen« noch dieses Buch zustande gekommen. Du hast durch deine zurückhaltende und beständige Wesensart erheblich dazu beigetragen, dass ich die vielen Tage und Nächte in der Apotheke und am PC verbringen konnte. Deine Fachkenntnisse in Sachen Reprotechnik und Fotografie haben mir sehr geholfen und finden sich in der Anordnung und Auswahl der Bildtafeln wieder. Ein nicht in Worte zu fassendes Danke an dich.

Ebenso herzlich möchte ich mich bei meinen Kindern bedanken. Ihr habt euch wortlos damit abgefunden, eine arbeitende und oft nicht anwesende Mutter zu haben. Umso inniger ist unser Verhältnis zueinander geworden. Thomas, ich möchte dir danken, dass du zum Schluss nicht nur tatkräftig, sondern auch gedanklich mitgeholfen hast. Nicht weniger Dank gilt euch, Ralph und Sonja. Ihr habt mir beim Endspurt einfach auf eure Art geholfen, indem ihr zur richtigen Zeit für mich gesorgt habt und genau wusstet, wann es angebracht war, für mich hier und da ein gutes Wort einzulegen. Danke – ihr Drei – ich bin stolz auf euch.

Ermengerst im März 2001

In den vergangenen fünf Jahren haben sich neue »Bewährte Aromamischungen« hinzugesellt. Mit Freude darf ich Ihnen diese als kurzgefasste Ergänzung in dieser Auflage vorstellen, denn mit komplett eingefügten neuen Seiten wäre das Buch sicherlich aus den Nähten geplatzt.

Deine Hilfe, Gerlinde, beim notwendigen Überarbeiten von Kapitel 5 war mir unersetzlich. Was wären meine Mischungen ohne Fachpersonen wie dich? Für die unkomplizierte Umsetzung meiner Idee, die Ergänzungen aufzunehmen, möchte ich dir, Marina, danken. Trotz Winterwunderland Allgäu hast du mit mir die letzten Korrekturen durchgeführt. Danke, Martin, für das gekonnte Umsetzen der Zeilen und die flotte Fertigstellung.

Ermengerst im Januar 2006

# Literatur

Bachmann, Dr. med. Robert M., Burghardt, Lothar: Kneippen. Gräfe und Unzer, München 1994.

Biosis Previews. Biolis. Benutzerhandbuch. Ausgabe 05.01 vom 01.09.1994. DIMDI, Köln.

Braun, Artur: Methodik der Homöopathie. Sonntag, Stuttgart 1992.

Braunschweig, Ruth v.: Pflanzenöle. Qualität, Anwendung und Wirkung. Stadelmann Verlag, Wiggensbach 2007.

Braunschweig, Ruth v.: Teebaum-Öle. Gräfe und Unzer, München 1996.

Braunschweig, Ruth v.: Mein Bauch hat doch Recht. Forum Essenzia e.V. Schriftenreihe 18/2000, München.

Brunke, Ernst-Joachim: Progress in Essential Oil Research. Walter de Gruyter, Berlin 1986.

Canacakis, Jorgos: Ich sehe deine Tränen. Kreuz, Stuttgart 1990.

Carle, Reinhold: Ätherische Öle. Wissenschaftliche Verlagsgesellschaft, Stuttgart 1993.

Dethlefsen, T., Dahlke, R.: Krankheit als Weg. Goldmann, München 1990.

Deutsches Arzneibuch 2000. Deutscher Apotheker Verlag, Stuttgart und Govi-Verlag – Pharmazeutischer Verlag, Eschborn.

Dierssen, Ingrid: Düfte helfen heilen. Hallwag, Bern/Schweiz 1997.

Eberwein, Eva, Vogel, Günther: Arzneipflanzen in der Phytotherapie. Kompendium gemäß Monographien der Kommission E, 1990.

Europäisches Arzneibuch 1997 und Nachtrag 2000. Deutscher Apotheker Verlag, Stuttgart und Govi-Verlag – Pharmazeutischer Verlag, Eschborn.

Falbe, Prof. Dr. Jürgen, Regitz, Prof. Dr. Manfred: Römpp Chemie Lexikon. Thieme, Stuttgart 1995.

Fischer, Susanne: Medizin der Erde. Hugendubel, München 1991.

Fischer-Rizzi, Susanne: Duft und Psyche. Joy, Sulzberg 1991.

Fischer-Rizzi, Susanne: Himmlische Düfte. Hugendubel, München 1996.

Fischer-Rizzi, Susanne: Poesie der Düfte. Joy, Isny 1989.

Franz, Maren: Schwarzkümmel. Gräfe und Unzer, München 1998.

Fritzsche, Dres. Ilse u. Werner: Saunabaden. Thieme, Stuttgart 1990.

Gehrmann, Beatrice: Arzneidrogenprofile für die Kitteltasche. Deutscher Apotheker Verlag, Stuttgart 2000.

Geisel, Elisabeth: Tränen nach der Geburt. Kösel, München 1997.

Gildemeister, E., Hoffmann, F.: Die ätherischen Öle. Akademie-Verlag, Berlin 1968.

Gümbel, Dr. Dietrich: Gesunde Haut mit Heilkräuter-Essenzen. Haug, Heidelberg 1984.

Gümbel, Dr. Dietrich: Wie neugeboren durch Heilkräuteressenzen. Gräfe und Unzer, München 1990.

Grammer, Karl: Signale der Liebe. dtv, München 1996.

Grospietsch, Gerhard: Erkrankungen in der Schwangerschaft. Wissenschaftliche Verlagsgesellschaft, Stuttgart 2000.

Hahnemann, Samuel: Organon der Heilkunst. Haug, Heidelberg 1986.

Hatt, Prof. Dr. Hanns: Immer der Nase nach. Forum Essenzia e.V. Schriftenreihe 10/1996, München.

Hatt, Prof. Dr. Hanns: Die Welt der Düfte. Forum Essenzia e.V. Schriftenreihe 16/1999, München.

Hänsel, R., Keller, K., Rimpler, H., Schneider, G.: Hagers Handbuch der Pharmazeutischen Praxis. 6 Bände. Springer, Berlin und Heidelberg 1992.

Jerman, Iris: Immer der Nase nach. Someo, Kaufbeuren 1994.

Kast, Verena: Trauern. Kreuz, Stuttgart 1996.

Kettenring, Maria M.: Raumdüfte. Joy, Sulzberg 1995.

Kölsch, Hans-Christoph: Neurolinguistisches Programmieren. Bauer, Freiburg 1997.

Kraus, Michael: Ätherische Öle für Körper, Geist und Seele. Simon & Wahl, Pfalzpaint 1991.

Kübler, Sabine: Blatt für Blatt die Rose. Rosenmuseum Steinfurth, Bad Nauheim 1992.

Kübler-Ross, Elisabeth: Befreiung aus der Angst. Kreuz, Stuttgart 1983.

Kübler-Ross, Elisabeth: Was können wir noch tun? Kreuz, Stuttgart 1994.

Lavabre, Marcel: Mit Düften heilen. Bauer, Freiburg 1992.

Lothrop, Hannah: Das Stillbuch, München 1999.

Love, Dr. Susan: Das Hormonbuch. Fischer, Frankfurt a. M. 1999.

Madaus, Gerhard: Lehrbuch der biologischen Heilmittel. 11 Bände. Mediamed, Ravensburg 1990.

Marquardt, H., Schäfer, S.G.: Lehrbuch der Toxikologie. Spektrum Akademischer Verlag, Heidelberg 1997.

Morck, Hartmut: Drogenkunde für PTA. Wissenschaftliche Verlagsgesellschaft, Stuttgart 1999.

Northrup, Dr. med. Christiane: Frauenkörper Frauenweisheit. Zabert-Sandmann, München 1999.

Notz, Ingrid, Schönenberger, Antonia: Wenn Geburt und Tod zusammenfallen. Winterthur 1995 (unveröffentl. Examensarbeit).

Nowak, G.A.: Die kosmetischen Präparate. Band 1, Die Parfümerie. Verlag für chem. Industrie, H. Ziolkowsky, Augsburg 1990.

Nuhn, Peter: Naturstoffchemie. S. Hirzel, Stuttgart und Leipzig 1997.

Pahlow, Mannfried: Das große Buch der Heilpflanzen. Gräfe und Unzer, München 1993.

Phénoël, Dr. D. und Franchome, P.: L'aromathérapie exactement. Jollois, Limoges 1990.

Pohl, Sabine: Das Ölbuch. Sabine Paul, Kempten 2000.

Pollmer, U., Fock, A., Gonder, U., Haug, K.: Liebe geht durch die Nase. Kiepenheuer & Witsch, Köln 1997.

Pollmer, U., Hoicke, C., Grimm, H. - U.: Vorsicht Geschmack. Hirzel, Stuttgart und Leipzig 1998.

Schulz von Thun, Friedemann: Miteinander Reden 1–3. Rowohlt, Hamburg 1998.

Strassmann, René A.: Duftheilkunde. AT-Verlag, Aarau/Schweiz 1991.

Steiner, Claudia: Aromakosmetik. Hippokrates, Stuttgart 1999.

Teuscher, Prof. Dr. Eberhard: Untersuchungen z. Wirkungsmechanismus äth. Öle. Forum Essenzia e.V. Schriftenreihe 16/1999, München.

Thews, Mutschler, Vaupel: Anatomie, Physiologie, Pathophysiologie des Menschen. Wissenschaftliche Verlagsgesellschaft, Stuttgart 1999.

Thüler, Maya: Wohltuende Wickel. Maya Thüler, Worb/Schweiz 1998.

Tisserand, Robert B.: Aroma-Therapie. Bauer, Freiburg 1989.

Tisserand, Robert B., Balacs, Tony: Essential Oil Safety. Churchill Livingstone, London 1995.

Valnet, Jean: Aromatherapie. Heyne, München 1992.

Vroon, Piet: Psychologie der Düfte. Kreuz, Zürich/Schweiz 1996.

Wabner, Prof. Dr. Dietrich, Hephrun, Bernie: Die Kunst des Riechens von etherischen Ölen. Schriftenreihe etherische Öle für Therapie, Kosmetik und Parfümerie, Nr. 1. Garching bei München 1996.

Wabner, Prof. Dr. Dietrich: Etherische Öle in der Therapie. Schriftenreihe etherische Öle für Therapie, Kosmetik und Parfümerie, Nr. 2. Garching bei München 1998.

Wabner, Prof. Dr. Dietrich: Aromatherapie. Schriftenreihe etherische Öle für Therapie, Kosmetik und Parfümerie, Nr. 7. Garching bei München 1999.

Wabner, Prof. Dr. Dietrich, Hammer – Klafke, Adelheid, Zimmermann, Eliane: Portraits der wichtigsten etherischen Öle. Schriftenreihe etherische Öle für Therapie, Kosmetik und Parfümerie, Nr.8. Garching bei München 1999.

Wabner, Prof. Dr. Dietrich: Die Rose. Forum Essenzia e.V. Schriftenreihe 01/1992, München.

Weed, Susanne: Naturheilkunde für schwangere Frauen und Säuglinge. Orlanda, Berlin 1989.

Weiss, Dr. Rudolf Fritz: Lehrbuch der Phytotherapie. Hippokrates, Stuttgart 1985.

Werner, Monika: Ätherische Öle. Gräfe und Unzer, München 1993.

Werner, Monika: Sanfte Massage. Gräfe und Unzer, München 1995.

Wilke, Michaela: Basiswissen Chemie. Hirzel, Stuttgart und Leipzig 2000.

Worwood, Valerie: The fragrant Pharmacy. Baton Books, London 1990.

Zimmermann, Eliane: Aromatherapie für Pflege- und Heilberufe. Sonntag, Stuttgart 1998.

# Bildnachweis

Ein herzliches Danke an alle aufgeführten Firmen und Personen für die großzügige Unterstützung mit Bildmaterial:

Firma Primavera Life, Sulzberg/Allgäu
Limette, Immortelle, Eisenkraut, Melisse, Rosengeranie, Vetiver, Rose, Rosendestille, Jasmin, Johanniskraut, Lavendelblüte, Ernte von Berglavendel, Lavendeltraktor, Lavendelfeld, Lemongrassernte, Rosenölentnahme, Weißtanne, Teebaum, Zypresse, Mazeration Ansatz, Mazeration Reifung

Firma farfalla, Uster/Schweiz
Bergamotte, Thymian, Ylang-Ylang, Lavendelfeld, Aloe-Vera,

Bahnhof-Apotheke, Kempten
Gaschromatograph, Optische Drehung, Salbengrundlage, Abfüllen, Lagerung, GC-Ausdruck Seite 332

Margret Brinks, Niedersonthofen
Muskatellersalbei

Johanna Köppl, Passau
Orangenbaum, Rosmarin, Rosenblüte, Pressung, Gewinnung, Zitronenessenz und Bild der Autorin (hintere Umschlagklappe)

Anke Klaar, Lörrach
Zeder

Stadelmann Verlag, Ermengerst
Zitronenbaum, Orange, Rosenbett, Iris, Neroli, Cistrose, Myrte, Anlieferung, Mandel, Myrtenhydrolat, Duftlampe

## Nützliche Adressen

FORUM ESSENZIA e. V.
Gemeinnütziger Verein für Förderung, Schutz und Verbreitung der Aromatherapie und Aromapflege
Kotterner Str. 81
87435 Kempten.
Offizielles Mitteilungsorgan: Zeitschrift F.O.R.U.M – Erscheint zweimal jährlich mit Aktuellem zur Aromatherapie und Aromapflege. Zu beziehen direkt über Forum Essenzia e.V. Für Mitglieder kostenlos.
E-Mail: info@forum-essenzia.org
www.forum-essenzia.org

Bund Deutscher Hebammen e.V.
Postfach 1724
76006 Karlsruhe
Tel.: 0721/981890
Fax: 0721/9818920
E-Mail: info@hebammenverband.de
www.bdh.de

Bund freiberuflicher Hebammen Deutschlands e. V.
Kasseler Str. 1a
60486 Frankfurt
Tel.: 069/79534971
Fax: 069/79534972
E-Mail: geschaeftsstelle@bfhd.de
www.bfhd.de

Schweizer Hebammenverband
Rosenweg 25 C, Postfach
3000 Bern 23
Tel.: 031/3326340
Fax: 031/3327619
E-Mail: info@hebamme.ch
www.hebamme.ch

Österreichisches Hebammengremium
Postfach 438
1061 Wien
Tel.:/Fax: 01597/1404
E-Mail: oehg@hebammen.at
www.hebammen.at

## Bezugsnachweis

für ätherische Öle, Ölmischungen, Informationsmaterial über:

Primavera Life GmbH
Am Fichtenholz 5
87477 Sulzberg
Tel.: 08376/808-0
Fax: 08376/808-99
E-Mail: info@primavera-life.de
www.primavera-life.de

Farfalla Essentials AG
Florastr. 18a
CH-8610 Uster
Tel.: 044/9059900
E-Mail: info@farfalla.ch
www.farfalla.ch
Die Firma Farfalla führt in der Schweiz alle *Original D® Aromamischungen* aus der Bahnhof-Apotheke Kempten.

Die im Buch wiederholt genannte Bahnhof-Apotheke stellt die bewährten Aromamischungen unter meiner Mitarbeit und von mir anerkannter Qualität nach gaschromatographischer Prüfung her.
Eine Bestellliste mit den im Buch erwähnten und weiteren *Original D® Aromamischungen* wird Ihnen gerne zugesandt.

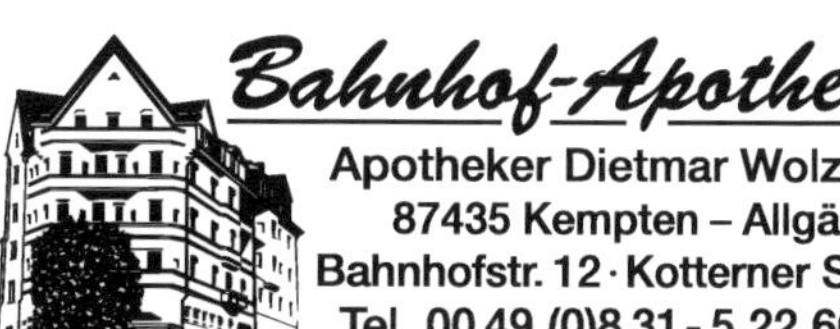

# Anwendungsbereiche

Hier finden Sie die wichtigsten Anwendungsbereiche der »Bewährten Aromamischungen«, außerdem von Lavendel extra und Teebaumöl, den Hydrolaten, fetten Pflanzenölen sowie den ätherischen Ölen von Eisenkraut, Iris, Jasmin, Kamille römisch, Melisse, Muskatellersalbei, Neroli, Rose und Sandelholz, die in 10 % Jojobawachsverdünnung beschrieben sind (im Text abgekürzt mit 10 % Jw).
Die aufgelisteten Einzelöle, das *Insektenstichöl* und die *Rose-Teebaum-Essenz* dürfen kurzfristig pur benutzt werden.
Alle hier nicht aufgeführten Öle können nach aufmerksamem Lesen des Buches ebenfalls in der Selbsttherapie verwendet werden. Schlagen Sie dazu im nachfolgenden Register nach.

# Register

## Die Bücher aus dem Stadelmann Verlag:

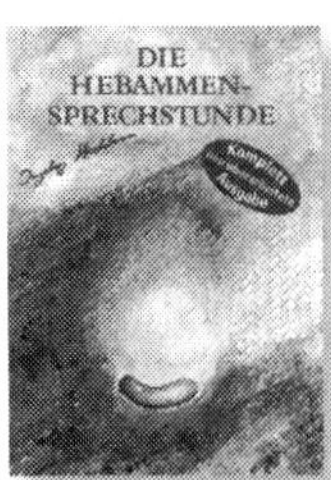

Ingeborg Stadelmann

**»Die Hebammen-Sprechstunde«**

D: € 22,50
EU: € 23,20

Best-seller

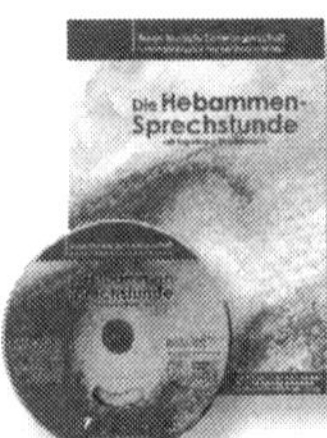

Die DVD zum Buch

**»Die Hebammen-Sprechstunde«**

D: € 24,80
EU: € 25,50

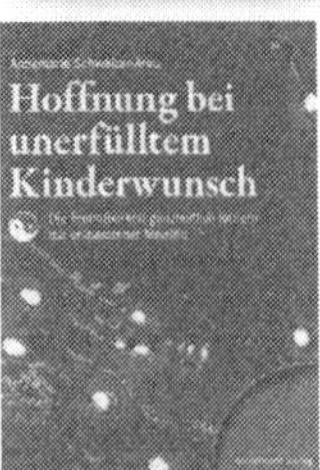

Dr. Annemarie Schweizer-Arau

**»Hoffnung bei unerfülltem Kinderwunsch«**

D: € 44,80
EU: € 46,20

Neu

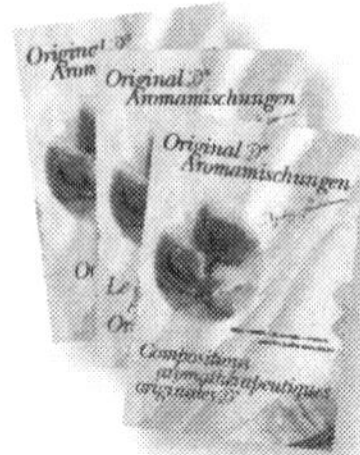

Ingeborg Stadelmann

**»Original IS Aroma-mischungen«**
Englisch/Italienisch/Französisch

D: € 10,00
EU: € 10,50

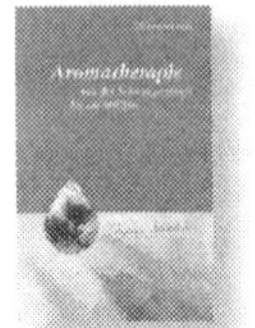

Ingeborg Stadelmann

**»Aromatherapie von der Schwangerschaft bis zur Stillzeit«**

D: € 9,60 / EU: € 9,90

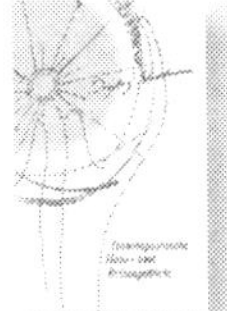

Ingeborg Stadelmann

**»Homöopathische Haus- und Reise-apotheke«**

D: € 6,80 / EU: € 7,00

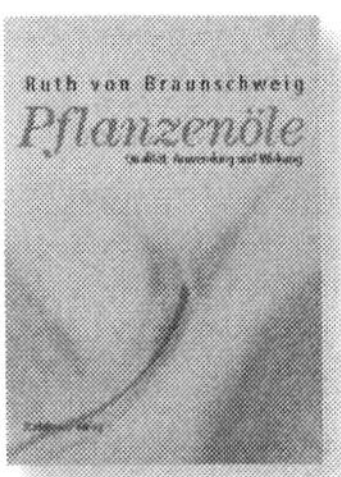

Ruth von Braunschweig

**»Pflanzenöle: Qualität, Anwendung und Wirkung«**

D: € 17,80
EU: € 18,40

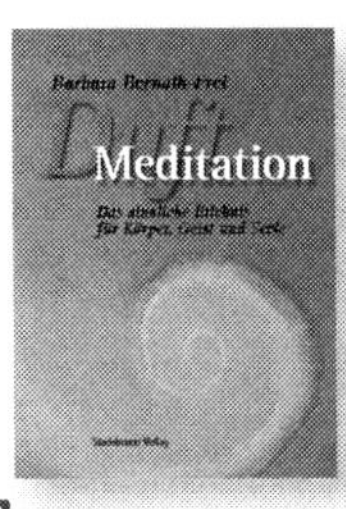

Barbara Bernath-Frei

**»Duft-Meditation: Das sinnliche Erlebnis für Körper, Geist und Seele«**

D: € 15,80
EU: € 16,30
CD: € 12,80

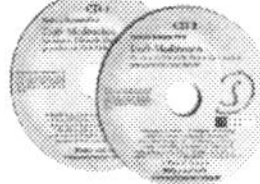


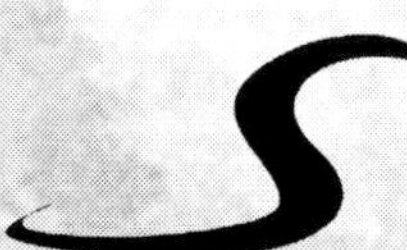

Stadelmann Natur

Ihr Versandhandel für Naturtextilien

Aromatherapie auf der Haut wird durch atmungsaktive Naturtextilien optimal unterstützt.
Tun Sie Ihrer Haut Gutes -
Wir beraten Sie gerne.

Ihre Ingeborg Stadelmann

ökologisch - nachhaltig - kompetent

- Baby- und Kinderbekleidung
- Wickel- und Stillbedarf
- Umstandsmode
- Seidenunterwäsche
- Wasch- und Putzmittel
- Leben und Wohnen

**Telefon: 08370 - 20 90 69 • www.stadelmann-natur.de**

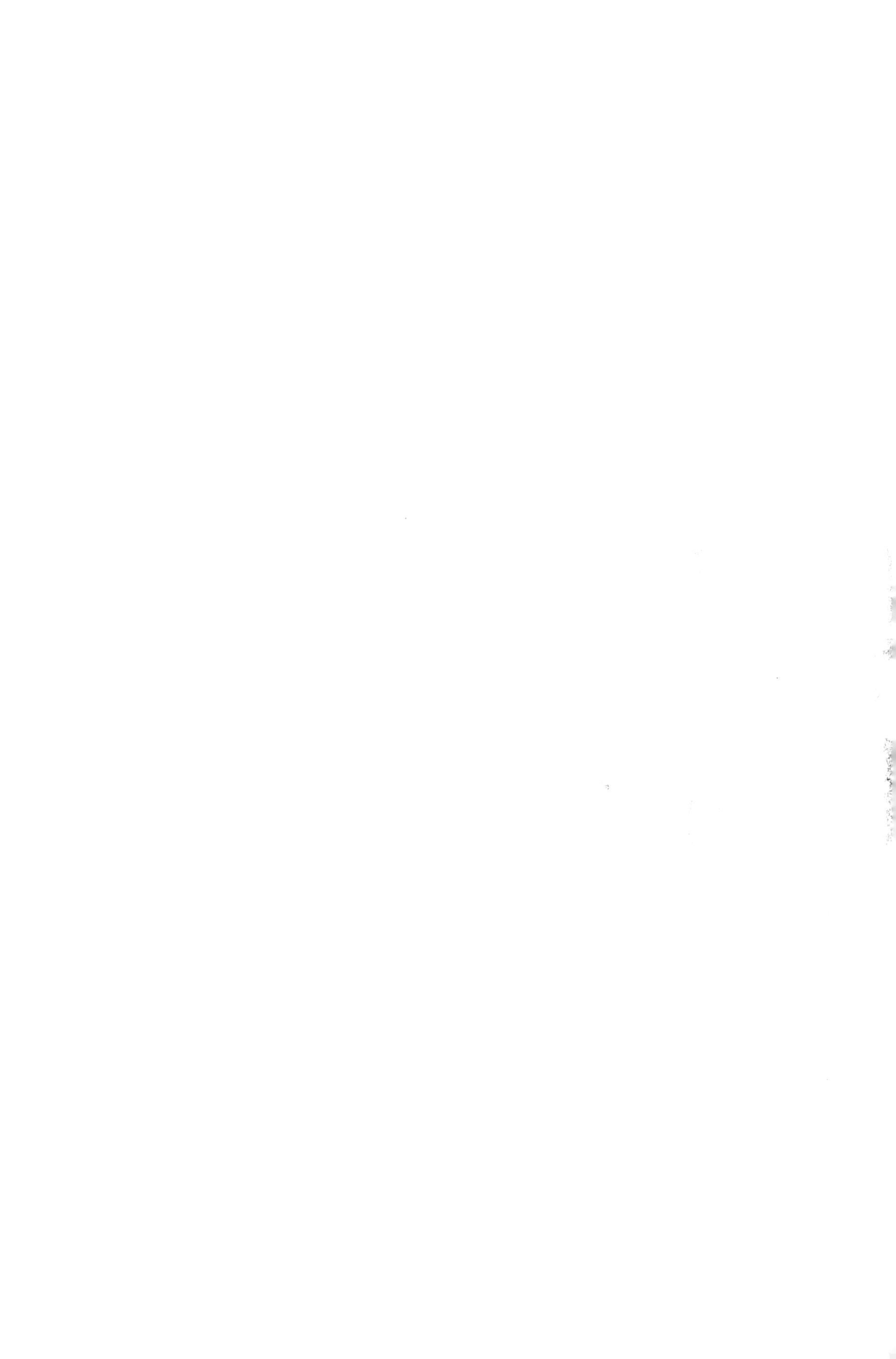

Printed in Poland
by Amazon Fulfillment
Poland Sp. z o.o., Wrocław